# Die

# Bronchiopneumonie

der

## Neugebornen und Säuglinge,

eine

nosologisch-therapeutische Monographie.

Nach

eigenen Erfahrungen entworfen

von

**Philipp Seifert,**

der Medicin und Chirurgie Doctor, praktischem Arzte, und ordentlichem öffentlichem Lehrer der Heilkunde zu Greifswald, mehrerer gelehrter Gesellschaften in Deutschland und Frankreich correspondirendem und Ehren-Mitgliede

**Berlin,**

im Verlage bei G. Reimer.

1837.

# Vorrede.

In so fern es die Schrift und die Wahl ihres Gegenstandes einer Rechtfertigung vor einzelnen Lesern und Beurtheilern derselben bedürfen sollte, bin ich bemühet gewesen, in der Einleitung darzulegen: wie den behandelten Gegenstand nicht blos meine eigenen ärztlichen Erfahrungen — die ich eben so sehr in einer zahlreichen Menge und Ausdehnung, als während einer umfassenden Zeitfrist zu gewinnen Gelegenheit genommen, — sondern auch die Beobachtungen vieler deutscher und fremder Aerzte als einen solchen herausstellen, welcher für ärztliche Praxis als ein eben so wichtiger sich geltend macht, wie er bisher vernachlässiget und übersehen worden ist.

Wenn der vorliegenden Arbeit überhaupt einiger Werth zukäme, so würde dieser, wie ich zuversichtlich hoffe, durch den Umstand nicht verringert werden können, dass diejenige Krankheit, deren Monographie die nachstehenden Blätter enthalten, sich nur auf eine Classe von Kranken und auf Individuen des zartesten Lebensalters allein bezieht, und dafs dadurch die praktische Anwendbarkeit des Inhaltes dieser Schrift eine beschränkte wird. Mag es immerhin einzelne Aerzte geben, in deren Augen die Krankheiten zarter Kinder als die weniger gewichtigen gelten, so wird doch der *gewissenhafte* Arzt die Erhaltung des aufkeimenden Geschlechtes für keinen unwürdigen Gegenstand seiner verdoppelten Sorgfalt halten, und es wird ihm die Rettung eines von Todesgefahr bedroheten kindlichen Lebens nicht weniger werth seyn dürfen, als jeder andere genugthuende Erfolg seines Strebens und Wirkens; um so mehr als das Verdienst des Arztes, der einen Säugling dem drohenden Tode entrissen zu haben sich schmeicheln darf, — aus dem alleinigen Gesichtspuncte *ärztlicher*

Schätzung erwogen — für um so viel grösser zu halten ist, je bedeutender und lähmender die Schwierigkeiten sind, die der Erreichung eines solchen Verdienstes entgegentreten.

Da ich mir die Aufgabe gestellt hatte, meinen Gegenstand mit aller erreichbaren Gründlichkeit ausführlich und erschöpfend zu behandeln, theils weil mir davon das Bedürfniss durch Gründe, die ich in der Einleitung entwickelt habe, vor Augen trat, theils weil ich mich durch eben so ausgedehnte als genaue Beobachtungen im Besitze des dazu erforderlichen Materiales befand; so ist der Umfang dieser Blätter ein solcher geworden, der vielleicht dem Vorwurfe zu grosser und gedehnter Weitläuftigkeit Raum geben dürfte, falls die Absicht einer gründlichen und erschöpfenden Bearbeitung diesen Vorwurf zu beseitigen und jenen Umfang zu entschuldigen nicht im Stande seyn sollte. Deshalb aber habe ich es um so weniger für zweckmässig halten können, durch specielle Krankeits- und Sections-Berichte diesen Umfang zu erweitern (wiewohl mir dazu ein sehr reichhaltiger Stoff vorlag), da die Relationen specieller Krankheits - Fälle nur eine vereinzelte Wiederholung dessen hätten enthalten können, welches ich in collectiver Darstellung den vorliegenden Blättern einverleibt habe.

Während ich bemühet gewesen bin, das oft von grossen Schwierigkeiten gedrückte diagnostische Urtheil durch comparative Aufzählung aller, mit dem abgehandelten Gegenstande verwandter oder ihm ähnlicher Krankheitsformen zu erleichtern und für concrete Fälle zu vergewissern, habe ich dennoch auf *Kopp's* s. g. *Asthma thymicum*, so wie auf des jüngeren *Jörg*. *Atelectasis pulmonum* keine Rücksicht genommen; theils weil ich glaube, dass eine Verwechselung jener Krankheit mit der von mir beschriebenen nicht füglich Statt finden kann und eine Verwechselung dieser eben so wenig Nachtheil als ihre Unterscheidung Nutzen bewirken wird, — theils aber auch weil ich beyde, vielleicht noch etwas problematischen Krankheits - Zustände aus eigener Beobachtung nicht kenne.

Indem es mein Bestreben gewesen ist, Alles für die von mir bearbeitete Krankheit irgend Bedeutende auf dem Felde der medicinischen Litteratur zu sammeln, habe ich auch diejenigen Beobachtungen hieher gezogen, welche von verschiedenen Schriftstellern unter der Benennung Bronchitis, als auf die isolirte Luftröhren-Entzündung bezüglich, angeführt worden sind. Dass diese Beobachtungen hieher gehören, dass sie auf den Inhalt dieser Blätter eine unbedingte Anwendung leiden, und dass sie von meinen Beobachtungen rücksichtlich ihres Objectes nicht verschieden sind, glaube ich in den nachstehenden nosologischen Erörterungen genügend dargethan zu haben.

Wenn es einigen Lesern und Beurtheilern scheinen mag, als hätte ich der blutentziehenden Behandlung zu sehr das Wort geredet, so muss ich dagegen erwidern: Dass ich nur dasjenige wiedergegeben habe, was mich eine getreue Beobachtung der Natur und eine aus dieser abgeleitete Erfahrung gelehrt hat. Wie wenig ich die Schattenseite dieser, dennoch allein als zweckmässig anzusprechenden Behandlungsweise verkannt habe, und wie innig ich selbst mit ihren Mängeln vertraut worden bin, wird dem aufmerksamen Leser nicht entgehen. —

Greifswald, im December, 1836.

**Der Verfasser.**

# Inhalt.

## Drittes Capitel. Epicrise.



## Viertes Capitel. Aetiologie.

## Fünftes Capitel. Diagnose.



## Sechstes Capitel. Prognose.

## Siebentes Capitel. Behandlung.

# Einleitung.

Als ich vor nunmehr eilf Jahren die praktische Ausübung der Heilkunde begann, und als mir sofort in den ersten Jahren meines ärztlichen Wirkens häufig bey Kindern des zartesten Lebensalters eine Krankheit begegnete, welche durch alle ihre Erscheinungen deutlich und unverkennbar auf ein entzündliches Leiden der Athmungsgebilde hinzuweisen schien, aber in sehr vielen dieser Erscheinungen auffallend von denjenigen Symptomen abwich, welche wir bey der Pneumonie, bey der Bronchitis, so wie bey der Pleuritis an erwachsenen oder mehr gereiften Individuen wahrzunehmen gewohnt sind, — welche Krankheit ferner in ihrem Verlaufe nicht minder von demjenigen Verhalten sich verschieden zeigte, welches, als den Brustentzündungen eigen, in den pathologischen Handbüchern beschrieben wird, — und welche endlich auch rücksichtlich der in den befallenen kindlichen Organismen vorhandenen Empfänglichkeit für die, nach den gewöhnlichen Normen in Anwendung gesetzte Behandlung einen gewichtigen Unterschied nicht verkennen liefs; — als ich, trotz der ihnen gewidmeten Aufmerksamkeit und Sorgfalt, manche zarte Kinder und Säuglinge ein Opfer dieser Krankheit werden sah, entstand für mich das eben so dringende, als lebhaft gefühlte Bedürfnifs, mit den wesentlichen nosologischen und therapeutischen Eigenthümlichkeiten einer Kinderkrankheit näher vertraut zu werden, von welcher ich mir leider gestehen mufste, dafs sie mir, aufser ihren allgemeinen Eigenschaften als entzündliches Leiden der Respirations-Organe, in ihren näheren Beziehungen viel zu dunkel sey, um mit dem inneren Vertrauen auf ihre ärztliche Kenntnifs die Behandlung künftiger Krankheitsfälle unternehmen, um mit der Hoffnung eines günstigen Erfolges diese Behandlung leiten, und um bei einer Wiederholung unglücklicher Ausgänge dieselbe Behandlung mit der beruhigenden Ueberzeugung beschliefsen zu können, das mögliche Maafs ärztlichen Wirkens erschöpft und erfüllet zu haben.

Bey der grofsen Häufigkeit, mit welcher diese Kinderkrankheit meinen Beobachtungen entgegen trat, und bey der überwiegenden Neigung zu einem tödtlichen Ausgange, welche sie mir zeigte, durfte es mit Recht mein Befremden, so wie mein Erstaunen erregen, in der medicinischen Litteratur und namentlich in den so zahlreichen und im Uebrigen theilweise so schätzbaren Schriften über die Krankheiten des kindlichen Alters vergebens nach der Befriedigung jenes Bedürfnisses zu suchen. — Nachdem auf die Häufigkeit des Vorkommens von inneren Entzündungen bey kindlichen Organismen jeder Altersstufe und auf die dem kindlichen Leben so entschieden inwohnende Anlage zu inflammatorischen Verirrungen von der Norm mit überzeugender Evidenz von den angesehensten Aerzten hingewiesen worden war, *) — und nachdem der verewigte *E. L. Heim* schon i. J. 1809 die Aerzte darauf aufmerksam gemacht hatte,

*) *Harles*, einige praktische Bemerkungen über innere Entzündungen bey Kindern. Nürnberg, 1810.

dafs unter allen Entzündungs-Krankheiten, zu denen das kindliche Lebensalter die Anlage in sich schliefst, die Brust- und Lungen-Entzündungen keinesweges die seltensten, sondern viel häufiger seyen als gewöhnlich geglaubt ward,*) — nachdem diese Erfahrungen und Versicherungen von verschiedenen Seiten wiederholt worden waren,**) konnte es nicht anders als auffallend für mich seyn, in den neuesten und am mehrsten geschätzten Handbüchern über Kinderkrankheiten (z. B. in den Werken von *Jörg* und *Wendt)* eine Krankheit mit Stillschweigen übergangen zu sehen, die nach den Versicherungen der glaubwürdigsten und geachtetsten Aerzte, und nach meinen eigenen Erfahrungen nichts weniger als selten, und dem zarteren kindlichen Leben so verderblich war. Während diese und andere Schriftsteller der Brustentzündung der Kinder keine Erwähnung thaten, und ihre Leser die gewünschte, und gewifs auch nothwendige, Auskunft über sie und ihre specifischen Eigenthümlichkeiten vermissen liefsen, hatte unter den derzeitigen Autoren allein *Henke*, in seinem Handbuche, der Pneumonie und Pleuritis der Kinder eine ausführliche Beschreibung gewidmet. Diese Beschreibung jedoch — welche weniger auf eigene Beobachtungen basirt, als mehr aus der von *Cheyne* i. J. 1809 in England erschienen, sehr kurzen Schilderung der epidemischen Peripneumonie der Kinder entlehnt schien, sich auch nicht auf dasjenige zarteste Lebensalter bezog, das allein die vorwaltende Disposition für diese Kinderkrankheit enthält, und durch welches sie allein das specifische Gepräge einer eigenthümlichen Krankheit des kindlichen Alters empfängt — erschien zu wenig

*) *Horn's* Archiv, Jahrgang 1809. 1. Bnd. S. 181.

**) *Schäffer*, ebendas. Jahrgang 1811. 2. Bnd. S. 129 u. 163.

mit denjenigen Beobachtungen conform, welche ich an der Wiege erkrankter Kinder fortwährend anzustellen häufige Gelegenheit fand, und zeigte sich für eine vollständige Erkenntnifs, so wie für eine glückliche Behandlung der fraglichen Krankheit in der Erfahrung zu sehr mangelhaft und ungenügend, als dafs diese Beschreibung dem vorliegenden Bedürfnisse hätte entsprechen können.

Diese befremdende litterarische Vernachlässigung einer Krankheit, welche meiner ärztlichen Beobachtung so häufig, und häufiger als irgend eine andere ernste und bedeutungsvolle Anomalie des kindlichen Lebens — die bekannten Epidemien des Scharlachfiebers, der Masern und des Keichhustens allein ausgenommen — entgegentrat, die ich selbst zuweilen in deutlich epidemischer Verbreitung wahrgenommen, und durch sie eine bey weiten gröfsere Anzahl kindlicher Individuen hingerafft werden gesehen habe, als unter meiner Beobachtung dem Croup oder dem Hydrocephalus gefallen sind, so wie die täglich wachsende Ueberzeugung, dafs für eine genügende Erkenntnifs und für eine erfolgreiche Behandlung derselben Krankheit, die Anwendung der bekannten, von erwachsenen Individuen und von den bey diesen vorkommenden Brustentzündungen hergeleiteten pathologischen und therapeutischen Grundsätze durchaus unzulänglich sey, konnten für mich keine andere Folge haben, als meine Bemühungen für die Erforschung einer Krankheit zu verdoppeln, von welcher man seit längerer Zeit so viel und so oft gesprochen hatte, ohne sich die Mühe gegeben zu haben, diejenigen specifischen Eigenthümlichkeiten zu entdecken, welche dieser Krankheit durch das zarte Kindesalter aufgedrückt werden, den Grund dieser Eigenthümlichkeiten zu entschleiern, und auf sie eine angemessene Behandlung zu basiren.

Die sich mir so häufig darbietende Gelegenheit, diejenige Krankheit, von der ich rede, theils an der Wiege betroffener Kinder mit gewissenhafter Genauigkeit zu beobachten, theils die verschiedenen durch sie in den von ihr befallenen Organen bedingten Veränderungen und Abnormitäten durch wiederholte und häufige Leichenöffnungen in allen ihren Abstufungen und Gradationen kennen zu lernen, durfte mich nach und nach in den Stand setzen, die mir gestellte Aufgabe auf eine, wie ich mir schmeichle, nicht unvollständige Weise zu lösen, — und das durch wiederholte Beobachtungen, bey welchen ich nie ein anderes Ziel als die genaue Erforschung der Wahrheit verfolgte, gewonnene Licht über einen bisher noch dunklen Gegenstand erzeugte den Gedanken, das Resultat meiner eilfjährigen Forschungen zu veröffentlichen, um so mehr als ein solches litterarisches Bedürfnifs unverkennbar und unläugbar am Tage lag.

Inzwischen hat sich freylich die Aufmerksamkeit der Aerzte, namentlich der englischen, der französischen und der nordamerikanischen, weniger aber der deutschen Beobachter mehr auf den fraglichen Punkt gerichtet, und in Zeitschriften und Handbüchern ist die in Rede stehende Kinderkrankheit seit dem — obgleich immer noch ungleich weniger als viele andere von nicht gröfserer ärztlicher Wichtigkeit und Bedeutung — unter richtiger Schätzung ihrer Häufigkeit, ihrer Eigenthümlichkeit und ihrer Gefahr bearbeitet worden; während ich aber bemühet gewesen bin, diese Vorarbeiten mit Sorgfalt und Genauigkeit zu benutzen, konnte ich sie nicht für so vollständig und genügend halten, dafs sie diese monographische Ausarbeitung hätten überflüssig machen können. Denn die mehrsten dieser Vorarbeiten bestehen nur in aphoristischen und fragmentarischen Andeutungen über einen Gegenstand, der einer näheren und gründlichen Beleuchtung so sehr bedürftig ist. Und von diesem Urtheile dürften nur allein die Beschreibungen von *Billard* und *Cuming* auszunehmen seyn, auf welche auch die neueren deutschen Schriftsteller sich besonders oder ausschliefslich bezogen haben. Aber auch diese Beschreibungen, die theils in compendiarischer Kürze, theils in die Grenzen eines Journal-Artikels eingeengt waren, durften, meines Erachtens, auch aus vielfachen anderen Ursachen die Abfassung einer Monographie der Bronchiopneumonie der Kinder nicht unterdrücken, an der es der medicinischen Litteratur bisher gefehlt hat, während die Menge der über andere Kinderkrankheiten, namentlich über den Croup und über den Hydrocephalus acutus erschienenen Monographien so zahlreich und fast unzählbar ist, dergestalt, dafs sie dasjenige litterarische Bedürfnifs fast überschreiten, welches in Bezug auf die, in diesen Blättern näher zu erörternde Krankheit bisher noch nicht befriediget war.

Was übrigens in der deutschen und ausländischen Litteratur mir für unsere Krankheit irgend wichtig erschienen ist, glaube ich den Lesern dieser Abhandlung im Folgenden zunächst vorlegen zu dürfen:

*E. L. Heim*, in dessen Recension von *Henke's* Handbuch der Kinderkrankheiten. S. *Horn's* Archiv für medicinische Erfahrung. Jahrgang 1809. 1. Bnd. S. 181.

*Schäffer*, von den Entzündungen der inneren Eingeweide bey Kindern und deren Behandlung, als ein Beytrag zu der Beschreibung und Heilart der gewöhnlichsten Kinderkrankheiten. S. *Horn's* Archiv für medicinische Erfahrung. Jahrgang 1811. 2. Bnd. S. 129 und 163.

*John Cheyne*, *on the epidemic peripneumonie of children*, in: *The pathology of the larynx and the bronchia. Edinbourgh.* 1809, *p.* 187—195.

*Horn's* Archiv für medicinische Erfahrung. Jahrgang 1811. 1. Bnd. S. 185.

*Charles Badham*, *an essay of bronchitis, with a supplement, constaining remarks on simple pulmonary abscess. London*, 1814.

*Carl Badham's* Versuch über die Bronchitis, übersetzt von *L. A. Kraus*, mit Anmerkungen und einer Vorrede von *J. A. Albers*, Bremen, 1815.

*Charles Hastings*, *a treatise of inflammation of the macous membrane of the lungs. London*, 1820.

Abhandlung von der Entzündung der Schleimhaut der Lungen von *Carl Hastings*. Aus dem Englischen übersetzt von *Gerhard von dem Busch*, Bremen, 1822.

*Horn's* Archiv für medicinische Erfahrung. Jahrgang 1821. 2. Bnd. S. 460.

*C. Billard*, *traité des maladies des enfants nouveaux nés et à la mamelle, fondé sur de nouvelles observations cliniques et d'anatomie pathologique. Paris*, 1822.

Die Krankheiten der Neugebornen und Säuglinge, von *C. Billard*. Aus dem Französischen übersetzt. Weimar, 1829.

*Th. Cuming*, *observations on the peripneumonie of children* — in: *Transactions of the Association of Fellows and Licentiates of the kings and Queen's college of Physicians in Ireland. Vol. V. Dublin*, 1828. *S.* 28.

Sammlung auserlesener Abhandlungen zum Gebrauche praktischer Aerzte. 36. Bnd. Leipzig, 1828.

*Gerson* und *Julius* Magazin der ausländischen Litteratur. 17. Bnd. Hamburg. 1829. S. 165.

---

*Toel*, Beobachtungen und Erfahrungen aus der praktischen Heilkunde. S. *Horn's* Archiv für medic. Erfahrung. Jahrg. 1824. 1. Bnd. S. 475.

*Ritscher*, über die Brustkrankheit der Kinder *(Pneumonia infantilis)*. S. *Rust's* Magazin für die gesammte Heilkunde. XXXI. Bnd. 1. Heft. S. 115.

*J. Adam*, über ein epidemisches Bronchialfieber der Kinder, welches zu Kalcutta vom Juni bis August 1828 herrschte. S. *Gerson* und *Julius* Magazin der ausländischen Litteratur. Hamburg, 1832. 24. Bnd. S. 357.

*Liman*, *de pneumonia infantum. Berolini*, 1820.

*Succow*, über die Pneumonie der Kinder. S. *Hufeland* und *Osann* Journal der praktischen Heilkunde. 1835. Novemb. S. 95.

*Savatier*, über die Entzündung der Respirations-Organe der Neugebornen. S. *Froriep's* Notizen aus dem Gebiete der Natur- und Heilkunde. 1828. XIX. Bnd. No. 21.

*C. Kluge*, Lungenentzündung der Neugebornen. S. Medicinische Zeitung. Herausgegeben von dem Verein für Heilkunde in Preussen. 4ter Jahrg. 1835. No. 30.

*Léger*, *These sur la pneumonie des enfants. Paris.*

*Berton*, *Recherches sur l'hydroc. aigue et sur une variété particuliaire de pneumonie. Paris*, 1834.

*De la Berge*, über die *Pneumonia lobularis* im Kinderhospitale zu Paris. — S. *Schmidt's* Jahrbücher der gesammten in- und ausländischen Medicin. V. Band. 1835.

*Lorinser*, die Lehre von den Lungenkrankheiten. Berlin, 1823. S. 220. 387. 413.

*Henke's* Handbuch zur Erkenntnifs und Heilung der Kinderkrankheiten. 3te Auflage. Frankfurt a. M. S. 1821. 2. Bnd. S. 39.

*F. L. Meifsner*, die Kinderkrankheiten. Leipzig, 1828. 2. Theil. S. 230.

*Rau*, Handbuch der Kinderkrankheiten. Frankf. a. M. 1832. S. 230.

u. s. w.

---

Diese, in Vergleich mit der Litteratur anderer Kinderkrankheiten, namentlich des Hydrocephalus, des Croup's und des Keichhustens, so wie der Pneumonie und Pleuritis der Erwachsenen überaus kärgliche litterarische Ausstattung unserer Kinderkrankheit, welche überdies den letzten Decennien allein und ausschliefslich angehört, liefert den redendsten und augenfälligsten Beweis von der geringen Aufmerksamkeit, welche dieselbe bis auf die neueste Zeit bey den Aerzten gefunden hat. Und wie wenig die ältere Medicin die Brustentzündung als eine Krankheit des kindlichen Alters gelten zu lassen geglaubt hat, geht unter Anderen auch daraus hervor, dafs der berühmte *van Swieten* noch in der letzten Hälfte des vorigen Jahrhunderts den hippokratischen Ausspruch: „dafs Pneumonie und Pleuritis vor den Jahren der Mannbarkeit nicht vorkommen,“ *) dahin zu berichtigen suchte, dafs dennoch, obgleich selten, auch jüngere Individuen von diesen Krankheiten ergriffen werden könnten. **) — Ist es,

---

*) *Coacae Praenotiones. Magni Hippocratis opera omnia. Edid. Carol. Gottl. Kühn. Tomus I. Lips.*, 1825. *S.* 321.

**) *Commentaria in Herm. Boerhaave aphorismos. Tomus III* §. 879. *pag.* 11: „*Hippocrates monuerat, pleuritidem et peri-„pneumoniam ante pubertatem non fieri: interim tamen quan-„doque, licet rarius, et junioribus his morbus contingit.*“

(obgleich ähnliche Aeufserungen noch in der neueren und neuesten Litteratur angetroffen werden,*) heutiges Tages nicht mehr nöthig, Aussprüche und Behauptungen wie die eben angeführten zu widerlegen, und ist eine solche Widerlegung in den Beobachtungen *Heims*,**) *Jos. Frank's*, ***) *Cheyne's*, †) (welcher in den Jahren 1802 — 1804 bey epidemischer Verbreitung die Pneumonie der Kinder täglich in 20 — 30 Krankheitsfällen beobachtet haben will, welche Angabe doch vielleicht keinen unbedingten Glauben in Bezug auf die angeführten Zahlen verdienen mögte), und *de la Berge* ††) (nach dessen Angabe im Jahre 1833 in dem *Hôpital des enfants malades* zu Paris 102 Fälle von Pneumonie bey Kindern vorgekommen sind, von denen 52 tödtlich endigten), so wie in den Beobachtungen des Verfassers enthalten, (indem ich alljährlich eine gröfsere Zahl kindlicher Individuen an der Bronchiopneumonie als am Croup erkranken, und sterben gesehen habe); so ist es um so viel befremdender, dafs die ärztliche Aufmerksamkeit — welche seit längerer Zeit den eigenthümlichen Krankheiten des kindlichen Lebensalters so entschieden und mit so grofsem Eifer zugewendet gewesen und auf die häufigsten und verderblichsten unter ihnen stets fixirt geblieben ist — nicht früher auf eine Krankheit dieser Art gerichtet ward, welche eine so grofse Häufigkeit, eine so entschiedene Eigenthümlichkeit, und eine so tückische Verderblichkeit wahrnehmen lässt. Und dieses Befremden mufs sich noch vergrö-

*) *Lorinser*, a. o. a. O. S. 220.

**) *Horn's* Archiv a. o. a. O.

***) *Jos. Frank*, *praxeos medicae universae praecepta. Partis II. Volumen II. Sectio I. Lipsiae* 1823. *pag.* 313. *nota* 2.

†) *Horn's* Archiv, a. o. a. O. S. 185.

††) a. o. a. O.

fern, wenn man erwägt, dafs keine theoretischen Gründe vorhanden sind, die es wahrscheinlich machen könnten, dafs für Entzündungen der Bronchialschleimhaut und der Lungen das kindliche Lebensalter eine geringere Neigung als für Entzündungen der Gehirnhäute, des Kehlkopfes und der Luftröhre, der Unterleibs- und anderer Organe an sich tragen sollte. Bey der Wichtigkeit und Präpotenz derjenigen Function, welcher die Respirationsgebilde für das Zustandekommen des vegetativen Lebens in kindlichen Organismen vorzustehen haben, bey der beständigen unmittelbaren Einwirkung der atmosphärischen Luft auf sie, so wie bey dem regen Antagonismus, welcher zwischen der Schleimheit der Bronchien und der äufseren Haut so evident nachgewiesen wird, wird man gerade den Athmungs-Organen eine vorherrschende Neigung zu krankhaften Verirrungen von der Norm bey Kindern zuschreiben dürfen, die eben wegen des grofsen Blutreichthums dieser Organe und wegen der leicht möglichen Störungen des Bluturntriebes in ihnen, am mehrsten geneigt seyn werden, unter entzündlicher Form in die Erscheinung zu treten.

Bey diesen Betrachtungen wird die, von selbst dem Nachdenken sich aufdrängende Vermuthung: dafs die hier in Rede gestellte Kinderkrankheit in früherer Zeit seltener gewesen seyn mag, als sie sich jetzt der Beobachtung der Aerzte darstellt, und dafs dieselbe erst in den letzten Decennien ihre oben berührte Häufigkeit gewonnen habe, nur ein sehr geringes Gewicht für die Erklärung ihrer bisherigen litterarischen Vernachlässigung geltend machen können. Und so sehr man auch geneigt seyn mag, dieser Vermuthung nachzuhängen, dürfte es dennoch an Gründen und Analogien fehlen, derselben Wahrscheinlichkeit zu verleihen, da bekanntlich der stationäre Krankheits-Genius in der neueren

Zeit ungleich mehr das Vorkommen von krankhaften Anomalien in den Unterleibs- und Digestions-Organen, als in den Athmungsgebilden begünstigt hat, und entschiedener zu dem gastrischen und gastrisch-nervösen, als zu dem entzündlichen Krankheits-Charakter hinneigt. Auf der anderen Seite aber ist es auch keinesweges erwiesen, dafs der stationäre Krankheits-Genius auf die Organismen zarter Kinder und Säuglinge durchaus denselben Einflufs, wie auf gereifte Individuen ausüben müsse, — und ebenso liegt es nicht aufser aller Wahrscheinlichkeit, dafs der Einflufs der Vaccination das häufigere Verkennen einer Kinderkrankheit begünstigen könne, die vor der Vaccination vielleicht (aus Gründen, welche oft besprochen sind, und welche hier zu wiederholen nicht nöthig seyn wird) viel seltener war, und in den seltenen Fällen ihres Vorkommens übersehen worden seyn mag.

Muss nun auch dieser Umstand auf sich beruhen bleiben, so ist es doch nicht zu bezweifeln, dafs Uebersehen und Verkennen gar häufig der Grund gewesen sey, dafs die fragliche Kinderkrankheit in Fällen nicht wahrgenommen und nicht erkannt worden ist, in denen sie hätte für das, was sie ist, erkannt werden sollen, und dafs (wie schon *Heim* und *Jos. Frank* am oben angeführten Orte erinnert haben,) die Bronchiopneumonie der Kinder leider nur zu häufig mit anderen Krankheiten verwechselt, und mit den Namen des Stickflusses, der krampfhaften Engbrüstigkeit, der zu einem Catarrhalfieber hinzugetretenen Krämpfe, ja noch mit anderen, ihrem Sitze und ihrem Wesen viel fremdartigeren Benennungen, als des Nervenfiebers, der hitzigen Gehirnhöhlen-Wassersucht, der Zahn- und Wurm-Zufälle u. s. w. belegt, so wie dafs durch solchen Irrthum in ihrer Erkenntnifs zugleich die Neigung zu einer genaueren Erforschung der Krankheit erstickt ist. Und das häufige Vorkommen solcher Mifsgriffe in der Erkenntnifs und Beurtheilung einer an und für sich dunklen Krankheit des zartesten Kindesalters, wird um so eher Glauben finden dürfen, je gewisser und unbezweifelter es ist, dafs auch die besten Aerzte, so wie überhaupt Individuen jedes Lebensalters so besonders zarte Kinder an Krankheiten sterben sehen, über deren wesentliche Eigenthümlickeiten ein Schleier gedeckt ist, den auch die gründlichste Beobachtung nicht genügend zu lüften vermag, — und dafs die Wiederholung solcher Erfahrungen nur zu leicht der Beweggrund werde, bey den Todesfällen kindlicher Individuen einer gewissen Gleichgültigkeit und Sorglosigkeit Raum zu geben, welche weder die Zweckmäfsigkeit, noch die Nothwendigkeit anschaulich werden läfst, der Ursache des tödtlichen Krankheits-Ausganges durch die Section nachzuforschen, und das Resultat solcher Forschung auf zukünftige Fälle anzuwenden.

Mehr aber noch als der Einflufs eines stationären Krankheits-Genius und als diagnostische Mifsgriffe ist, unsers Erachtens, die grosse Abhängigkeit der Bronchiopneumonie der Kinder von endemischen und epidemischen Einflüssen der Grund, weshalb dieselbe bey den Aerzten die Anerkennung ihrer Bedeutung und ihrer Eigenthümlichkeit als Krankheit des zartesten kindlichen Lebensalters bisher nicht allgemein gefunden hat. Denn da dieselbe nach den Zeugnissen der besten Beobachter zu einzelnen Zeiten aufserordentlich häufig, zu anderen Zeiten dagegen selten vorkommt, und da die vorliegenden Beobachtungen*) daraufhinzudeuten scheinen, dafs sie in gewissen Länderstrichen, namentlich an den Seeküsten

---

*) Vergl. *Cheyne* und *Cuming* a. o. a. O.

und unter dem Einflusse rauher und unbeständiger Witterungs-Verhältnisse (auf welchem Boden auch unsere Beobachtungen gesammelt sind,) am häufigsten sey, so wird es dadurch annehmbar werden dürfen, dafs dieselbe Krankheit, die einzelnen Aerzten so häufig entgegentritt, in dem Wirkungskreise anderer wenig, oder vielleicht gar nicht wahrnehmbar werden, und daher auch nur die Aufmerksamkeit Einzelner erregen kann. —

— — — —

Bevor ich die nosologische und therapeutische Beschreibung der Bronchiopneumonie der Neugebornen und Säuglinge unternehme, möge es mir gestattet seyn, auf die Eigenthümlichkeiten derselben als einer specifischen Kinderkrankheit, so wie auf die Nothwendigkeit, sie von den Brustentzündungen Erwachsener gesondert aufzufassen, hinzudeuten, um dadurch nicht allein den Gegenstand dieser Ausarbeitung näher zu bezeichnen, als es durch die einfache Nennung seines Namens geschehen kann, sondern auch zugleich diese Arbeit und die Wahl ihres Gegenstandes zu rechtfertigen.

Ohne Zweifel würde man die Zweckmäfsigkeit einer eigenen und gesonderten Bearbeitung der Krankheiten des kindlichen Lebens überhaupt verläugnen müssen, wenn man das hier zu beschreibende Uebel *deshalb* als eine eigenthümliche Kinderkrankheit gelten zu lassen, Anstand nehmen wollte, weil die *Form* desselben nicht wie andere Krankheiten, z. B. der Croup, der Keichhusten, das *Millar*'sche Asthma, die hitzige Gehirnwassersucht u. m. a., dem kindlichen Alter ausschliefslich zukommt, sondern jeder Lebensstufe gleich wenig fremd ist, und weil der Grund für die Entstehung der Krankheits-*Form* nicht aus den eigenthümlichen Vitalitäts- und Bildungs-Verhältnissen des kindlichen Lebens hervorgeht. — Denn welche andere Ursache hat es bedingt, dafs in neuerer Zeit die Kinderkrankheiten von den Schriftstellern und Lehrern der Heilkunde in ihrer Eigenthümlichkeit und Besonderheit gewürdigt worden sind, dafs man ihnen eigene Werke gewidmet, und ihre Erkenntnifs und Behandlung in besonderen, von dem Gesammtgebiete der Pathologie und Therapie getrennten Vorträgen gelehrt hat, wenn nicht als solche Ursache das eigenthümliche Gepräge gelten müfste, welches die besonderen Vitalitäts-Verhältnisse des kindlichen Lebens den krankhaften Anomalien desselben aufdrücken, — wenn man nicht die Besonderheit dieser Vitalitäts-Verhältnisse theils in der Zartheit der Organisation, theils in der graduellen Evolution und allmähligen physischen Entwickelung durch überwiegende Stoffbildung und Formation, theils in den Zuständen eines wechselseitigen Vorherrschens und Zurückstehens erkannt hätte, in welchen sich die einzelnen Grundkräfte des organischen Lebens, während der fortschreitenden Bildung des organischen Stoffes, und der allmähligen Entwickelung vitaler Functionen befinden, — und wenn man nicht die Ueberzeugung gewonnen hätte, wie sehr diese verschiedenen Umstände nicht allein auf die Entstehung von Krankheiten, sondern auch auf deren Erscheinungen, auf deren Verlauf, Ausgang und Gefahr, so wie auf deren Behandlung und Heilung einfliefsen, und dadurch ein Verhalten der verschiedenen Krankheitsformen des kindlichen Lebens erzeugen, welches sehr abweichend ist von demjenigen Verhalten, welches dieselben Krankheitsformen in gereiften Organismen zeigen, auf welche jene Umstände keine Gewalt mehr ausüben? — Warum, und wodurch wäre und würde man sonst berechtigt, den Pocken, dem Scharlachfieber, den Masern, den Scropheln u. a. einen Platz unter den Kinderkrankheiten einzuräumen, wenn nicht die oben genannten Gründe dazu die Bestimmung enthielten? Mit einem noch gröfserem Rechte aber als diese Krankheitsformen — so weit sie das kindliche Lebensalter gefährden — mufs die Entzündung der Athmungs-Organe zu den eigenthümlichen Kinderkrankheiten gerechnet werden, weil das besondere Gepräge, welches ihr durch die specifischen Vitalitäts-Verhältnisse des kindlichen Lebens aufgedrückt wird, viel bedeutender für die Erkenntniss, und viel gewichtiger für die Behandlung erscheint, als diejenigen Besonderheiten, welche auch die aufmerksamste Betrachtung an den Pocken, dem Scharlachfieber, den Masern, den Scropheln u. a. (so weit diese Krankheiten bey Kindern vorkommen,) zu entdecken vermag.

Ich glaube nehmlich, nur vollkommen der Wahrheit getreu zu bleiben, und mich keiner Uebertreibung schuldig zu machen, wenn ich die Ueberzeugung ausspreche, dafs es keine Krankheit giebt, welche, dem kindlichen und dem gereiften Alter in ihrer Form gemeinschaftlich und ohne die Identität der Form zu verläugnen, so entschiedene Abweichungen in Folge der an das kindliche Leben geknüpften Bedingungen erführe, und so bedeutend in ihrem gesammten nosologischen und therapeutischen Verhalten von derselben an gereiften Organismen vorkommenden Krankheitsform abwiche, als dieses von der hier in Rede schwebenden Kinderkrankheit gelten darf.

Unter denjenigen wenigen Aerzten, welche derselben eine sorgfältige Beobachtung gewidmet, und ihre grofse Häufigkeit, ihre pathologische Wichtigkeit, und ihre specifische Eigenthümlichkeit anerkannt haben, scheint der wesentliche Grund dieser Eigenthümlichkeit zuerst und bisher allein von *Billard*)* richtig aufgefafst worden zu seyn, in dessen Aeufserung: „die Pneu-„monie der Säuglinge zeigt in der That eigenthümliche „Charaktere, welche sie von der Pneumonie der Er-„wachsenen verschieden machen. Statt auf idiopathische „Weise und in der Folge der, in dem Lungengewebe „unter dem Einflusse atmosphärischer Ursachen sich ent-„wickelnden Reizung zu entstehen, welche bey uns diese „Krankheit oft hervorbringen, ist die Pneumonie der „jungen Kinder offenbar die Wirkung der Stockung „des Blutes in den Lungen.“ Und um dieselbe specifische Eigenthümlichkeit noch näher und genauer zu bezeichnen, mag die Bemerkung hier an ihrer Stelle seyn: dafs es besonders der Charakter der Passivität und der Venosität sey, durch welchen die specifische Eigenthümlichkeit der Pneumonie zarter Kinder begründet und ausgedrückt wird, und dafs dieser Charakter in allen seinen Beziehungen und in allen seinen Folgen hier stets der vorherrschende bleibe, während der Charakter der Activität und der Arteriellität die Lungenentzündungen der Erwachsenen ihrem Wesen nach in der Regel bezeichnet. Indem es nemlich glaublich seyn darf, dafs die Pneumonie gereifter Organismen als solche von den s. g. Bronchial-Gefäfsen und dem *ernährenden* Gefäfs-Apparate der Athmungs-Organe (d. h. der Luftröhren-Verzweigungen und des Lungen-Parenchyms) ausgeht, und dafs die, der Entkohlung des Blutes selbst bestimmten Gefäfse, (d. h. die Haar-Endigungen der Lungen-Arterie und die Capillar-Anfänge der Lungen-Venen) keinen *unmittelbaren* Antheil an der Entzündungs-Metamorphose nehmen mögen, treten gerade diese Gefäfse als solche hervor, in denen die

*) Die Krankheiten der Neugebornen und Säuglinge. Weimar, 1829. S. 450.

Pneumonie der Säuglinge wurzelt; während dort Reizung (Irritation) und gesteigerter Blutzuflufs als nächste Krankheitsursache angesprochen werden dürfen, treten hier Stockung (Stasis) und verminderter Blutabflufs der Beobachtung entgegen, und während dort (bey Erwachsenen) die Capillar-Verzweigungen der Bronchial-Gefäfse von arteriellen Blute übermäfsig durchdrungen sind, zeigen sich hier (bey Kindern) die Capillar-Verzweigungen der Pulmonar-Gefäfse mit venösem Blute krankhaft überladen.

Diese Besonderheit in dem Wesen der Brustentzündungen zarter kindlicher Organismen, und diese Verschiedenheit ihrer nächsten Ursache (die als eine Folge des zartesten Lebensalters und dessen individueller Vitalitäts-Verhältnisse angesprochen werden darf, und welche hier nur angedeutet werden konnte, während ihm nähere und ausführlichere Beleuchtung den nachstehenden Blättern vorbehalten bleiben wird) ist nicht allein die Veranlassung einer verhältnifsmäfsig gröfseren Häufigkeit dieser Krankheit bey Neugebornen und Säuglingen, sondern sie bedingt auch das Auftreten einer eigenen Symptomengruppe, einen besondern Verlauf, eine besondere Bedeutung und Gefahr, so wie eine besondere Behandlung derselben. Und wenn sie dadurch als eine, dem kindlichen Leben eigenthümliche Krankheit bezeichnet werden darf, (was nach dem bisher Gesagten wohl nicht mehr in Zweifel gestellt werden kann), wird diese Bezeichnung noch entschiedener durch den Umstand ausgedrückt, dafs auch bey zarten Kindern, je nachdem diese dem Zeitpunkte der Geburt näher oder ferner stehen, dieselbe Krankheit gewisse Modificationen deutlich wahrnehmen läfst, die den entschiedenen Einflufs des Lebens-Alters auf die Gestaltung der einzelnen Krankheits-Verhältnisse auf das evidenteste darthun.

Es ist nemlich bey einer genauen und umfassenden Beobachtung durchaus unverkennbar, wie der specifische Charakter der Bronchiopneumonie der Kinder seine am deutlichsten ausgesprochene Eigenthümlichkeit bald nach der Geburt und in den ersten Tagen oder Wochen des Lebens behauptet, wie dann die Attribute der Venosität, der Passivität und der Stasis am auffallendsten hervorstehen und den Unterschied zwischen dieser Krankheit und der Pneumonie der gereiften Individuen am sichtbarsten machen, so dafs man kaum die Identität in der Form beyder zu erkennen im Stande ist, — wie ferner derselbe specifische Charakter mit der fortschreitenden physischen Entwickelung kindlicher Organismen minder und minder deutlich wird, wie allmählig seine Eigenthümlichkeiten mehr und mehr verwischt werden, und endlich mit dem vorrückenden Lebensalter gänzlich aus der Beobachtung zurücktreten, dergestalt, dafs diese nach der Vollendung des zweyten Lebensjahres nicht mehr im Stande ist, jene Eigenthümlichkeiten zu verfolgen, indem die fortgeschrittene körperliche Evolution die Bedingungen für ihre Existenz vernichtet hat. Und in völligem Einklang mit diesen Bemerkungen geschieht es auch, dafs nicht allein das äufsere Krankheits-Bild sich verschieden und anders gestaltet bey einem neugeborenen Kinde, als bey einem Säuglinge von mehreren Monaten, und wiederum anders bey einem Kinde, welches das erste Lebensjahr bereits überschritten hat, sondern dafs zugleich die Folgen und die anatomischen Veränderungen, welche die Krankheit in den befallenen Organen erregt, sich der Necroscopie nach dem Tode verschieden darstellen je nach der verschiedenen Altersstufe des betroffenen kindlichen Organismus. Denn man sieht bey den Leichenöffnungen mit grofser Deutlichkeit, dafs (wie in dem zweyten Kapitel näher ausgeführt ist), bey Kindern, welche der Geburt nahe stehen, die Lungen die Zeichen des Stasis am entschiedensten und im solchem Grade an sich tragen, dafs sie mehr auf die s. g. *Apoplexia pulmonum*, als auf Pnuemonie in Folge einfacher aber bedeutender Blutüberfüllung ohne sichtbare Veränderungen des Gewebes, bezogen werden dürfen, — dafs bey etwas mehr vorgerücktem Lebensalter die Zeichen der Entzündung und der veränderten Textur mit den Erscheinungen der Stasis und der einfachen Blutüberfüllung zusammen bestehen, — und dafs bey noch mehr gereiften Kindern nur dieselben Textur-Veränderungen übrig bleiben, welche auch die Pneumonie der Erwachsenen ergiebt.

---

Nach allen diesen Eigenthümlichkeiten (für welche wir die Beläge in den nachstehenden Blättern niederzulegen bemühet gewesen sind), mag ein Zweifel an der Wahrheit, dafs die Bronchiopneumonie der Neugebornen und Säuglinge als eine eigenthümliche Kinderkrankheit aufzufassen sey, dafs sie die Anwendung besonderer nosologischer und therapeutischer Normen an der Wiege befallener Individuen nothwendig mache, und dafs sie deshalb eine eigene und gesonderte, auf unbefangene und sorgfältige Beobachtungen basirte Bearbeitung verdienen, kaum noch zu befürchten seyn. — Bey der auffallenden Verschiedenheit vielmehr, welche dieselbe Krankheit je nach der Altersstufe der befallenen Kinder zeigt und geltend macht, kann es sogar in Frage kommen, ob es nicht zweckmäfsig sey, die Krankheit selbst und ihre Beschreibung nach dieser Verschiedenheit zu trennen? — und da die Beobachtung dieselbe Verschiedenheit deutlich zu verfolgen vermag, je nachdem die kindlichen Kranken als Neugeborne, oder als Säuglinge vor der Vollendung ihres ersten Lebensjahres, oder als solche erscheinen, welche das erste Lebensjahr bereits überschritten haben, dürfte eine hierauf basirte Eintheilung der Krankheit in eine dreyfache Differenz, und eine an diese gebundene verschiedene Beschreibung derselben nicht aufser den Grenzen aller Zweckmäfsigkeit liegen. Inzwischen würde eine solche Eintheilung sich deshalb nicht als praktisch nützlich bewähren können, weil es einleuchtend ist, dafs der Grund dieser Eintheilung keine strenge Anwendung auf concrete Krankheits-Fälle gestatten wird, da die angeregten verschiedenen Modificationen zu unmerklich in einander hinüberspielen, und da sie, aufser der Altersstufe, auch von anderen Umständen, namentlich von der Körper-Constitution, von vorherrschender Anlage u. s. w. abhängig sind. — Diese Gründe haben auch den Vfr. bewogen, die Eintheilung der Krankheit in eine Bronchiopneumonie der Neugebornen, der Säuglinge und der mehr gereiften Kinder in den nachfolgenden Paragraphen nicht zu beobachten, obgleich ich bemühet gewesen, die von der Altersstufe abhängigen Verschiedenheiten in dem Verhalten der Krankheit so genau als thunlich anzudeuten.

---

Wenn der von uns aufgestellte, und in den vorstehenden Zeilen näher bezeichnete specifische Charakter, der den Brustentzündungen zarter Kinder eigen ist, denjenigen Unterschied hervorheben wird, welcher zwischen der Entzündung der Respirations-Organe in kindlichen und gereiften Organismen obwaltet, und durch welchen die Bronchiopneumonie der Kinder als ein *morbus sui generis* gestempelt wird, so darf es doch für eine wahrhafte und naturgetreue Auffassung unserer Krankheit nicht verkannt werden, dafs dieselbe auch in Erwachsenen ihr Gegenbild hat, und dafs sie auch bey diesen mit demselben Charakter, der ihr bey zarten Kindern eigen ist, vorkommen kann. Als ein solches, vollkommenes Gegenbild der hier in Rede gestellten Kinderkrankheit darf unseres Erachtens diejenige Art der Pneumonie der Erwachsenen gelten, welche *Laennec**) die Pneumonie der Agonisirenden genannt hatte, und welche kürzlich von *Piorry***) unter dem Namen *Pneumonia hypostatica* so genau und deutlich beschrieben ist, dafs die Gleichartigkeit derselben mit der Bronchiopneumonie zarter Kinder unverkennbar in die Augen fällt. Indem für beyde Krankheiten passive Blutstockung die nächste Krankheits-Ursache darstellt, indem bey beyden der Necroscopie nach dem Tode gleichartige Veränderungen entgegentreten, indem endlich beyde eine bestimmte Aehnlichkeit der Symptome wahrnehmen lassen, ist allein die Entstehungsart beyder Krankheiten verschieden, diese aber zugleich der Grund, dafs beyde in vielfachen anderen Beziehungen von einander divergiren. Denn während die s. g. *Pneumonia hypostatica* der Erwachsenen nur die Folge eines hohen Schwächegrades und einer Schwäche ist, die lähmend auf die gesammte Blutbewegung, besonders aber auf die Blutbewegung in den Lungen und auf den s. g. kleinen

---

*) *Laennec*, Abhandlung von den Krankheiten der Lungen und des Herzens. Aus dem Französischen von *Meifsner*. 1r Th. Leipz. 1832. S. 377.

**) *Piorry*, *mémoire sur la pneumonie hypostatique. Clinique medicale de l'Hôpital de la Pitié etc. Paris et Londres.* 1833. *pag.* 121 — 272. *Piorry*, Abhandlung über die hypostatische Lungenentzündung. Aus dem Französischen von *Krupp*. Göttingen und Wien. 1835.

Kreislauf einwirket, welche Schwäche ihren Grund entweder in zu hohem Alter und Marasmus oder in allgemeiner, durch eine andere primäre Krankheit bedingter Asthenie findet, sind es — eben so fern von Marasmus als von Asthenie — die eigenthümlichen Vitalitäts-Verhältnisse des kindlichen Lebens, welche der Bronchiopneumonie, die hier geschildert werden soll, ihre Entstehung geben.

Auf der andern Seite aber darf es nicht geläugnet werden, dafs bey der vorwaltenden Anlage, welche die Respirations-Organe kindlicher Organismen für die diesem Lebensalter eigene Entzündung bewahren, auch bey ihnen derselbe Zustand, welchen man bey Erwachsenen mit dem Namen *Pneumonia hypostatica* belegt hat, d. h. eine Blutunterlaufung der Lungen ohne primäres Erkranken der Athmungs-Gebilde und in Folge eines consecutiven Krankheits-Processes vorkommen könne, und dafs dazu nicht allein eine durch vorangegangene Krankkeiten erzeugte paralytische Schwäche, sondern auch ohne diese und vor dem Eintritt einer solchen selbst heftige entzündliche Aufregungen des Gefäfssystems und topische Entzündungen anderer Organe die Veranlassung werden. — Da diese Thatsache durch die Beobachtung *Savatier's:* „dafs die mehrsten Leichen derjenigen Kinder, die an anderen Entzündungen gestorben sind, nach dem Tode die Zeichen einer consecutiven Pneumonie ergeben,"*) bestätigt wird, und da unsere eigenen Erfahrungen uns nöthigen, die Möglichkeit einer solchen consecutiven und s. g. hypostatischen Pneumonie anzuerkennen (indem wir dieselbe, wenn nicht oft, doch zuweilen in Folge anderer Krankheiten und namentlich nach heftigen Entzündungen der Parotis ent-

*) a. o. a. O.

stehen gesehen haben), so liegt die — auch schon von mancher anderen Seite angeregte — Vermuthung: *dafs die Bronchiopneumonie zarter Kinder gar keine ursprüngliche und selbstständige Krankheit sey, sondern nur als ein Folge-Zustand gelten könne, der sich als letzter Zufall paralytischer Schwäche oder der Agonie zu anderen Krankheiten gesellt*, nicht gar zu fern. Ja, es ist für die Unterstützung solcher Vermuthung kein durchaus unwichtiger Umstand, dafs die anatomischen Veränderungen, welche die Respirations-Gebilde der an der Bronchiopneumonie verstorbenen Kinder durch die Section wahrnehmen lassen, sich immer nur auf die *hinteren* Portionen derselben beziehen, während die seitlichen Theile gewöhnlich und die vordere Gegend der Lungen durchaus immer von krankhafter Veränderung frey erscheinen (S. das zweite Kapitel). Man hat dieses auffallende Phänomen, welches sich auch bey der *Pneumonia hypostatica* der Erwachsenen beständig wiederholt, durch den Einflufs der, in ihrer Wirkung durch paralytische Schwäche frey gewordene Schwerkraft und dadurch zu erklären versucht, dafs die den bewegenden Kräften der Circulation weniger als dem Einflusse der Schwerkraft gehorchende Blutmasse sich von selbst nach denjenigen Theilen der Lunge senkt, welche bey der Rückenlage der Kranken im Bette die tiefsten und niedrigsten sind. *) Diese Erklärungsart hat auch *Billard* **) für die Pneumonie zarter Kinder angenommen und gelten lassen. Für die Entstehung einer s. g. *Pneumonia hypostatica* durch Marasmus und paralytische Schwäche mag dieselbe Erklärungsart auch immerhin zulässig seyn, sollte sie aber auch auf die Entstehung

---

*) *Piorry*, a. o. a. O. pag. 144. 159. Uebersetzung S. 25. 40. 41.

**) Die Krankheiten der Neugebornen und Säuglinge etc. S. 451.

der Pneumonie der Kinder überhaupt und unbedingt angewandt werden, so mögte es schwer halten, für diese das Prädicat einer selbstständigen Krankheit ferner noch zu vindiciren. Wiewohl es nicht leicht seyn mag, die Beständigkeit des fraglichen Sitzes der entzündlichen Veränderungen an den hinteren Portionen der Lungen auf eine andere Weise genügend zu erklären, so erscheint es mir doch nimmermehr glaublich, dafs auch für diejenige Kinderkrankheit, welche ich zum Gegenstande dieser Abhandlung gewählt habe, die Wirkung der Schwerkraft als die Ursache dieses Sitzes mit Recht angesprochen werden könne. Und wenn man erwägt, dafs nicht allein die anatomischen Zeichen der Pneumonie, sondern nicht minder auch die Zeichen der Bronchitis an den angegebenen Sitz gebunden sich zeigen,*) — dafs die Erscheinungen der einen, so wie auch der anderen Entzündung viel früher vorhanden sind als die Wirkungen einer paralytischen Schwäche den Einflufs der Schwerkraft frey gemacht haben können, — dafs der Sitz, den die Entzündung bey ihrer Entstehung genommen, auch bey ihrem tödtlichen Ausgange derselbe bleiben wird, — dafs endlich die an der Bronchiopneumonie erkrankten Kinder eine beständige Rückenlage um so weniger beobachten, je gröfser bey ihnen eine eigenthümliche Unruhe ist;**) so glaube ich, wird man sich nicht bewogen finden können, jene Eigenthümlichkeit des Krankheits-Sitzes allein auf die mechanischen Wirkungen der Schwere zurückführen zu wollen. — Diesem zu Folge werden nun aber die, über die s. g. *Pneumonia hypostatica* bestehenden Betrachtungen hier nur in so fern Anwendung leiden, als sie im Stande

*) Vergl. das zweyte Capitel.
**) Vergl. das erste Capitel.

seyn werden darzuthun, dafs auch bey erwachsenen Individuen, so wie noch mehr bey Kindern, Lungenentzündungen mit dem Charakter der Passivität, der Venosität und der Stockung vorkommen können, so wie den Unterschied dieser von denjenigen gewöhnlichen Pneumonien hervorzuheben, welche mit dem Charakter der Activität, der Arteriellität und der Reizung auftreten.

---

Bei der Schwierigkeit der Erkenntnifs der Bronchiopneumonie der Kinder, und bey dem Umstande, dafs die Gefahr und die prognostische Bedeutung dieser Krankheit hauptsächlich in der Uebertragung einer anfänglichen Bronchitis auf das Lungengewebe beruhet,*) kann es nicht anders als in hohem Grade wünschenswerth seyn, die oft dunkle und zweifelhafte Diagnose durch den Gebrauch des Stethoscop's zu ergänzen und zu vergewissern. Leider aber gehen hier alle diejenigen Bedingungen verloren, welche eine erfolgreiche Anwendung dieses Instrumentes erfordert. Die nothwendige körperliche Ruhe der zu untersuchenden Kranken wird durch die grofse und ängstliche Unruhe, von welcher die betroffenen Kinder ergriffen sind, gänzlich vernichtet, — die erforderliche Entblöfsung des Thorax vermehrt diese Unruhe, erregt gewöhnlich anhaltenden Husten und giebt eine bedenkliche Veranlassung zu Erkältungen, — und diejenigen Augenblicke, in denen die kleinen Kranken einen ruhigen Schlaf geniefsen, gestatten eine erfolgreiche Anwendung des fraglichen Instrumentes deshalb ebenfalls nicht, weil (aus oben genannten Gründen) dieses mit Nutzen allein an den hinteren Theil des Thorax angelegt werden kann, welchen

*) Vergl. das dritte Capitel.

aber die beständige Rückenlage schlafender Kinder unzugänglich macht. Aus diesen Gründen glaube ich, nicht allein keiner Entschuldigung dafür zu bedürfen, dafs ich in den nachstehenden Blättern nicht von der Anwendung des Stethoscops und von Vortheilen gesprochen habe, welche sein Gebrauch gewährt; sondern ich bin auch der Meynung, dafs — unbeschadet des Werthes, den diese Art ärztlicher Untersuchung bey gereiften Organismen haben mag — die Erkenntnifs der Bronchiopneumonie der Kinder dadurch niemals gefördert werden werde.

## Erstes Kapitel.

### Phänomenologie.

§. 1.

Die Brustentzündung zarter kindlicher Organismen, als eine Krankheit, welche tief verletzend und in einem hohem Grade feindlich in die Integrität der Athmungsorgane eingreift (§. 33. — §. 38.), mufs als solche nothwendig sehr bedeutende Störungen in den Lebenserscheinungen erzeugen, welche theils aus der Verletzung der Respirationsorgane unmittelbar entstehen und einen krankhaften Zustand des Athmungsgeschäftes bedingen, theils mittelbar aus jener Verletzung in so fern hervorgehen müssen, als die Hindernisse in den Functionen der Respiration secundäre Abnormitäten des Lebensprocesses hervorrufen, welche als Reflexe eines anomalen und gehemmten Athmungsgeschäftes in die Erscheinung treten. Es wird daher das Bestehen der fraglichen Krankheit begleitet seyn müssen von einer zwiefachen Gruppe von Symptomen, in deren Hervortreten und Aufeinanderfolge, in deren Heftigkeit und Andauer, so wie in deren Verschwinden für den Beobachter der Ausdruck liegen wird von der Entstehung, der Fortbildung und Rückbildung der genannten Krankheit, — von dem Grade intensiver und extensiver Gröfse, den sie erreicht hat, — so wie von derjenigen ihrer einzelnen Bildungsstufen, die sie unter einem verschiedenen Zustande derjenigen Organe zu durchlaufen vermag, welche der Sitz derselben geworden sind. Je mehr es aber dem forschenden Auge des Beobachters gelingen wird, diese Symptomengruppe sowohl in ihren einzelnen Zügen, als auch in ihrem Gesammtausdrucke aufzufassen, je gröfser die Zahl derjenigen veränderten Lebenserscheinungen wird, welche jene Symptomengruppe zusammensetzen, und je mehr die Menge derjenigen einzelnen Zufälle gehäuft werden kann, zwischen welchen und der Existenz so wie der individuellen Gestaltung des hier in Rede stehenden Uebels die Erfahrung einen nosologischen Zusammenhang nachweist, desto leichter und sicherer wird es gelingen müssen, sowohl die drohende und im ersten Beginnen begriffene Entwickelung, als auch das bereits verwirklichte Bestehen der Entzündung zu erkennen, und den Grad ihrer Ausbildung so wie das Maafs derjenigen feindlichen Gewalt zu beurtheilen, mit welcher sie verletzend in die Integrität der Athmungsorgane und des gesammten Lebensprocesses eingreift. — Und je gröfser die Schwierigkeiten sind, welche sich der Erkenntnifs und Würdigung der Krankheiten des zartesten Kindesalters überhaupt entgegenstellen, — je mehr der ärztliche Beobachter hier allein auf die Wahrnehmung s. g. objectiver Symptome beschränkt ist, und je entschiedener die Unmöglichkeit obwaltet, durch eine gleichzeitige Benutzung subjectiver Zeichen die Klarheit und Sicherheit des diagnostischen sowohl als des prognostischen Urtheils zu unterstützen, — je bestimmter es durch die Erfahrung erwiesen ist, dafs gerade die hier in Rede gestellte Kinderkrankheit bey einer grofsen Gefahr, welche ihr Bestehen mit sich führt, unter anscheinend leichten und milden Zufällen auftritt, — je mehr die, derselben Krankheit eigenthümlichen und für sie charakteristischen Erscheinungen mit den Symptomen anderer Krankheiten zusammenfallen, die theils von einer ungleich geringeren Bedeutung, theils wesentlich von ihr verschieden sind, — und je mehr endlich auch der aufmerksamste Beobachter durch die Unmöglichkeit, *alle* in den krankhaften Verirrungen des zarteren kindlichen Lebens vorkommenden Erscheinungen pathologisch zu deuten und mit irgend einem innern Krankheitsgrunde in ursächliche Verbindung zu bringen, bewogen wird, manches der Wahrnehmung in Kinderkrankheiten entgegentretende Symptom ungeprüft und ungewürdiget an sich vorübergehen zu lassen, desto entschiedener wird die Nothwendigkeit hervortreten müssen, auf dem Felde der Beobachtung jegliche Erscheinung zusammenzulesen, die das ärztliche Urtheil über die Existenz und die Gröfse der fraglichen Krankheit zu begründen, oder dasselbe sicherer und zuverlässiger zu machen geeignet ist.

§. 2.

Die in den nachstehenden Zeilen zu entwickelnde Phänomenologie der Brustentzündungen kindlicher Individuen wird es demnach, um diejenige Vollständigkeit zu erreichen, für welche sie überhaupt empfänglich ist — und deren sie auf das Entschiedenste bedarf, wenn diese Krankheit frühzeitig erkannt, und der sich so oft empfindlich rächende Irrthum eines Uebersehens derselben auf ihrer ersten Bildungsstufe, und ihrer Verwechselung mit anderen, ähnlichen aber ungleich leichteren Abweichungen vom Normalzustande vermieden werden soll — nothwendig machen, alle Symptome, die als derselben angehörig aus aufmerksamer Beobachtung einer entsprechenden Zahl von Krankheitsfällen entlehnt werden können, zusammenzustellen, jedes einzelne in seiner besonderen Beziehung zur Krankheit hervorzuheben, und der hier zunächst zu lösenden Aufgabe die Ausführlichkeit einer Monographie zu widmen.

Um inzwischen den Anforderungen einer der Natur getreuen und dem Bedürfnisse entsprechenden Beschreibung der Erscheinungen dieser Kinderkrankheit zu genügen, um die Beziehungen ihrer einzelnen Symptome zu ihren verschiedenen Intensitäts-Verhältnissen, zu ihrer Entstehung, ihrer Fortbildung und ihrer Höhe hervorzuheben, wird es zweckmäfsig, ja nothwendig seyn, diese Beschreibung an diejenigen einzelnen Bildungsstufen zu knüpfen, welche die Krankheit durchläuft, und während welcher sich die von ihr unmittelbar ergriffenen Organe in einem verschiedenen Zustande von Integritäts-Verletzung befinden. — Obwohl diese Bildungsstufen zuerst durch die Leichenöffnungen und durch die comparative Zusammenstellung ihrer Resultate mit den während des Lebens in die Erscheinung tretenden Zufällen festgestellt werden können, so wird es dennoch erlaubt seyn, zu Gunsten einer naturgemäfsen Ordnung der hier zu beschreibenden Symptome schon jetzt auf die vier verschiedenen Stadien hinzuweisen, in welche den Verlauf der Krankheit abzutheilen die genauere Erforschung derselben berechtigt, (§. 49.) und welche als 1) in dem *vorbereitenden*, einer wirklichen und mit Recht so zu nennenden und als solche zu behandelnden Entzündung noch keinen Raum gebenden, nur durch die Zufälle des einfachen Catarrhs bezeichneten, und deshalb mit dem Namen des *catarrhalischen* zu belegenden Zeitraume, 2) in dem Zeitraume der *wirklichen Entzündung* der Athmungs-Organe, sowohl der Bronchial-Schleimhaut als auch des Lungen-Parenchymes, — 3) in dem Zeitraume der durch Exsutation, Extravasation und Induration ausgedrückten *Folgen und Ausgänge der Entzündung* und 4) endlich in dem Zeitraume der *Rückbildung der Krankheit* und der Wiedergenesung bestehend, angenommen werden dürfen. Da während eines jeden dieser vier Zeiträume die wesentliche Gestaltung der Krankheit und die ihr zum Grunde liegende Affection der Athmungsorgane eine besondere ist, so wird auch jedem von ihnen eine besondere Gruppe von Symptomen zukommen, und jeder von diesen vier Zeiträumen eine entsprechende Reihe von Erscheinungen an sich tragen müssen.

## I.

## Beschreibung des catarrhalischen Zeitraums.

### §. 3.

Wenn man die Brustentzündungen zarter Kinder während der ganzen zeitlichen Ausdehnung ihres Verlaufes und von ihrem ersten Entstehen an zu beobachten Gelegenheit hat, so wird man dieselbe äufserst selten oder vielmehr nie plötzlich, (wie die acuten Entzündungen derselben Organe bey Erwachsenen) sondern stets langsam und unter allmähliger Ausbildung sich entwickeln sehen, indem ihr die anscheinend bedeutungslosen Symptome eines gewöhnlichen Catarrhs kürzere oder längere Zeit vorangehen, und indem sich dieser mehr oder minder schnell zur wirklichen Entzündung steigert. *) Dieses vorlaufende catarrhalische Leiden,

*) Des Verfassers Beobachtungen stehen in dieser Hinsicht nicht in Einklang mit den Beschreibungen, welche über die in Rede schwebende Krankheit *Cuming* geliefert hat. *Transactions of the association of fellows and licentiates of the kings and Queens college of physicians in Ireland. Vol. V.* S. 28. — Sammlung auserlesener Abhandlungen zum Gebrauch für praktische Aerzte. 36ster Band. Leipz. 1828. S. 309: „Ich habe zuweilen „beobachtet, dafs das Kind in bester Gesundheit zu Bette gieng, „und am folgenden Morgen mit allen Symptomen der Krankeit „erwachte.“

welches durch die Beständigkeit seines Vorkommens für die Entwickelung der Entzündung der Athmungsorgane bey Kindern des zartesten Alters als nothwendig nachgewiesen zu werden scheint, zeigt sich dennoch nur allein in seiner Tendenz, sich zu wirklich entzündlicher Metamorphose zu potenziren, von anderen leichten, unbedeutenden, zu spontaner Rückbildung geneigten, der ärztlich-therapeutischen Eingriffe gar nicht bedürfenden catarrhalischen Affectionen, wie sie bey kleinen Kindern so häufig und vielfach vorkommen, verschieden. Und in der Unmöglichkeit, diese versteckte Tendenz durch äufsere Erscheinungen zu erkennen, liegt zum Theil der Grund, warum die hier in Rede gestellte Krankheit unter dem trügerischen Scheine einer tückischen Milde so leicht bey dem beobachtenden Arzte ein irriges Urtheil über ihre Natur und Bedeutung erregt und diejenige Aufmerksamkeit nicht findet, unter deren Anwendung es allein möglich ist, das langsam und unmerklich sich entwickelnde Uebel auf einem Standpunkte seiner Ausbildung in der Beobachtung zu erfassen, der für eine glückliche und erfolgreiche Behandlung die gröfste Empfänglichkeit besitzt.

§. 4.

Die Identität in den Erscheinungen der auf ihrer ersten Bildungsstufe stehenden Brustentzündung und in den Symptomen eines einfachen und gutartigen Catarrhs gestattet es nicht, die Erkenntnifs der ersten an gewisse nur ihr angehörige Zufälle zu knüpfen und ihre Unterscheidung von leichten catarrhalischen Affectionen dadurch zu sichern. Unter den Erscheinungen, welche die beginnende Entzündung begleiten und ihrem ersten Zeitraume angehörig sind, mufs als eine durchaus beständige und nie fehlende *der Husten* horvorgehoben werden, der jedoch unter gar verschiedenen Modificationen auftreten kann und nur allein zuweilen durch diese den Verdacht eines ernsteren und tieferen aber noch versteckten Leidens der betroffenen Organe zu erregen vermag. Zu solchen eigenthümlichen, eine gewisse Beziehung zur Erkenntnifs der Krankheit gestattenden Modificationen des Hustens mufs für einzelne aber seltene Fälle zunächst ein besonders heiserer und rauher Ton desselben gezählt werden, durch welchen er dem bekannten, pathognomonischen Crouphusten sehr ähnlich wird. In anderen Fällen, die der Beobachtung minder selten entgegentreten, wird dieser Husten durch die Häufigkeit und Schnelligkeit, so wie durch die Heftigkeit, mit der die einzelnen krampfhaften Exspirationen — in Folge welcher die einzelnen Hustenanfälle aus einer ununterbrochenen Reihe häufiger und sehr gewaltsamer Ausathmungen zu bestehen scheinen — geschehen, charakterisirt; so wie er in noch anderen Fällen durch eine gewisse Aehnlichkeit mit dem auf der Uebergangsstufe in das s. g. krampfhafte Stadium stehenden Keichhusten einen eigenthümlichen Ausdruck in so fern gewinnt, als er durch die Seltenheit und Periodicität seiner Anfälle, durch die Heftigkeit, mit welcher diese Anfälle auftreten, durch die Anmeldung derselben mittelst deutlich vorangehender Unlust und Unbehagen, endlich durch ihre Erweckung mittelst widriger Gemüthseindrücke gröfsere Wahrscheinlichkeit für die Annahme eines beginnenden Keichhustens als für eine in der Enstehung begriffene Entzündung in dem beobachtenden Arzte zu erregen vermag — Aber diese Eigenthümlichkeiten des Hustens, durch welche der Verdacht einer wesentlichen Verschiedenheit desselben von dem einfachen Catarrh erweckt werden darf, pflegen sich nur bey minder jungen Kindern zu zeigen, bey den zartesten Säuglingen von dem Alter einiger Tage oder weniger Wochen dagegen nie vorzukommen, indem der Husten überhaupt um so weniger deutlich sich zeigt und um so leichter ganz unbeachtet bleiben und übersehen werden kann, je mehr die betreffenden Säuglinge der Geburt nahe und auf einer je niederern Altersstufe sie stehen. Und in dieser Beziehung ist es der Beachtung in einem hohen Grade werth, dafs neugeborne und ganz junge Kinder überhaupt selten und dann viel weniger vollständig als etwas mehr gereifte husten, dafs die krampfhaften Exspirationen, aus denen der Husten besteht, dann oft mehr dem Auge als dem Ohre des Beobachters deutlich werden, so dafs man die Gegenwart des Hustens mehr aus unruhigen entsprechenden Körperbewegungen und einem undeutlichen heiseren Anstofsen, als aus dem ihm sonst eigenthümlich zukommenden Ton, von welchem die krampfhaften und stofsweise geschehenden Exspirationen sich begleitet zeigen, zu erkennen nicht eben selten genöthigt ist.

## §. 5.

Wenn demnach der Husten für die Erkenntnifs der beginnenden Brustentzündung bey Säuglingen nur einen sehr bedingten und untergeordneten diagnostischen Werth für sich in Anspruch zu nehmen vermag, so ist man dennoch genöthigt, anderen, den in Rede gestellten ersten Zeitraum unserer Krankheit gleichfalls begleitenden Symptomen eine noch geringere Bedeutung einzuräumen. Zu diesen gehören, jedoch als keinesweges beständig, eine gewisse auffallende *Heiserkeit der Stimme*, die sich durch das Geschrey der kleinen Kranken verräth und öfter nur dieses, nicht auch zugleich ihren Husten begleitet, so wie gleichzeitig eine *catarrhalische Affection der Nasenschleimhaut*, die sich durch

Niesen, Schleimausflufs und besonders durch eine Undurchgänglichkeit der Nasenhöhle für die Luft ausspricht, und die betroffenen Kinder mit offenem Munde zu inspiriren nöthigt. —

Nicht immer ist ferner der erste Zeitraum der Krankheit von fieberhaften Bewegungen des Gefäſssystemes begleitet und öfter fehlen diese ganz, während sie in anderen Fällen sich deutlich ausgebildet zeigen, dann aber gewöhnlich keinen anhaltenden Typus wahrnehmen lassen, und während sie zu einzelnen Stunden des Tages zugegen waren, während anderer Stunden wieder vermiſst werden, und selbst nachdem sie sich deutlich ausgebildet gezeigt hatten, an den darauf folgenden Tagen völlig verschwinden können, ohne daſs dadurch die sich entwickelnde Krankheit in ihrer Fortbildung aufgehalten würde. — Die Respiration endlich zeigt auf dieser ersten Bildungsstufe des Uebels keine deutlich erkennbare Abweichung von der Norm und läſst eine solche weder während des Schlafes noch während des wachen Zustandes der erkrankenden Kinder entdecken.

§. 6.

Rücksichtlich seines Verlaufes und seiner Dauer zeigt sich dieser erste Zeitraum der Krankheit an eine ungleiche Zeitfrist gebunden, und während er oft von wenigen Tagen, ja, bey Neugeborenen nur von einzelnen Stunden begrenzt wird, vermag derselbe in anderen Fällen eine Frist von acht bis zehn Tagen auszufüllen, ohne daſs während dieser Dauer eine wesentliche Veränderung der eben genannten Erscheinungen (§. 4. und 5.) und eine sichtbare Steigerung derselben wahrnehmbar würde. Im Allgemeinen aber scheint die zeitliche Ausdehnung dieses Zeitraumes in einem umgekehrten Verhältnisse mit derjenigen Heftigkeit zu stehen, mit welcher die bis zur Entzündung gesteigerte Krankheit später verläuft, und bey einer geringen Intensität dieser Entzündung länger zu währen, im entgegengesetzten Falle aber nur eine kurze Zeitfrist einzunehmen, und demnach wird der Grund der ungleichen zeitlichen Ausdehnung dieses Zeitraums theils in der gröfseren oder geringeren Disposition betroffener Organismen für sie, theils in der ungleichen Einwirkung äufserer, die Entstehung des Uebels begünstigender Schädlichkeiten gesucht werden müssen.

## II.

## Beschreibung des entzündlichen Zeitraumes.

### §. 7.

Der Uebergang des ersten Zeitraumes in den zweyten, und die Steigerung derjenigen Erscheinungen der Krankheit, welche nur eine diagnostische Beziehung zu einem s. g. Catarrh der Luftwege gestatten, zu solchen Symptomen, welche als der Ausdruck eines inneren entzündlichen Leidens aufgefafst werden dürfen, pflegt in der Regel langsam und unmerklich zu geschehen, ohne durch das Auftreten einer neuen Symptomengruppe bezeichnet zu werden, welche erst später und mit der mehr gereiften intensiven Ausbildung der Entzündung zum Gegenstande der Beobachtung wird. Eine grofse Verschiedenartigkeit in der Menge und in der Heftigkeit derjenigen Zufälle, von welchen man denjenigen Abschnitt der Krankheit begleitet werden sieht, den man als den entzündlichen ansprechen darf, darf es wahrscheinlich machen, dafs von einem ungleichen Grade von Integritäts-Verletzung der Respirationsorgane diese Verschiedenartigkeit ausgehe und dafs demnach der Zustand der von Entzündung befallenen Theile während der Dauer des zweyten Zeitraumes ein verschiedener sey. Indem die Ergebnisse der Leichenöffnungen eine solche Ansicht bestätigen, und der Vermuthung Raum geben, daſs die Entzündung der Athmungsorgane bey zarten kindlichen Organismen in der Mehrzahl der Fälle von der Bronchialschleimhaut ausgehe und sich von dieser auf das Parenchym der Lungen übertrage, und eine gewisse Zeit hindurch als Entzündung der Schleimhaut der Luftwege, eine andere Zeit hindurch als Entzündung des Pulmonargewebes und der Luftröhrenschleimhaut zugleich bestehe (§. 43. 44.), und daſs demnach die Entzündung selbst eine doppelte Bildungsstufe als solche durchlaufe, wird es als angemessen erscheinen dürfen, diejenigen Erscheinungen der Krankheit, welche durch die Entzündung bedingt und ins Leben gerufen werden, in solche zu trennen, welche der ersten Bildungsstufe dieser Entzündung angehören, durch ein entzündliches Leiden der *Bronchialschleimhaut* bedingt werden und die Beziehung zur Existenz eines solchen gestatten, und in solche Krankheitserscheinungen, welche, als der zweyten Bildungsstufe der Entzündung angehörig, von der inflammatorischen Affection des *Lungenparenchymes* ausgehen, und dem Beobachter den Schluſs auf verwirklichte Steigerung der Krankheit bis zu solcher Affection erlauben.

## §. 8.

Da zwischen der ersten Bildungsstufe der Entzündung und dem ihr vorangehenden catarrhalischen Zustande nur ein gradueller Unterschied angenommen werden kann, so darf schon daraus gefolgert werden, daſs die früher bereits der Beobachtung entgegengetretenen Zufälle zu Anfang des zweyten Zeitraumes der Krankheit nur eine graduelle Steigerung erfahren können, und dafs sich demnach dieser Anfang durch eine strenge Grenzlinie nicht bezeichnen lasse. Und in der That fehlt es auch während der beginnenden Entzündung an solchen Erscheinungen, durch welche die Existenz derselben sicher und unfehlbar ausgedrückt würde, und welche nicht auch eine diagnostische Beziehung zu anderen Krankheitszuständen, namentlich zu leichteren Affectionen der Respirationsorgane gestatteten. Wenn schon dadurch die Sicherheit und Unfehlbarkeit der Erkenntnifs getrübt und die Diagnose erschwert wird, so geschieht solches noch mehr durch den Mangel an Continenz, welcher den Erscheinungen sowohl der beginnenden als auch der bereits ausgebildeten Entzündung in einem hohen Grade eigen ist, in Folge dessen die Symptome mehr oder minder bestimmt aus dem Bereiche der Beobachtung zurücktreten, sich einem periodischen Nachlafs unterworfen zeigen, und dadurch die genaue Erforschung der vorliegenden Krankheitsverhältnisse oft sehr bedeutend erschweren. Diese Eigenthümlichkeit in dem Verlaufe der Brustentzündung zarter Kinder und diese periodische Unterbrechung der Krankheitssymptome — welche auch von andern Aerzten und Beobachtern häufig wahrgenommen und hervorgehoben ist,*) — hat sich in den Beobachtungen des Verfassers

*) *Hastings*, Abhandlung über die Entzündung der Schleimhaut der Lungen. Aus dem Englischen übersetzt von *Gerhard von dem Busch*. Bremen, 1822: „Das Athmen wird zuweilen einige „Stunden hindurch so frey und leicht, dafs der Arzt glauben „kann, er habe die Krankheit gehoben, wenn plötzlich eine grofse „Verschlimmerung Statt findet.“ — — — „Diese Remissionen „und Exacerbationen dauern durch die ganze Krankheit fort.“ — *Lorinser*, die Lehre von den Lungenkrankheiten. Berlin, 1823.: „Die acute Bronchitis der Kinder hat das Eigene, dafs sie öfters „mehrere Stunden beträchtlich nachläfst, dann aber aufs Neue sich verschlimmert.“

so bestimmt und auf eine so auffallende Weise bestätigt, dafs sie in der That dort als ein Unterstützungsmoment einer unsicheren und schwankenden Diagnose benutzt werden mag, wo man bey einem langsamen und schleichenden Verlaufe des Uebels aus den Symptomen an und für sich keine Gewifsheit über die Existenz oder Nichtexistenz der Krankheit zu gewinnen im Stande ist. Und obwohl sich dieselbe Eigenthümlichkeit in allen Krankheits-Fällen mehr oder minder deutlich ausspricht, und obwohl sie nicht blos der beginnenden, sondern auch der vollständig ausgebildeten und der bereits bis zur Entwickelung secundärer Metamorphosen gediehenen Entzündung angehört, so zeigt sie sich doch am entschiedensten und am deutlichsten dort verwirklicht, wo sich der Verlauf der Krankheit weniger rapid und mehr schleichend gestaltet, oder wo diese bey schwachen, blutarmen und schlecht genährten Kindern zur Entwickelung kommt. Es ist aber derselbe Mangel an Continenz in den Symptomen der fraglichen Krankheit ein Umstand, der einer besonderen Beachtung des beobachtenden Arztes bedarf, indem derselbe für den, der ihn unberücksichtiget läfst, nicht allein die Erkenntnifs erschwert, sondern diese auch einer sehr empfindlichen Täuschung in so fern unterwerfen kann, als sich die Krankheit in der einen Stunde in der Gestalt der Milde und Bedeutungslosigkeit darzustellen, und die trügliche Ansicht von ihrer Nichtexistenz oder ihrer bereits begonnenen Rückbildung zu erregen vermag, während die nächste Stunde durch eine neue und stürmische Exacerbation aller Symptome eine solche Ansicht als vorschnell und irrig bewährt. Und es ist der eben berührte Irrthum um so leichter möglich, als für den veränderlichen Ausdruck der Symptome sich eine gewisse Regelmäfsigkeit und ein fester Typus — wie bey anderen acuten und remittirenden Krankheiten — nicht auffinden, noch in der Beobachtung festhalten läfst, und dasjenige, was diese Kinderkrankheit in dem Verlaufe und in dem Wechsel ihrer Symptome allenfalls Typisches wahrzunehmen gestattet, das Gepräge der Eigenthümlichkeit an sich trägt und von anderen, ähnlichen Fällen abweicht. —

§. 9.

Unter den Erscheinungen, welche die Brustentzündungen bey Säuglingen auf der ersten Bildungsstufe ihres entzündlichen Zeitraumes hervorrufen, mufs wiederum *der Husten* als die wichtigste und beständigste betrachtet und als solche hervorgehoben werden. Ohne Husten vermag kein entzündlicher Zustand in den Organen der Respiration zu bestehen. Dieser semiotische Lehrsatz ist zu sehr durch Theorie und Erfahrung constatirt, als dafs er einem Zweifel unterworfen werden, oder des Beweises bedürfen könnte.*) Dagegen aber ist der Husten ein Zufall, welcher aufser den entzündlichen auch den nicht entzündlichen Krankheiten des

*) Demnach kann auch die von *Billard* (Die Krankheiten der Neugebornen und Säuglinge von *C. Billard.* Aus dem Französischen. Weimar, 1829. S. 459.) ausgesprochene Behauptung: „dafs bey „der Pneumonie der Kinder der Husten bisweilen, doch nicht im- „mer vorhanden sey, und dafs man darauf nur eine untergeordnete „Aufmerksamkeit richten dürfe," kaum einer Widerlegung bedürfen, — und während die Erfahrung das Gegentheil dieser Behauptung auf das Bestimmteste nachweiset, kann sie nur darin ihre Erklärung finden, dafs sich die Beobachtungen *Billard's* mehrentheils auf ganz junge Kinder beziehen, die, wie schon oben §. 4. bemerkt wurde, verhältnifsmäfsig seltner und sehr wenig deutlich zu husten pflegen. *Hastings* a. a. O. S. 197. bestätigt dagegen die Beständigkeit des Hustens bey der Bronchitis junger Kinder: „Husten ist immer vorhanden, bisweilen „aber ist er sehr gelinde." —

Respirationsapparates zukommt, und weil bey der großen Schwierigkeit, welche der sicheren Erkenntniſs einer beginnenden Brustentzündung bey kindlichen Individuen des zartesten Alters so häufig hindernd in den Weg tritt, der Husten als ein durchaus beständiger und constanter Zufall die gröſste diagnostische Bedeutung für sich in Anspruch nimmt, so wird es die Aufgabe einer möglichst vollständigen Phänomenologie unserer Krankheit seyn dürfen, an diesem wichtigsten und wesentlichsten ihrer Symptome gewisse, aus der Beobachtung entlehnte Eigenthümlichkeiten zu entdecken, durch welche derselbe, als einer inflammatorischen Integritäts-Verletzung der betheiligten Organe angehörig, charakterisirt und für die Annahme der Existenz einer solchen bestimmend wird. Solche, und zugleich constante Eigenthümlichkeiten jedoch vermag eine aufmerksame und ausgedehnte Beobachtung an dem fraglichen Symptome nicht nachzuweisen, und obgleich auch jetzt der Husten unter sehr verschiedenartigen Modificationen auftreten kann, so ist doch unter diesen keine, die einem ächt entzündlichen Leiden ausschlieſslich angehörte. — Die trockene Beschaffenheit des Hustens und die sich durch den Ton desselben verrathende Abwesenheit von beweglichen Stoffen in den Luftwegen ist freylich eine der gewöhnlichsten Eigenthümlichkeiten dieses die Entzündung der Athmungsorgane begleitenden Symptomes, aber dennoch nicht so beständig, daſs nicht auch die hörbare Bewegung abgesonderter Schleimstoffe gleich zu Anfang der Entzündung zugegen seyn könnte, und daſs man aus der feuchten Beschaffenheit des Hustens auf die Abwesenheit von Entzündung schlieſsen dürfte. — Eine minder unsichere und schwankende Beziehung zu der Existenz eines entzündlichen Leidens darf aber der Husten dann gestatten, wenn er, wie zuweilen geschieht, mit einer solchen Heftigkeit und Häufigkeit auftritt, dafs man die erkrankten Kinder ganze Viertelstunden hindurch und länger ohne Unterbrechung in kurzen, trockenen, schnell aufeinander folgenden Stöfsen husten sieht, welche Erscheinung bey ganz kleinen Kindern selten einen anderen Grund als eine entzündliche Reizung der Luftwege anzuerkennen scheint; — oder wenn der Husten einen deutlichen und unverkennbaren Croupton annimmt, der freylich nicht so vollständig ausgebildet erscheint, wie bey dem wahren Croup mehr gereifter Kinder, aber sich dennoch in einzelnen Fällen auffallend mit einer grofsen Deutlichkeit ausspricht, und der als ein der Entzündung sehr verdächtiges Symptom aufgefafst zu werden verdient, aber nicht häufig als ein Zeichen der Bronchitis und dann nie bey ganz jungen Kindern, sondern allein und ausschliefslich bey solchen gefunden wird, die der Vollendung des ersten Lebensjahres nahe stehen, oder dasselbe bereits überschritten haben. Eine dritte, ebenfalls der entzündlichen Reizung der Luftwege verdächtige Modification des Husten spricht sich zuweilen durch die Leichtigkeit und Beständigkeit aus, mit welcher derselbe durch das Vorbeygleiten jeglicher Flüssigkeit an dem Kehldeckel, durch den Genufs der Mutter- oder Ammenmilch, der Brustsäfte, des milden erwärmten Getränkes mehr oder minder heftig erregt wird, dergestalt dafs der dadurch erweckte Husten die Kinder an der Brust zu saugen durchaus verhindert; und endlich wird — welches ebenfalls auf die Gegenwart von Entzündung bezogen werden darf — der Husten durch eine gleichzeitige Heiserkeit der Stimme, die bis zur Aphonie gesteigert werden kann, nicht selten fast völlig lautlos und klanglos gemacht. — Obgleich aber die beginnende Entzündung unter der Form der Bronchitis zu bestehen vermag, ohne der Gegenwart einer von den ebengenannten Modificationen des Hustens Raum zu geben, so ist doch *der* Umstand in der Beobachtung beständig, dafs der Husten auf der genannten Bildungsstufe der Entzündung *schmerzlos* erscheint, und dafs — es mag derselbe mehr oder minder heftig sich äufsern — es dennoch an Zufällen fehlt, durch welche sich ein den Husten begleitendes Schmerzgefühl manifestiren könnte.

### §. 10.

Die Störungen, welche das Geschäft der *Respiration* erfährt, erscheinen, so lange als die Entzündung noch nicht das Pulmonargewebe in einem bedeutenden Grade ergriffen hat, und so lange sie als auf die Bronchialschleimhaut beschränkt angenommen werden darf, weniger bedeutend als es bey der fortgeschrittenen Ausbildung der Krankheit der Fall ist. Und weil aufserdem die, der Beobachtung auf der fraglichen Bildungsstufe des Uebels entgegentretende krankhafte Veränderung des Athemholens ungleich mehr als der Husten durch den §. 8. berührten Nachlafs der Krankheits-Symptome unstet und wandelbar erscheint,*) so geschieht es, dafs diese Veränderung nicht zu jeder Zeit gefunden und öfter in der Symptomengruppe vermifst wird. — Wo sie sich aber zeigt, da pflegt sie durch eine erhöhete Frequenz und eine grofse Schnelligkeit der einzelnen Athemzüge in die Erscheinung zu treten, dergestalt dafs die Zahl derselben in dem Zeitraume einer Minute auf sechszig, siebenzig und selbst bis auf achtzig einzelne Athemzüge steigt, welche durch ihre rasche Aufeinanderfolge ein deutliches Keichen verursachen,**) wie ein solches wohl bey Erwachsenen durch

*) *Hastings*, a. a. O. S. 198.

**) *Cuming*, a. a. O. S. 309. 310.

anhaltendes Laufen bewirkt wird. Diese Häufigkeit der Respiration läfst sich jedoch nur während des wachen Zustandes der kranken Kinder entdecken und während des Schlafes wenig deutlich wahrnehmen, wogegen aber das dem Munde der kleinen Kranken genäherte Ohr des beobachtenden Arztes statt der genannten eine andere Anomalie der Respiration aufzufinden vermag, nehmlich eine auffallende Unregelmäfsigkeit und Ungleichförmigkeit der einzelnen Athemzüge, in Folge welcher diese bald häufig bald seltener, bald tiefer bald oberflächlich geschehen.*) — Zuweilen, aber lange nicht in allen Fällen findet man die einzelnen Inspirationen durch einen deutlich hörbaren, rasselnden oder sägenden Ton markirt, ähnlich demselben Tone, der sich in höherer Ausbildung und mit gröfserer Deutlichkeit mit den Einathmungen beym Croup verbindet, welcher von demjenigen s. g. feuchten und Schleimrasseln der Inspiration unterschieden werden mufs, welches so wie bey Erwachsenen so noch viel häufiger bey Kindern durch bewegliche in der Nähe der Stimmritze angehäufte Schleimmassen entsteht, auch die leichtesten und bedeutungslosesten catarrhalischen Affectionen vielfach begleitet, und sich dem beobachtenden und geübten Ohre des Arztes in ganz anderer Weise darstellt. Dieser, die entzündlichen Zustände der Bronchialschleimhaut begleitende Ton, mit welchem die Einathmungen der Luft von den kranken Kindern geschehen, darf vielmehr als abhängig von einer gewissen Rigidität oder Spannung erkannt werden, welche die Stimmritzenbänder erfahren haben, und welche ebenfalls zu einzelnen Stunden zugegen seyn, zu anderen Stunden jedoch fehlen kann.

---

*) *Cuming*, a. a. O. S. 310. 311.

§. 11.

Sobald die in Rede stehende Krankheit einen solchen Grad ihrer Ausbildung erreicht hat, dafs sie als eine entzündliche angesprochen werden darf, ist mit ihr auch immer ein verhältnifsmäfsig heftiges *Fieber* verbunden, und in allen Fällen pflegt sich die Aufregung im Gefäfssysteme deutlicher und heftiger auszusprechen als der Total-Ausdruck der Krankheit durch ihre übrigen Symptomen.*) Dadurch entsteht gar häufig ein auffallendes Mifsverhältnifs zwischen der Heftigkeit dieses Fiebers und dem kein bedeutendes Krankheitsgefühl ausdrückenden Gesammt-Habitus der kleinen, anscheinend munteren und wenig leidenden Kranken. Während dieses, die entstehende Entzündung der Luftwege begleitenden Fiebers ist das Gesicht roth und weifs, die gesammte Hauttemperatur ist, besonders an den Händen, bedeutend erhöhet, und der Durst erscheint verhältnifsmäfsig heftig. Das wichtigste Symptom jedoch rücksichtlich der Erkenntnifs des Fiebers und der Erforschung seines Intensitäts-Grades bildet die Beschaffenheit des Pulsschlages. Denn so wahr und unbestreitbar es immerhin seyn mag, dafs in den Krankheiten kleiner Kinder und besonders solcher, welche noch dem Säuglingsalter angehören, die Beschaffenheit und die Abweichung des Pulses von der Norm ein sehr viel be-

*) Die Aeufserung *Billard's* (a. a. O. S. 459.): „Dafs bey ganz „jungen Kindern gar kein Fieber vorhanden sey" — steht demnach in geradem Widerspruche mit den Erfahrungen und Beobachtungen des Verfassers. — — Ebenso wenig aber entspricht ihnen auch die Behauptung *Hastings's* (a. a. O. S. 197. 198.): „Dafs das Fieber in der Bronchitis kleiner Kinder nicht bedeu-„tend sey" — welche auch *Lorinser* a. a. O. S. 387. aufgenommen hat. — Dagegen aber treten unsere Erfahrungen in vollen Einklang mit den Wahrnehmungen von *Cuming* (a. a. O. S. 314.): „Ich kenne keine Kinderkrankheit, die mit einem „stärkeren Fiebergrade verbunden ist, als gerade diese." —

schränkteres und bedingteres Vertrauen als bey Erwachsenen verdiene, so ist es dennoch eine ausgemachte Thatsache, dafs in der Brustentzündung der Säuglinge der Puls für die Erforschung der inneren Krankheitsverhältnisse ein Zeichen von entschiedener Bedeutung bildet. Freylich darf es bey der Anerkennung dieser Wahrheit nicht verkannt oder übersehen werden, dafs die semiotische Deutung des Pulses in den acuten Krankheiten kindlicher Organismen in Folge der geringen Stetigkeit, welcher die Aeufserungen der Gefäfsthätigkeit auf so zarter Altersstufe unterliegen, wegen der Veränderlichkeit derselben Aeufserungen durch jegliche Art von Einflüssen, wie z. B. beym Weinen und Schreyen, wegen des geringen Umfanges der Arterien und ihrer gewöhnlich stärkeren Bedeckung von Zellgewebe, und wegen der so häufigen beweglichen Unruhe der betreffenden Kranken grofsen und leicht zur Täuschung führenden Schwierigkeiten unterworfen sey; aber allen diesen Schwierigkeiten kann man sehr füglich ausweichen, wenn der Arzt Gelegenheit nimmt, den Pulsschlag seiner kindlichen Kranken während des Schlafes derselben zu untersuchen, während dessen keine äufseren Einflüsse verändernd auf dieses Zeichen einwirken; und wenn man dieser Regel folgt, so wird man gewifs weniger Veranlassung haben, sich über die Unzuverlässigkeit des Pulsschlages bey kleinen Kindern, und über diejenigen Täuschungen, zu denen derselbe Veranlassung geben soll, zu beklagen.*) — — Während des eben berührten, die beginnende Entzündung der Athmungsorgane begleitenden Fiebers aber ist der Pulsschlag durch Härte und Fülle, so wie durch Schnelligkeit, besonders aber durch eine Frequenz ausgezeich-

*) *Billard*, a. a. O. S. 60. ff. —

net, die über 150—160 Schläge in dem Zeitraume einer Minute wahrnehmen läfst.

§. 12.

Aufser dem Husten, der veränderten Respiration und dem Fieber pflegt man die erste Bildungsstufe der Entzündung noch von manchen andern, der Beachtung nicht unwerthen Symptomen begleitet werden zu sehen, zu welchen vor anderen eine *eigenthümliche Unruhe* der erkrankten Kinder gehört, welche die Krankheit von diesem Zeitpunkte an entweder bis zur Wiedergenesung oder bis zum Tode in einer auffallenden Weise begleitet, aber erst später einen mehr eigenthümlichen und charakteristischen Ausdruck gewinnt. Diese Unruhe macht gewöhnlich ein beständiges und unausgesetztes Tragen der kleinen Kranken auf den Armen der Mütter oder Wärterinnen nothwendig, und behauptet während der ganzen Zeit ihrer Dauer das Eigenthümliche, dafs sie sich zur späten Nachtzeit am deutlichsten und entschiedensten äufsert, wogegen die Abendstunden, als die gewöhnliche Zeit der Exacerbation anderer remittirender fieberhafter Krankheitszustände hier oft durch eine auffallende Ruhe ausgezeichnet sind. Mehr oder weniger wird durch diese Unruhe aller Schlaf gestört und derselbe oft nur allein auf den Armen der Wärterinnen und in den ruhigeren Abendstunden möglich.*) — Aufserdem mufs ein *häufiges Greifen* der kranken Kinder *mit den Fingern in den Mund*, welches jene Unruhe meistens begleitet und auch mit dem Eintritt der einzelnen Hustenanfälle zusammentrifft, als eine Erscheinung hervorgehoben werden, welche viel

*) *Cuming*, a. a. O. S. 314 u. 316. — *A. G. Richter*, specielle Therapie, XI. Band. S. 209 u. 210.

zu häufig und beständig ist, um für zufällig gehalten werden zu können, welche auch anderen Aerzten auffallend geworden,*) und welche einer aufmerksamen Beobachtung kaum in irgend einem Falle entschlüpfen wird, ohne dafs die Untersuchung der Mundhöhle einen krankhaften Zustand erkennen liefse, den man als den Grund dieser Geberde betrachten dürfte. Es darf deshalb wahrscheinlich seyn, dafs dieselbe durch das Hindernifs bedingt werde, welches durch die bestehende Krankheit für das Geschäft der Respiration schon auf dieser Stufe derselben erzeugt wird, dafs diese Erscheinung instinktartig durch das den kleinen Kranken dadurch verursachte Unbehagen und Angstgefühl hervorgerufen werde, und dafs sie dem Greifen kleiner Kinder nach dem Kopf bey der entstehenden Entzündung der Gehirnhäute an die Seite zu setzen sey.

## §. 13.

Neben diesen bisher genannten Symptomen bleibt aber der Totalausdruck des Gesammt-Habitus der Kranken während der ersten Bildungsstufe des entzündlichen Zeitraumes noch ein solcher, welcher aus sich selbst gar kein bedeutendes Krankseyn, noch eine ernste Anomalie des Lebens in den betroffenen Organismen erkennen läfst, wenn nicht auf solche durch die verhältnifsmäfsige Heftigkeit des Gefäfsfiebers geschlossen werden dürfte. Gar häufig erscheinen die Kinder und besonders am Tage, obwohl zu einzelnen Stunden mehr als zu anderen, — munter und lebhaft, behalten das gewöhnliche Interesse für die Gegenstände der Aufsenwelt, verrathen in ihrer Physiognomie kein entschiedenes Leiden, nehmen die Brust und die ihnen darge-

*) *Cuming*, a. a. O. S. 315.

reichten Getränke mit Begierde und sichtlichem Wohlbehagen, so dafs es oft einer sehr aufmerksamen Prüfung und einer genauen Bekanntschaft mit der Phänomenologie der Krankheit bedarf, um nicht durch die häufige anscheinende Milde ihres Ausdrucks zu einer zu leichten Schätzung ihrer intensiven Gröfse und einer oft schwer zu vermeidenden Täuschung veranlafst zu werden.

Das eben entworfene, durch die §. 9. — §. 12. genannten Symptome ausgedrückte Bild der Krankheit, wie es während derjenigen Bildungsstufe in die Erscheinung tritt, von welcher man nach den Ergebnissen der Necroscopie zu vermuthen berechtiget ist, dafs sie durch die auf die Bronchialschleimhaut begrenzte und noch nicht auf das Lungenparenchim übertragene Entzündung bedingt wird (§. 43.), pflegt nie lange und unverändert zu bestehen. Denn wenn es nicht frühzeitigen und entschiedenen Eingriffen der Kunst gelingt, die Rückbildung der Entzündung von dieser Stufe zu vermitteln, so sieht man sie gewöhnlich eine sehr schnelle und rasche Zunahme gewinnen, durch dieselbe das Pulmonargewebe krankhaft verändert werden, und durch den eigenthümlichen Einflufs dieser krankhaften Veränderungen auf das Geschäft der Respiration und das Blutleben veränderte Lebenserscheinungen auftreten, die theils eine Steigerung der früheren Krankheits-Erscheinungen, theils die Wahrnehmung neuer Symptome bedingen.

Die Ausdehnung derjenigen Zeitfrist aber, während welcher das Bild der Krankheit ein solches bleibt, welches in seinem Ausdrucke der auf die Bronchialschleimhaut begrenzten Entzündung entspricht, wird theils von der gröfseren oder geringeren Rapidität des Krankheitsverlaufes überhaupt, theils von der Altersstufe und der von dieser äbhängigen verschiedenen Zartheit der Organisation bestimmt. In den rapid verlaufenden Fällen sieht man diese Zeitfrist oft nicht länger als zwölf bis vier und zwanzig Stunden währen, während sie sich dort, wo der Verlauf der Krankheit überhaupt einen mehr schleichenden und schleppenden Gang beobachtet, bis auf drey und selbst auf sechs Tage ausdehnen kann. — Wenn es aber geschieht, dafs neugeborne, oder nur einige Wochen alte Kinder, besonders solche, die eine zarte und schwächliche Constitution besitzen, von Brustentzündung ergriffen werden, so ist es sehr gewöhnlich und häufig, dafs eine solche Bildungsstufe derselben, während welcher die Krankheit auf die Schleimhaut der Luftwege beschränkt zu seyn scheint, gar nicht zur Wahrnehmung des Beobachters kommt, dafs die auf einen solchen Zustand bezüglichen Symptome fehlen und die Krankheit, nach ihren gewöhnlichen catarrhalischen Vorboten, sofort mit solchen Erscheinungen auftritt, die ein tiefes Ergriffenseyn der Lungensubstanz aufser allen Zweifel stellen. — (§. 12.)

Als Zeichen des von der Entzündung ergriffenen und mehr oder weniger entschieden durch sie verletzten *Pulmonargewebes* (oder als Zeichen der zweyten Bildungsstufe der Entzündung, wie wir sie hier unterscheiden zu dürfen geglaubt haben) treten der Beobachtung wiederum die zuvor genannten, als Husten, gestörte Respiration, Gefäfsfieber und die eigenthümliche Unruhe der erkrankten Kinder (jedoch unter sehr verändertem und gesteigertem Ausdruck), aufserdem aber die Rückwirkungen eines beeinträchtigten Blut-Lebens auf den Gesammt-Organismus entgegen.

## §. 14.

Rücksichtlich *des Hustens*, als des wesentlichsten und beständigsten, so wie für die Erkenntnifs während des gesammten Krankheitsverlaufes wichtigsten Symptomes darf zunächst nicht unbemerkt bleiben, dafs derselbe bey den zarteren, nur wenige Tage oder Wochen alten Säuglingen auch dann, wenn die Entzündung bereits das Lungengewebe entschieden ergriffen hat, mit der extensiven und intensiven Gröfse dieser selten oder nie in einem geraden Verhältnisse steht, dafs man auch bey bedeutender Höhe der Krankheit die von ihr ergriffenen Kinder sehr wenig und selten husten hört, und hier auf denjenigen diagnostischen Werth verzichten mufs, der sonst und im Allgemeinen dem Husten als Zeichen unserer Krankheit gebührt, indem es bey Kindern so zarten Lebensalters nicht gestattet ist, von der Häufigkeit und Heftigkeit des Hustens auf denjenigen Grad von Ausbildung zurückzuschliefsen, den die Entzündung erreicht hat. (§. 4.) Sobald aber die der Krankheit unterworfenen Individuen auf einer etwas höheren Altersstufe stehen, sieht man auch bey ihnen den Husten mit der fortschreitenden Extensität der Entzündung heftiger und häufiger werden, besonders aber durch den Ausdruck von Schmerzgefühl und Unbehagen, von welchem er dann begleitet erscheint, ein besonderes und charakteristisches Gepräge gewinnen, und dieses durch weinerliche Gebehrden, durch verstärkte Unruhe und kläglichen Gesichtsausdruck, welche den Hustenanfällen vorangehen, so wie durch verstärktes Weinen und anhaltendes Schreyen, desgleichen durch eine besondere Verzerrung der Gesichtsmuskeln, wovon man die Hustenanfälle gefolgt sieht, dem aufmerksamen Beobachter sich manifestiren.*) Aufser dieser, für das

*) *Cuming*, a. a. O. S. 313.

ärztliche diagnostische Urtheil sehr wichtigen Eigenthümlichkeit sieht man den Husten jetzt in der Mehrzahl der Fälle paroxysmenweise auftreten, diese Paroxysmen durch widrige Gemüthseindrücke, durch das Einnehmen von Arzeneyen, besonders aber durch Weinen und Schreyen hervorgerufen werden. Und da die Hustenanfälle wiederum die kleinen Kranken zum Weinen und Schreyen veranlassen, so geschieht es, dafs diese Anfälle oft sehr lange, ja ganze Stunden hindurch anhalten, von einem beständigen kläglichen Geschrey und einem ängstlichen Gesichtsausdrucke begleitet sind, und nur allein durch Umhertragen der Kinder auf dem Arme in aufgerichteter Stellung um Etwas gemildert werden können.

§. 15.

Die Störungen, welche das *Geschäft des Athemholens* durch die in ihrer extensiven Ausbildung fortgeschrittene Entzündung erfährt, sind, wenn sie vollständig wahrgenommen werden sollen, in einer dreyfachen Beziehung aufzufassen, nemlich in Bezug auf die Schwierigkeit, mit welcher die Respiration vollführt wird, — in Bezug auf die Häufigkeit, mit welcher die einzelnen Athemzüge geschehen, — und in Bezug auf die Regelmäfsigkeit oder Unregelmäfsigkeit endlich, welche dieselben in ihrer Aufeinanderfolge verrathen.

*Die Schwierigkeit der Athemzüge* ist bey erkrankten Kindern stets um so auffallender und deutlicher, je tiefer und ausgedehnter nach dem Tode durch die Section die entzündliche Integritäts-Verletzung des Lungengewebes gefunden wird, und aller Wahrscheinlichkeit nach davon abhängig, dafs die krankhaft veränderten Portionen der Pulmonarsubstanz für die Aufnahme der respirablen Luft unempfänglich und für diese undurchgängig geworden sind, so dafs die von der Krankheit ergriffenen Kinder die Respiration nur mit demjenigen Theile des Lungenparenchymes zu vollziehen veranlafst werden, welcher von der Entzündung verschont ist. Da es dem zu Folge aus den Resultaten der Necroscopie wahrscheinlich wird (§. 35.), dafs nur die vordere Hälfte der Lungen für das Geschäft des Athemholens vorzugsweise benutzbar bleibt, so ist es leicht begreiflich, dafs auch die Schwierigkeit, mit welcher dieses Geschäft vollführt wird, sich vorzugsweise und am deutlichsten durch die Bewegungen der vorderen Fläche des Thorax aussprechen müsse. Diejenige Erfahrung aber, welche durch zahlreiche Beobachtungen für die Lungenentzündungen erwachsener Individuen constatirt ist, und in Folge welcher man je nach der verschiedenen und ungleichen Extensität der Entzündung den Thorax mehr oder weniger unbeweglich, und dessen Erweiterung und Verengerung bey der Respiration durch die auf- und niedersteigende Bewegung des Zwerchfelles und der Bauchmuskeln vollführt werden sieht, wiederholt sich bey der Entzündung des Pulmonarparenchymes bey Säuglingen nicht. Und so vielfach und bestimmt auch diese Erfahrung von Erwachsenen auf dieselbe Krankheit bey zarten kindlichen Organismen von den mehrsten Aerzten angewendet, und selbst von den besten und zuverlässigsten unter ihnen behauptet ist: „Dafs die Unbeweglichkeit der Rippen bey „der Respiration, dafür aber eine vermehrte Bewegung „der Bauchmuskeln und ein s. g. Bauchschlagen zu den „zuverlässigsten Erscheinungen der *Pneumonia infantilis* gehöre,“ *) so entsprechen doch die zahlreichen und ge-

*) *Sam. Gottl. Vogel*, Handbuch der praktischen Arzeneywissenschaft. Rostock, 1795. 4ter Thl. S. 197. §. 4.: „Sind beyde

nauen Beobachtungen des Verfassers dieser Behauptung durchaus nicht. Ich habe vielmehr das s. g. Bauchschlagen nur sehr selten, nie aber zugleich neben einer Unbeweglichkeit der Rippen wahrgenommen, und glaube bestimmt, dafs dasselbe zu den wesentlichen Erscheinungen der Brustentzündung gar nicht gehöre, sondern nur allein eine zufällige Entstehung anerkenne. Dagegen aber ist es in jedem Falle der Krankheit unverkennbar, wie die von Bronchiopneumonie betroffenen Kinder durch eine gewaltsame und mit sichtbarer Anstrengung vollführte Erhebung der Rippen instinctartig eine Erweiterung des vorderen Theiles der Brusthöhle zu bewirken streben, um für die Ausdehnung der (für die athembare Luft allein vollkommen durchgängigen) *vorderen* Portionen der Lungen den nöthigen Raum zu gewinnen. Daher sieht man, besonders in heftigeren Krankheitsfällen, die Rippen und den oberen Theil des Brustbeines mit grofser Gewalt erhoben werden, den schwerdtförmigen Knorpel bedeutend nach innen treten und die Herzgrube sichtbar vertieft erscheinen, dergestalt, dafs bey grofser Heftigkeit der Krankheit

„Lungen entzündet, erhebt sich die Brust wohl gar nicht, zieht „sich vielmehr ein, und das Athmen geschieht blos mit dem Un„terleibe. Bey Kindern, welche ihre Beschwerden nicht ange„ben können, ist diese Unterscheidung besonders wichtig." —

*Joseph Frank*, *Praxeos medicae universae praecepta. Pars II. Vol. II. Sect.* 1. *pag.* 322. §. *XXXIV.: „Medicus — „dum in cognoscendis peripneumoniis de pulsione agitur — os„servet, num unum thoracis latus prae alio elevet, aut potius „respirationem diaphragmatis ope absolvat"* —

*A. G. Richter*, specielle Therapie. XI. Bnd. S. 209.

*Rust's*, Magazin für die gesammte Heilkunde. XXXI. Bnd 1stes Heft, S. 120. 121.

*F. L. Meifsner's* Kinderkrankheiten. 2ter Theil. Leipz. 1828. S. 43.

*Rau*, Handb. der Kinderkrankheiten. Frankfurt a. M. 1832 S. 231.

eine wahre *Respiratio sublimis* sich ausbildet.*) — Aber auch aufser diesen deutlichen Anstrengungen, welche die von der Entzündung der Lungensubstanz getroffenen Kinder für das Zustandekommen des Athemholens vollführen, bildet eine veränderte Form des Thorax — welche unabhängig von den gewaltsamen Bewegungen desselben besteht, auch in den minder heftigen und milderen Krankheitsfällen gleich deutlich wahrnehmbar ist, und während derjenigen Remissionen unverändert fortdauert, die, so wie fast alle anderen Symptome, so auch die Respirationsbeschwerden erfahren — ein Zeichen der Brustentzündung zarter Kinder, welches nach unseren Beobachtungen aller Aufmerksamkeit werth ist, obwohl seiner von keinem der Schriftsteller zuvor gedacht ward. Es besteht dasselbe in einer gröfseren und stärker als gewöhnlich hervortretenden Wölbung des Brustkorbes nach vorn, welche auch während des Ausathmens wahrnehmbar bleibt, und nur dann deutlich erkannt werden kann, wenn die Brust der betroffenen Kinder von Kleidungsstücken entblöfst ist und sich dieselben in liegender Stellung auf dem Schoofse der Mütter oder Wärterinnen, oder im Bette befinden. Immer aber, und in jedem Falle ausgebildeter Entzündung geschieht es, dafs ein mäfsiger Druck der flach auf die Brust der Kleinen gelegten Hand des Arztes, wodurch die Rippen um etwas niederzusteigen genöthiget werden, den Kranken ein sichtbares Angstgefühl, vermehrte Unruhe und einen fast nie ausbleibenden Hustenanfall erregt.

*Die Frequenz der Athemzüge* zeigt sich, auch während einer bedeutenderen Extensität der Entzündung

*) *Cuming*, a. a. O. S. 311.: „Dafs die Respiration erschwert „sey, erkennt man deutlich aus dem Heben der Brust." —

nicht immer entschieden gesteigert, und gewöhnlich dasselbe Verhalten wie zuvor (§. 10.) beobachtend. Nur in den weniger häufigen Fällen, wo die Krankheit bey sehr rapiden Verlaufe einen hohen Grad von Heftigkeit erreicht, sieht man die Häufigkeit der In- und Exspirationen dergestalt steigen, dafs achtzig bis neunzig und mehr Athemzüge in dem Zeitraume einer Minute vollführt werden. *) Gewöhnlich aber zeigt sich eine so hohe Frequenz der Respiration nicht, und häufiger geschieht es sogar — besonders bey einem mehr schleppenden Krankheits-Verlaufe und bey Kindern von schlaffer Faser- und schwächlicher Körperbeschaffenheit — dafs die Athemzüge während der in Rede stehenden Bildungsstufe der Entzündung minder häufig werden, als sie sich früher schon gestaltet hatten (§. 10.), und dafs sie dann keine deutliche Abweichung von der Norm wahrnehmen lassen.

Die bereits früher während des Schlummers der kleinen Kranken vorkommende *Unregelmäfsigkeit der Respiration*, geht mit der steigenden Ausbreitung der Entzündung nicht selten eine solche Veränderung ein, dafs, und zwar wiederum nur während des Schlafes, einzelne Athemzüge ganz ausbleiben und demnach eine s. g. intermittirende Respiration in die Erscheinung tritt. Diese Intermissionen können sich mehr oder minder häufig wiederholen, ohne dafs eine ausgedehnte Beobachtung ein bestimmtes Verhältnifs ihrer Häufigkeit zu dem Grade und der Höhe der Entzündung erkennen liefse.

*) *Cuming*, a. a. O. S. 310.: „Eine Frequenz der Respiration „von sechszig, achtzig, neunzig, ja hundert und zwey Athem„zügen in der Minute habe ich häufig beobachtet, und in dem „Falle eines halbjährigen Kindes zählte ich nicht weniger als „hundert und achtzehn Inspirationen in der Minute." —

Gleichzeitig mit diesen beschriebenen Veränderungen der Respiration pflegt *der Herzschlag* der kranken Kinder sehr heftig und mit gesteigertem Kraftaufwande zu geschehen, dergestalt dafs man das Herz bey seinen einzelnen Schlägen die ihm gegenüber liegenden Rippen gewaltsam erheben sieht. Im weiteren Verlaufe der Krankheit aber verliert sich diese Erscheinung gewöhnlich bald, und es pflegt dann die Herzbewegung in demselben Grade schwach und kraftlos zu Stande zu kommen, in welchem sie früher gewaltsam und heftig geschah. *)

§. 16.

*Die Zunahme und Steigerung des Fiebers* auf der zweyten Bildungsstufe der Entzündung wird der Beobachtung fast allein nur durch die erhöhete Frequenz des Pulsschlages, so wie durch die Vermehrung des Durstes ausgedrückt, indem die frühere höhere Röthung des Gesichtes und die vermehrte Hauttemperatur — welche beyden Erscheinungen einer activ gesteigerten Blutbewegung immer nur den Anfang wirklicher Entzündung zu begleiten und nie lange anzuhalten pflegen — verschwinden und einem entgegengesetzten Zustande Platz machen. (§. 17.) Den Puls aber fühlt man, je nach der ungleichen Extensität und Rapidität der Entzündung, auf 170 bis 180 Schläge und darüber in der Minute erhoben, und dabey durch Härte und gleichzeitige Kleinheit ausgezeichnet, dergestalt, dafs von ihm mit einer gewissen Gewalt, aber nur in einem äufserst geringen Umfange der untersuchende Finger getroffen wird. Und die grofse Begierde der erkrankten Kinder zu trinken, ist meistens so auffallend, dafs sie der Be-

*) *Charles Badham*, Versuch über die Bronchitis, übersetzt von *L. A. Kraus*, und mit Anmerkungen und einer Vorrede herausgegeben von *J. A. Albers*. Bremen, 1815. S. 142.

achtung des Beobachters gar nicht entschlüpfen kann, indem die Kinder gleichsam unersättlich erscheinen, ohne Unterbrechung durch Geschrey und entsprechende Gebehrden ihr Verlangen, an die Brust gelegt zu werden, ausdrücken, und an dieser mit solcher Hastigkeit und in solchem Uebermaafse trinken, dafs sie die verschluckte Milch häufig durch Erbrechen wieder von sich zu geben genöthigt sind. Dieselbe Heftigkeit des Durstes sieht man sie aufserdem gar oft bey dem Anblick von Flüssigkeiten, selbst nur eines Löffels oder einer Tasse durch das Greifen mit den Händen nach diesen, und durch das gierige Verschlucken des ihnen Dargereichten verrathen. Deshalb nehmen auch die Kinder flüssige Arzeneymittel gewöhnlich gern und ohne Widerstreben.

Gleichzeitig mit der zunehmenden Ausbildung und der räumlichen Ausdehnung der Entzündung steigt auch die früher (§. 12.) schon berührte *charakteristische Unruhe* der Kinder und gewinnt entschieden an Eigenthümlichkeit ihres Ausdruckes. Wenn es schwer ist, diese Eigenthümlichkeit mit Worten genau und entsprechend zu zeichnen, so ist dieselbe doch für denjenigen, der sie öfter gesehen und beobachtet hat, auffallend genug, um in anderen nachfolgenden Fällen wiedererkannt zu werden, wozu es nicht einmal immer des geschärfteren Blickes des sachverständigen Arztes bedarf, sondern wofür oft allein das Auge besorgter Mütter, die früher dasselbe Uebel an ihren Kindern erlebt und beklagt haben, ausreicht, indem sie mit ihrem richtigen Urtheile, wie der Verfasser öfter erfahren hat, nicht selten der Diagnose des Arztes vorauseilen. — Es äufsert sich aber diese Unruhe durch ein stärkeres, mehr anhaltendes und heftigeres Weinen, durch ein öfteres ängstliches Greifen mit den Fingern und Händen in den

Mund, durch zweckloses Schlagen mit den Händen gegen den Kopf, durch eine beständige unruhige Bewegung aller Glieder, so wie durch das Bedürfnifs, beständig getragen zu werden, wodurch eine kurze Beschwichtigung dieser Unruhe, aber auch nur dann bewirkt wird, wenn dabey der Oberleib aufgerichtet ist, und die Kleinen sich nicht in liegender Stellung auf den Armen der Mütter und Wärterinnen befinden. Aber unter allen, diese Unruhe verrathenden Bewegungen der kleinen Kranken ist in vielen Fällen keine andere so auffallend und bezeichnend als ein gewaltsames Rückwärtswerfen des Kopfes in den Nacken, das oft mit solcher Heftigkeit vollführt wird, dafs man versucht werden könnte, dasselbe einem clonischen Krampfe der Nackenmuskeln zuzuschreiben, während dennoch eine aufmerksame Beachtung dieser für die Diagnose wichtigen Erscheinung es leicht und mit Bestimmtheit erkennen läfst, dafs dieselbe von dem Angstgefühl der beengten Respiration und von den instinctmäfsigen Versuchen, den Thorax für die Luftaufnahme zu erweitern, ausgeht. Je kräftiger die Kinder sind und je mehr sich der Verlauf der Krankheit in die Länge zieht, desto häufiger und desto deutlicher pflegt die berührte Erscheinung wahrgenommen zu werden.*)

So wie es aber schon früher (§. 12.) geschah, so pflegt auch jetzt die allgemeine Unruhe der Kleinen die gröfste Höhe ihres Ausdruckes in den Mitternachtsstunden zu gewinnen, und dann mit der gröfsten Heftigkeit sich zu äufsern, dagegen in den Abendstunden am wenigsten deutlich hervorzutreten. So wichtig inzwi-

*) Unter allen Schriftstellern hat nur allein *Cuming* (a. a. O. S. 311.) auf diese Erscheinung Rücksicht genommen, und ihrer mit den Worten gedacht: „In einigen Fällen sieht man gegen das Ende „der Krankheit, dafs der Kopf gewaltsam zurückgezogen wird.“—

schen und für das ärztliche diagnostische Urtheil entscheidend in sehr vielen Krankheitsfällen die Beachtung und Wahrnehmung dessen, was über diese charakteristische Unruhe so eben vorgetragen ist, werden kann; so ist es hinsichtlich der Anwendung desselben am Krankenbette doch nothwendig zu bemerken, daſs diese Unruhe mit der ihr häufig eigenen Deutlichkeit des Ausdrucks nur bey solchen Säuglingen beobachtet zu werden pflegt, welche um mehrere Monate von der Geburt entfernt sind, und daſs dagegen bey Kindern, deren Lebensalter das Zeitmaaſs einiger Tage oder Wochen nicht überschreitet, eine gewisse Passivität des äuſseren Habitus überwiegend ist, in Folge welcher sowohl jene Unruhe überhaupt als auch der typusartige Wechsel derselben wenig oder gar nicht deutlich wahrgenommen wird.

## §. 17.

*Diejenigen Rückwirkungen, welche eine*, durch die Verletzung der Integritäts-Verhältnisse der Athmungsorgane bedingte *Beeinträchtigung des Blutlebens, auf den Gesammtorganismus* erzeugt, und welche während der Dauer des Krankheitsverlaufes nie vermiſst werden, lassen sich aus einem zwiefachen Gesichtspunkte auffassen, indem sie entweder als allgemeine Verminde-derung und *Depotenzirung des Blutlebens* in den Haargefäſsen der Haut, oder unter dem Gepräge einer *krankhaft vermehrten Venosität* in die Erscheinung treten; — wobey bemerkt zu werden verdient, daſs diese letzte um so leichter und um so auffallender sich ausbildet, je näher die betreffenden Kinder der Geburt stehen oder je schlaffer und welker bey ihnen die organische Faser sich ausdrückt, daſs dagegen ein Uebergewicht der Venosität an der äuſseren Körperoberfläche um so weniger deutlich hervortritt, je mehr die entgegengesetzten Verhältnisse des Alters und der Körperconstitution obwalten, — so wie es von denselben Umständen abhängig ist, ob die fraglichen Rückwirkungen früher oder später, gleich zu Anfang der Entzündung des Lungengewebes, oder erst dann eintreten, wenn dieselbe bereits länger bestanden und tiefer verletzend auf den Lebensprocefs eingewirkt hatte.

Eine *auffallende Hautblässe* und eine entschiedene *Verminderung der Hautwärme* sind es besonders, durch welche das depotenzirte Blutleben, und seine in dem Capillargefäfssysteme der Körperperipherie antagonistisch erzeugte Beschränkung sich ausdrücken. Die bleiche Farbe der Haut — welche besonders im Gesichte aber auch an den übrigen Integumenten des Körpers, und aufser diesen auch durch eine auffallend blasse Röthe der Lippen, des Zahnfleisches, der Schleimhaut der Mundhöhle und der Zunge (deren Färbung oft schmutzig und livide weifslich erscheint) sich ausspricht — ist für die ausgebildete Krankheit durchaus beständig, allen besseren Beobachtern wahrnehmbar und diagnostisch wichtig geworden,*) und bey ihrem Gegensatze zu der gewöhnlich vermehrten Gesichtsröthe in den Lungenentzündungen Erwachsener um so bestimmter aufzufassen, als sie leicht den Verdacht einer nicht entzündlichen Krankheit, und die Scheu vor einer

*) *Hastings*, a. a. O. S. 198.: „Die blasse Farbe des Gesichtes „ist besonders merkwürdig." — *Lorinser*, a. a. O. S. 387. — *Cuming*, a. a. O. S. 309 und 310.: „Das Gesicht erscheint in „der Regel sehr bleich" — Die mit diesen und des Verfassers Beobachtungen in Widerspruch stehende Aeufserung *Billard's*: „Dafs das von acuter Pneumonie befallene Kind im Gesichte oft „sehr roth und aufgetrieben sey," scheint demnach nur auf eine frühere Bildungsstufe der Krankheit (§. 8. ff.) oder auch auf die, am Ende des vorstehenden Paragraphen genannten Fälle Anwendung zu finden. — (*Billard*, a. a. O. S. 459.)

entzündungswidrigen Behandlung erzeugen kann. In vielen Fällen sieht man, in Folge dieser blassen Haut, im Gesichte der Kranken eine wahre Wachsbleiche sich ausbilden, welche für die Entstehung eines eigenthümlichen Gesichtsausdruckes das Mittel wird. (§. 22.)

Minder beständig als diese auffallende Hautblässe, auch gewöhnlich später erscheinend ist die Verminderung der Hautwärme, welche nur eine gewisse Höhe der Krankheit zu begleiten pflegt, welche nicht immer und nicht in jedem Falle zur Verwirklichung kommt, aber dort wo dieses geschieht, sich durch eine kalte Beschaffenheit der Hände ausspricht, welche sich später auch auf das Gesicht überträgt, zu Anfang ihrer Entstehung nicht anhaltend und bleibend ist, kommt und wieder verschwindet, öfter zwischen dem Gesicht und den Händen wechselt, bey weiteren Fortschritten der Krankheit aber an beyden Theilen mit gleicher Deutlichkeit und anhaltend sich zeigt, und dann unabhängig von der Temperatur der äufseren umgebenden Medien fortbesteht, indem sich namentlich die kalte Beschaffenheit der Hände durch warme Bedeckungen nicht beseitigen läfst.

*Eine Ueberfüllung der Hautvenen* und eine *Stokkung der venösen Blutbewegung* in ihnen, als Reflex des in den Lungen gestörten s. g. kleinen Blutkreislaufes und der dadurch überwiegend werdenden allgemeinen Venosität, so wie das Auftreten analoger, daraus hervorgehender Krankheitserscheinungen wird man bey entsprechendem Grade und bey entsprechender Bildungsstufe der Krankheit nie vergebens suchen, obgleich sie nach der Individualität der einzelnen Fälle in grofser gradueller Verschiedenheit sich ausdrücken können. Denn während man bey etwas gereiften und kräftig entwickelten Kindern diese Erscheinungen auf die

Bildung eines bläulichen, mehr oder weniger saturirten, in manchen Fällen nur milchblauen Kreises um die Lippen (besonders in der Gegend der Oberlippe) und und auf ein Auflaufen und Anschwellen der Hautvenen an den Händen sich beschränken sieht — welches Symptom, obgleich es wenig in die Augen fällt, und deshalb leicht übersehen oder für zufällig gehalten werden kann, dennoch als ein wesentliches durch seine Beständigkeit, so wie durch die Aufmerksamkeit, welche es bey den besten Beobachtern gefunden hat, bezeichnet wird;*) — geschieht es bey zarteren, neugebornen oder der Geburt nahe stehenden Kindern nicht selten, dafs eine überwiegende Venosität und Stockung der venösen Blutbewegung durch ein (besonders an der Stirn und an der Umgend des Mundes) blauroth aufgetriebenes Gesicht, so wie durch kalt anzufühlende blau angeschwollene Hände und Füfse sich ausspricht. Diese Zufälle, welche nicht anhaltend, sondern unter einem mehr oder weniger deutlichen Nachlafs und öfterer Wiederkehr, paroxysmenweise erscheinen, haben wir oft so bedeutend sich äufsern gesehen, dafs unter drohender Erstickungsgefahr der Schaum den kleinen Kranken vor den Mund trat.**) — Bey neugeborenen Kindern, wenn bey diesen das Lungengewebe von entzündlicher Metamorphose getroffen wird, ist eine oft entschieden, oft minder deutlich ausgesprochene icterische Hautfarbe aufserdem eine gewöhnliche Erscheinung, die um so weniger als zufällig angesprochen werden darf, als ihr Vorkommen sich aus den wesentlichen Krankheitsverhältnissen leicht erklären läfst, aber noch

---

*) *Cuming*, a. a. O. S. 316. — *Hastings*, a. a. O. S. 199. — *Lorinser*, a. a. O. S. 388. — *A. G. Richter*, specielle Therapie, XI. Bnd., S. 209. — *Billard*, a. a. O. S. 459.

**) *Billard*, a. a. O. S. 448. —

leichter zu diagnostischen Irrthümern und Trugschlüssen Veranlassung geben kann.

§. 18.

So charakteristisch und bezeichnend der Gesammtausdruck der (§. 14—17.) geschilderten Krankheitserscheinungen aber auch seyn, und so sehr seine Anwendung für eine sichere und unzweydeutige Erkenntnifs immerhin geeignet erscheinen mag, so darf man doch bey dieser Anwendung, und den betreffenden Kindern gegenüber, nicht versäumen, die Wandelbarkeit der Symptome und ihren grofsen Mangel an Stetigkeit ins Auge zu fassen, indem diese Eigenthümlichkeit in der Phänomenologie unserer Krankheit auch bey einem tiefer verletzenden Eingriff der Entzündung in die Integrität der Athmungsorgane dieselbe bleibt, und zu verschiedenen Zeiten eine sehr ungleiche äufsere Manifestation der vorliegenden Krankheit bedingt. (§. 8.) In dieser Beziehung mufs der Husten als dasjenige Symptom hervorgehoben werden, welches — obwohl nur bey etwas gereiften, nicht bey ganz jungen Säuglingen und Neugebornen (§. 4.) — unter allen die gröfste Beständigkeit während der ganzen Ausdehnung des Krankheitsverlaufes geltend macht, wenn gleich auch er auf mehrere Stunden ganz aus der Beobachtung zurücktreten kann; wogegen die entschiedenen Remissionen des Fiebers, die oft durch den bedeutenden Grad ihres Nachlasses als wirkliche Intermissionen erscheinen, — die Besänftigung und Milderung der Athmungsbeschwerden, welche öfter völlig, bis auf die allein zurückbleibende stärkere Wölbung des Thorax nach vorn, zu verschwinden scheinen, — die Beschwichtigung der allgemeinen Unruhe u. s. w. oft einen Zustand der kleinen Kranken herbeyführen, der, während nicht eben selten die entschiedenste Lebensgefahr obwaltet, den Schein von Wiedergenesung erzeugen und gar leicht mit solcher verwechselt werden kann. — Je weniger heftig sich die Entzündung in den betroffenen Organen entwickelt hat und je schwächer und zarter zugleich die von ihr befallenen Kinder sind, desto auffallender tritt diese Wandelbarkeit und Unstetigkeit der Symptome in die Erscheinung, während sie sich unter den entgegengesetzten Verhältnissen minder auffallend und weniger entschieden ausspricht.

§. 19.

Derjenige krankhafte Zustand theils der Bronchialschleimhaut, theils des Lungenparenchymes, von welchem die bisher beschriebenen Veränderungen der Lebenserscheinungen entweder mittelbar oder unmittelbar ausgehen, besteht, wie die Necroscopie der Krankeit es nachweiset (§. 35. 37.), in zarten kindlichen Organismen nie lange als ein solcher, welcher dem strengen Begriffe der Entzündung entspricht, indem es früher oder später, immer aber verhältnifsmäfsig bald zu geschehen pflegt, dafs in den beyden ergriffenen Organen sich Veränderungen und Anomalien entwickeln, welche — obwohl sie durch die Entzündung bewirkt werden — dieser Entzündung nicht mehr angehören und mit gröfserem Rechte ihren Folgen als ihr selbst zugeschrieben werden mögen. Dafs diese Veränderungen rücksichtlich der Bronchialschleimhaut in krankhaft vermehrter Absonderung, rücksichtlich des Lungenparenchymes dagegen in Blutinfiltration und Verhärtung bestehen, so wie dafs dieselben Veränderungen in dem Pulmonargewebe sich häufiger und leichter als in der Schleimhaut der Luftwege entwickeln, wird später gezeigt werden. (§. 37.) Hier wird es genügen darauf hinzuweisen, dafs zugleich mit der Ausbildung solcher Veränderungen, die als secundäre Entzündungs-Metamorphosen gelten dürfen, eine entsprechende Veränderung in der Symptomengruppe der Krankheit eintritt. Von dieser kann freylich nur mit approximativer Wahrheit angenommen werden, dafs sie durch den Uebergang der wirklichen Entzündung in solche Zustände die als Folgen und Ausgänge der Entzündung angesehen werden dürfen bedingt werde, und dafs umgekehrt diese Veränderung in dem Ausdruck des Krankheitsbildes auf die Gegenwart solcher Folge-Zustände zurückschliefsen lasse; sie wird aber dennoch die Aufstellung eines dritten Zeitraumes der Krankheit als diejenige Stufe ihres Verlaufes rechtfertigen dürfen, welche den in den befallenen Organen secundär erzeugten Anomalien, und nicht mehr der ursprünglichen Entzündung dieser Organe angehört.

Der Zeitpunkt des Eintritts dieses, durch Extravasation und Induration des Lungengewebes so wie durch krankhaft vermehrte Absonderung der Bronchialschleimhaut bezeichneten Zeitraums, und die Dauer der ihm vorangehenden eigentlichen Entzündung gestaltet sich in der Beobachtung sehr verschieden und läfst sich um so weniger genau bestimmen, als keine scharfe Grenzlinie zwischen dem Zustande ursprünglicher Entzündung in den befallenen Organen und zwischen dem Zustande secundärer Entzündungs-Metamorphosen sinnlich erfafst werden kann, und sich die Folgen und Ausgänge der Entzündung langsam und unmerklich entwickeln. Darum geschieht es auch leicht, dafs sich während des Verlaufes der Krankheit diese auf einem Standpunkte ihrer Ausbildung befinden kann, von welchem auch das geübte Auge des aufmerksamsten Beobachters nicht zu entscheiden vermag, ob derselbe noch der ursprünglichen Entzündung, oder ob er nicht schon ihren Folgen angehöre. Und wenn die Beobachtung lehrt, dafs die fraglichen Folgen der Entzündung um so später eintreten, je weniger rapid die Krankheit gleich von ihrem ersten Auftreten an verlief, je stärker und kräftiger die von ihr befallenen kindlichen Organismen sind, und ein je gröfseres verhältnifsmäfsiges Maafs von Energie dieselben besitzen, so wie dafs die entgegengesetzten Verhältnisse die frühe Entwickelung derselben Folgen begünstigen, — wornach die Dauer des eigentlich entzündlichen Zeitraums oft von einer zwey- bis dreytägigen Frist begrenzt wird, sich aber auch oft bis zum achten und zehnten Tage hinziehen kann; — so geschicht es doch bey ganz jungen Säuglingen und Neugebornen zuweilen, dafs die Krankheit gleich zu Anfange mit solchen Erscheinungen auftritt und endigt, welche sich nur auf eine Extravasation und Infiltration des Lungengewebes — wie sie in solchen Fällen die Leichensectionen auf das Bestimmteste nachgewiesen — beziehen lassen, und den Beweis geben dürfen, dafs es bey den zartesten Organisations-Verhältnissen nur einer schnell vorübergehenden und oft gar nicht zur sinnlichen Wahrnehmung gelangenden entzündlichen Reizung bedürfe, um diejenigen Verletzungen in der Organisation der Athmungswerkzeuge entstehen zu lassen, welche man bey etwas kräftigeren Kindern nur in Folge einer längern Zeit hindurch bestandenen wirklichen Entzündung sich entwickeln sieht.

# III.

## Beschreibung des Zeitraums der secundären Entzündungs-Metamorphosen. —

### §. 20.

Diejenigen veränderten Krankheitserscheinungen, welche das Bild dieses dritten Zeitraumes der Krankheit ausdrücken und für den Beobachter das Mittel werden sollen, die verwirklichte tiefere Structur-Verletzung der betheiligten Organe zu erkennen, weichen mehrentheils nur dem Grade und ihrer sonstigen Beschaffenheit nach von denjenigen ab, die bereits berührt und beschrieben worden sind, ohne dafs sie als neue, in ihrer Existenz durch die Ausbildung jener Structur-Verletzungen bedingte Symptome hervorträten. Für ihre Auffassung aber ist es, der Erfahrung zu Folge, nothwendig, einen doppelten Fall zu unterscheiden. Denn es geschieht entweder, dafs das Uebel während seines entzündlichen Zeitraumes als ein entzündliches durch Blutentziehungen behandelt wird, oder es entbehrt dieser Behandlung, weil es entweder verkannt, oder der Beystand des Arztes während seiner Dauer gar nicht gesucht ward. In dem ersten Falle wird, wenn auch nicht gerade Zertheilung, doch eine Hemmung in der extensiven Zunahme des Uebels bedingt, und man sieht — wenn auch nach dem Tode durch die Leichenöffnungen die berührten Ausgänge der Entzündung in ihrer Existenz nachgewiesen werden — doch während des Lebens und während der Dauer des dritten Zeitraumes der Krankheit die auf Entzündung deutenden Symptome aus der Beobachtung zurücktreten und nur die durch Structur-Verletzung der Respirationsorgane bedingten Erscheinungen übrig bleiben. In dem anderen Falle aber — für den es wahrscheinlich seyn darf, dafs die in ihrer extensiven Ausbildung durch Nichts aufgehaltene Entzündung immer gröfsere Ausbreitung gewinnt, und in den von ihr zuletzt befallenen Portionen des Lungengewebes noch fortbesteht, während die zuerst von ihr ergriffen gewesenen Theile schon die secundären Structur-Verletzungen erfahren haben — dauern auch während des dritten Zeitraumes der Krankheit die Zufälle der Entzündung fort, und verbinden sich mit denen, die durch die nicht eigentlich entzündlichen, secundären Organisationsveränderungen in den betroffenen Organen hervorgerufen werden. Je nach der Verwirklichung des einen oder des anderen Falles wird auch die Phänomenologie dieses dritten Zeitraumes der Krankheit eine verschiedene Gestaltung gewinnen müssen.

§. 21.

Wenn die frühere und ursprüngliche Entzündung auf einer früheren Bildungsstufe des Uebels durch eine angemessene Behandlung und besonders durch Blutentziehungen gemäfsigt wurde, ohne dafs diese mächtig genug war, den Ausgang in Zertheilung zu vermitteln, so ist es durchaus gewöhnlich, dafs die beyden auf die Entzündung vor anderen bezüglichen Symptome, nemlich *das Fieber* und *der Husten*, aus der Beobachtung mehr und mehr zurücktreten, indem das erstere häufig ganz verschwindet, (wenigstens aus der Beschaffenheit des Pulses nicht mehr erkennbar ist) und der Husten seltener wird, so wie den Ausdruck des ihn begleitenden Schmerzgefühles verliert. *) Dieselbe Verminderung pflegen dann auch *die Respirationsbeschwerden*

---

*) *Cuming*, a. a. O. S. 313.: „Der Husten wird, so wie die „Krankheit überhand nimmt, minder häufig.“ —

zu erfahren, indem die Frequenz der Athemzüge um Vieles geringer wird und auf die, dem zarteren Kindesalter eigenthümliche Norm von etwa dreyfsig In- und Exspirationen in dem Zeitraum einer Minute herabsinkt, auch die gewaltsamen Bewegungen des Thorax beym Athemholen verschwinden; wogegen aber die stärker nach vorn hervortretende Wölbung des Brustkorbes unverändert bleibt, und die Unregelmäfsigkeit der Respiration so wie das Ausbleiben einzelner Athemzüge während des Schlafes noch deutlicher und entschiedener wahrgenommen wird. Auch das klägliche Geschrey der kleinen Kranken sieht man mehr zurücktreten, aber die *allgemeine Unruhe* derselben bedeutender werden, durch häufige und heftige Bewegungen aller Körpertheile, am entschiedensten aber durch das oben gedachte gewaltsame Rückwärtswerfen des Kopfes in den Nacken sich ausdrücken, am deutlichsten in den Mitternachtstunden sich aussprechen, und den schon früher berührten typischen Wechsel oft auf eine entschiedene und unverkennbare Weise beobachten. — In vielen Fällen sieht man aufserdem die kranken Kinder durch ein häufiges *Gähnen* und ein wiederholtes *tiefes Aufseufzen* (welche beyden Erscheinungen auch schon früher vorkommen können, aber während des in Rede stehenden Zeitraumes der Krankheit sich durch gröfsere Häufigkeit bemerkbar machen) eine Erleichterung der Respiration und eine Beseitigung des sie beeinträchtigenden Hindernisses versuchen, ohne dafs diese Versuche von Aeufserungen des Schmerzgefühles gefolgt oder begleitet wären. — Häufig entwickelt sich ferner mit diesen Erscheinungen zugleich ein früher nicht wahrnehmbarer bräunlicher Zungenbelag, wobey die Zunge jedoch feucht zu bleiben pflegt. — Einige Kinder knirschen um diese Zeit sowohl während des

Schlafes als auch im wachen Zustande oft mit den Zähnen, und noch andere lassen einen deutlich intermittirenden Pulsschlag wahrnehmen, welche, bey Säuglingen sonst so überaus seltene und an ihnen von dem Verfasser nur allein in dieser Krankheit wahrgenommene Erscheinung als ein Zeichen aufgefafst zu werden verdient, welches von dem Hindernifs Zeugnifs giebt, das dem Durchgang des Blutes durch die Lungen und seiner Fortbewegung aus der rechten Herzhälfte und aus der Pulmonararterie sich entgegenstellt. — Aufserdem ist es von mir zu oft beobachtet worden um für blos zufällig gehalten werden zu können, dafs um die Zeit des Eintritts der secundären Entzündungs-Metamorphosen die Meibomischen Augenliderdrüsen der Sitz einer krankhaft vermehrten Absonderung werden, welche, ohne von örtlicher Entzündung der Augenlider begleitet zu seyn, in einem nicht unbedeutenden Grade reichlich Statt zu finden pflegt. So häufig auch dieser Zufall bey Kindern jedes Alters unabhängig von der hier zu beschreibenden so wie von jeder anderen Entzündung innerer Theile ereignet, so mag ich doch keinen Anstand nehmen, ihn in eine sympathische und consensuelle Verbindung mit den in den Respirationsorganen zugleich mit ihm entstehenden Veränderungen zu stellen, da diese krankhaft gesteigerte Absonderung der genannten Drüsen nicht allein zu häufig das dritte Stadium der Brustentzündungen bey Säuglingen begleitet, um auf Rechnung des Zufalls gesetzt werden können, sondern auch in der so häufig vorkommenden entzündlichen Anschwellung derselben Drüsen gleichzeitig mit derjenigen Structur-Veränderung der Lungen, welche der beginnenden Tuberkelbildung in diesen angehört, eine bestätigende Analogie findet.

§. 22.

Neben diesen Erscheinungen sieht man die Blässe der Haut und namentlich des Gesichtes immer entschiedener hervortreten, die Kälte des Antlitzes und der Hände immer deutlicher sich ausbilden, die allgemeine Hinfälligkeit so wie die grofse Abmagerung der kleinen Kranken mit jedem Tage bedeutender werden, und einen eigenthümlichen, höchst bezeichnenden *Gesichtsausdruck* entstehen, der sich mit einem so hohen Grade von Deutlichkeit auszudrücken pflegt, dafs der geübte Beobachter, dem sich aus öfterer eigener Anschauung die Gesichtszüge der kranken Kinder eingeprägt haben, ohne Schwierigkeit fähig seyn wird, aus ihnen in Verbindung mit dem allgemeinen Habitus der Kleinen ohne genauere und weitere Untersuchung die seiner Beobachtung vorliegende Krankheit dann zu erkennen, wenn das von dieser befallene kindliche Individuum nicht früher ein Gegenstand jener Beobachtung wird, als bis diese eigenthümliche Physiognomie sich ausgebildet hatte. Es ist inzwischen leichter, die Eigenthümlichkeit dieses Gesichtsausdruckes aus eigener Anschauung als aus einer in Worten ausgedrückten Beschreibung zu erkennen; jedoch wird dieselbe auf folgende Hauptzüge zurückgeführt werden dürfen:

Das im höchsten Grade bleiche, bey der Berührung kalte und ohne Lebenswärme erscheinende Antlitz der kleinen Kranken stellt das Bild einer stummen und lautlosen Angst dar, — die Augen erscheinen gewöhnlich weit geöffnet, starr auf einen Gegenstand blickend, dabey aber in der Totalität des Augapfels sowohl, als auch in Bezug auf die Regenbogenhaut und den Umfang der Pupille vorkommen beweglich, — die Nasenlöcher scheinen erweitert, der Grund der Nase und die Nasenflügel herabgedrückt und breiter als gewöhnlich zu seyn, — der Mund ist meistens halb geöffnet, und zwar ebensosehr durch das Herabsinken des Unterkiefers als durch die Erhebung der Oberlippe, welche sich in einen Halbkreis zu stellen pflegt, — die Mundwinkel sind weder aufwärts, noch abwärts gezogen, — und der Gesammtausdruck der Physiognomie trägt etwas Starres, einem Marmorbilde Aehnliches an sich.

So selten es übrigens geschieht, dafs in den acuten Krankheiten kleiner Kinder die Fülle des Gesichts beeinträchtiget wird, so sieht man es doch bey hohem Grade und langer Dauer der Brustentzündungen — welche Vereinigung beyder Umstände sich nur bey kräftig organisirten Kindern zu verwirklichen scheint — vorkommen, dafs die Gesichtszüge einfallen, das Gesicht überhaupt schmäler wird, die Haut auf der Stirn und den Wangen sich runzelt, und dadurch die Züge der eben beschriebenen Physiognomie noch auffallender werden.

## §. 23.

Wenn aber auf ihrer früheren Bildungsstufe die Entzündung keine Beschränkung durch entsprechende Mittel erfuhr und in ihrer fortschreitenden Ausbildung nicht aufgehalten wurde, so sieht man *das Fieber* in seiner früheren Heftigkeit auch dann fortbestehen, wenn sowohl die anderweitigen Symptome als auch die Dauer des Krankheitsverlaufes die unveränderte Fortdauer der einfachen, primären Entzündung nicht mehr rechtfertigen, sondern die Entwickelung ihrer secundären Folgen verrathen. Auch *die Respirationsbeschwerden* pflegen dann deutlich wahrnehmbar zu bleiben und sich bald mehr durch erhöhete Frequenz der Athemzüge, bald mehr durch gewaltsame Erhebung der Rippen und des Brustbeines, am beständigsten aber durch Unregelmäfsigkeit und Aussetzen während des Schlafes, zu äufsern.

Der häufig und heftig bleibende *Husten* geht aber in einzelnen hieher gehörenden Fällen eine besondere Veränderung ein, indem er, in deutlichen Paroxysmen auftretend, theils durch die Periodicität seiner Anfälle, theils durch die beständige Anmeldung derselben mittelst entsprechender Vorboten und einer sich sehr deutlich äufsernden Unruhe, theils durch seine Heftigkeit und durch den während der Hustenanfälle bestehenden Blutandrang zum Gesicht (der dessen sonstige Blässe momentan unterbricht), theils durch einen eigenthümlichen pfeifenden Ton, unter welchem während des Hustens die einzelnen Inspirationen geschehen, so wie auch durch das, das Ende eines solchen Hustenanfalles bezeichnende Erbrechen eine täuschende Aehnlichkeit mit dem Keichhusten gewinnt. —

## §. 24.

Wo die Beseitigung der, diesem dritten Zeitraume angehörenden secundären Entzündungs-Metamorphosen nicht gelingt, kann nur der Tod der einzig mögliche Ausgang der Krankheit bleiben, indem ein Fortbestehen des Lebens neben den ausgebildeten Structur-Verletzungen des Lungenparenchymes nur auf eine sehr bedingte und beschränkte Weise möglich zu seyn scheint. — Diejenigen Zufälle aber, welche das Erlöschen des Lebens begleiten und als Zeichen des bevorstehenden tödtlichen Ausganges dem Beobachter gelten können, gestalten sich verschieden theils nach dem Grade von Heftigkeit, welchen die Krankheit und die Integritäts-Verletzung der von ihr betroffenen Organe erreicht hatte, theils nach der Mäfsigung, welche die Entzündung durch antiphlogistische Eingriffe erfuhr, theils endlich nach dem Lebensalter und der individuellen Constitution der kleinen Kranken und der an diese beyden Bedingungen geknüpften Fähigkeit, den durch das Uebel hervorgerufenen Störungen in dem Zustandekommen des Athmungs- und gesammten Lebens-Processes längere oder kürzere Zeit zu widerstehen. —

In der gröſseren Mehrzahl der Fälle, namentlich bey ganz jungen Kindern und bey allen denen, bey welchen eine entzündungswidrige Behandlung mit einigem Nachdruck Statt gefunden hatte, sieht man das Entweichen des Lebens langsam, ohne alle stürmische Erscheinungen und ohne sichtbare Anstrengungen für die Vollführung der gehinderten Respiration erfolgen. Man pflegt dann während der Agonie den Pulsschlag mäſsig oder gar nicht frequent zu finden, die Athemzüge unter keiner gewaltsamen Bewegung des Thorax oder der Bauchmuskeln geschehen, nur die erhöhete Wölbung des Thorax nach vorne fortdauern und das Geschäft des Athemholens überhaupt von so wenigen Beschwerden begleitet zu sehen, daſs man zweifelhaft werden dürfte, ob wirklich die Ursache des Todes von der verletzten Integrität der Respirationsorgane ausgehe, wenn nicht die früheren Krankheitserscheinungen darauf zu deutlich hingewiesen hätten, und wenn nicht die Autopsie nach dem Tode in denselben Gebilden den Sitz der Krankheit, und ihre verletzte Organisation als die, die Fortdauer des Lebens vernichtende Bedingung ergäbe. — Mit alleiniger Ausnahme eines öfter, aber nicht in jedem Falle, zum Ausbruche kommenden klebrigen, an Gesicht und Händen kalten Schweiſses gehen daher dem tödtlichen Ausgange der Krankheit keine bestimmten Erscheinungen voran, und das Leben erlischt langsam, ähnlich einem Lichte, dem der Brennstoff genommen ist, indem die verhinderte oder ungenügende Umwandlung des Blutes in den Lungen dieses für die Erhaltung des Lebens, jedoch nur langsam und allmählig, untauglich macht. — In den mehrsten Fällen unserer Krankheit tritt daher auch der Tod nicht in Folge einer wahren Erstickung ein, für welche — wenn anders unter einem asphyctischen Tode plötzliche und in ihren Wirkungen schnelle Vernichtung des Einflusses der respirablen Luft auf das in den Lungen befindliche Blut verstanden werden soll — gewöhnlich die Permeabilität eines grofsen Theiles der Luftröhre und der Lungen noch zu bedeutend bleibt,*) und der Ausspruch der mehrsten Schriftsteller über Bronchitis und Pneumonie der Kinder: „Dafs diese Krankheit in Folge „von Erstickung tödtlich endige,“**) — kann daher für die Mehrzahl der Fälle nur bedingungsweise als gültig angenommen werden.

In anderen Fällen dagegen, bey etwas mehr gereiften und kräftigeren Organismen, bey denen die Entzündung mit grofser Heftigkeit auftrat und einer antiphlogistischen Behandlung entbehrte, rechtfertigt sich dieser Ausspruch mehr, indem man hier, oft unter profusen Schweifsen, die heftigen Anstrengungen, mit welchen die Respiration geschieht, und die gewaltsamen Bewegungen des Thorax so wie auch mitunter der Bauchmuskeln (welche letzte während des Zeitpunctes der Agonie leichter und häufiger als zuvor das erschwerte Athmen durch ihre vermehrten Bewegungen begleiten) bis zum letzten Athemzuge fortdauern sieht. —

---

*) *Laennec*, Abhandlung von den Krankheiten der Lungen und des Herzens und der mittelbaren Auscultation. Aus dem Französischen von *F. L. Meifsner*, 1ster Theil. Leipzig, 1832. S. 318 und 319.

**) *Hastings*, a. a. O. S. 199. — *Lorinser*, a. a. O. S. 388. — *A. G. Richter*, specielle Therapie, Theil XI. S. 210. — *Rau*, Kinderkrankheiten. S. 232. §. 324. —

## IV.

## Beschreibung des Zeitraumes der Wiedergenesung.

### §. 25.

Auf jeder von den zuvor unterschiedenen Bildungsstufen der Krankheit kann die Rückbildung derselben und ihr Uebergang zur Gesundheit erfolgen, und da jeder dieser einzelnen Bildungsstufen ein verschiedener Grad von Integritäts - Verletzung in den betroffenen Organe angehört, so mufs auch der innere Hergang des Genesungsprocesses ein verschiedener seyn, je nach der graduellen Verschiedenheit desjenigen anomalen Zustandes, von welchem aus die Rückkehr der befallenen Theile zur Norm geschieht, und darnach wird sich der Verlauf und der sinnlich erkennbare Ausdruck der Genesungs-Periode als ein ungleicher und in einzelnen Fällen von anderen Fällen verschiedener gestalten müssen. —

Die Rückkehr der Krankheit zur Norm von ihrer ersten Bildungsstufe, und während sie ihren catarrhalischen Zeitraum noch nicht überschritten hatte, kann der Beobachtung — so oft und häufig sie in der Wirklichkeit auch Statt finden mag — dennoch keine Eigenthümlichkeit ihres äufseren Verhaltens darbieten, weil das Uebel selbst sich noch nicht als ein besonderes zu dieser Zeit ausspricht, weil es von gewöhnlichen und gemeinen catarrhalischen Affectionen der Bronchialschleimhaut nur durch seine versteckte Tendenz zu tieferer Integritäts-Verletzung abweicht, und weil deshalb die Rückbildung desselben zur Norm in derselben Weise wie bey allen und anderen catarrhalischen Reizungs-Zuständen der Luftwege zu Stande kommen mufs.

Wenn aber die fragliche Krankeit bereits eine weitere Ausbildung erreicht hatte, wenn ihre Erscheinungen ein entzündliches Ergriffenseyn der Schleimhaut der Luftwege und die erste Stufe der Entzündung ausdrücken, und wenn unter begünstigenden inneren und äufseren Bedingungen — wie die Erfahrung häufig beweist, dafs es geschehen könne — das Uebel in seinem ersten Keime erstickt und der beginnenden Entzündung die Mittel für ihre weitere Ausbildung entzogen werden, so zeigt sich die Rückbildung der Krankheit in ihrer äufseren Manifestation ebensowenig als vorher an einen eigenthümlichen Hergang gebunden und die Genesungsperiode ebensowenig von besonderen Erscheinungen begleitet. Nur allein durch ihr schnelles Zustandekommen und durch den geringen Zeitaufwand, dessen sie für ihre Verwirklichung bedarf, ist dann die Reconvalsescenz ausgezeichnet, indem unter einem schnellen und entschiedenen Nachlafs des Fiebers, unter einer ruhig und gleichmäfsig geschehenden Respiration, unter einer sehr deutlichen Beschwichtigung der allgemeinen Unruhe, so wie unter einem seltenen und sehr gemilderten Husten — welcher länger als die übrigen Krankheits-Erscheinungen fortdauert und später als sie aus der Beobachtung gänzlich zurücktritt — innerhalb weniger Tage die Genesung sich vollständig darstellt, und keine Störung in der normalen Function der befallenen Theile zurückbleibt.

## §. 26.

Einen so schnellen und günstigen Verlauf beobachtet die Genesungs-Periode aber allein nur in den eben bezeichneten Fällen. Wenn es nicht geschieht, dafs die beginnende Entzündung auf ihrer ersten Stufe und vor ihrer extensiven und intensiven Vergröfserung gleichsam im

Keime erstickt wird, wenn die in ihren zarten Bildungsverhältnissen zu tieferen Structur-Verletzungen bey Neugebornen und Säuglingen so sehr geneigte Lungensubstanz in der später zu erörternden Weise (§. 35.) von ihrem normalen Verhalten abgelenkt ist, wenn in derselben entzündliche Veränderungen, oder gar die secundären Entzündungs-Metamorphosen sich entwickelt haben, so bildet sich die Wiedergenesung um Vieles langsamer aus und es wird nicht allein ein verhältnifsmäfsig grofser Zeitaufwand für die Wiederherstellung der Integrität der Respirationsorgane erfordert, sondern es erfolgt auch die vollständige Restitution der Kranken von denjenigen schwächenden Eingriffen, welche theils durch die Beeinträchtigung des Athmungsgeschäftes und des Blutlebens, theils durch die entzündungswidrige Behandlung bedingt waren, noch später und auffallend weniger schnell als es sonst nach überstandenen acuten Krankheiten bey kindlichen Organismen zu geschehen pflegt.*)

Nur allein in denjenigen Fällen, in welchen der Verlauf und die Erscheinungen der in Rede stehenden Krankheit die Vermuthung rechtfertigen dürfen, dafs durch sie das Pulmonarparenchym eine mehr oder minder bedeutende Structurverletzung erfahren habe, gelingt es, in der Beobachtung gewisse Symptome aufzufassen, an denen die Erfahrung eine bestimmte Beziehung zu dem Genesungsprocesse zu erkennen vermag, und welche man deshalb als active und Heilsymptome oder als critische Erscheinungen ansprechen, und das Vorkommen derselben als einen Ausdruck der Genesung betrachten darf. Als solche Erscheinungen verdienen ein *feuchter und loser Husten*, so wie *all-*

---

*) *Lorinser*, a. a. O. S. 388.

*gemeine*, warme une duftende *Schweiſse* hervorgehoben zu werden.

§. 27.

Als die gewöhnlichste und häufigste critische Erscheinung tritt der Beobachtung *der Husten* entgegen, welcher aber, um als ein Zeichen der Genesung gelten zu können, eine feuchte und lose Beschaffenheit haben, und eine Entfernung der in den Luftwegen enthaltenen beweglichen Schleimmassen bewirken muſs. Es ist demnach nothwendig, daſs der Husten mit s. g. Expectoration verbunden sey, und eine solche anzunehmen, wird man sich dort für berechtiget halten dürfen, wo der Husten durch eine Besonderheit seines Tones dem Ohre des Beobachters die Bewegung von abgesonderten Stoffen in den Luftwegen verräth, welche durch den Husten in Bewegung gesetzt und durch ihn aus den Luftwegen entfernt werden, ohne daſs diese Stoffe durch den Mund ausgeworfen zu werden brauchten, da solches bekanntlich bey kleinen Kindern nur sehr selten und ausnahmsweise geschieht, indem von ihnen die aufgehusteten Sputa beständig verschluckt zu werden pflegen. Wenn daher bey zarten kindlichen Organismen der Ton des Hustens über das Vorhandenseyn einer Expectoration entscheiden muſs, ohne daſs es gelingt, die aufgehusteten Sputa zu Gesichte zu bekommen und sie einer autoptischen Untersuchung zu unterwerfen, so ist es dennoch gewiſs Unrecht, dieserhalb die Möglichkeit einer Expectoration bey Kindern des zarteren Alters zu läugnen,*) — da sich der Begriff des Wortes ja nur auf die Befreiung der Luftwege von den in ihnen enthaltenen Secretionsproducten beziehen kann, während

*) *Billard*, a. a. O. S. 459. —

die Exscreation oder das wirkliche Auswerfen ein mehr zufälliges Moment als eine wesentliche Bedingung bildet, indem ohne dasselbe der Erfolg der Expectoration füglich ganz derselbe seyn kann, sobald nur die Luftwege von den in ihnen enthaltenen Stoffen frey werden. Man darf daher in den fraglichen Fällen eine Expectoration, d. h. eine Befreiung der Luftwege von bestimmten Krankheitsproducten annehmen, sobald der Ton des Hustens die Bewegung von Schleimstoffen verräth und überdies der Husten mit Leichtigkeit, in einzelnen kurzen Stöfsen und ohne die geringste Aeufserung von Schmerzgefühl geschieht. —

In einzelnen seltenen Fällen aber ereignet es sich, dafs verhältnifsmäfsig sehr bedeutende Massen durch den Husten in Bewegung gesetzt, aus den Luftwegen in den Schlund gebracht werden, und hier in Folge ihrer grofsen Menge Vomituritionen erregen, welche das Verschlucken derselben verhindern, und ihr Hervorkommen nach aufsen durch den Mund bewirken. Die auf solche Weise zum Vorscheine kommenden Sputa erscheinen dann als ein klarer, zäher, wenig consistenter, heller und ungefärbter Schleim, dem Anscheine nach nur durch eine reichlichere Beimischung von Serum von demjenigen Secrete abweichend, von welchem die Leichenöffnungen die feineren Luftröhrenverästelungen angefüllt zeigen, und in so reichlicher Menge hervorkommend, dafs das auf einmal Ausgeworfene oft mehr als das Maafs eines Efslöffels beträgt.

Die Häufigkeit und Dauer eines solchen, als critisch anzusprechenden Hustens ist übrigens in einzelnen Fällen — so wie auch bey der Pneumonie Erwachsener — sehr ungleich und verschieden, desgleichen das Vorkommen des Hustens als eines Zeichens der Genesungs-Periode überhaupt. Je später im Allgemeinen die Wiedergenesung eintritt, und je bedeutender der Grad der Krankheit war, desto beständiger pflegt diese Art des Hustens sich zu zeigen, dagegen aber um so leichter vermifst zu werden, je mehr die entgegengesetzten Verhältnisse obwalteten. Gar oft geschieht es übrigens, dafs dieser critische Husten sich erst dann zeigt, wenn die Krankheit bereits mehrere Tage hindurch von gar keinem Husten mehr begleitet war, wodurch für den mit dem Verhalten der Krankheitserscheinungen nicht genau vertrauten Beobachter leicht der Verdacht eines Rückfalles erweckt werden kann. *)

§. 28.

Obgleich es viel seltener geschieht, dafs *Schweifse* die günstige Entscheidung der Krankheit als critische Erscheinung begleiten, so scheint ihnen eine solche Bedeutung doch keinesweges ganz abgesprochen werden zu können, wiewohl ihrer von keinem der früheren Beobachter erwähnt ist. Wo sie sich zeigen, geschieht dies gewöhnlich früher als secundäre Metamorphosen in den von Entzündung befallenen Theilen zur Ausbildung kamen, und wo sie beobachtet werden, pflegt der mit Expectoration verbundene Husten fast durchaus zu fehlen. Diese, als critisch anzusprechenden Schweifse sind selten oder nie sehr reichlich und profus, meistens ihrer Intensität nach wenig bedeutend, aber allgemein, über die ganze Hautoberfläche verbreitet, warm, und was besonders bezeichnend für sie ist, mehrere Tage hinter einander anhaltend, und daher eben so wenig eine *schnelle* Entscheidung als der oben berührte Husten (§. 27.) bewirkend.

*) *Cuming*, a. a. O. S. 313.: „Eine Rückkehr des Hustens, wel- „cher einige Zeit hindurch aufgehört hatte, ist immer als ein „günstiges Zeichen anzusehen.“ —

§. 29.

Aber so wichtig es auch immerhin seyn mag, auf die eben genannten beyden Zufälle als die einzigen positiven Erscheinungen der Wiedergenesungsperiode mit entsprechender Aufmerksamkeit zu achten, so sind beyde dennoch weit entfernt, die Reconvalescenz sicher und unfehlbar zu bezeichnen. Denn während es sehr oft geschieht, daſs der langsame Uebergang der Krankheit von der letzten Bildungsstufe ihres zweyten oder von ihrem dritten Stadium in den Zustand der Gesundheit erfolgt, ohne der einen oder der anderen Erscheinung Raum zu geben, und die heftigsten Krankheitsfälle den Zustand der Norm wiedergewinnen ohne von einem critischen Husten, noch von critischen Schweiſsen begleitet zu seyn, wird die unbedingte Anwendung dieser beyden Zufälle auf die Wiedergenesung schon dadurch unstatthaft, daſs der Husten zu jeder Periode der Krankheit ausnahmsweise feucht gefunden werden kann, und der Ausbruch allgemeiner Schweiſse nicht selten den tödtlichen Ausgang der Krankheit, und den Todeskampf der ihr unterliegenden Individuen bezeichnet. (§. 24.) — Ist man daher, um einen sicheren, nicht trügerischen Schluſs auf den Zustand der Wiedergenesung in concreten Fällen dann zu bilden, wenn die Krankheitsentwickelung bereits bis zu Structurverlezzungen des Lungengewebes gediehen war, genöthiget, die Abnahme oder das Aufhören der anderweitigen Krankheitserscheinungen einem solchen Schlusse zum Grunde zu legen; so wird doch die Bildung desselben Schlusses einer Seits dadurch sehr erschwert und verzögert, daſs das Aufhören der Krankheitssymptome in allen Fällen mit groſser Langsamkeit geschieht, anderer Seits auch dadurch leicht ein trügliches Urtheil bedingt, daſs nicht allein während der Fortdauer der Krankheit ihre mehrsten Symptome unstet und wandelbar sind (§. 8. §. 18.), sondern auch mit dem Eintritt der secundären Entzündungs-Metamorphosen die wesentlichsten Krankheitserscheinungen eine bedeutende Milderung zu erfahren pflegen (§. 21.), — welche Umstände in der Mehrzahl der Fälle eine lange Beobachtung nothwendig machen, um den Zustand der Wiedergenesung aufser Zweifel gestellt zu sehen. —

Je höher übrigens der Grad von Ausbildung war, den die Krankheit erreichte, und je mehr die Behandlung derselben die Anwendung schwächender Eingriffe erheischte, desto später geschieht es, dafs die erkrankten Kinder den früheren Zustand blühender Gesundheit und das vorige Maafs ihrer Kräfte wiedergewinnen, und es ist nicht allein häufig und gewöhnlich, dafs bis zur vollständigen Wiederherstellung und bis zum Verschwinden jeglicher Spur des überwundenen Uebels mehrere Monate verstreichen, sondern es ist selbst nicht eben selten, dafs auch nach Jahresfrist die schwächenden Wirkungen der Krankheit noch fortdauern, und sich besonders durch auffallende Gesichtsblässe, geringes körperliches Volumen, und verzögerte Entwickelung aussprechen. —

## §. 30.

Trotz dieser ausgezeichneten Langsamkeit ihres Verlaufes sieht man dennoch die Reconvalenscenz in der Regel sich vollständig ausbilden und keine bleibenden Folgen die Krankheit zurücklassen. Eine unvollständige Wiedergenesung aber wird man dort Grund haben, zu vermuthen, wo der Husten, begleitet von einer beschwerten Respiration, wochenlang und Monate hindurch fortdauert. Ohne die Möglichkeit bestreiten zu wollen, dafs die Unvollständigkeit der Genesung in der Entwickelung einer chronischen Bronchitis ihren Grund haben könne,*) sprechen doch die Beobachtungen des Verfassers für eine solche nicht, vielmehr habe ich öfter und wiederholt gefunden, daſs eine unvollständige Zertheilung der Structurverletzungen des Lungengewebes, und das Zurückbleiben von Induration und Hepatisation in einzelnen Parthien desselben die vollkommene Wiedergenesung verhindert, und einen chronischen Krankheitszustand herbeyführt, welcher früher oder später durch einen Rückfall in die erste Krankheit tödtlich zu endigen pflegt, und durch die Leichenöffnungen seinen wesentlichen Grund unverkennbar entdecken läſst (§. 37.), nachdem die von solchen nicht zur Zertheilung gelangenden Structurverletzungen des Pulmonarparenchymes befallenen Kinder mit diesen das Leben mehrere Monate hindurch fortgesetzt hatten.

§. 31.

Die Ausdehnung des Gesammt-Verlaufes der Krankheit, wenn sie nicht in Genesung übergeht, sondern einen tödtlichen Ausgang gewinnt, wird — wie auch bereits aus dem früher Vorgetragenen erhellt — von einer ungleichen Zeitfrist begrenzt. In denjenigen Fällen, welche mit der gröſsten Heftigkeit auftreten und zu den am mehrsten acuten gehören, sieht man zuweilen nur den Zeitraum von zwey und siebenzig Stunden zwischen der ersten Manifestation der eigentlichen Entzündungs-Symptome und dem Tode liegen.**) Ein so auſserordentlich rapider Verlauf ist, auſser bey Neuge-

*) *Cuming*, a. a. O. S. 317. „Bisweilen bleibt, nachdem die acu„ten Symptome aufgehört haben, ein mehr oder weniger hefti„ger Husten mit einer keuchenden Respiration zurück, und der„selbe kann oft wochenlang anhalten, und so in eine chroni„sche Bronchitis ausarten.“ —

**) *Hastings*, a. a. O. S. 197 — 199.

bornen und ganz jungen Kindern, für welche er der gewöhnlichere zu seyn scheint, nicht eben häufig, und in der Mehrzahl der Fälle sieht man bis zum Eintritt des tödtlichen Ausganges zehn, zwölf bis vierzehn Tage verstreichen, — und nicht immer sind es die kräftigsten Kinder, welche der Krankheit am längsten widerstehen, denn zuweilen werden gerade sie am schnellsten eine Beute des Todes.

§. 32.

Die bisher im Laufe dieses Capitels in ihren verschiedenen Beziehungen zu dem zeitlichen Verhalten der Krankheit, zu dem Grade ihrer intensiven und extensiven Ausbildung, so wie zu der Individualität der von ihr ergriffenen Kinder erörterten und beschriebenen Erscheinungen sind es, welche in ausgedehnter und sehr aufmerksamer Beobachtung uns als die gewöhnlichen allein wahrnehmbar geworden sind. Manche anderen Erscheinungen, auf welche andere Beobachter hingewiesen, haben wir mit entsprechender Deutlichkeit zu entdecken nie vermogt, und es mag deshalb als wahrscheinlich anzunehmen seyn, dafs solche Erscheinungen nur ausnahmsweise zur Ausbildung kommen, oder auch vielleicht auf nicht völlig genauer und naturgetreuer Beobachtung beruhen. — Zu diesen Erscheinungen, deren hier mit einigen Worten gedacht werden mufs, gehören zunächst die Convulsionen, welche von einzelnen Beobachtern*) als häufig zur Zeit des tödtlichen Ausganges der Bronchitis und Pneumonie kleiner Kinder angegeben werden. In keinem einzigen Falle rei-

*) *J. A. Albers*, in den Anmerkungen zu *Badham's* Versuch über die Bronchitis, übersetzt von *Kraus*. Bremen, 1815. S. 118 u. 119. Anmerk. 53.: „Es ist merkwürdig, dafs die Bronchitis „der Kinder sich so oft mit Convulsionen endigt.“

ner Entzündung sind aber von uns wahre Convulsionen wahrgenommen worden, — und es würde durchaus gegen die Wahrheit verstofsen, mit diesem Namen diejenigen unruhigen und gewaltsamen Bewegungen bezeichnen zu wollen, welche man, besonders bey ganz jungen Kindern, nicht selten in Folge der oft plötzlich und tief verletzten Respiration beobachtet. (§. 16.) In nicht reinen Entzündungen der Respirationsorgane dagegen, namentlich in solchen Fällen, wo der Keichhusten durch entzündliche Ausartungen tödtlich wird, geschieht es bey kleinen Kindern nicht selten, dafs ein plötzlicher Tod unter heftigen Zuckungen eintritt, welche Fälle jedoch von denjenigen, die den Gegenstand dieser Beschreibung bilden, als verschieden aufgefafst werden müssen.*) — Ebensowenig als diese Convulsionen sind soporöse Erscheinungen, wie sie von anderen Aerzten angegeben werden,**) in dem Kreise unserer Beobachtungen jemals vorgekommen, obwohl es zugegeben werden mufs, dafs auf einer gewissen Bildungsstufe der Krankheit, und in einzelnen Fällen mehr als in anderen, durch eigenthümlichen, mit auffallender Blässe gepaarten Gesichtsausdruck, durch grofse Kraftlosigkeit und Hinfälligkeit, so wie durch eine gewisse starre Passivität die von unserer Krankheit ergriffenen Kinder denjenigen nicht unähnlich sind, bey denen das Ausschwitzungs-Stadium des Hydrocephalus acutus zur Entwickelung gekommen war, wodurch *der Schein* eines soporösen Zustandes entstehen kann, während eine

---

*) Für die aus dem Keichhusten entstandenen Entzündungszustände wird das Vorkommen von Convulsionen auch von *Cuming* bestätigt, a. a. O. S. 322.

**) *Hastings*, a. a. O. S. 199. — *Lorinser*, a. a. O. S. 388. — *Rust's*, Magazin für die gesammte Heilkunde. XXXI. Bnd 1stes Heft S. 122.

genaue und gründliche Untersuchung den Verdacht einer Mitleidenschaft des Gehirns und einer Theilnahme desselben an der fortschreitenden Krankheitsbildung bald und sicher widerlegen mufs. — Aufserdem gehört die, von manchen, aber nur englischen Beobachtern gegen das Ende der Krankheit wahrgenommene schwarzgelbe Gesichtsfarbe, welche sich an den Lippen und Wangen am deutlichsten aussprechen soll, *) hieher, von welcher unsere Beobachtungen uns nie eine Spur haben entdecken lassen, wenn darunter nicht die bläuliche, — aber mehr milchblaue als schwärzliche, — durch Ueberfüllung der Hautvenen entstandene, sich in der Regel nur in der Gegend der Oberlippe, seltener auch an der Stirn und Wange zeigende, aber mehr dem zweyten Zeitraume der Krankheit als ihrem tödtlichen Ausgange nach unseren Beobachtungen angehörige Färbung des Gesichtes (§. 17.) verstanden werden soll.

Auf die Beschaffenheit der Zunge, ob sie zu Anfang der Krankheit ein weifsliches Tegment entdecken lasse, **) oder ob sie sonst von der normalen und gewöhnlichen Beschaffenkeit abweiche, ist während der ganzen Dauer des Krankheitsverlaufes nur ein sehr geringer und untergeordneter Werth zu legen, indem der Zustand dieses Organes nichts Beständiges darbietet und noch weniger irgend eine sichere oder zuverlässige Anwendung auf innere Krankheitsverhältnisse gestattet. Am mehrsten ist jedoch in dieser Beziehung der bräunliche Zungenbelag gegen den Anfang des dritten von den oben unterschiedenen Zeiträumen der Krankheit — während früher die Zunge in der Regel völlig

*) *Hastings* ebendas. — *Lorinser* ebendas. — *Cuming*, a. a. O. S. 316.

**) *A. G. Richter*, specielle Therapie, XI. Bnd. S. 209. —

unverändert bleibt — (§. 21.) der Aufmerksamkeit des Beobachters werth. — Durchaus unzulässig aber ist es, die Beschaffenheit des Urines in unserer Krankheit zu beachten und als Zeichen zu benutzen,*) da er bey dem zarten Lebensalter derjenigen Individuen, bey denen die Entzündung der Athmungsorgane in der hier in Betracht zu ziehenden eigenthümlichen Form allein nur vorzukommen pflegt, sich der ärztlichen Untersuchung gänzlich entziehen mufs.

*) *Rau*, Kinderkrankheiten, S. 232. —

# Zweites Kapitel.

## Necroscopie. —

### §. 33.

Mit wie grofser Genauigkeit und Aufmerksamkeit die Sectionen der an der Entzündung der Respirationsorgane verstorbenen Kinder, und die autoptischen Untersuchungen der von der Krankheit ergriffenen und abnorm veränderten Organe auch immerhin angestellt werden mögen, so wird sich doch auch hier, wie überall, der unvermeidliche Nachtheil aufdrängen, dafs diese Sectionen weniger über das Wesen der Krankheit selbst und über den vollständigen Hergang der Krankheitsbildung, als vielmehr nur über die Folgen der Krankheit und die Producte derselben in den von ihr befallenen Theilen Aufschlufs und Erläuterung geben; — und da es nicht geschieht, dafs die von der Entzündung der Athmungsorgane ergriffenen kindlichen Individuen während des Bildungsvorganges der Krankheit intercurrirenden Uebeln unterliegen, sondern die Entzündung in der Mehrzahl der Fälle nur durch ihre Folgen auf dem dritten ihrer unterschiedenen Stadien tödtlich wird, so werden auch die Leichenöffnungen mehrentheils nur über diese Folgen und Producte der Entzündung ein vollständiges Licht zu verbreiten geeignet seyn, über den früheren Zustand der betroffenen Organe während des Fortschreitens des Krankheitsprocesses aber nur Folgerungen und Muthmafsungen gestätten, die nicht immer aus der Autopsie unmittelbar hergenommen, sondern nur durch Induction gewonnen werden können. — — Ist es nun nicht möglich, diesen Nachtheil in den Resultaten der Necroscopie auch für die hier in Untersuchung gestellte Krankheit (so wenig wie in den mehrsten Fällen solcher Forschungen) zu umgehen, so haben wir uns doch in allen Fällen die Aufgabe gestellt, einem zweyten Uebelstande, der so oft der Zuverlässigkeit in dem Befunde der Leichenöffnung und in der Anwendung desselben auf pathologische Untersuchungen störend in den Weg tritt, nemlich der Verwechselung solcher Veränderungen in krankhaft ergriffenen Körpertheilen, die nur Folgen und Wirkungen des Todes sind, mit solchen, die als Folgen und Wirkungen der Krankheit angesprochen werden dürfen, dadurch auszuweichen, dafs die betreffenden Leichenöffnungen möglichst bald nach dem Tode und mit dem geringsten Zeitverluste angestellt sind. Was in einer zahlreichen Reihe von Fällen unserer Wahrnehmung entgegentrat, ist in den nachstehenden Paragraphen enthalten.

## §. 34.

Bey der äufseren Besichtigung der kleinen kindlichen Leichname erscheint die gesammte Hauptoberfläche auffallend bleich, blutleer, und dem äufseren Anscheine nach fast transparent, und besonders spricht sich diese Blässe und Blutleere an den Lippen deutlich aus, während die, vor dem Tode durch die Anwendung von Senfteigen oder Blasenpflastern von der Epidermis entblöfsten Hautstellen ein dunkles, violett-rothes Ansehen haben. — Der Thorax ist eingesunken, und die während des Lebens so deutlich wahrnehmbare vermehrte

Wölbung des Brustkorbes nach vorn verschwunden; jedoch läfst der, während der Dauer der Krankheit und nach dem Tode genau untersuchte äufsere Umfang des Thorax keinen Unterschied seines Maafses erkennen. — Der Unterleib und die Präcordien zeigen keine Auftreibung, noch ein dem Normal-Zustande widersprechendes Verhalten.

Die Eröffnung der Brusthöhle läfst in den mehrsten Fällen, mit sehr seltenen Ausnahmen, die *vorderen* und *seitlichen* Portionen beyder Lungen frey von aller krankhaften Veränderung wahrnehmen, ihr Umfang so wie ihre Textur sind unverändert, nur ihre Farbe erscheint an den fraglichen Stellen zuweilen von der gewöhnlichen abweichend. Beyde Lungen bedecken den Herzbeutel, zeigen unter dem Drucke des Fingers ihre weiche elastische Textur, beym Einschneiden das ihnen eigenthümliche Knistern, — abgeschnittene Stücke dieser genannten Portionen derselben sind im Wasser vollkommen schwimmfähig, aber mehr oder weniger blutleer, und in denjenigen Fällen, in denen die Krankheit lange anhielt, langsam verlief und in höherem Grade depotenzirend auf das vegetative Leben einwirkte, findet man die, dem zarteren Kindesalter eigenthümliche hellrothe Farbe der Lungen verschwunden und eine bleiche, weifsliche Farbe an ihre Stelle getreten. Einzelne abgeschnittene Stücke der vorderen Lungensubstanz lassen beym Zusammendrücken aus der Schnittfläche viele Luftbläschen, wenig oder gar kein Blut und keine Spur von Schleim, Serum oder Eiter hervortreten.

Die Pleura haben wir in allen Fällen unserer Untersuchungen gesund, weder verdickt, noch geröthet, noch mifsfarbig, noch mit rothen Punkten besäet angetroffen, — auch nie Wasseransammlungen zwischen den

Lungen und der Pleura in so bedeutender Menge gefunden, dafs sie als Beweis einer Theilnahme dieser Membran an dem Krankheitsprocesse, und einer krankhaft gesteigerten Absonderung derselben gelten dürften, — und eben so wenig sind Adhäsionen und Pseudomembranen zwischen der *Pleura costalis* und der *Pleura pulmonum*, oder zwischen der Grundfläche der Lungen und der gewölbten Oberfläche des Zwerchfelles von uns beobachtet worden.*)

## §. 35.

Anders aber als mit den vorderen Portionen der Lungen verhält es sich mit *den hinteren* Theilen derselben, welche der Wirbelsäule zunächst gelegen sind, und die Blätter des hinteren Mittelfelles berühren. Diese allein pflegen die auf Entzündung und deren Folgen deutenden Structur - Veränderungen der Beobachtung und zwar um so entschiedener darzubieten, je näher die betroffenen Theile dem hinteren Mittelfellraume und der Wirbelsäule liegen, dagegen um so weniger deutlich ausgebildet zu erscheinen, je weiter sich die von Entzündung befallenen Portionen des Lungengewebes gegen den seitlichen Umfang des Thorax hin erstrecken, — während keine von beyden Lungen vor der anderen krankhaft ergriffen, und die rechte Lunge eben so sehr als die linke von der Entzündung befallen erscheint.**) Diejenigen Veränderungen aber, welche die genannten Portionen der Lungen der Beobachtung und Untersuchung ergeben, erscheinen in einem sehr ungleichen und verschiedenen Grade, obwohl sie alle in einander übergehen, und zuweilen auch neben

*) Vergl. *Laennec*, a. a. O. 2ter Theil. S. 76. ff. — *Lorinser*, a. a. O. S. 301 — 304. — *Billard*, a. a. O. S. 451.

**) *Billard*, a. a. O. S. 446.

einander bestehen können, lassen sich dennoch füglich vier Grade der Structur-Veränderung des Lungenparenchymes unterscheiden; zu denen in einzelnen selteneren Fällen noch ein fünfter Grad hinzukommt.

1) *Der erste* und niedrigste *Grad* der krankhaften Veränderungen des Pulmonargewebes spricht sich in den betreffenden Leichen durch dunkelrothe, mehr oder minder grofse, oft nur einen Zoll im Durchmesser haltende, oft aber auch von der Spitze der Lungen bis zu deren Grundfläche sich erstreckende, umschriebene Flecken aus. Beym Fingerdrucke auf diese so gefärbten Stellen der Lungen vermifst man die ihrem Parenchyme eigene Elasticität nicht ganz, auch ist noch einiges Knistern vorhanden, aber das Gefüge der Lungensubstanz weicher und teigigter als im Zustande der Norm. Beym Einschneiden mit dem Messer erscheint die Schnittfläche dunkelroth, dunkles schwarzes Blut rinnt oft von selbst tropfenweise aus ihr, noch stärker und reichlicher aber unter dem Drucke des Fingers hervor, während das beym Zusammendrucken hervorquellende Blut mit Luftbläschen reichlich vermischt ist. In einzelnen Stücken ins Wasser geworfen, suchen die so veränderten Massen den Boden des Gefäfses nicht, auch wenn das Blut nicht vorher aus ihnen ausgedrückt worden war. Wenn man zwischen den Fingern aus einzelnen Stücken der krankhaft veränderten Lungensubstanz das in ihnen enthaltene Blut ausgedrückt hat, und diese Stücke mit der gesunden, von krankhafter Veränderung nicht getroffenen Substanz vergleicht, so entdeckt man — aufser der dunkleren Färbung und aufser denjenigen mucösen Secreten, welche die feinsten Verästelungen der Luftwege enthalten, (§. 37.) — keinen Unterschied des Gefüges.

2) *Der zweyte Grad* krankhafter Veränderungen ist von dem eben beschriebenen nur in einzelnen Beziehungen, nicht in allen Puncten verschieden. Die veränderte Farbe ist dieselbe, wie zuvor, beym Anfühlen aber ist die Lungensubstanz noch minder elastisch und mehr teigigt, beym Durchschneiden des Lungenparenchymes zeigt sich die Schnittfläche weniger blutreich, aber einzelne Stücke desselben, auch wenn man aus ihnen das Blut auszudrücken versucht hat, sinken im Wasser immer und augenblicklich zu Boden. Bey der Vergleichung der auf diese Weise veränderten Lungensubstanz mit den gesunden Theilen derselben Lungen, entdeckt man aufser der krankhaften Färbung eine gröfsere Festigkeit des Gefüges als dem Normalzustande entspricht, und beym Reiben zwischen den Fingern eine gewisse compacte Beschaffenheit.

3) Bey dem *dritten Grade* krankhafter Veränderung erscheint die Lungensubstanz dunkler gefärbt, als in den zuvor berührten Fällen; obwohl noch weich und beym Drucke teigigt anzufühlen, zeigt sie sich dennoch fester und derber als zuvor. Beym Einschnitte mit dem Messer findet man das innere Parenchym ähnlich einem von Blut durchdrungenen Schwamm, und, dem Ansehen nach, dem Fleische einer schwarzen Kirsche vergleichbar. Das Blut kommt von selbst an der Schnittfläche in einzelnen Tropfen hervor, und läfst sich noch reichlicher aus dem von ihm durchdrungenen Parenchyme mit den Fingern hervordrücken. Schwimmfähigkeit besitzt die so veränderte Lungensubstanz gar nicht mehr, und es ist nicht möglich, durch Zusammendrücken zwischen den Fingern einzelne Stücke derselben von dem in ihnen enthaltenen Blute ganz zu befreyen. Beym Reiben zwischen den Fingern fühlt man die Lungensubstanz noch compacter und schwerer als im zuvor-

genanntem Falle, aber das Gefüge erscheint zwischen den Fingern weich, teigigt, ohne deutliche Verhärtung.*)

4) Wenn sich *der vierte Grad* krankhafter Veränderung des Lungenparenchymes verwirklicht hat, so sind die betroffenen Portionen der Lungen nach hinten und nächst der Wirbelsäule durch eine blauroth-violette, nicht gleichmäfsige sondern fleckige und gleichsam marmorirte Färbung ausgezeichnet, welche sich von der Spitze der Lungen bis zu ihrer Grundfläche ohne Unterbrechung erstreckt. Das Gewebe derselben zeigt sich beym Anfühlen fest, hart, dem Drucke des Fingers entweder ganz widerstehend, oder nur sehr wenig nachgebend. Selbst das Messer dringt nicht ohne allen Widerstand und nur unter Anwendung einiger Gewalt in das degenerirte Gewebe ein, welches dem Drucke zwischen den Fingern ein hartes, körniges Gefüge verräth und seine normale, zelligte, weiche Beschaffenheit gänzlich verloren hat. Die Schnittfläche bietet dem Auge eine dunkel kirschrothe Farbe dar, aus welcher dickes schwarzes Blut in geringerer Menge als zuvor ausgedrückt werden kann, während sich keine Spur von Luftbläschen zeigt. Das Volumen der Lungen an ihren so veränderten Theilen scheint in Folge der angegebenen Degeneration vermehrt zu seyn, und ihre hintere Fläche den Rippen enger, als sonst gewöhnlich ist, anzuliegen.**)

5) Nur zweymal haben wir in kindlichen Leichen die hier seltene Erscheinung von Vereiterung des ent-

*) *Laennec*, a. a. O. 1ster Theil. S. 310. — *G. L. Bayle, recherches sur la phthisie pulmonaire. Paris*, 1810. *Observat. XLVII. p.* 370. — *Lorinser*, a. a. O. S. 209.

**) *Laennec*, ebendas. S. 310. 311. 312. — *Lorinser*, ebendas. S. 210.

zündeten Lungengewebes und diese immer nur in einer sehr beschränkten Ausdehnung angetroffen, indem sich auf der Oberfläche der Lungen kleine Abscesse von dem Durchmesser eines halben Zolles und darunter erhoben, welche bey der Eröffnung eine geringe Quantität eines nicht zähen, halbgelben Eiters ausfliefsen liefsen, welches gelb durch den uneröffneten Abscefs hindurchschien, und nur an der Oberfläche der Lungen haftete, ohne sich in die Tiefe zu erstrecken.*) —

Die Permeabilität der betroffenen Portionen der Lungen besteht neben diesen beschriebenen Integritäts-Verletzungen für den Durchgang der respirablen Luft in einem ungleichen Verhältnifs und fehlt nur allein bey dem vierten Grade der angegebenen Veränderungen und bey der vollendeten körnigten Degeneration ganz. Während hier der Versuch, das entartete Lungengewebe durch einen correspondirenden Bronchialast mittelst einer metallenen Röhre aufzublasen ganz fehlschlägt, und man keine Luft in das, seines zelligten Baues gänzlich beraubte Parenchym einzutreiben vermag, gelingt dieses Aufblasen mehr oder weniger bey den anderen drey Graden des veränderten Lungengewebes, selten jedoch oder vielmehr nie so vollständig, als wenn dieses Aufblasen bey einer ganz gesunden Lungensubstanz Statt findet. Während es nemlich überhaupt eines gröfseren Kraftaufwandes bedarf, als wenn die Luft in einen völlig gesunden Theil des Pulmonarparenchymes eingetrieben werden soll, sieht man die Luftzellen nicht an allen Puncten der krankhaft veränderten Substanz sich gleichmäfsig erheben und nur in einzelne von ihnen die eingetriebene Luft eindringen.

---

*) *Billard*, a. a. O. S. 453. 455. — *Laennec*, a. a. O. S. 315. — *Hufeland*, Journal der praktischen Heilkunde, 1820. Decemb. S. 5. ff.

§. 23.

Die vier häufigsten von den eben angeführten krankhaften Veränderungen des Lungengewebes (mit Ausnahme der, bey kleinen Kindern sehr seltenen und wenig bedeutenden Suppuration) sind, so wie sie als der Ausdruck verschiedener Grade von Integritäts-Verlezzung betrachtet werden dürfen, in ihrem Vorkommen nicht zufällig, sondern an gewisse Bedingungen gebunden, die über den Bildungsvorgang dieser abnormen Zustände, so wie über die durch sie veranlafste Beeinträchtigung des Lebensprocesses Aufschlufs geben können.

Den *ersten und niedrigsten Grad* dieser Veränderungen trifft man im Allgemeinen selten, und seltener als die übrigen drey Grade in betreffenden Leichen an, denn nur allein bey Neugebornen und Kindern des zartesten Alters von wenigen Wochen tritt er in grofser Extensität und allein alle abnorme Veränderung, die die Lungensubstanz durch die fragliche Krankheit erfahren hat, darstellend und die Gegenwart der übrigen Grade ausschliefsend, der Beobachtung entgegen. In anderen Fällen wird dieser erste Grad, als der niedrigste und wahrscheinlich auch als der Anfangspunct aller entzündlichen Structurverletzung in dem Lungengewebe, nicht allein seltener, sondern auch in einer viel geringeren Extensität getroffen, indem er sich dann nur im Umkreise der bedeutender veränderten und tiefer verletzten Stellen des Parenchymes, zwischen diesen und der gesunden Substanz zu finden pflegt. — Da derselbe Grad krankhafter Veränderung nur in einer Ueberfüllung der Blutgefäfse mit venösem Blute, ohne Veränderung des Gefüges und ohne krankhaften Vegetationsprocefs in den befallenen Theilen zu bestehen scheint, so glauben wir, denselben auch *nicht als den*

*Ausdruck eigentlicher Entzündung*, sondern nur als in venöser Congestion und Blutstockung bestehend, und eine s. g. Stasis darstellend, die von anderen Beobachtern mit dem Namen der Lungenapoplexie belegt worden ist,*) ansprechen zu müssen. —

*Der zweyte Grad* von den oben (§. 35.) beschriebenen krankhaften Veränderungen wird noch seltener und weniger bey Neugebornen, als in der Regel nur bey etwas gereiften Kindern und dann nicht für sich allein, sondern gleichzeitig neben den Veränderungen des dritten und vierten Grades, in deren Umkreise, den Uebergang von ihnen zu dem gesunden Parenchyme bildend, gefunden. — Auf den Grund der geringeren Blutüberfüllung und der geringeren Menge des hier in dem Lungengewebe stockenden Blutes, und der gleichzeitig dennoch eingetretenen Veränderung des Gefüges, welche durch die verlorene Schwimmfähigkeit bewiesen wird, mag es gestattet seyn anzunehmen, dafs dieser zweyte Grad der Veränderung als ein Ausdruck *der wirklichen Entzündung* und als das anatomische Kennzeichen einer solchen aufgefafst werden dürfe. —

Unter allen abnormen anatomischen Zuständen aber ist keiner häufiger als der *des dritten Grades*, welcher sich bey etwas von dem Zeitpuncte der Geburt entfernten Kindern als der gewöhnliche darstellt, und besonders in denjenigen Fällen beständig gefunden zu werden pflegt, bey welchen, obwohl sie einen unglücklichen Ausgang nehmen, dennoch durch eine entsprechende und entzündungswidrige Behandlung die Heftigkeit der Krankheit gedämpft und vermindert werden konnte. — In ihrem Umkreise findet man öfter die Veränderungen des ersten und zweyten Grades ausgedrückt. — Indem die oben (§. 35.) beschriebenen Integritäts - Verletzungen

*) *Billard*, a. a. O. S. 447. ff.

dieses dritten Grades von denen des zweyten Grades nur durch stärkere Blutüberfüllung abweichen, da durch sie das Lungenparenchym in eine Art Blutschwamm verwandelt wird, und das, das Gewebe überfüllende Blut (dem Anscheine nach) die Grenzen des Capillargefäſssystemes überschreitet und sich *auſser* den Haargefäſsen befindet, so halten wir es für der Wahrheit gemäſs, in diesen Veränderungen nicht mehr die eigentliche Entzündung, sondern in ihnen vielmehr eine Folge der Entzündung und eine Art ihres Ausganges, und zwar *den Ausgang der Entzündung in Blutinfiltration oder Extravasation* zu erkennen.

*Der vierte Grad* von krankhafter Veränderung des Lungenparenchymes pflegt sich nur bey Kindern, die der Vollendung des ersten Lebensjahres nahe stehen, oder dieses bereits überschritten haben, und dann auch nur in denjenigen Krankheitsfällen verwirklicht zu zeigen, welche mit stürmischer Heftigkeit verliefen und einer entsprechenden entzündungswidrigen Behandlung entbehrten, überhaupt aber nicht sehr häufig vorzukommen. — Daſs eben diese Veränderung eine höher potenzirte Folge der Entzündung als die kurz vorher in Betracht gezogene des dritten Grades, und ebenfalls eine Art ihres Ausganges, und zwar *des Ausganges in Verhärtung und Verstopfung der Lungenzellen*, in Folge der Gerinnung und Umbildung des stockenden und zum Theil extravasirten Blutes in feste Substanz, darstelle, wird unseres Erachtens nicht in Zweifel gezogen werden können.

Bey allen diesen verschiedenen Graden krankhafter Veränderungen ist die Extensität und räumliche Ausdehnung derselben in der Mehrzahl der Fälle verhältniſsmäſsig bedeutend, und, indem wir sie immer an beyden Seiten und an jeder von beyden Lungen in gleicher Weise gefunden haben, ein Drittheil, die Hälfte, ja! bis zu zwey Drittheilen des gesammten Lungengewebes betragend. —

§. 36 a.

Aufser den bisher (§. 35.) beschriebenen kommen in einzelnen und seltenen Fällen noch andere Veränderungen des Lungengewebes bey den Leichenöffnungen zum Vorschein, die jedoch nur eine mittelbare Beziehung zu der in Untersuchung stehenden Krankheit gestatten und überhaupt nur eine untergeordnete Bedeutung geltend machen können. Zu diesen gehören als die merkwürdigsten, aber auch zugleich als die seltensten solche Veränderungen, welche in Folge früherer, unvollständig geheilter Entzündung zurückgeblieben waren, und welche neben denjenigen, die die von Neuem entstandene Krankheit bewirkt hatte, gleichzeitig bestehen, aber sich von diesen sehr bestimmt und auffallend unterscheiden theils durch eine weniger saturirte und blaugraue Farbe, theils durch eine ungewöhnliche Umwandlung des Lungenparenchyms in eine zwischen dem Knorpel und der Gallerte in der Mitte stehende gleichförmige Masse, in der man weder infiltrirtes Blut noch die Spur eines krankhaften Secretes zu unterscheiden vermag. — — Andere Abnormitäten des Lungengewebes, die freylich nicht durch Entzündung veranlafst sind, aber auf den Verlauf und den Ausgang derselben einen entschiedenen Einflufs auszuüben scheinen, sind zahllose, kleine, oft die Gröfse eines Hirsekorns nicht überschreitende, graue Tuberkeln, mit welchen die gesammte Lungensubstanz reichlich durchwebt ist,*) — und in zwey Fällen fand ich mitten in

*) Dafs diese Tuberkeln in den Lungen zarter Kinder keine ganz seltene Erscheinung sind, beweisen auch die Beobachtungen von *Cuming*, a. a. O. S. 319.

dem Lungenparenchym, an Stellen auf welche sich die Entzündung selbst nicht verbreitet hatte, feste, weifse, steatomatöse Entartungen, die in ihrer Entstehung ganz unabhängig von der Entzündung zu seyn schienen, da sie bey ganz jungen Kindern vorkamen, vielleicht Fehler der ersten Bildung waren, aber wahrscheinlich den unglücklichen Ausgang sonst leichter und wenig bedeutender Entzündungen bewirkten.

§. 37.

Wenn die Luftwege und ihre Verzweigungen der autoptischen Untersuchung unterworfen, und von oben nach unten gespalten werden, so entdeckt das Auge weder in dem Kehlkopfe noch in der Luftröhre, noch in den weiteren Aesten der Bronchien irgend eine krankhafte Veränderung, wenigstens haben wir in den unseren Beobachtungen angehörenden Fällen eine solche eben so wenig, wie auch andere Beobachter*) wahrgenommen. — Nichtsdestoweniger, und obgleich die veränderte Beschaffenheit des Lungenparenchymes am entschiedensten in die Augen fällt, sind entsprechende Zustände in den Luftwegen nicht zu übersehen, obgleich sie sich nur in den feinsten Ramificationen derselben finden und für ihre Wahrnehmung eine genaue und aufmerksame Untersuchung erfordern. Diese veränderten Zustände in den feinsten Verzweigungen der Luftwege beruhen eines Theils in entzündlicher Veränderung ihrer Schleimhaut, anderen Theiles in der Ansammlung eines krankhaften Secretes; beyde Anomalien aber vermögen in einem sehr ungleichen Grade zu bestehen, dessen verschiedene Verwirklichung theils von der Heftigkeit der Krankheit selbst, theils aber

*) *Billard*, a. a. O. S. 463.

von dem Lebensalter der von dieser getroffenen Individuen als abhängig erkannt werden darf. Und in dieser Beziehung ist es für uns eine durchaus beständige Beobachtung gewesen, dafs die beyden genannten krankhaften Veränderungen sich um so weniger deutlich ausgebildet zeigten, je näher die an der Brustentzündung verstorbenen Kinder der Geburt standen, und dafs sie sich in einem entsprechenden Grade der Entwickelung nur an solchen kindlichen Leichen erkennen liefsen, welche von dem Zeitpuncte der Geburt mehrere Monate und darüber entfernt waren. Immer aber ist es nothwendig, dafs durch eine verhältnifsmäfsige Intensität der Entzündung eine hervorstechende Ausbildung der genannten krankhaften Veränderungen in den Luftwegen begünstigt werde, indem ein niederer Grad von Heftigkeit der Krankheit überhaupt, stets auch nur in geringerer Stärke die Folgen und Kennzeichen der Entzündung in der Bronchialschleimhaut hervortreten läfst. Daraus geht hervor, dafs je stärker und auffallender die entzündlichen Veränderungen des Lungenparenchymes angetroffen werden, in demselben Verhältnifs sich auch dieselben Veränderungen in der Schleimhaut der feinsten Verästelungen der Luftwege überwiegend ausgebildet zeigen, und umgekehrt, — und dafs demnach die Erfahrungen, die wir durch die Necroscopie in zahlreichen Fällen zu sammeln Gelegenheit hatten, nicht mit den Wahrnehmungen anderer Beobachter übereinstimmen, welche ein umgekehrtes Verhältnifs zwischen den entzündlichen Veränderungen in der Luftröhrenschleimhaut und zwischen denjenigen in dem Lungengewebe, und beyde im Gegensatze zu einander stehend angetroffen haben wollen. *)

*) *Cuming*, a. a. O. S. 322.: „Je heftiger die Entzündung der „Schleimhaut und die seröse Ergiefsung in den Bronchien ist,

*Eine Entzündungsröthe der Bronchialschleimhaut* ist in einzelnen Fällen mit einem hohen Grade von Deutlichkeit, in anderen Fällen weniger bestimmt, und in noch anderen gar nicht wahrzunehmen. Immer aber, und auch dort, wo sie am deutlichsten gefunden wird, beschränkt sie sich auf diejenigen Verästelungen der Bronchien, deren Capacität das geringste Lumen darbietet, und kaum die Dicke einer Federspuhle erreicht. In geräumigeren Luftröhrenästen, oder gar in dem ungetheilten Stamm der Luftröhre selbst haben wir, wie andere Beobachter,*) nie die Spur einer solchen Röthe zu entdecken vermogt. Hat man aber, bey fortgesetzter Spaltung der feineren Luftröhrenäste, diese Entzündungsröthe einmal gefunden, so sieht man sie um so stärker und deutlicher werden, je mehr man die Spaltung gegen das Lungenparenchym foitsetzt, und je näher diesem die in ihrem Innern krankhaft gerötheten Verzweigungen liegen, so lange, bis bey zunehmender Verfeinerung dieser Verzweigungen das anatomische Messer ihre Spaltung nicht weiter fortzusetzen vermag. Aber immer, und auch in denjenigen Fällen, in welchen diese Entzündungsröthe am stärksten ausgeprägt ist, erscheint sie nur in dendritischer Form, ähnlich einem mehr oder minder stark injicirtem Gefäfsnetze, nie eine vollkommen gesättigte und rosenartige Tünchung gewinnend. Je stärker im Uebrigen die Entzündung überhaupt und demnach auch dieses Zeichen derselben in der Schleimhaut der Luftwege ausgebildet ist, und je mehr das Lebensalter der dem Uebel unterlegenen kindlichen Individuen die Ausbildung desselben begünstiget, je mehr sieht man jene entzündliche Röthe

„desto geringer ist die Verhärtung der Lungen, und umgekehrt.“ —

*) *Cuming*, a. a. O. S. 321.

sich aufwärts verbreiten, und auch solche Verzweigungen der Luftwege befallen, die bey ihrer gröfseren Capacität in entgegengesetzten Fällen von derselben Erscheinung frey zu bleiben scheinen. — In wie weit endlich diese Röthe einem krankhaften Zustande angehöre und eine Folge und Wirkung unserer Krankheit sey, läfst sich sehr bestimmt aus der Vergleichung der inneren Beschaffenheit der Lufröhrenäste von gleicher Capacität, die solchen Portionen der Lungen angehören, die von der Entzündung am starksten befallen sind, mit denjenigen, deren ihnen entsprechende Lungensubstanz von der Entzündung frey geblieben war, und aus dem sehr abweichenden und verschiedenen Verhalten beyder erkennen.*) —

*Der Ergufs eines krankhaften Secretes* in den Bronchialverzweigungen steht seiner Menge und seiner abnormen Beschaffenheit nach mit der eben beschriebenen Entzündungsröthe in geradem Verhältnisse, und scheint demnach eine gewisse Abhängigkeit von dieser anzuerkennen. Dennoch zeigt sich dieses Secret auch in denjenigen Fällen deutlich, in welchen jene Röthe sich einer bestimmten Wahrnehmung entzieht. So wie aber diese in sehr verschiedenen Graden und Abstufungen Statt finden konnte, so ist auch das in Rede stehende Product einer krankhaften Absonderung seiner Menge und seiner krankhaften Beschaffenheit nach sehr verschieden. — In denjenigen Fällen, wo die Entzündung bey solchen Kindern, die dem Zeitpuncte der Ge-

*) *Laennec*, a. a. O. 1ster Thl. S. 108. — *Lorinser*, a. a. O. S. 363. — *Hastings*, a. a O S. 216. — *Burrel*, Beobachtungen über die Luftrohrenentzündung etc. aus dem *Edinburgh medical and surgical journal.* 1827. *April. p.* 293 — 302. Sammlung auserlesener Abhandlungen zum Gebrauch für praktische Aerzte. 35 Band. S. 463.

burt nicht zu nahe standen in einem hohen Grade von Heftigkeit ausgebildet war und mit solchem verlief, wo die Lungensubstanz in grofser Extensität verhärtet erscheint und während des Lebens keine Beschränkung der Krankheit durch eine entsprechende Behandlung Statt gefunden hatte, zeigt sich dieses Secret in Gestalt einer dicklichen, zähen, gelblichweifsen, gleichförmig gemischten und geruchlosen Flüssigkeit, von welcher man die feineren Bronchialverzweigungen reichlich angefüllt und oft gleichsam vollgepfropft findet. In diesen Fällen eines reichlichen Ergusses derselben tritt sie schon bey der fortgesetzten Spaltung der Bronchialverzweigungen der Wahrnehmung entgegen, erscheint aber noch deutlicher an der Schnittfläche des degenerirten Lungenparenchymes, aus welchem es oft von selbst, sobald nur der Einschnitt gemacht ist, in grofsen Tropfen hervorquillt, noch bedeutender und reichlicher aber durch den Druck des Fingers hervorgeprefst werden kann. — In anderen Fällen dagegen, bey einer geringeren intensiven Heftigkeit der Entzündung und bey einem noch zarteren Lebensalter der betroffenen Kranken erscheint dasselbe Secret weniger dickflüssig, mehr wässerig und serös, und mehr weifs als gelblich gefärbt; seine Gegenwart ist dabey auf die feinsten Verzweigungen der Bronchien beschränkt, und es läfst sich deshalb bey der fortgesetzten Spaltung mit der anatomischen Scheere nicht, sondern nur durch das Zusammendrücken abgeschnittener Stücke der Lungen so wie durch das Hervorquellen aus der Schnittfläche derselben entdecken. Da dieser niedere Grad eines abnormen Secretes gleichzeitig mit solchen krankhaften Veränderungen des Lungengewebes zusammen zu bestehen pflegt, durch welche in dem entsprechenden Pulmonarparenchyme die Permeabilität desselben für die respirable Luft noch nicht völlig vernichtet ist, so pflegt auch dann, wenn dieses Secret in niederem Grade vorhanden ist, dasselbe beym Zusammendrücken aus der Schnittfläche nicht rein, sondern mit Blut und Luftbläschen vermischt, jedoch reichlicher als diese, zum Vorschein zu kommen, während dort, wo dasselbe Secret die oben erwähnte dickliche, zähe, gelblichweifse Beschaffenheit angenommen hat, die Durchgängigkeit des entsprechenden Lungengewebes in der Mehrzahl der Fälle nicht mehr besteht, und daher jene Flüssigkeit aus der Schnittfläche der Lungen nur mit wenigem Blute vermischt und ohne Luftbläschen hervordringt. — In den, von der Entzündung verschont gebliebenen Theilen der Lungen findet man übrigens, so wenig wie die Spuren einer Entzündungsröthe, eben so wenig auch das eben beschriebene Product krankhaft gesteigerter Absonderung. *)

§. 38.

Das Herz zeigte in den der Untersuchung unterworfenen kindlichen Leichen in keinem Falle die Erscheinungen einer ausgebildeten Entzündung, wohl aber eine sehr starke und aufsergewöhnliche Anfullung seiner venösen Gefäfse mit Blut. Die linke Hälfte desselben erschien blutleer und zusammengefallen, die rechte Herzkammer dagegen und besonders der rechte Vorhof zeigten sich stark von schwarzem Blute ausgedehnt und anscheinend ihrem Volumen und ihrer Capacität nach zuweilen vergröfsert. Die gesammte Herzsubstanz war gewöhnlich schlaff und welk, das eyförmige Loch in einzelnen Leichen solcher Kinder, die bereits mehrere Monate gelebt hatten, ungeschlossen, in anderen

*) *Badham*, a. a. O. S. 104. 107. 113. ff. — *Hastings*, a. a. O. S. 214.

Fällen bey Kindern desselben Alters nicht mehr offen. — Zwischen dem Herzbeutel und dem Herzen findet man beträchtliche Wasseransammlungen nicht, und den Herzbeutel selbst rücksichtlich seiner Häute in dem Zustande der Norm. —

Die Organe der Unterleibshöhle haben, aufser einer in der Mehrzahl der Fälle wahrnehmbaren, nicht unbedeutenden Auftreibung und Blutüberfüllung der Leber,*) besonders bey Kindern des zartesten Alters, nie einen krankhaften Zustand verrathen, der mit der hier in Untersuchung schwebenden Krankheit in pathologische Verbindung gesetzt werden könnte. — Die Schedelhöhle haben wir nur in zwey Fällen öffnen gekonnt, und in diesen keine wesentliche krankhafte Veränderung zu entdecken vermogt. —

*) *Cuming*, a. a. O. S. 322. 323. —

# Drittes Kapitel.

## Epikrise.

### §. 39.

Wenn einer Seits aus den Resultaten der Necroscopie, anderer Seits aus den während des Lebens zur Wahrnehmung kommenden eigenthümlichen Erscheinungen eine genauere nosologische und nosogenetische Erforschung der bisher in Bezug auf diese beyden Seiten ihrer sinnlich erkennbaren Manifestation beschriebenen Krankheit — wie sie sowohl die Bestimmung des Wesens der Krankheitsbildung, als auch der einzelnen Entwickelungsprocesse derjenigen krankhaften Metamorphosen, welche das entstandene Uebel bey seinem weiteren Fortschreiten veranlaſst, nothwendig machen dürfte — versucht werden soll, so wird man theils aus der Gestaltung der einzelnen Krankheits-Symptome, theils durch die autoptischen Untersuchungen an den befallenen Organen zu der auſser Zweifel zu stellenden Annahme berechtigt werden dürfen: daſs die hier in Untersuchung schwebende Krankheit als eine Entzündung der unteren, d. h. der, von den Stämmen der Luftwege sich peripherisch ausbreitenden Athmungsorgane in deren Totalität anzusprechen sey, — daſs dieselbe sowohl die engeren Luftcanäle als auch die Lungensubstanz selbst ergreife, die weiteren, eine gröfsere Capacität für den Durchgang der respirablen Luft besitzenden Röhren aber verschone, und demnach weder als eine reine Bronchitis, noch als eine reine Pneumonie erscheine, sondern in Folge ihres ausgebreiteteren Sitzes als eine Entzündung solcher Organe festgehalten werden müsse, welche in reiferen Organismen und unter veränderten Vitalitäts-Verhältnissen der Respirationsgebilde für eine isolirte entzündliche Metamorphose fahig sind.

Indem deshalb die fragliche Krankeit mit keinem besseren noch passenderen Namen als dem der „Bronchiopneumonie“ zu belegen seyn wird, wird es für eine richtige Würdigung der wesentlichen Krankheits-Verhältnisse, für die Bedeutung der einzelnen Krankheits-Erscheinungen und deren Anwendung auf gewisse innere Vorgänge des Krankheitsprocesses, so wie auch für die Aufstellung rationeller therapeutischer Normen von Wichtigkeit seyn müssen, aus den Resultaten der Necroscopie in Vereinigung mit den, an den Kranken während des Lebens wahrnehmbaren Erscheinungen gewisse Folgerungen abzuleiten, welche für die Erkenntnifs der wesentlichen Krankheits-Gestaltung, für die Bestimmung ihres inneren Bildungsvorganges, so wie für die Feststellung desjenigen eigenthümlichen Einflusses, der (durch das besondere Vitalitäts-Verhältnifs der von der Krankheit befallenen Organe zu dem gesammten Lebensprocesse kindlicher Individuen bedingt) das Auftreten einer Reihe eigenthümlicher Symptome veranlafst, bedeutungsvoll zu werden vermögen.

### §. 40.

Dafs nemlich die, in dem Pulmonarparenchyme durch die Leichenöffnungen ergebenen krankhaften Veränderungen und Structur-Verletzungen *der Entzündung* des Lungengewebes angehören, kann keinem begründeten Zweifel unterworfen werden, wenn man auch zugeben mufs, dafs diese Veränderungen in vielfacher Beziehung von denjenigen abweichen, welche die Pneumonie Erwachsener in der Lungensubstanz erzeugt. Dadurch wird jedoch nur der eigenthümliche Charakter und die Besonderheit der Entzündung der Lungen in Neugebornen und Säuglingen dargethan werden können, ohne dafs die Existenz der Entzündung dadurch in Zweifel gestellt werden dürfte. Die Abweichungen aber, welche die krankhaften Veränderungen der Lungen bey den an der Bronchiopneumonie verstorbenen Kindern vor denjenigen Veränderungen erkennen lassen, welche gereifte Organismen in Folge einer tödtlichen Pneumonie darbieten, hängen zu genau mit dem eigenthümlichen Charakter dieser Krankheit in kindlichen Individuen zusammen und werden durch diesen zu bestimmt erzeugt, als dafs sie nicht einer genaueren Prüfung und einer vergleichenden Zusammenstellung werth seyn sollten. — Es lassen sich diese Abweichungen, so wie sie sich unserer Beobachtung und sehr genauen Untersuchung betreffender kindlicher Leichen dargestellt haben, hauptsächlich auf zwey Puncte zurückführen, nemlich einmal darauf, dafs kindliche Individuen solche Anomalien in dem Lungengewebe darbieten und als häufig vorkommend zeigen, welche bey Erwachsenen nicht leicht Gegenstand ärztlicher Wahrnehmung werden, — und dann auf den nicht minder wichtigen Umstand, dafs auch diejenigen Anomalien, welche in zarten kindlichen und in gereiften Organismen einander entsprechen und in gewisser Beziehung für identisch gelten dürfen, in anderer Beziehung gewisse Verschiedenheiten und Eigenthümlichkeiten auffinden lassen, die von der abweichenden Gestaltung des Krankheits-Charakters in den Fällen der einen und der anderen Art Zeugnifs geben können.

Hinsichtlich des ersten dieser beyden Puncte verdient es hervorgehoben zu werden, dafs diejenigen krankhaften Veränderungen des Lungengewebes, welche oben (§. 35.) als dem ersten und dem zweyten Grade angehörig bezeichnet sind, bey erwachsenen Individuen nicht leicht, und bey regelmäfsigem Verlaufe der Pneumonie gar nicht vorkommen, während sie bey kindlichen Organismen des Säuglingsalters sehr häufig sind, — und dafs sich wiederum bey diesen die krankhaften Veränderungen des ersten Grades in ihrer ausgedehntesten Entwickelung nur bey Neugebornen und jüngeren Kindern, nicht aber bey solchen zeigen, die von dem Zeitpuncte der Geburt entfernter und in ihrer körperlichen Entwickelung gereifter sind. Wenn diese Erfahrungen es wahrscheinlich machen dürfen, dafs das Leben in den zartesten kindlichen Organismen oft früher erlischt, bevor tiefere Structur-Verletzungen in den ergriffenen Gebilden zur Ausbildung gelangen können, so läfst es sich daraus auch leicht erklären, warum bey Erwachsenen diese niederen Grade krankhafter Veränderung des Lungengewebes vermifst werden, da bey ihnen das gröfsere Maafs von Energie so wie das Vermögen, den Eingriffen der Krankheit länger zu widerstehen, ein Erlöschen des Lebens bis zur Entwickelung tieferer Integritäts-Verletzungen abwendet. Aufserdem scheint auch der begünstigende Antheil, den die gröfsere Laxität der kindlichen Faser an der schnellen extensiven Ausbreitung der in Rede stehenden abnormen Veränderungen nimmt, nicht unerwogen bleiben zu dürfen für die Erklärung der Thatsache, dafs Kinder des zartesten Alters so leicht schon den Veränderungen des ersten Grades unterliegen und keine andere

Todesursache als diese auffinden lassen. Mögen nun freylich diese Veränderungen — da sie keine eigentliche Anomalie *des Gewebes* veranlassen, da sie die Schwimmfähigkeit des Lungenparenchymes nicht vernichten, und da sie einzig und allein in einer bedeutenden Blutüberfüllung zu bestehen scheinen — nicht als der eigentlichen und wahren Entzündung angehörig betrachtet werden dürfen, sondern nur als anatomische Kennzeichen einer venösen Blutstockung und des behinderten Abflusses des venösen Lungenblutes durch die Lungenvenen zum Herzen gelten können, so wird doch einer Seits zugegeben werden müssen, daſs dieselben krankhaften Veränderungen nach dem Verhältnisse ihrer Extensität so wie nach dem Verhältnisse des Widerstandsvermögens betroffener Organismen in gleicher Weise wie tiefere Structur-Verletzungen störend auf das Geschäft der Respiration und vernichtend auf das Zustandekommen des Lebensprocesses einwirken können, — so wie anderer Seits aus dem Umstande, daſs diese venöse Blutstockung oder Stasis sich immer als der niedrigste Grad krankhafter Veränderung darstellt — es mag nun dieselbe für sich allein, oder mit anderen Anomalien eines höheren Grades gleichzeitig bestehen — die Folgerung als zulässig und erlaubt erscheinen muſs: Daſs dieselbe Blutstockung den Anfangspunct und die erste Stufe von Structur-Verletzung des Lungengewebes in allen Fällen und auch dort bilde, wo die höheren und letzten Grade krankhafter Veränderungen zur Ausbildung gekommen sind, und daſs demnach eben diese Blutstockung allen Structur-Verletzungen, welche die Autopsie kennen lehrt, vorangehe.

Hinsichtlich des zweyten Punctes aber, und in Bezug auf diejenigen krankhaften Veränderungen, welche durch die Pneumonie sowohl bey kindlichen Organismen als auch bey Erwachsenen erzeugt werden, aber dennoch gewisse wesentliche Verschiedenheiten wahrnehmen lassen, glauben wir, diejenigen Structur-Verletzungen, welche oben als dem dritten Grade derselben angehörig beschrieben worden sind (§. 35.), denjenigen gegenüberstellen zu dürfen, welche man in neuerer Zeit nach dem Beyspiele *Laennec's**) als den ersten Grad der Entzündung bey Erwachsenen bezeichnend, zu betrachten und mit dem Namen der Lungen-Anschoppung zu belegen gewohnt ist, während diejenigen Entartungen des Gewebes, welche von uns als Veränderungen des vierten Grades aufgeführt sind, auf das Entschiedenste demjenigen Zustande entsprechen, den man als den zweyten Grad der Entzündung bey Erwachsenen ansieht und mit dem Namen der Hepatisation oder der Carnification bezeichnet.**) Denn beyde Arten von Structur-Verletzungen fallen in zarten kindlichen Organismen so wie in gereiften Individuen in ihrer Beschaffenheit zusammen, während sie in so fern von einander abweichen, dafs bey der s. g. Lungen-Anschoppung der Erwachsenen *(Engouement)* die Schnittfläche des veränderten Lungenparenchymes nur ein trübes, blutartiges Serum aber kein wahres Blut liefert, wogegen bey dem analogen Zustande in zarten kindlichen Organismen wirkliches schwarzes Blut aus der Schnittfläche hervorquillt, und dafs eben dieselbe Verschiedenheit auch bey der s. g. Hepatisation der Lungen gefunden wird, welche bey Erwachsenen ebenfalls eine blutleere Schnittfläche zeigt, während diese bey Säuglingen ebenso ein dickes, schwarzes Blut, wenn

*) *Laennec*, a. a. O. 1ster Theil. S. 310.
**) Ebendas. S. 311.

gleich in geringerem Grade, hervortreten läfst. Diese Abweichung aber, bey übrigens identischen Zuständen, scheint nicht ohne wesentliche Beziehung zu der Eigenthümlichkeit dieser Entzündung im Säuglingsalter zu seyn, und theils aus dem ihr zukommenden Charakter der Venosität, theils aus der gröfseren Laxität und Atonie des Gewebes hervorzugehen, welches dem stockenden und andrängenden Blute keinen entsprechenden Widerstand entgegenzusetzen vermag, und hier die Entstehung von Blutinfiltrationen begünstigt, während bey gereifterem Alter und geringerer Schlaffheit der Faser nur eine seröse Exsudation ohne wirkliche Blutaustretung Statt finden mag. — Dafs übrigens bey der Anschoppung und Hepatisation kindlicher Lungen die Farbe dieser Veränderung mehr dunkelroth, bey Erwachsenen dagegen mehr blau gefunden wird, erklärt sich aus der von dem Lebensalter abhängigen Verschiedenheit in der Färbung des fraglichen Organes von selbst.

Dafs aber die s. g. graue Hepatisation oder die eitrige Infiltration,*) so wie sie bey Erwachsenen vorkommt, nie bey Säuglingen wahrgenommen wird,**) kann und darf nicht befremdend seyn, wenn man das geringere Widerstandsvermögen derselben, und die in ihnen früher erliegende Energie erwägt, wodurch auch bey den kräftiger organisirten und der Geburt etwas ferner stehenden Kindern das Erlöschen des Lebens bedingt wird, bevor es zu einer so hohen Ausbildung der Krankheit und ihrer secundären Metamorphosen kommen kann. Eben derselbe Grund wird es aber auch begreiflich machen, warum in kindlichen Leichen der

---

*) *Laennec*, a. a. O. 1ster Thl. S. 314.

**) *Cuming*, a a. O S. 321. 338 — 352.

erste Grad der Hepatisation oder die s. g. rothe Hepatisation (welche bey Erwachsenen die häufigste Veränderung ist, welche die an der Pneumonie Verstorbenen ergeben) im Allgemeinen nicht häufig und seltener als die s. g. Anschoppung gefunden wird.

## §. 41.

Wenn die Leichenöffnungen mit einem hohen Grade von Evidenz die entzündlichen Veränderungen des Lungenparenchymes ergeben, so treten doch die Zeichen einer gleichzeitigen und verhältnifsmäfsigen Bronchitis weniger entschieden, mit geringerer Deutlichkeit und nicht *so* bestimmt der Wahrnehmung entgegen, dafs für *alle* Fälle die Theilnahme der Bronchialäste an der Entzündung als gleichmäfsig erwiesen betrachtet, und nicht für einzelne Fälle in Zweifel gezogen werden könnte. — Da die Entzündungsröthe nie in einem sehr hohen Grade ausgesprochen, oft aber nur sehr unvollkommen wahrnehmbar ist, indem sich dieselbe immer nur auf die feinsten, dem Lungengewebe am nächsten liegenden Bronchialverzweigungen beschränkt und da das, am deutlichsten in die Augen fallende krankhafte Secret möglicherweise ein eitriges, der Lungenvereiterung mehr als der Luftröhrenschleimhaut angehöriges seyn kann, so dürfte demnach die gesammte Krankheit vielleicht eher als eine reine Pneumonie wie als eine Entzündung zweyer, durch anatomische Lage und physiologische Bedeutung einander verwandter Gebilde aufgefafst werden.

Was aber den ersten dieser, gegen die Coexistenz der Bronchitis möglicherweise zu erhebenden Einwürfe, nemlich die geringe Intensität der Enzündungsröthe anbetrifft, so wird der niedere Grad, in welchem man diese Röthe fast immer und in allen Fällen nur antrifft, nicht füglich *gegen* die Annahme einer, während des Lebens bestandenen Entzündung zeugen können, wenn man in vergleichende Erwägung ziehen will, wie die Mehrzahl aller über die Entzündung der Luftröhrenäste bestehenden Beobachtungen es ergiebt, dafs das in Rede stehende anatomische Kennzeichen dieser Entzündung sehr häufig weder in hoher Intensität, noch in bedeutender Extensität bestand, ohne deshalb die betreffenden Beobachter an der Gegenwart der Entzündung zweifeln zu lassen, *) und dafs nur in der Minderzahl autoptischer Beobachtungen einer stärker ausgebildeten Entzündungsröthe Erwähnung geschieht. **) Da sich aber jene Beobachtungen theils auf erwachsene, theils auf mehr gereifte kindliche Organismen, die dem Säuglingsalter nicht mehr angehörten, beziehen, so kann es um so weniger verwundern, dafs bey Kindern des zartesten Alters, — bey denen einer Seits die allgemeine Laxität des organischen Gewebes die Bildung einer ächt synochösen Entzündungsröthe in einem schleimhäutigen Theile erschweren, anderer Seits der geringere Gefäfsreichthum eine passive Blutüberfüllung (ähnlich der in dem Lungengewebe zur Entdeckung kommenden Stasis) verhindern mag — dieses Zeichen der inflammatorischen Veränderung der Luftröhrenschleimhaut nicht zu einem hohen Grade der Entwickelung gelangt. Ohnedies aber bleibt es möglich, wenn es auch nicht als ausgemacht gelten kann, dafs die gleichzeitige Bronchitis (besonders da es wahrscheinlich ist, dafs sie den krankhaften Affectionen des Lungengewebes vorangeht §. 43.) in einem früheren Zeitraume und

---

*) *Laennec*, a. a. O. Ister Thl. S. 108 und 128. — *Lieutaud*, *Historia anatomico-medica. Lib. I. Sect. I.* §. 4. — *Bayle*, a. a. O. S. 387. *observ. XLVIII.* — *Badham*, a. a. O. S. 119.

**) *Hastings*, a. a. O. S. 214.

auch der ersten Bildungsstufe der Krankheit, bevor der Ergufs des durch sie bedingten Secretes eingetreten ist, in einem höheren Grade als zur Zeit des tödtlichen Ausganges der Krankheit, der ihre anatomischen Kennzeichen sinnlich zu erfassen gestattet, besteht. *) —

Mit einem gröfseren Anscheine von Wahrheit, als mit welchem man aus der geringen Intensität der eben beleuchteten Entzündungsröthe einen Zweifel gegen die Coexistenz der Bronchitis erheben kann, dürfte — bey nicht genauer und nicht vielfältiger Untersuchung — das der Beobachtung wahrnehmbare krankhafte Secret, anstatt für das mucöse Product der entzündeten Bronchialschleimhaut für ein purulentes Erzeugnifs der entzündeten Lungensubstanz gehalten und einer gleichzeitigen Bronchitis jeglicher Antheil an seiner Entstehung abgesprochen werden können. Denn in denjenigen Fällen, in welchen die Entzündung mit grofser Heftigkeit verlief und therapeutisch keine Beschränkung erfuhr, und in welchen man das Lungengewebe stark hepatisirt antrifft, ist die, dann wahrnehmbare dickliche, strohgelbe, zähe und gleichartig gemischte Flüssigkeit dem Eiter bis auf ihre geruchlose Beschaffenheit — die aber auch dem wirklichen Eiter bey Lungenentzündungen bekanntlich zukommt **) — sehr täuschend ähnlich, und diese Aehnlichkeit erscheint noch vergröfsert, wenn man dieselbe Flüssigkeit bey einem Einschnitte in die hepatisirte Lungensubstanz aus der Schnittfläche hervorquellen sieht, und dadurch veranlafst wird, ihren Sitz in dem Pulmonarparenchyme zu suchen.

---

*) *A. F. Marcus*, der Keichhusten, — über seine Erkenntnifs, Natur und Behandlung. Bamberg und Leipzig, 1816. S. 71. §. 84.

**) *Laennec*, a. a. O. S. 314.

Die durch diese beyden Umstände leicht möglich gemachte Täuschung wird aber verschwinden, wenn man bey genauerer Untersuchung auf diejenigen Puncte die Aufmerksamkeit richtet, welche das in Rede gestellte Secret als ein den Bronchialverzweigungen, nicht aber dem Lungengewebe angehöriges darstellen, wenn man mit Genauigkeit die Luftröhrenäste mit der anatomischen Scheere, und wo diese wegen zunehmender Verfeinerung keinen Raum mehr findet, mit dem anatomischen Messer spaltet und in den feineren und engeren Ramificationen dieses eiterähnliche Secret sehr deutlich und bestimmt ergossen, und die bezüglichen Luftröhren-Verästelungen damit reichlich angefüllt findet, — wenn man die Schnittfläche der hepatisirten Lungensubstanz, nachdem das fragliche Secret ausgedrückt worden, aufmerksam betrachtet und zwischen dem unerweichten und harten Pulmonarparenchym deutlich die feinsten, für eine Spaltung nicht mehr geeigneten, etwas verdickten Bronchial-Ramificationen erkennt, aus welchen die ausgedrückte Flüssigkeit hervorquoll, — und wenn man endlich erwägt, daſs eine Vereiterung des Lungengewebes neben einer s. g. rothen, harten und festen Hepatisation (wie sie bey Kindern des zartesten Alters allein nur vorkommt) durch analoge Beobachtungen nicht bestätigt, vielmehr durch die Erfahrung bewährt wird, daſs wo wirkliche Suppuration des Lungengewebes zugegen ist, auch die s. g. Hepatisation eine graue Farbe und eine erweichte Beschaffenheit angenommen hat, wie man sie nie bey Kindern, die dem Säuglingsalter angehören, findet.*)

Wenn es nun durch diese Gründe als erwiesen betrachtet werden darf, daſs die, den Gegenstand der ge-

*) *Laennec*, a. a. O. S. 314. — *Cuming*, a. a. O. S. 321.

genwärtigen Erörterung bildende Flüssigkeit als ein Product der Bronchialschleimhaut gelten dürfe und müsse, so wird man auf der anderen Seite ebenso wenig das Gewicht derjenigen Gründe verkennen können, in Folge welcher diese Flüssigkeit als ein mucöses, nicht aber als purulentes Secret der entzündeten Luftröhrenäste anzusprechen ist, so abweichend und verschieden sich auch in dieser Beziehung die Ansichten früherer Beobachter aussprechen.*) Denn da die Masse dieser abgesonderten Flüssigkeit in einzelnen Fällen viel zu bedeutend ist, als dafs nicht, wenn sie auf Vereiterung beruhete, das Erlöschen des Lebens in so zarten Organismen vor ihrer so reichlichen Ergiefsung hätte erfolgen müssen, — da alle analogen Krankheitsfälle es bestätigen, dafs die Neigung für den Ausgang von Entzündungen in Suppuration bey kindlichen Individuen im Allgemeinen geringer, überwiegend dagegen die Tendenz zu lymphatischen und anderen Ablagerungen**) besonders dann ist, wenn die Entzündungen in schleimhäutigen Gebilden wurzeln, — da das Auge des Beobachters auch dort, wo das fragliche Secret die gröfste Aehnlichkeit mit dem Eiter zeigt, keine Spur einer

---

*) *Lieutaud*, a. a. O. hält das in den Luftröhrenästen angesammelte Secret für eiterartig. *Lib. I. Sect. I.* §. 4. *Bronchia et vesiculae pulmonales p u r e scatebant — Bronchia latice mucoco et nonnihil p u r u l e n t o obstructa — Reperitur in bronchiis mucus p u r u l e n t u s etc.* — Eben dieselbe Annahme findet sich bey *Badham*, a. a. O. S. 130 — 132. — — *J. A. Albers* nennt es „coagulable Lymphe," in den Anmerkungen zu *Badham's* angeführtem Werke, S 134. Anmerk 67. 68. 69 — *Hastings*, a. a. O. S. 214. und *Lorinser*, a. a O. S. 363. geben die Schleimbildung und Eiterbildung gleichzeitig zu. — *Laennec*, a. a. O S. 109. und *Billard*, a. a. O S. 463. ziehen die mucöse Natur desselben Secretes nicht in Zweifel.

**) *C. F. Harles*, praktische Bemerkungen über innere Entzündungen bey Kindern. Nürnberg, 1810. S. 18.

exulcerativen Zerstörung der Bronchialschleimhaut zu entdecken vermag, — da man bey einer vielfältigen Gelegenheit zu Leichenöffnungen ohne Schwierigkeit im Stande ist, die verschiedenen Gradationen zu verfolgen, welche die Bildung dieses Secretes, je nach den verschiedenen Abstufungen von Heftigkeit der Krankheit, von einer deutlichen und unverkennbaren mucösen Beschaffenheit bis zu seiner Aehnlichkeit mit dem Eiter durchläuft, — da endlich die Heilbarkeit des, bis zu einer solchen Absonderung vorgerückten Uebels gröſser erscheint, als sie bey einer wirklichen Vereiterung der Luftröhren-Schleimhaut seyn könnte, und da die für die Heilung nothwendige Expectoration, (wenn es, wie in einzelnen Fällen, gelingt, die ausgeworfenen Stoffe zu untersuchen) nie eine Aehnlichkeit mit dem Eiter, sondern nur die deutliche Beschaffenheit des Schleimes zeigt (§. 27.); so wird nach allen diesen Gründen die mucöse Natur dieses Secretes keinem Zweifel unterzogen werden können.

Sobald es aber einmal feststeht, daſs dieses in Rede stehende Product krankhaft gesteigerter Absonderung, diese mucöse oder lymphatische Flüssigkeit aus der Bronchialschleimhaut entsteht, wird gerade sie den wichtigsten Beweis für die Coexistenz der Bronchitis liefern, und das Vorhandenseyn derselben am entschiedensten, und mehr als dies durch die früher berührte Entzündungsröthe geschehen kann, darthun müssen, da sie überall und allgemein als das zuverlässigste und sicherste anatomische Kennzeichen der Luftröhrenentzündung anerkannt ist,*) und man die Existenz dieser Entzündung auch dort nicht in Zweifel gestellt hat, wo

---

*) *Badham*, a. a. O. S. 115. 117. 119. 120. *Laennec*, a. a. O. S. 129. *Reil's* Fieberlehre. 2. Thl. S. 424.

die besprochene vermehrte Absonderung das einzige Zeichen derselben gewesen ist, ohne durch die Gegenwart einer gleichzeitigen Entzündungsröthe unterstützt worden zu seyn. *) —

## §. 42.

Wenn es nach den bisher gepflogenen Erörterungen so wie nach den autoptischen Untersuchungen der von der Krankheit befallenen Organe thatsächlich erwiesen ist, dafs die Entzündung des Lungenparenchymes und die Entzündung der Bronchialschleimhaut in kindlichen Individuen sehr häufig zusammen und neben einander bestehen können, so wird durch die Beständigkeit des gleichzeitigen Vorkommens der Entzündung in dem einen so wie in dem andern Theile — welche Beständigkeit nicht allein durch die Erfahrungen des Verfassers, sondern auch durch die Erfahrungen vieler anderer Beobachter bestätigt wird**) — die Annahme gerechtfertigt werden dürfen: dafs in den Respirationsorganen kindlicher

---

*) *Badham*, a. a. O. S. 107. —

**) *Cheyne*, *the pathology of the Membrane of the Larynx and Bronchia. Edinburgh.* 1809. *pag.* 193.: *„In dissection we „scarcely find the effects of the disease corresponding with „what we should expect from the severity of the symptoms. „The only very distinct morbid appearance is increased vascu- „lar action of the bronchial membrane. The secondary effects „of the disease are effusions into the . . . cellular substance „of the lungs.“* —

*Cuming*, a. a. O. S. 308.: „Bey den Leichenöffnungen, die „*Cheyne* sowohl als *Hastings* unternahmen, waren die Schleim- „häute der Bronchien *besonders* krankhaft beschaffen, während „ich beynahe in allen tödtlich abgelaufenen Fällen sowohl das „Parenchyma der Lungen als auch die Schleimhaut von der Ent- „zündung ergriffen fand“ — S. 338. 341. 344.

*Billard*, a. a. O. S. 464.: „Der Bronchiencatarrh (Bronchitis) ist oft bey den Kindern ein Symptom (?) der Entzündung des Lungengewebes.“ —

Individuen des zartesten Alters eine isolirte Entzündung, entweder der Luftröhrenschleimhaut oder des Lungengewebes allein, nicht mehr vorkommen, sobald die Krankheit in dem einen oder anderen Theile einen gewissen Grad von Höhe und Ausbildung erreicht hat, — daſs dann die Entzündung immer mit einem gedoppelten Sitze auftrete, — und daſs in dieser Beziehung ein Unterschied durch die Verschiedenheit des Lebensalters bedingt werde, in Folge dessen das isolirte Vorkommen einer verhältnismäſsig heftigen Entzündung in dem einen oder dem anderen der hier in Rede stehenden beyden Theile (welches das zarteste Lebensalter nicht zu gestatten scheint) bey gereiften und erwachsenen Individuen nicht allein möglich, sondern auch häufig bleibt.*) — Wie leicht aber ein gleichzeitiges Ergriffenseyn, sowohl der Bronchialschleimhaut in den feineren Luftröhrenverzweigungen, als auch des Lungengewebes Statt finden, wie leicht sich die Entzündung von dem einen Theile auf den anderen fortpflanzen und übertragen könne, wird ohne Schwierigkeit erhellen, wenn man erwägen will, in wie enger dynamischer und organischer Verkettung die in die Sphäre der Krankheit gezogenen Organe mit einander stehen, und wie sie gleichsam nur *ein* Organ darstellen, da nur ein äuſserst geringer anatomischer sowohl als auch physiologischer Unterschied zwischen den letzten Bronchial-Verästelungen und dem eigentlichen Lungen-Parenchyme besteht, da dieses letzte mit seinen Luftzellen nur eine blasige Erweiterung und Endigung der äuſsersten Luftröhren-Verzweigungen darstellt, — oder da

*) *Hastings*, a. a. O. S. 261. 281. 290. — *Badham*, a. a O. S. 107. 113. 133. 134. — *Jos. Frank*, *Praxeos med. univers. praecepta. Pars II, Volumen II. Sect. I. pag.* 345. *Nota* 18. *ad finem.*

(wenn die Luftzellen, als die letzten blasigen Endungen der Bronchial-Ramificationen, noch zum Bronchialsysteme gezählt werden sollen) als eigentliche Pulmonarsubstanz nichts Anderes übrig bleibt, als das die Luftzellen umschliefsende und unter einander vereinigende Zellengewebe mit den in dieses verbreiteten zahllosen Haargefäfsen der Lungen-Arterie und der Lungen-Venen.

§. 43.

Bey der Zulassung der eben (§. 42.) aufgestellten Annahme ist es aber nicht gleichgültig, sondern von einem nosologischen und von einem noch bedeutenderen therapeutischen Interesse, zu wissen, ob die Bronchiopneumonie in zarten kindlichen Organismen gleich bey ihrem ersten Auftreten an einen gedoppelten Sitz gebunden sey, oder ob sie sich entweder von der Bronchialschleimhaut auf das Lungengewebe, oder umgekehrt von diesem auf jene verbreite, und demnach während einer gewissen Zeit und auf einer gewissen Bildungsstufe entweder als Bronchitis oder als Pneumonie bestehe, bevor sie sich als wirkliche Bronchiopneumonie gestaltet? — Obgleich für diese Bestimmung nur eine approximative Wahrheit, nie eine völlige und unbedingte Gewifsheit möglich seyn kann, halten wir es dennoch für wahrscheinlich, dafs die Entzündung nicht die beyden von ihr befallenen Organtheile gleichzeitig ergreife, sondern zuerst in der Bronchialschleimhaut ihren Sitz aufschlage und als Bronchitis auftrete, um sich von hier auf die Lungen zu übertragen. (§. 7.)

Nichtsdestoweniger sind es sehr gewichtige Zweifel, welche gegen einen solchen Procefs der Krankheitsbildung und gegen einen solchen Gang ihrer räumlichen Ausbreitung erhoben werden können. Denn da es nach den Resultaten unserer autoptischen Untersuchungen durchaus beständig ist, dafs die Bronchitis und die auf ihre Existenz bezüglichen anatomischen Veränderungen nur in der Nähe des Lungengewebes, nicht aber in den von diesem entfernteren, geräumigeren Luftröhrenästen vorkommen, und da es nach unseren Wahrnehmungen nicht minder als etwas Constantes gelten darf, dafs diese auf die Gegenwart der Bronchialentzündung deutenden Zustände rücksichtlich der Intensität ihrer Ausbildung in Verhaltnifs stehen zu dem Grade krankhafter Veränderung, den das Lungengewebe erfahren hat (§. 37.); so mufs durch diese Umstände die Ansicht: dafs die Zeichen der Entzündung in den Bronchial - Verzweigungen als abhängig von der Entzündung des Lungengewebes und als durch diese secundär hervorgerufen anzusprechen seyen, um so eher als eine wahrscheinliche und naturgemäfse sich aufdrängen, je weniger es zweifelhaft seyn kann, dafs eine Uebertragung der Entzündung von dem Pulmonarparenchyme auf die feineren Luftröhrenäste eben so leicht als das umgekehrte Verhalten der räumlichen Krankheits-Ausbreitung Statt finden könne.*)

Trotz des Gewichtes jedoch, welches diese Gründe immerhin geltend machen mögen, wird sich dennoch aus der Prüfung der Ergebnisse der Leichenöffnungen von einer anderen Seite, so wie aus einer vergleichenden Berücksichtigung der während des Bestehens der Krankheit der Beobachtung entgegentretenden Symptome der entgegengesetzte Bildungsvorgang wahrscheinlicher

---

*) *Joh. Pet. Frank, interpretationes clinicae. Pars. I. Tubingae,* 1812. *pag.* 125. 126.: „*Nullum scilicet nos, nec ad „hunc usque diem, neque serius, pulmonum incendium absque „bronchiorum inflammatione plus minusve conspicua perspexi„mus.*“ —

machen, und mit überwiegenden Gründen, wie wir glauben, darthun lassen, dafs die in Rede stehende Entzündung sich von innen nach aufsen, nicht von der Peripherie der Lungen gegen die inneren Gebilde verbreite, — welche Ansicht nicht allein in der gleichlautenden Meynung anderer Schriftsteller*) ihre Bestätigung finden, sondern auch durch gewisse Resultate und Wirkungen der therapeutischen Behandlung zu unterstützen seyn wird. —

Nähme nemlich die Bronchiopneumonie der Neugebornen und Säuglinge ihren ursprünglichen Anfang von der peripherischen Ausbreitung der Lungensubstanz, und gewönne sie von hieraus nach innen ihre gröfsere räumliche Ausbreitung, so würde es mit Recht befremden dürfen, warum nicht auch die Leichen der an unserer Krankheit verstorbenen Kinder, ebenso wie die Sectionen der an der s. g. Peripneumonie verstorbenen Erwachsenen, die Folgen einer solchen peripherischen Entzündung in der Gegenwart von serösen Exsudationen in dem Innern der Brusthöhle, so wie von Pseudomembranen und Adhaesionen zwischen der *Pleura pulmonum* und der *Pleura costalis* ergeben? — welche krankhaften Zustände (obwohl sie bey kindlichen so gut wie bey erwachsenen Individuen, jedoch unter anderen pathologischen Verhältnissen als diejenigen sind,

*) *Cheyne*, a. a. O. S. 187 — 195.: „Im ersten Zeitraume ist „das Athmen erschwert, im zweyten nicht blos erschwert, son„dern auch mühsam. — Im ersten Zeitraume scheint das er„schwerte Athmen besonders von einem krankhaften Zustande „der Luftröhre, im zweyten wohl mehr von einer Krankheit des „ganzen Lungensystemes herzurühren.“ —

*Cuming*, a. a. O. S. 323.. „Da der Krankheit in gar vielen „Fällen die Symptome eines Catarrhs vorausgehen, so ist es „wahrscheinlich, dafs die Entzündung in der Schleimhaut zuerst „anfängt, und sich von dieser auf die Lungensubstanz verbrei„tet.“ —

welche der hier in Rede stehenden Krankheit zukommen, sich ereignen können) uns niemals wahrnehmbar geworden sind. (§. 34.)

Ebenso aber gestatten diejenigen Symptome, welche während einer gewissen Bildungsstufe der Krankheit, und während des Anfanges der sich entwickelnden örtlichen Entzündung die vorherrschenden sind, eine unverkennbar deutlichere semiotische Beziehung zur Bronchitis, eine ungleich geringere dagegen zur Existenz der Pneumonie. Dahin gehören vor anderen Erscheinungen das §. 9 und 10. beschriebene schnelle, frequente, oft keichende und zuweilen von hörbaren Inspirationen begleitete, aber noch von keinem auffallenden Hindernisse für das Geschäft der Luftaufnahme getroffene Athemholen, neben der eigenthümlichen Beschaffenheit des trockenen, kurzen, anhaltenden Hustens, neben dem mit diesem in manchen Fällen sich verbindenden Croupton, neben der oft in völlige Aphonie übergehenden Heiserkeit der Stimme, neben der grofsen Reizbarkeit des Kehlkopfes, neben der Aehnlichkeit, welche dieser Husten zuweilen mit dem Keichhusten eingeht, u. s. w. —, während die später auftretende Symptomengruppe demjenigen hemmenden Einflusse entschiedener entspricht, welcher für das Zustandekommen des gesammten Athmungsprocesses durch die Entzündung des Lungengewebes bedingt wird. — (§. 14—17.)

Aufserdem aber ist nicht allein der Ausdruck der Symptome, sondern auch der Erfolg der Behandlung ein anderer während desjenigen Zeitraumes der Krankheit, welcher den Gedanken der anfänglich und isolirt bestehenden Entzündung der Luftröhrenäste zu rechtfertigen vermag, und abweichend von dem Erfolge derselben Behandlung zu einer Zeit, wahrend welcher das Lungengewebe nicht mehr für frey von der zu gröfserer

Extensität gediehenen Entzündung gehalten werden darf. (§. 84.) Da dieser, durch die Erfahrungen des Verfassers durchaus constatirte Umstand zusammentrifft mit der Verschiedenheit, welche rücksichtlich des Charakters der in der Schleimhaut der Luftröhrenäste und der in dem Parenchyme der Lungen wurzelnden Entzündung bey der Bronchiopneumonie der Kinder sich nosologisch rechtfertigen läfst, (§. 47.) so wird auch er als ein unterstützendes Moment für die wahrscheinlichere Ansicht von dem Procefs der Krankheitsbildung, und für die Uebertragung der Entzündung von den Bronchialverzweigungen auf die Lungen gelten dürfen und können.

§. 44.

Sobald man durch die eben angeführten Gründe sich veranlafst finden darf, rücksichtlich der Nosogenie unserer Krankheit die Meynung festzuhalten, dafs dieselbe zuerst als eine mehr oder minder heftig ausgebildete Bronchitis auftrete, und diese ein späteres und consecutives entzündliches Ergriffenwerden des Lungengewebes bedinge, wird noch *der* Umstand in pathologische Untersuchung zu stellen seyn, warum nicht auch bey kindlichen Individuen des zartesten Alters, ebenso wie bey gereifteren, die anfangs und zuerst isolirt bestehende Bronchitis auch als solche verlaufe, und warum sie nicht allein häufig, sondern so weit unsere Beobachtungen reichen — *beständig* von einer Entzündung des Pulmonarparenchymes gefolgt sey, die oft in ihrer Heftigkeit und Intensität die anfängliche Entzündung der Luftröhrenäste weit überwiegt? Für die Beantwortung dieser Frage und für die Erklärung des berührten Bildungsorganes, so wie für die Feststellung derjenigen Bedingungen, durch welche die Beständigkeit desselben in kindlichen Organismen erzeugt wird, scheint die Berücksichtigung *des* Einflusses, den die Bronchitis in derjenigen räumlichen Form, in welcher sie hier zur Ausbildung kommt, auf das Geschäft der Respiration ausübt, so wie die Beachtung der Eigenthümlichkeit dieses Einflusses bey kindlichen Individuen des zartesten Alters ausreichend zu seyn.

Für die Würdigung desjenigen störenden Einflusses, den die Bronchitis auf das Zustandekommen des Athemholens ausübt, und für die Auffassung derjenigen Hindernisse desselben, durch welche sie die Entstehung der consecutiven Pneumonie begünstigt, ist vor allen Dingen die pathologisch-anatomische Thatsache festzuhalten, *daſs diese Bronchitis ihren Sitz ausschlieſslich in den feinsten Bronchial-Verzweigungen nehme*, ohne die geräumigen Luftröhrenäste zu erreichen. In wie fern aber eine, solche Beziehungen ihres Sitzes an sich tragende Bronchitis andere hindernde Rückwirkungen auf das Geschäft der Respiration und den gesammten Lebensproceſs äuſsern müsse, als diejenige, welche, ohne die eigentlichen Luftzellen zu gefährden, ihren Sitz in den Luftröhrenstämmen von gröſserer Capacität nimmt, wird leicht ersichtlich seyn, sobald man sich nur an die ungleiche physiologische Bestimmung beyder Theile und daran erinnert, daſs *diese* nur für den Durchgang der respirablen Luft, *jene* aber für die Zersetzung derselben und für die Decarbonisation des Blutes bestimmt sind. Daſs aber die Entzündung der feineren Luftröhrenäste eben diese Decarbonisation des in dem Haargefäſssysteme der Lungen befindlichen Venenblutes beeinträchtigen müsse, ist theils aus der Theorie klar, theils wird es thatsächlich durch die secundären Symptome und Rückwirkungen derjenigen Fälle von Bronchitis bey Erwachsenen erwiesen, die — ohne eine Vergröſserung ihres Sitzes einzugehen — einfach verliefen.*) — Es scheint dabey unnöthig, dieses in Rede stehende Hindernifs für die Decarbonisation des venösen Lungenblutes *allein* in der krankhaften, durch die Entzündung bedingten Schleimabsonderung und in der Verstopfung der feinsten Luftwege und der Lungenzellen durch die abgesonderten Massen zu suchen (wie es unter Anderen z. B. *Badham***) gethan hat), da diese Absonderung wahrscheinlich erst später als die Entwickelung der Entzündung in dem Lungengewebe erfolgt, obwohl die Möglichkeit eines früheren Eintretens dieser Absonderung zugegeben werden zu müssen scheint.***) Und dafs auch durch den einfachen Procefs der Entzündung, oder um der entzündlichen Reizung und durch die dadurch bedingte gröfsere Dichtigkeit und Derbheit der von Entzündung befallenen zarten häutigen Gebilde die Communication zwischen den Lungen-Blutgefäfsen und den Luftgefäfsen erschwert, und dadurch die decarbonisirende Einwirkung der eingeathmeten Luft auf das venöse Lungenblut behindert werden müsse, mag, unseres Erachtens,

*) *Badham*, a. a. O S. 141. 142.

**) Ebendaselbst.

***) Für ein krankhaftes Product der Bronchialschleimhaut mufs, wenigstens nach allen Zeugnissen der Analogie, „die graue, mit Blut gemischte, kaum hie und da ein Luftbläschen zeigende Flüssigkeit" gehalten werden, welche in den beyden, von *Kluge* in der *Medicinischen Zeitung des Vereins für Heilkunde in Preufsen*. Jahrgang 1835 No. 30. S. 135 mitgetheilten Fällen die Schnittflache der Lungen bey zweyen Neugebornen ergab, bey denen die Krankheit (die Lungenentzündung) nach einer Dauer von sechs Stunden, und neun Stunden tödtlich verlief. Denn dieselbe Flüssigkeit von der s. g. *grauen Hepatisation der Lungensubstanz* ableiten zu wollen, steht mit der kurzen Dauer der Krankheit, so wie mit den Resultaten der Leichenöffnungen des Verfassers, *Cuming's*, *Billard's* u. A. zu sehr im Widerspruch, um für zulässig und statthaft gehalten werden zu können. —

kaum einem begründeten Zweifel unterworfen werden können.

Wenn inzwischen gereifte Organismen in Folge des ihnen inwohnenden höheren Grades von Energie das Vermögen besitzen, diesem die Zweckerfüllung des Athmungsgeschäftes störenden Einflufs entzündeter Luftröhrenäste entgegenzuwirken, so werden die zarteren und eigenthümlichen Organisations- und Vitalitäts-Verhältnisse der Lungen kindlicher Individuen von dem niedrigsten Lebensalter eine solche Gegenwirkung nicht gestatten, sondern die Entwickelung von Folge-Zuständen bedingen, die dem niedrigsten Lebensalter vor anderen Altersstufen vorzugsweise zukommen.

In Betreff der eigenthümlichen Organisations-Verhältnisse, welche die Lungen kindlicher Individuen darbieten, scheint hauptsächlich und allein die gröfsere Spongiosität und die in der gesammten Organenkette kindlicher Individuen vorwaltende bedeutende Laxität und die geringere Derbheit in der Cohäsion der organischen Faser angesprochen werden zu dürfen, welche um so mehr geeignet seyn mufs, einer Stagnation des Blutes und einer Anhäufung desselben in den Lungen Raum zu geben, je mehr der geringe Tonus der Blutgefäfse eine Retardation des kleinen Kreislaufes und eine Ueberfüllung der Lungen mit venösem Blute begünstigt.

In Betreff der besonderen Vitalitäts-Verhältnisse aber, welche in den Respirationsorganen kindlicher Organismen obwalten, und welche die Entstehung der Pneumonie durch Einflüsse bedingen, die die Entkohlung des Venen-Blutes in den Lungen erschweren und durch eine bestehende Bronchitis in Wirksamkeit gesetzt werden, wird man die vorwaltende Beziehung des Athmungsgeschäftes zu dem gesammten reproductiven

Leben und zu dem gröſseren Bedürfniſs der Ernährung in kindlichen Organismen in Betracht ziehen dürfen. — Um die durch diese Umstände bedingte Eigenthümlichkeit in der physiologischen Bedeutung kindlicher Athmungs-Organe, so viel als solches hier erforderlich seyn kann, näher zu bestimmen, mag es genügen daran zu erinnern, daſs während des gesammten kindlichen Lebensalters die reproductive Lebens-Sphäre ein um so entschiedeneres Uebergewicht über die anderen Systeme behauptet, auf einer je niederen Altersstufe und je näher der Geburt kindliche Individuen stehen, — daſs der Grund dieses Uebergewichtes in dem absolut gröſseren Bedürfnisse der Ernährung ruhet, die nicht allein das Bedürfniſs des Stoff-*Ersatzes*, sondern zugleich das Bedürfniſs der Stoff-*Vermehrung* zu Gunsten der körperlichen Entwickelung und des Wachsthums, bey Kindern überhaupt und bey Säuglingen am mehrsten, anerkennt, — daſs dieses doppelte Bedürfniſs sowohl des Wiederersatzes als auch der Vermehrung des organischen Stoffes eine quantitativ überwiegende Säfte-Bereitung nothwendig macht, — daſs einem solchen Bedürfniſs nur durch eine reichlichere Zuführung von Lymphe zu den venösen Blutgefäſsen genügt werden kann, wodurch (da nur das arterielle Blut für die Ernährung verbraucht werden kann, und nur allein arterielles Blut consumirt wird) eine quantitative Präpotenz nicht allein des Lymph-Systemes, sondern auch des Venen-Systemes entstehen muſs, und wodurch den Lungen in zarten kindlichen Organismen die Aufgabe zufällt, der Entkohlung einer verhältniſsmäſsig gröſseren Masse venösen Blutes vorzustehen, als solches in gereifteren Körpern der Fall ist, — und daſs endlich diese in kindlichen Organismen überwiegende Venosität während der bestehenden Gesundheit freylich im

Gleichgewichte mit der Arteriellität gehalten wird, daſs aber Störungen und Verletzungen dieses Gleichgewichtes, und eine *krankhaft* überwiegende Venosität um so leichter bey Kindern entstehen müssen, je mehr von selbst die Arteriellität hinter der Venosität zurücktritt, und je entschiedener jene durch entsprechende Einflüsse verletzt wird.

Der indifferenzirende Mittelpunct aber, in welchem das Gleichgewicht zwischen Venosität und Arteriellität während der bestehenden Gesundheit ruhet, und durch welchen es auf eine dem normalen Zustandekommen des Lebensprocesses entsprechende Weise erhalten wird, ist die Respiration und die durch diese bewirkte Entkohlung des Venenblutes. In den Athmungs-Organen liegt daher die Aufgabe, die Verwirklichung einer krankhaften Venosität, für welche kindliche Organismen eine überwiegende Neigung besitzen, zu verhüten, — eine Aufgabe, deren Erfüllung durch die leiseste Verletzung der Arteriellität um so eher vernichtet werden kann, je gröſser von selbst die Tendenz zur krankhaften Präpotenz des Venenblutes in betreffenden Individuen ist. Darin glauben wir die eigenthümlichen, die Entstehung der Pneumonie begünstigenden Vitalitäts-Verhältnisse zarter kindlicher Organismen, und in dem Einflusse der Entzündung der Luftröhrenverzweigungen auf das Athemholen diejenige Verletzung der Arteriellität erkennen zu dürfen, durch deren Zusammenwirken mit jenen, eben besprochenen eigenthümlichen Vitalitäts-Verhältnissen die Bestandigkeit in dem Vorkommen der Pneumonie neben der Bronchitis ihre Erklärung finden kann. — Denn sobald die Entkohlung des venösen Blutes in den Lungen gestört ist, muſs auch die Ableitung des decarbonisirten Blutes durch die Lungen-Venen zum Herzen in entsprechendem

Grade und leichter und bedeutender bey kleinen Kindern als bey älteren Individuen vermindert, und — da die Zuführung des Venen-Blutes zu den Lungen unbehindert fortdauert — eine gewisse Blutüberfüllung der Lungen bedingt werden. Diese, sobald sie einmal zu einer verhältnifsmäfsigen Ausbildung gekommen ist, wird durch sich selbst ihre Vergröfserung bewirken, indem mit jedem Herzschlage neues Venen-Blut den Lungen zuströmt, während das zugeführte Blut nicht in entsprechendem Verhältnisse abzufliefsen vermag. Ist nun auch diese Blutüberfüllung zu Anfang keine eigentliche Entzündung, sondern nur eine auf mechanischem Wege ohne dynamische Reizung entstandene Stockung, oder s. g. Stasis, so ist es doch denkbar, dafs diese stockende, nicht mehr durch die Circulation bewegte Blutmasse bald reizend auf das Lungenparenchym einwirken, in diesem der Entzündung entsprechende Vorgänge erregen, und die gewöhnlichen Ausgänge der Entzündung in s. g. Anschoppung und Hepatisation bewirken kann, falls nicht der Tod der Entwickelung solcher secundärer Metamorphosen zuvoreilt, oder bereits schon in Folge der s. g. Stasis selbst und der durch sie allein bedingten Beeinträchtigung des Lebensprocesses eintritt.

Ebenso aber, wie die Pneumonie der Kinder aus der Behinderung der Decarbonisation des Blutes, zu welcher die Bronchitis die Veranlassung wird, ihren Ursprung zu nehmen vermag, wird sie auch ohne ursprüngliche Verletzung der Respiration aus einer, durch allgemeine Einflüsse entstandenen Steigerung der Venosität (wie sie vielleicht durch die epidemische Constitution des Dunstkreises, welche auf die Entstehung der Bronchiopneumonie einen so entschiedenen Einflufs äufsert, bedingt wird (§. 56. 57.) hervorgehen können, sobald die Präpotenz der Venosität eine solche Höhe erreicht, dafs sie durch die Respiration nicht mehr ausgeglichen werden kann. —

§. 45.

Wenn man den eben erörterten Bildungsvorgang unserer Krankheit als den Ausdruck der Wahrheit gelten lassen will, wird es daraus auch erklärlich werden können, warum dieselbe in dem zartesten Lebensalter so häufig, und bey Säuglingen — unter Berücksichtigung der geringeren Zahl von Säuglingen in Vergleich zu der ungleich gröfseren Menge von Individuen des mehr gereiften Lebensalters — ungemein viel häufiger als bey Erwachsenen vorkommt, — warum sie bey jenen nach der Einwirkung solcher Schädlichkeiten sich hervorbildet, welche bey diesen die gleiche Wirkung nicht zu äufsern pflegen (§. 56. ff.), — und warum mit der fortschreitenden Entwickelung des kindlichen Lebens dieselbe Krankheit weniger leicht entsteht und die vorwaltende Anlage zu ihr verschwindet, indem gleichzeitig mit dem Eintritte einer gewissen Evolutionsstufe die berührte Präpotenz des venösen Gefäfssystemes geringer wird, das Hinzutreten der Pneumonie zu einer inflammatorischen oder nur subinflamatorischen Affection der Bronchialschleimhaut durch sie nicht mehr begünstigt wird, und der isolirte Verlauf einer solchen Affection unter der Form eines mehr oder weniger entzündlichen Catarrhes dann gestattet ist. —

Ebendaraus werden sich aber auch die Abweichungen erklären lassen, welche die Bronchiopneumonie der Kinder sowohl rücksichtlich ihrer Phänomenologie als auch rücksichtlich der Necroscopie darbietet, je nachdem die ihr unterworfenen kindlichen Individuen nur erst wenige Tage oder Wochen gelebt haben, oder bereits zu einem Alter von mehreren Monaten gekommen sind. — Denn da diejenigen oft berührten Umstände, welche in zarten kindlichen Organismen eine vorwaltende Neigung des Lungenparenchymes, entzündliche Metamorphosen einzugehen bedingen (§. 44.) um so entschiedener obwalten, je näher der Geburt die betreffenden Individuen stehen, so wird es auch daraus begreiflich werden dürfen, warum bey Neugebornen, oder nur wenige Wochen alten Kindern das Lungenparenchym schneller und gewaltsamer in die Sphäre des entzündlichen Leidens hineingerissen wird, dergestalt, dafs oft die gewöhnlichen Vorboten und die auf eine anfängliche Bronchitis bezüglichen Erscheinungen fehlen (§. 19.) — warum die Symptome örtlicher Reizung und namentlich der Husten minder vorherrschend sind und für den Beobachter in den Hintergrund treten, — warum (da bey eintretender Blutüberfüllung der rechten Herzhälfte das Blut bald genöthiget wird, aus dem rechten Vorhofe durch das noch offene eyrunde Loch unmittelbar zur linken Herzhälfte überzugehen) die Zufälle der allgemein gesteigerten Venosität um so viel schneller und um so entschiedener sich darstellen, — und warum auf solcher Altersstufe die Leichensectionen oft und gewöhnlich eine verhältnifsmäfsig geringe Affection der Bronchialschleimhaut und eine überwiegende Integritäts-Verletzung des Lungengewebes, diese aber häufig nur in Gestalt einer einfachen Blutstockung ergeben; indem es glaublich ist, dafs nicht allein die venöse Stockung des Blutlaufes durch die Lungen sich hier leichter, schneller und umfangreicher entwickeln, sondern dafs ebendieselbe auch ein früheres Erlöschen des Lebens, bevor die Ausbildung tieferer Structur-Verletzungen erfolgen kann, bedinge. —

In der oben geschilderten Entstehungsweise der in Rede schwebenden Entzündung aus verhindertem und erschwertem Umtriebe und aus einem Stocken des venösen Blutes in den Lungen mehr als aus dynamischer Reizung, und in dem begünstigenden Einflusse, welcher für dieses Stocken aus der gröfseren Laxität des Gewebes hervorgeht, wird, wie wir glauben, endlich auch die Ursache gefunden werden dürfen, warum die extensive Ausbreitung der Pneumonie in kindlichen Organismen stets gröfser als bey Erwachsenen ist, indem bey diesen eine s. g. *Pneumonia duplex*, d. h. ein gleichzeitiges Ergriffenseyn beyder Lungen von der Entzündung, zu den seltenen Erscheinungen gehört, welche sich nach glaubwürdigen Beobachtungen *) in zwanzig Fällen nicht öfter als einmal verwirklicht findet, während bey jenen die Entzündung beyde Lungen fast immer gleichmäfsig ergreift, und wir in mehr als zwanzig Fällen bey der Section kindlicher Leichen nicht ein einziges Mal eine Beschränkung derselben auf eine von beyden Lungen, während die andere frey blieb, angetroffen haben.

§. 46.

Weniger befriedigend mögte sich inzwischen nach denjenigen Aufschlüssen, welche die Phänomenologie und die Necroscopie über den Procefs der Krankheitsbildung ergeben, diejenige Eigenthümlichkeit erklären lassen, welche die Bronchiopneumonie zarter kindlicher Individuen rücksichtlich ihres Sitzes in so fern beobachtet, als sich sowohl die anatomischen Kennzeichen der Bronchitis wie auch die Erscheinungen der Pneumonie

*) *Pinel et Bricheteau*, im *Dictionaire des sciences médicales. Tome XLIII. pag.* 445. Tabelle.

an die *hinteren Portionen* der Lungen gebunden zeigen, und wenn sie in ihrer Ausbreitung auch über diese hinausgehen, dennoch an ihnen stets die gröfste intensive Ausbildung darbieten. (§. 35.) Dafs eine solche Beständigkeit dieses Sitzes, wie sie aufser unseren Beobachtungen auch die Erfahrungen *Billard's* ergeben,*) der hier in Rede schwebenden Kinderkrankheit ganz eigenthümlich sey, scheint daraus zur Genüge hervorzugehen, dafs nach den Wahrnehmungen der besten Beobachter in erwachsenen Individuen die Pneumonie mehr die *unteren* Theile der Lungen befällt,**) ohne vorzugsweise an den hinteren Portionen derselben, wie es bey kleinen Kindern der Fall ist, angetroffen zu werden.***) Worin aber der Grund dieses eigenthümlichen Sitzes der Entzündung liegt, ist schwer zu bestimmen. — Der dadurch vielleicht entstehende Gedanke, dafs bey der Beständigkeit des Vorkommens der entzündlichen Veränderungen an den hinteren Portionen der Lungen, diese Veränderungen gar nicht einer während des Lebens bestandenen Entzündung, sondern allein der häufigen und von *Laennec*†) beschriebenen „*Leichenanschoppung*“ der Lungen oder der in neuerer Zeit so genannten *Pneumonia hypostatica* angehören, ist schon in der Einleitung berührt worden und erscheint als völlig unhaltbar, sobald man nur an die, während des Lebens wahrnehmbaren Erscheinungen

*) *Billard*, a. a. O. S. 450. 451. Die ebendaselbst ausgesprochene Behauptung, „dafs die rechte Lunge häufiger als die linke Lunge „entzündet sey“ — habe ich in meinen Beobachtungen niemals bestätiget gefunden. —

**) *Laennec*, a. a. O. 1ster Thl. S. 318. — *Lorinser*, a. a. O S. 217. — *Jos. Frank*, *Praxeos med. universae praec. Pars II. Vol. II. Sect. I. pag.* 304.

***) *Reil*, Fieberlehre, 2ter Band. S 488. §. 187.

†) *Laennec*, a. a. O. S. 221. 222. 300.

und daran denkt, dafs einer solchen Leichenanschoppung höchstens der erste Grad, nicht aber die anderen Grade krankhafter Veränderungen entsprechen können, die von einer während des Lebens bestandenen entzündlichen Metamorphose ein unumstöfsliches Zeichen liefern, und unumgänglich für eine Wirkung von Krankheit, nie aber für eine Wirkung von Schwäche gehalten werden dürfen. — Aber nicht minder unbefriedigend mufs es seyn, mit *Billard* *) den Grund dieses eigenthümlichen Krankheitssitzes in dem Umstande zu suchen, dafs die erkrankenden und kranken Kinder in der Regel auf dem Rücken liegen, dafs das Blut, seiner eigenen Schwere folgend, sich in dem untersten Theile der Lungen anhäufe, und hier diejenige Congestion und Stasis bilde, die die erste Anfangsstufe der Entzündung bezeichnet. Diese sehr materielle Erklärung eines pathologischen Umstandes, der unseres Erachtens höchst wahrscheinlich ein dynamisches und vitales Grundverhältnifs anerkennt, ist, wie bereits an einer anderen Stelle bemerkt wurde, schon deshalb unzulässig, weil die an der Bronchiopneumonie erkrankenden und erkrankten Kinder viel weniger im Bette oder in der Wiege still liegen, als wegen ihrer grofsen Unruhe auf den Armen ihrer Mütter und Wärterinnen umhergetragen werden. Ueberdies würde ja auch eine solche materielle Erklärungsweise nur auf die Veränderungen des Lungengewebes, nicht aber auf die Entstehung der, in den Luftröhrenverzweigungen vorhandenen Entzündungsspuren anwendbar seyn.

## §. 47.

Mit einem gröfseren Erfolge jedoch wird dasjenige, was bisher in nosogenetischer Beziehung über die

*) *Billard*, a. a. O. S. 446. 451.

Bildung der Entzündung sowohl in der Luftröhrenschleimhaut als auch in den Lungen gesagt worden ist, sich auf die Bestimmung des Wesens der Krankheit anwenden und sowohl auf die Deutung gewisser eigenthümlicher Erscheinungen als auch auf die Feststellung therapeutischer Normen sich übertragen lassen. — Rücksichtlich der in der Bronchialschleimhaut durch die Leichenöffnungen nachgewiesenen Entzündung, wird Nichts der Annahme entgegenstehen können, dafs diese Entzündung als eine synochöse oder arterielle anzusprechen sey, dafs sie an und für sich keine Verschiedenheit und Abweichung von der Bronchitis in gereiften und erwachsenen Individuen geltend mache, und dafs sie sich demnach sowohl in ihrem Verlaufe als auch in ihren therapeutischen Beziehungen als eine active, in einem mäfsigen Grade entwickelte Entzündung der Luftröhrenäste verhalten, und einer entzündungswidrigen Behandlung einen entsprechenden Einflufs gestatten werde. — Eine andere Ansicht wird jedoch rücksichtlich der wesentlichen Gestaltung der Pneumonie nur die gültige seyn können, da diese mehr von der venösen als von der arteriellen Seite des Gefäfssystems ausgeht, nicht die Folge einer vermehrten Reiznng und einer gesteigerten Lebensthätigkeit in dem Capillargefäfssystem des befallenen Parenchymes, sondern nur die Wirkung einer venösen Blutüberfüllung und Blutstockung ist. Es wird demnach auch die Pneumonie nicht als eine synochöse und active, sondern als eine atonische und passive, oder wenn man lieber will als eine „*venöse Entzündung*“ *) angesprochen werden müssen, welcher wesentlichen Verschiedenheit

*) *Puchelt*, das Venensystem in seinen krankhaften Verhältnissen. Leipzig, 1818. S. 59.

nicht allein der Verlauf der auf das Lungengewebe ausgebreiteten Entzündung und die von ihr hervorgerufenen Erscheinungen entsprechen, sondern welcher auch die therapeutische Behandlung conform festgestellt werden mufs, in so fern als der Verlauf dieser Entzündung auch bey günstigem Ausgange stets nur ein schleppender und langsamer seyn, und auch die passendste Behandlung keine schnellen und glänzenden Erfolge verwirklichen kann.

§. 48.

Die in den vorstehenden Paragraphen dieses Capitels vorgetragenen nosologischen und nosogenetischen Bestimmungen über die wesentlichen und Bildungs-Verhältnisse unserer Krankheit werden nunmehr die Lösung der Aufgabe leicht machen dürfen, diese Bestimmungen mit den eigenthümlichen, die fragliche Kinderkrankheit in ihrer Besonderheit und pathologischen Individualität charakterisirenden Symptomen, und diese Symptome wiederum mit jenen Bestimmungen in Einklang zu stellen. Es scheinen aber die eigenthümlichen, bey dem Verlaufe der Bronchiopneumonie kleiner Kinder der ärztlichen Beobachtung entgegentretenden Symptome aus einem dreyfachen Gesichtspuncte aufgefafst werden zu müssen, nemlich in so fern, als sie von dem Bedürfnisse der Erweiterung des Thorax ausgehen, — in so fern, als sie von überwiegender Venosität und verhältnifsmäfsiger Depotenzirung des arteriellen Blutlebens bedingt werden, und darauf zurückweisen, — und endlich in so fern, als sie einer gewissen Theilnahme des Nervensystemes an der Bildung und an dem Verlaufe der Krankheit und einem verletzten Nerveneinflusse anzugehören scheinen.

Als eigenthümliche, durch das Bedürfnifs der Erweiterung des Thorax für eine Beförderung der Luftaufnahme bewirkte Symptome mufs man die vermehrte Wölbung des Brustkorbes nach vorn und das am Ende des zweyten und während des dritten Zeitraumes der Krankeit so auffallend wahrnehmbare gewaltsame Rückwärtswerfen des Kopfes in den Nacken betrachten (§. 15. §. 16.), indem beyde Erscheinungen nur von der, durch die Unbrauchbarkeit eines mehr oder minder bedeutenden Theiles der Athmungsorgane für das Geschäft der Respiration entstandenen Oppression ausgehen können, und indem besonders das erste Zeichen mit dem Sitze der Entzündung in den *hinteren* Portionen der Lungen, und den für einen freyen Eingang der respirablen Luft und den ungehinderten Durchgang des Blutes nur übrig bleibenden *vorderen* Portionen derselben in nosologische Verbindung gebracht, und daraus auch die fast beständige Abwesenheit eines starken s. g. Bauchschlages beym Athemholen abgeleitet werden darf.

Die von einer verletzten Arteriellität und einer vermehrten Venosität ausgehenden eigenthümlichen Krankheitserscheinungen — welche weniger ein unmittelbarer Ausdruck des gestörten Athmungsgeschäftes als der Reflex desselben auf das Blutleben sind — müssen leicht begreiflicherweise bey ganz jungen Kindern, bey denen das *Foramen ovale* noch nicht vollständig geschlossen ist, um so überwiegender hervortreten, je leichter bey einer Blutüberfüllung der Lungen das Venenblut seinen Weg durch das eyförmige Loch zum linken Herzen nimmt und im gekohlten, venösen Zustande zu den Arterien gelangt. Und dafs von einer solchen übermäfsigen Venosität und einer durch sie bedingten secundären Blutüberfüllung der Leber leicht die Entwickelung einer icterischen Hautfarbe abgeleitet werden dürfe, ist unbestreitbar. — — Aber auch dort, wo bey mehr gereiftem Lebensalter die Oeffnung des eyförmigen Loches nicht mehr vorhanden ist und für die schnelle Ausbildung eines krankhaften Uebergewichtes der allgemeinen Venosität nicht mehr mitwirken kann, wird es keinem Zweifel unterstellt werden können, dafs die bläuliche Färbung der Haut in der Gegend der Oberlippe, die auffallende Blässe der äufseren Haut, der Lippen und der Schleimhaut der Mundhöhle, die starre Kälte des Gesichtes und der Extremitäten und manche analoge Erscheinungen ebenfalls dem deprimirten arteriellen Blutleben rücksichtlich ihrer Entstehung und ihrer Bedeutung zuzuschreiben seyen.

Dafs jedoch einer gleichzeitigen Verletzung des Nerveneinflusses eine entschiedene Theilnahme an der eigenthümlichen Gestaltung der Krankheitserscheinungen nicht abgesprochen werden dürfe, scheint theils durch die nächtlichen asthmatischen Exacerbationen — in welcher Beziehung eine gewisse Analogie zwischen der Entzündung der Athmungsorgane und dem s. g. *Asthma Millari* der Kinder besteht —, theils durch den unsteten Wechsel und die grofse Wandelbarkeit der Symptome (§. 8.), theils durch die oft auffallende und täuschende Aehnlichkeit des der Entzündung angehörigen und durch diese erregten Hustens mit den spastischen Zufällen des Keichhustens und der gleichen Erregung desselben durch widrige Gemüthsaffecte — theils endlich durch den oft so entschieden deutlichen Croupton des Hustens, ohne dafs die Leichenöffnungen (gleichwie bey den spastischen Formen des Croups) irgend eine sinnlich erkennbare, organische Veränderung im Innern des Kehlkopfes entdecken liefsen, in einem hohen Grade wahrscheinlich gemacht, und diese

Wahrscheinlichkeit, durch die ausgezeichnet wohlthätige Wirkung, welche auf einer gewissen Bildungsstufe der Krankheit die Anwendung erregender Nervenmittel hervorbringt, unseres Erachtens, aufser Zweifel gestellt zu werden. (§. 102. ff.)

§. 49.

So wie aber eine vergleichende Zusammenstellung derjenigen Resultate, welche die Leichenöffnungen der an der Bronchiopneumonie verstorbenen Kinder ergeben, mit den Symptomen der bestehenden Krankheit geeignet ist, über den Procefs der Krankheitsbildung, so wie über die Entstehung und Bedeutung ihrer eigenthümlichen Symptome Licht zu verbreiten, so wird aus derselben Zusammenstellung auch *zum Theil* die Rechtfertigung der oben aufgestellten und im Verlaufe der Krankheit unterschiedenen einzelnen Zeiträume liegen dürfen, während die definitive Bestätigung dieser aufgestellten Bildungsstufen der Krankheit — da sie nicht blos den Zweck haben, zu einem positiven Ausdruck gewisser und innerer pathologischer Vorgänge zu dienen, sondern da es ihr Hauptzweck ist, eine bestimmte Richtschnur für eine, diesen inneren Vorgängen anzupassende Therapeutik zu vermitteln — erst aus der, durch die Erfahrung bestätigten Uebereinstimmung derselben mit gewissen ihnen entsprechenden therapeutischen Normen hervorgehen kann.

Denn der, während der Dauer der eigentlichen Entzündung und des aufgestellten zweyten Zeitraumes der Krankheit angenommene graduelle Unterschied zwischen der anfänglich auf die Bronchialschleimhaut beschränkten, und der später von hieraus auf das Lungengewebe übertragenen Entzündung — welcher Unterschied in so fern eine nicht geringe Wichtigkeit geltend macht, als der Charakter dieser Entzündung und ihre Empfänglichkeit für erfolgreiche therapeutische Eingriffe in dem einen Falle sich wesentlich anders als in dem andern gestaltet (§. 47.) — kann, wiewohl er durch die Verschiedenheit der Symptome deutlich genug ausgedrückt wird, dennoch aus der Necroscopie keine positive Bestätigung gewinnen, und nur aus den verschiedenen Erfolgen der Behandlung bewahrheitet werden, welche, je nachdem die Entzündung auf ihrer ersten Stufe steht und auf die Luftröhrenäste beschränkt ist, oder je nachdem sie ihre zweyte Stufe erreicht und auch die Lungen ergriffen hat, durch die Erfahrung am Krankenbette sich sehr entschieden nachweisen lassen. (§. 84.)

Obgleich es nach den Ergebnissen der Necroscopie wahrscheinlich ist, dafs von den durch sie nachgewiesenen *vier*fach verschiedenen krankhaften Veranderungen des Lungenparenchyms die *beyden* ersten Grade derselben dem Zeitraume der eigentlichen Entzündung angehören, so ist es doch nicht möglich, aus den Symptomen einen bestimmten Ausdruck zu gewinnen, der die Gegenwart des ersten oder des zweyten Grades dieser beyden Arten von Integritäts-Verletzung des Lungengewebes bezeichnete, welcher Umstand auch in therapeutischer Beziehung keine Wichtigkeit geltend macht. — Für desto wesentlicher nothwendig aber halten wir es, nicht blos zu Gunsten pathologischer Wahrheit sondern auch Behufs der Aufstellung entsprechender therapeutischer Normen, den dritten und den vierten Grad derselben krankhaften Veränderungen (§. 35.) nicht mehr (wie man es in der neuesten Zeit zu thun gewohnt ist) als Grade der Entzündung anzusprechen, sondern dieselben als Folgen und Ausgange der Entzündung von dieser selbst zu trennen. Denn da sie Structur-Veränderungen darstellen, welche von den früheren und ihnen vorangegangenen deutlich verschieden sind, und, so wie sie im Lungenparenchyme hervortreten, der Exsudation und Induration in anderen Gebilden analog sich zeigen, — da sie durch ihre Gegenwart eine deutlich veränderte Symptomengruppe bedingen, die einer Fortdauer und Steigerung eigentlicher Entzündung nicht mehr entspricht, (§. 21. 22.) — da endlich ihnen eine ächt entzündungswidrige Behandlung nach den Resultaten der Erfahrung nicht mehr anpassend ist (§. 89.) und diese Behandlung ihre früheren Erfolge nicht mehr zu verwirklichen vermag, so mufs es aus allen diesen Gründen als vollkommen gerechtfertiget erscheinen, die höheren Grade von Structurveränderung des Lungengewebes nicht als der Entzündung, sondern als den Ausgängen der Entzündung angehörig aufzufassen, und sie als das Attribut einer besonderen und letzten Bildungsstufe der Krankheit von der eigentlichen Entzündung zu trennen. (§. 19.)

# Viertes Kapitel.

## Aetiologie.

§. 50.

Was über das Wesen der Bronchiopneumonie und über das nosologische Grundverhältnifs ihrer specifischen Gestaltung bey zarteren Individuen des kindlichen Alters und über die sogenannte nächste Ursache dieser Krankheit angenommen, und theils aus sinnlichen Wahrnehmungen erschlossen, theils auf den Grund solcher Schlüsse vermuthet werden darf, ist in dem vorigen Capitel berührt worden. — Die Häufigkeit, mit welcher diese Krankheit in den Kreis der ärztlichen Beobachtung tritt, läfst mit entsprechender Gewifsheit die Einwirkung sowohl mächtiger und einflufsreicher als auch allgemein verbreiteter so genannter entfernter Ursachen voraussetzen. Denn obgleich es keinen allgemeinen Maafsstab für die Bestimmung dieser Häufigkeit giebt, und obgleich jeglicher Arzt genöthiget ist, diese Bestimmung allein aus dem Verhältnifs seines individuellen Wirkungskreises zu treffen — da viele Kranke dieser Art gar nicht Gegenstand ärztlicher Wahrnehmung werden und unbeobachtet und unbehandelt genesen oder sterben, und auf der anderen Seite manche hieher gehörige Krankheitsfälle mit anderem Namen belegt werden mögen — so scheint doch sowohl aus unseren Beobachtungen als aus denen anderer Aerzte unbezweifelt hervorzugehen, daſs die Brustentzündungen bey Neugebornen und Säuglingen im Allgemeinen nicht seltener als bey Erwachsenen vorkommen, und daſs demnach das von *Blackmore**) angegebene Verhältniſs der Krankheitsfälle bey zarten kindlichen und erwachsenen Organismen wie 50 : 65 als ein Ausdruck der Wahrheit zu betrachten sey, wenn gleich epidemische und andere allgemeine und wandelbare Einflüsse von beyden Seiten ein beständiges Schwanken unterhalten, das die Reduction dieses Verhältnisses auf bestimmte Zahlen als ein bleibendes und permanentes Maaſs gelten zu lassen, verbietet. — Dieses Verhältniſs aber vermittelt keine richtige Vorstellung von der Häufigkeit der Bronchiopneumonie in kindlichen Organismen, wenn man unberücksichtiget läſst, daſs dasselbe nur als das absolute Verhältniſs zu betrachten sey, und daſs es relativ zu der viel bedeutenderen Menge gereifter und älterer Individuen, die der prädominirenden Disposition für diese Krankheit entwachsen sind, und zu der viel geringeren Zahl kindlicher Organismen, in denen eine überwiegende und eigenthümliche Anlage die Entwickelung der Krankheit bedingt, sich um Vieles auffallender und gröſser gestalten muſs. — Denn wenn man, ohne der Wahrheit zu nahe zu treten, unbedenklich annehmen darf, daſs die Zahl solcher Kinder, die sich im ersten oder im Anfange des zweyten Lebensjahres befinden (und solche sind es ja, bey welchen unsere Krankheit in ihrer specifischen Eigenthümlichkeit fast ausschlieſslich nur vorkommt), kaum den fünf und zwanzigsten Theil irgend einer Gesammt-

*) *The Edinburgh medical and surgical Journal*, 1829. *Juli. no.* 546.

bevölkerung betrage, und bey diesem fünf und zwanzigsten Theile die Brustentzündungen nicht viel seltener als bey den übrigen vier und zwanzig Theilen vorkommen, so würde daraus gefolgert werden dürfen, daſs sie verhältniſsmäſsig fünf und zwanzigmal häufiger bey Kindern als bey Erwachsenen sich ereignen, — eine Folgerung, welche allerdings auffallend, aber dennoch, nach unserer Ueberzeugung, keinesweges irrig und unwahr ist.

Der Grund einer solchen Häufigkeit unserer Krankheit kann natürlich nur in ihren ätiologischen Verhältnissen liegen, und muſs durch die Feststellung dieser Verhältnisse klar werden. Es würde aber — da man Bronchiopneumonie der Kinder in der Mehrzahl der Fälle entstehen sieht, ohne daſs es möglich ist, ihre Entstehung aus positiven äuſseren, und solchen Schädlichkeiten abzuleiten, welche man bey den Brustentzündungen Erwachsener anzuklagen berechtiget ist — die Feststellung dieser ätiologischen Verhältnisse auf schwer zu überwindende Schwierigkeiten stoſsen, wenn es nicht erlaubt wäre, für das zartere kindliche Alter eine eigenthümliche, die Entwickelung des Uebels vorzugsweise begünstigende Anlage anzunehmen, deren Einfluſs die Entstehung der Krankheit auch dann zu erklären vermag, wenn es der Beobachtung nicht gelingt, dafür gewisse erregende Momente aufzufinden.

§. 51.

Diese Anlage aber, welche für die Entstehung der Krankheit ungleich mächtiger und fruchtbarer ist, als es die s. g. erregenden Schädlichkeiten sind, wird in ihrer Existenz sowohl durch die Häufigkeit des Uebels, als auch durch die gleichzeitige Abwesenheit genügender äuſserer Ursachen als in dem Säuglingsalter eigenthümlich prädominirend erwiesen. Die Bedingungen jedoch, von denen dieselbe abhängig ist, durch welche sie erregt und unterhalten wird, werden nur rücksichtlich der durch sie begünstigten Entstehung der bronchitischen Affection der Luftröhrenäste einer näheren ätiologischen Bestimmung bedürfen, da die in den zartesten Kindesalter vorwaltende Neigung zu der Uebertragung dieser Affection auf das Lungengewebe in Form der Pneumonie in den oben (§. 44.) berührten eigenthümlichen Organisations- und Vitalitäts-Verhältnissen, wie sie den Athmungs-Organen kindlicher Organismen eigen sind, ihre genügende Erklärung finden mag. — Aber in welchen inneren Bedingungen die Anlage zur Bronchitis begründet sey, scheint sich nicht leicht auf eine befriedigende Weise bestimmen zu lassen, und die dem kindlichen Lebensalter überhaupt inwohnende Neigung zu entzündlichen Affectionen aller schleimhautigen Gebilde,*) die unmittelbare und beständige Communication der die Wandungen der Luftwege auskleidenden Schleimhaut mit der äufseren Luft und ihre gröfsere Empfindlichheit für diese (die besonders bey *neugebornen* Kindern von entschiedenem Einflusse seyn mufs), so wie endlich der rege und beständige Antagonismus, in welchem sich die Bronchialschleimhaut mit der äufseren Haut befindet, dürften als die alleinigen Gründe zu betrachten seyn, auf welche die Entstehung dieser fraglichen Anlage mit Recht zurückgeführt werden kann.

So mächtig und einflufsreich aber für die Entstehung der Bronchiopneumonie der Kinder die die Entwickelung dieser Krankheit begünstigende und sie mo

*) Vergl. *J. A. Albers's*, *commentatio de tracheitide infantum, vulgo croup vocata. Lipsiae*, 1816. *pag.* 61.

tivirende Anlage seyn mag, und so unbezweifelt es ist, dafs sie bey einzelnen Säuglingen in einem ungleich höheren Grade als bey anderen besteht, so ist es dennoch nicht möglich, aus äufseren Erscheinungen eine überwiegende Ausbildung derselben bey einzelnen Individuen vor anderen zu erkennen, indem weder die allgemeine Körper-Beschaffenheit noch eine sichtbare Verschiedenheit in dem Baue des Brustgewölbes als ein Zeichen dieser ungleichen Disposition gelten kann, und man sowohl kräftigere als schwächliche Kinder gleich leicht von der Krankeit ergriffen werden, und die oft wohl genährten, starken und vollsaftigen Individuen nicht mehr als die entkräfteten und säftearmen vor ihr geschützt sieht, indem aber auch zugleich in den äufseren und räumlichen Bildungsverhältnissen des Thorax bey kleinen Kindern viel zu wenig Abweichendes liegt, als dafs man in ihnen eine Verschiedenheit erkennen könnte, die eine Beziehung zu einer überwiegend entwickelten Krankheits-Anlage gestattete, wie man eine solche Beziehung des Baues der Hirnschale zur Anlage zum *Hydrocephalus acutus* erkannt, und eine ähnliche Beziehung der Form des Kehlkopfes zur Anlage zum Croup hin und wieder zu erkennen geglaubt hat. —

Und obwohl es nach der Eigenthümlichkeit derjenigen Gründe, von welchen man die im Säuglingsalter vorwaltende Anlage zur Bronchiopneumonie als abhängig betrachten darf, wahrscheinlich seyn müfste, dafs diese Anlage um so entschiedener ausgebildet sey, je weniger von dem Zeitpuncte der Geburt entfernt sich die betreffenden Kinder befinden, und je näher sie solchem Zeitpuncte stehen, so weiset dennoch die Beobachtung nicht eine gröfsere Häufigkeit bey ihnen, als bey etwas gereifteren Individuen nach, — und wenn gleich die Erfahrung lehrt, dafs bey Neugebornen, oder nur wenige Wochen alten Säuglingen die Krankheit ihre einzelnen Bildungsstufen rascher durchlaufe und ihre nachtheiligen Rückwirkungen auf den gesammten Lebensprocefs entschiedener entwickele, so fällt dennoch die geringere Zahl von Krankheitsfällen in die ersten Tage oder die ersten Wochen des Lebens, und nach unseren Beobachtungen sind die acht letzten Monate des ersten Lebensjahres der Entstehung der Krankheit am günstigsten, und darum befinden sich auch die mehrsten von ihr befallenen Kinder in solchem Alter, während das Uebel bey jüngeren Kindern sowohl als bey älteren minder häufig ist, mit dem fortschreitenden Lebensalter nach der Vollendung des ersten Lebensjahres verhältnifsmäfsig seltener wird, und zugleich in seinem gesammten Verhalten, das ihm sonst eigene specifische Gepräge mehr und mehr, und zuletzt gänzlich verliert. *) —

## §. 52.

Wenn trotz des häufigen Vorkommens der Brustentzündungen in kindlichen Individuen es nicht immer gelingt, in der Beobachtung gewisse positiv schädliche Einflüsse zu erfassen, auf deren Rechnung man dieses häufige Vorkommen setzen und aus welchen man in jedem Falle die Entstehung der Krankheit ableiten dürfte, — und wenn man dadurch genöthiget wird, der für sie in betreffenden Kindern obwaltenden Anlage den gröfsten, ja vielleicht in einzelnen Fällen jeglichen Antheil an ihrer Entstehung zuzuschreiben, so lehrt doch die Erfahrung gewisse ätiologische, innerhalb der

*) In dieser Beziehung stehen des Verfassers Beobachtungen nicht in völligem Einklang mit den Erfahrungen *Cuming's*, welcher die Krankheit bey Kindern zwischen neun Monaten und zwey Jahren am häufigsten antraf. — a. a. O. S. 308. 309.

erkrankenden Organismen ruhende Momente kennen, welche auf eine Vergröfserung und Steigerung dieser dem zartesten Kindesalter eigenen Disposition (welche man nach der Sprache der Schule die „natürliche“ nennen könnte) in einem hohen Grade und entschieden fördernd einwirken, welche diese Anlage zu einer so genannten „präternaturellen“ erheben, und dann eine solche Höhe ihrer Ausbildung bedingen, von der es wahrscheinlich seyn darf, dafs sie mächtig genug sey, durch sich selbst die Entstehung der Krankheit zu bewirken, ohne eines Zusammentreffens mit positiv schädlichen äufseren Einflüssen zu bedürfen, — und dafs die bis zu einer solchen Stufe ausgebildete Disposition durch die einfache Evolution des Lebens und dessen tägliche, gewohnte Einflüsse zur Bronchiopneumonie gesteigert werden könne. Zu diesen ätiologischen Momenten, welche für die Entstehung dieser Krankheit von so verschiedenem Einflusse sind, welche zugleich aufser aller Prophylaxis liegen, und auch für die angestrengteste Sorgfalt keine Abwendung und Verhütung gestatten, sind wir nach unseren Erfahrungen genöthigt, vor Allem eine angeborne und erbliche, von Eltern auf Kinder übertragene und in gewissen Familien gleichsam einheimische, prädominirende Geneigtheit in die fragliche Krankheit während des Säuglingsalters zu verfallen, zu rechnen, — demnächst auch der Denditionsperiode einen gewissen, wenn auch nur bedingten Antheil an der Steigerung dieser Anlage zuzuschreiben, — und endlich auch dem Unterschiede des Geschlechtes einen solchen nicht gänzlich abzusprechen.

## §. 53.

Ein gewisser hereditärer, von den Eltern auf die betreffenden Kinder übertragener, die Entstehung des fraglichen Uebels begünstigender Einflufs ist uns durch unsere Beobachtungen zu deutlich bemerkbar geworden, als dafs wir denselben hier mit Stillschweigen übergehen könnten, und in ihm nicht einen sehr bedeutenden Grund für die Häufigkeit sowohl, als für die unvermerkte Entstehung dieser Krankheit ohne deutliche äufsere Schädlichkeiten erkennen sollten; obwohl keiner von den früheren Beobachtern dieses Umstandes gedacht hat, und wir seiner nur an einer einzigen Stelle erwähnt finden,*) auch der hereditäre Ursprung hier nicht das Vorhandenseyn derselben Krankheit bey den Eltern, sondern nur die Entstehung einer, aus den Gesundheits-Verhältnissen derselben herzuleitenden überwiegend ausgebildeten Anlage umfafst. Die Thatsachen aber, welche die Annahme eines solchen hereditären Ursprunges veranlassen und dieselbe rechtfertigen dürfen, liegen in dem häufigen und zuweilen unausgesetzt beständigen Vorkommen der Brustentzündungen bey den Kindern einer und derselben Familie, deren einzelne Kinder entweder mit wenigen oder mit gar keinen Ausnahmen in dem Säuglingsalter von dieser Krankheit ergriffen werden. So haben wir in einer Familie von vier Kindern alle nach der Reihe von der Bronchiopneumonie vor, oder kurz nach der Vollendung des ersten Lebensjahres befallen, von diesen drey Kinder sterben und nur eins die Krankheit überstehen gesehen, und in einer anderen Familie wurden von sieben Kindern sechs von der fraglichen Entzündung ergriffen, von denen fünf sehr schnell ein Opfer derselben, und nur eins gerettet wurde, welches das erste Lebensjahr, wie es in die Krankheit verfiel, schon

*) *Parrish, the North American medical and surgical Journal. Philadelphia*, 1826. *Vol. I. Januar.*

überstanden, und dadurch für eine glückliche Ueberwindung derselben ein gröfseres Maafs von Energie gewonnen hatte, — und aufser diesen sind mehrere und viele andere Beispiele dieser Art in den Kreis unserer Beobachtung gefallen, wenn auch bey ihnen die Zahl der erkrankten Kinder geringer war. In allen diesen Fällen aber war der Grund für die Entstehung des Uebels nicht in Vernachlässigung und äufseren Schädlichkeiten, und nicht einmal immer in epidemischen Einflüssen zu suchen, sondern die Krankheit ohne alle entdeckbare Gelegenheits-Ursache entstanden, und demnach diese Entstehung einer vorwaltenden, und zwar bey allen oder den mehrsten Sprölslingen einer und derselben Familie vorwaltenden Krankheits-Anlage allein zuzuschreiben. Die Gesundheits-Verhältnisse der Eltern waren in der Mehrzahl dieser Fälle zugleich auf eine Weise verletzt, die die hereditäre Entstehung der fraglichen Krankheits-Anlage glaublich und erklärlich machen durfte, indem entweder der Vater oder die Mutter an vorwaltender Schwäche der Lungen, an Neigung zu Congestionen des Blutes zu diesen, an Bluthusten, an Tuberkeln, ja selbst an ausgebildeter Hektik litten, — während in einzelnen aber in den wenigsten Fällen die Eltern von solchen Kindern, die ein auffallend häufiges Opfer unserer Krankheit wurden, sich im ungestörten Besitze einer unversehrten Gesundheit befanden.

Diese eben erzählten Thatsachen werden aber um so mehr gestatten, die Begünstigung eines hereditären Einflusses auf die Entstehung der Bronchiopneumonie anzunehmen, als es in Bezug auf den Ursprung anderer Krankheiten des kindlichen Alters an analogen und bestätigenden Erfahrungen nicht fehlt, und denselben hereditären Einflufs auf die Entstehung des

*Croups* *) und der Carditis **) der Kinder anzunehmen kein Bedenken getragen hat, — rücksichtlich der erblichen Anlage zur Bronchiopneumonie aber nichts einfacher und weniger befremdend seyn kann, als dafs obwaltende Krankheitszustände in den Lungen der Eltern der Grund für eine unvollkommene und mangelhafte Entwickelung der Respirationsorgane der Kinder werden, in Folge welcher diese einem Zustande überwiegender Schwäche unterworfen bleiben, welcher durch sein Zusammentreffen mit der, in dem kindlichen Lebensalter überhaupt und allgemein prävalirenden Neigung zur Entzündung der Brustorgane für die Entstehung einer solchen allein als ausreichend gelten darf.

## §. 54.

In Betreff der Theilnahme der Dentitionsperiode an der Entstehung und den ätiologischen Verhältnissen der in Rede schwebenden Krankheit weiset es die Beobachtung als etwas häufiges und sehr gewöhnliches nach, dafs in denjenigen Fällen, in welchen diese bey Kindern von entsprechendem Lebensalter in Genesung übergeht, nach gänzlich beendigtem Krankheits-Verlaufe einzelne Zähne aus den Kiefern hervorkommen und das Zahnfleisch durchbrechen. Wenn man durch die Häufigkeit dieser Beobachtung bewogen werden mag, das Geschäft der Dentition mit unserer Krankheit in eine ursächliche Verbindung zu bringen, so wird man sich dennoch vor dem Irrthume zu hüten haben, in

---

*) *Royer-Collard*, Abhandlung über den Croup. Aus dem Französischen von *Dr. N. Meyer*, mit Vorrede und Anmerkungen von *J. A. Albers*. Hannover, 1814. pag. 95.

*Haase*, *Découvertes sur le croup. Moscou*, 1817. *pag.* 82.

**) *Puchelt*, *Commentarius de carditide infantum. Lips.* 1824. S. 30.

dem Zahndurchbruche irgend ein bedeutendes, auf die Entstehung der fraglichen Entzündung entscheidenden Einfluſs ausübendes Moment zu erkennen, und diejenige pathologische Wichtigkeit zu erneuern, welche man für die Erregung verschiedenartiger Krankheiten dem Dentitionsgeschäfte einzuräumen zu Gunsten der Wahrheit und einer richtigeren Schätzung ätiologischer Krankheits - Verhältnisse aufgehört hat; — und der Einfluſs, den man dem Zahndurchbruch auf die Entstehung der Bronchiopneumonie zuzuschreiben veranlaſst werden kann, muſs um Vieles geringer werden durch die Betrachtung, daſs nicht allein oft diese Krankheit viel früher erscheint, als das Geschäft der Dentition begonnen hat und auf sie von veranlassendem und begünstigendem Einflusse seyn kann, sondern daſs auch dort wo jene mit diesem zusammenfällt die bestehende Entzündung zu entschieden depotenzirend auf die plastische und reproductive Lebensthätigkeit einwirkt, als daſs während derselben die Dentition Statt finden oder fortschreiten könnte, — und daſs (da die Krankheit bey ihrem vollständigen Verlaufe durch alle ihre einzelnen Zeiträume ein nicht unbedeutendes Zeitmaaſs consumirt, in welches sonst und im Zustande ungestörter Gesundheit der Durchbruch einzelner Zähne gefallen seyn würde) die Selbstthätigkeit der Natur, sobald nach beseitigter Krankheit dafür die nöthige Restauration gewonnen ist, dasjenige zu bewirken suchen wird, woran sie zuvor verhindert worden war. Man wird daher auch hier, so wie in vielen anderen verwandten Fällen, mit gröſserem Rechte annehmen dürfen, daſs der Zahndurchbruch unmittelbar nach glücklich überstandener Krankheit darum erfolge, weil für ihn in der bestehenden Krankheit ein Hinderniſs lag, als daſs in ihm ein Hinderniſs für die Bewahrung der Integritäts-Verhältnisse der Athmungs-Organe gelegen habe, welches durch sich selbst die Entstehung der Krankheit hätte bedingen können.

Darf man daher von der einen Seite dem Dentitions-Geschäfte überhaupt keinen zu regen Antheil an der Entstehung der fraglichen Kinderkrankheit zuschreiben, noch von der andern Seite in dem, nach überstandener Krankheit gewöhnlich erfolgenden Zahndurchbruch einen Beweis für diesen Antheil erkennen, so sieht man doch dieses Uebel zu oft mit der Dentitionsperiode zusammenfallen, und die mehrsten Krankheitsfälle in einer dieser entsprechenden Lebensepoche entstehen, aufserdem die Krankheit zu entschieden in der irritablen Lebenssphäre wurzeln, als dafs es nicht glaublich seyn sollte, dafs diejenige Aufregung, welche für das gesammte Gefäfssystem durch das Zahnungsgeschäft so leicht und so häufig bewirkt wird, auch auf die bestehende Anlage zur Bronchiopneumonie fördernd und steigernd einwirkte, — ohne dafs jedoch ein anderer als dieser allgemeine, für alle entzündliche Krankheiten des kindlichen Alters geltende ätiologische Einflufs auch für unsere Krankheit zulässig und annehmbar seyn dürfte.

## §. 55.

Da für dasjenige zarte Lebensalter, in welchem die Anlage und die s. g. natürliche Disposition für dieselbe Krankheit begründet liegt, weder in physiologischer noch in pathologischer Beziehung ein Unterschied des Geschlechtes überhaupt, noch weniger aber ein solcher rücksichtlich der Bildung und der Function der Athmungsorgane nachgewiesen werden kann, so kann auch *a priori* nicht die Frage entstehen: Ob jene An-

*) Vergl *Cuming*, a. a O. S 309.

lage eine Verschiedenheit in dem Grade ihrer Ausbildung nach dem Geschlechte betreffender Kinder anerkenne? — und obgleich die Lungenentzündungen erwachsener Individuen häufiger bey Männern als bey Weibern beobachtet werden, *) so scheint doch dieser Umstand mehr aus der Verschiedenheit der Lebensweise und der erregenden Schädlichkeiten als aus dem physiologischen Geschlechts-Unterschiede (der überall auf zarte kindliche Organismen keine Anwendung gestattet) hervorzugehen. — Nichsdestoweniger haben wir die Brustentzündung der Kinder ungleich häufiger bey Knaben als bey Mädchen wahrgenommen, und in dieser Beziehung einen zu auffallenden Unterschied durch unsere Beobachtungen bestätigt gefunden, als dafs wir denselben für blos zufällig hätten halten können, indem zwey Drittheile aller von uns beobachteter Fälle bey Knaben vorkamen und nur ein Drittheil derselben sich auf Mädchen bezog. — Während die Mehrzahl der Schriftsteller diesem Puncte keine Aufmerksamkeit geschenkt hat, und während *Jos. Frank* versichert, dafs die Lungenentzündung der Kinder jedem Geschlechte gleich verderblich sey, **) finden wir unsere Erfahrungen in den Beobachtungen *Blackmore's* bestätigt, der ebenfalls für Knaben eine überwiegende Häufigkeit der Krankheit behauptet. ***) Dafs aber eine solche überwiegende Häufigkeit die Ansicht rechtfertigen dürfe, dafs der Unterschied des Geschlechtes auf den Grad der bestehenden Krankheits-Anlage einen gewissen bestimmenden Einflufs ausübe (wenn auch weder das anatomische Messer noch die physiologische

---

*) *Jos. Frank, praxeos medicae universae praecepta. Pars II. Volumen II. Sect. I. S.* 314. *nota* 5.

**) Ebendaselbst.

***) *Edinburgh medical and surgical Journal.* 1820. *Juli. no.* 54.

Forschung den Grund eines solchen Einflusses nachzuweisen vermögen), und dafs demnach Knaben eine gröfsere Geneigtheit, in die Krankheit zu verfallen, als Mädchen besitzen, wird um so weniger befremdend erscheinen und bezweifelt werden dürfen, da die Erfahrung ein ähnliches Verhältnifs rücksichtlich der Anlage zum *Croup* bestätigt,*) und auch in anderen Krankheitsformen manche analoge Erscheinung beobachtet wird, in Bezug auf welche nur an die angebornen und erworbenen Teleangiektasien, und deren ungleich häufigeres Vorkommen bey weiblichen als bey männlichen Kindern erinnert zu werden braucht.

§. 56.

Unter den *äufseren* Einflüssen, welche durch ihr Zusammentreffen mit der in höherem oder niederem Grade bestehenden, durch die eben erwähnten Momente (§. 53. — §. 55.) gesteigerten oder nicht gesteigerten Krankheits-Anlage in einzelnen Fällen auf eine deutliche und unverkennbare Weise die Entstehung der Bronchiopneumonie begünstigen und befördern, müssen die Jahreszeit und die Witterungs-Verhältnisse als die bedeutendsten und entscheidendsten angesehen werden. Obgleich die Krankheit zu jeder Jahreszeit und bey jeder Witterungs-Beschaffenheit vorkommen kann, und sowohl im Sommer als im Winter, bey warmer und trockener so gut als bey kalter und feuchter Witterung sich auszubilden vermag, so werden die häufigsten Fälle derselben doch constant im Winter, und noch mehr

---

*) *Royer-Collard*, a. a. O. S. 81.
*Lentin*, Beyträge, 1ster Bnd. S. 304.
*Jurine*, Abhandlung über den Croup, übersetzt von *Heineken*, mit Vorrede und Anmerkungen von *J. A. Albers*, Leipz. 1816. S. 174.

während der nafskalten und windigen Witterung der ersten Frühlings-Monate (wie sie zu dieser Zeit an der Ost-Seeküste gewöhnlich ist) beobachtet. Wenn es nach diesen Beobachtungen wahrscheinlich wird, dafs die s. g. catarrhalische Witterungs-Constitution der Entstehung der in Rede schwebenden Krankheit am günstigsten sey, so ist diese Folgerung doch nur unter einer zwiefachen Beschränkung auf die Aetiologie derselben anwendbar, indem einmal die unmittelbare Einwirkung der, die fragliche Beschaffenheit an sich tragenden äufseren Luft auf die betreffenden Organismen gar nicht nothwendig erscheint, und die Krankheit ferner auch nicht gerade immer dann und zu solchen Zeiten bey Kindern häufig gefunden wird, wenn sich bey Erwachsenen der Einflufs einer catarrhalischen Witterungs-Constitution durch das gehäufte Vorkommen catarrhalischer Krankheitsformen am entschiedensten bethätigt. Denn man sieht die Brustentzündungen der Kinder bey begünstigenden Witterungs-Verhältnissen entstehen und häufiger als sonst vorkommen, während die von ihr befallenen Kranken einer gleichmäfsigen und warmen Zimmerluft ununterbrochen ausgesetzt gewesen und in gar keine Berührung mit der äufseren Luft gekommen waren, woraus hervorgehen wird, dafs der, die Bronchiopneumonie erregende Einflufs der *Constitutio aëris* weder in der Kälte, noch in der Feuchtigkeit, noch in den durch die Richtung der Winde bedingten Bewegungen der Luft, sondern in einem anderen, ihr zukommenden aber der ärztlichen Forschung sich entziehenden Etwas zu suchen sey. — Und dafs aufserdem derjenige atmosphärische Einflufs, welcher die Entstehung unserer Krankheit bey Kindern bedingt, trotz der Aehnlichkeit in den äufseren Witterungs-Verhältnissen mit derjenigen Luft-Beschaffenheit, welche das häufige Vorkommen catarrhalischer Krankheitsformen bey Erwachsenen motivirt, dennoch von dieser verschieden seyn müsse, geht aus der Erfahrung hervor, dafs während der ersten Frühlings-Monate der Jahre 1833 und 1835, während welcher catarrhalische Krankheiten unter der Form der s. g. „Grippe" bey gereiften Individuen so aufserordentlich allgemein verbreitet waren, die Brustentzündung der Kinder nicht häufiger als sonst erschien und auf sie der fragliche epidemisch-catarrhalische Einflufs sich gar nicht erstreckte.

Dafs übrigens die, den Gegenstand dieser Blätter bildende Kinderkrankheit in wirklich epidemischer Ausbreitung und in einer dieser entsprechenden Häufigkeit zu gewissen Zeiten vorkommen könne, wird nicht allein durch die von *Cheyne* *) und *Cuming* **) in England unter Kindern beobachteten Epidemien derselben erwiesen, sondern auch durch die Erfahrungen des Verfassers bestätigt, — und während die genannten Beobachter die Jahre 1802, 1803, 1804 und 1824 als diejenigen angeben, in welchen von ihnen solche Epidemien wahrgenommen wurden, haben wir besonders in den Frühlingsmonaten des Jahres 1831 und in geringerem Grade in denselben Monaten des folgenden Jahres, das Uebel in einer solchen Häufigkeit zu sehen und zu behandeln Gelegenheit gehabt, welche die Annahme einer epidemischen Verbreitung desselben vollkommen rechtfertigen mufs, obgleich es eine solche Extensität nicht erreichen zu können scheint, als man die Scharlachfieber- und Masern-Epidemien gewinnen

*) a. a. O. S. 64 — *Horn*, Archiv für medicinische Erfahrung Jahrgang 1811. 1ster Bnd S. 185.

**) a a. O S. 318.

sieht, — bey welchem Vergleiche aber eines Theiles die geringere Zahl von Kindern, bey welchen die s. g. natürliche Anlage zur Bronchiopneumonie vorhanden ist, anderen Theiles die Kürze der Zeit nicht unberücksichtiget bleiben darf, während welcher die hier in Rede gestellten Epidemien bestehen, die wir nicht länger als vier bis sechs Wochen dauern gesehen haben, wogegen es ja etwas durchaus gewöhnliches ist, dafs Scharlachfieber- und Masern- Epidemien eben so viele Monate, und noch bey weitem länger sich hinziehn.

§. 57.

Aber der bestimmte und unzweydeutige Einflufs einer gewissen epidemischen Luft- Constitution auf unsere Krankheit wird nicht allein durch ihre, zu gewissen Zeiten auffallend gröfsere Häufigkeit, sondern zugleich durch das eigenthümliche und besondere Verhalten derselben bestätigt, welches man während der Dauer einzelner Epidemien fast bey allen ihr verfallenen Kindern wahrzunehmen Gelegenheit hat, und, in welcher Beziehung es geschieht, dafs die zu gewissen Zeiten zugleich in den Kreis ärztlicher Beobachtung vorkommenden Krankheitsfälle sowohl in der Gestaltung der Symptome, als auch in der Intensität und Höhe, welche sie erreichen, so wie in der Gefahr, die sie bedingen, und in den Erfolgen der gleichen therapeutischen Eingriffe etwas ihnen gemeinschaftlich Eigenthümliches zeigen, durch welche die Herrschaft, welche über solche Fälle der *Genius epidemicus* ausübt, bestätiget wird. Darum aber ereignet es sich als etwas nicht Ungewöhnliches und für den ärztlichen Beobachter beachtenswerthes, dafs zu gewissen Zeiten die Symptome der Krankheit minder deutlich in die

Augen fallen, leichter übersehen werden und das Uebel demnach auch leichter verkannt werden kann, zu anderen Zeiten dagegen die Krankheits-Erscheinungen sich viel deutlicher und bestimmter den Aerzten und Nichtärzten darstellen und deren Aufmerksamkeit früher erregen, — ebenso wie es geschieht, dafs die von *demselben* epidemischen Genius beherrschten Fälle bald durch mehr rapiden, bald durch mehr schleppenden Verlauf, bald durch gröfsere, bald durch geringere Gefahr, die sie herbeyführen, ausgezeichnet sind, — besonders aber, dafs zu gewissen Zeiten alle oder die mehrsten der zugleich vorkommenden Krankheitsfälle auf eine antiphlogistische und Blutentziehende Behandlung entsprechende Erfolge wahrnehmen lassen und die entzündungswidrige Heil-Methode für sich allein für die Bewirkung eines glücklichen Ausganges ausreicht, während zu anderen Zeiten der Erfolg der Antiphlogosis unbefriedigend ist, die Heilung nicht vollständig zu vermitteln vermag, und eine ausgedehntere minder einfache Heilmethode nothwendig wird.

§. 58.

Entweder in der, dem Säuglingsalter eigenen und durch bestimmte innere Momente gesteigerten Disposition allein, oder in dem Zusammentreffen dieser Anlage mit begünstigenden atmosphärischen Einflüssen scheint für die Entstehung der Bronchiopneumonie kindlicher Individuen die *causa efficiens* gesucht und gefunden werden zu dürfen, da die Beobachtung die Einwirkung und die Theilnahme anderer Ursachen nicht mit genügender Sicherheit zu verfolgen vermag, um solche als wirksame und besonders für die Prophylaxis der Krankheit wichtige Causal-Momente in Anspruch zu nehmen, — und obgleich der s. g. *Erkältung* nicht jeglicher Einflufs auf die Erregung der Brustentzündungen bey kleinen Kindern abgesprochen werden darf, und zugleich einzelne Gründe die Vermuthung einer Entstehung derselben auf dem Wege der *Contagion* rechtfertigen können, so sind diese beyden Einflüsse in ihrer Wirkung dennoch zu beschränkt, um eine gewisse ätiologische Wichtigkeit geltend machen zu können.

Denn nur selten gelingt es bey der Erforschung der Krankheits-Ursachen eine plötzliche Verminderung der Hautausdünstung in Folge eines schnellen Temperaturwechsels als solche anzuklagen, und in der Mehrzahl der Fälle vermag auch eine sorgfältige Untersuchung nicht, einen ursächlichen Zusammenhang zwischen einer Statt gefundenen Erkältung und dem Ausbruche der Krankheit zu entdecken, — und wenn ja erkältende Einflüsse diesem Ausbruche vorangingen, so sind sie doch meistens so geringfügig, dafs man ihnen deshalb keinen wesentlichen Antheil an der Entstehung des Uebels zuschreiben kann, weil ähnliche Einflüsse kindliche Individuen zu häufig treffen, ohne irgend eine Störung ihrer Gesundheits-Verhältnisse zu bewirken, und weil sie gewöhnlich nur als in einer Entblöfsung während des Schlafes, in dem Eindringen einer kühleren Luft durch ein geöffnetes Fenster, in der Ausdünstung eines frisch gewaschenen Fufsbodens und dergl. bestehend, sich auffinden lassen.

Wenn demnach die Brustentzündungen kleiner Kinder wohl durch Erkältung in ihrer Entstehung begünstiget werden können, so nöthigt doch die Erfahrung zu der Annahme, dafs sie in der Mehrzahl der Fälle unabhängig von solcher ihren Ursprung nehmen, welche Annahme jedoch auf neugeborne Kinder keine Anwendung leiden mag, da für sie, und für die Entstehung der Brustentzündung bey ihnen der Einflufs der Erkältung mächtiger zu seyn, und die Krankheit leicht durch verzögerte Bekleidung der Neugebornen, oder durch das Baden derselben in nicht hinlänglich erwärmtem Wasser u. s. w. erregt zu werden scheint.

Die Meynung, dafs die Bronchiopneumonie kleiner Kinder auch durch die Einwirkung eines Ansteckungsstoffes entstehen könne, wird — sobald zu ihren Gunsten nur gewisse Erfahrungen sprechen — nicht für unstatthaft oder abentheuerlich gehalten werden können, da es nicht an Analogien fehlt, die solche Meynung zu unterstützen geeignet sind, da die ansteckende Kraft des Keichhustens nirgends und von Niemand mehr bezweifelt wird, da eine gewisse Aehnlichkeit zwischen diesem und den Brustentzündungen saugender Kinder deutlich in die Augen fällt, und da man selbst der, eine solche Aehnlichkeit nicht anerkennenden acuten Bronchitis der Erwachsenen eine gewisse Contagiosität zuzuschreiben, nicht abgeneigt ist.*) — Für unsere Krankheit aber die Entwickelung und die Einwirkung eines Ansteckungsstoffes aus der Erfahrung zu erweisen, ist schwer, da die entsprechenden Beobachtungen deshalb sehr selten seyn müssen, weil sich im Kreise derselben Familie gewöhnlich nicht mehr als ein kindliches Individuum in demjenigen Lebensalter befindet, welches die Anlage zur Bronchiopneumonie in sich schliefst, und obgleich einzelne in unserem Wirkungskreise vorgekommene Erfahrungen von hinter einander von der Brustentzündung ergriffenen Zwillingen, so wie von dem Erkranken solcher Säuglinge, die zufällig in die Nähe bereits von der Krankheit befallener Kinder

*) *Lorinser*, a. a. O. S. 382 und 396 — *A. G. Richter*, Specielle Therapie XI. Bnd. S 256

gebracht wurden, die *Vermuthung* einer Ansteckung zu erregen geeignet sind, so wird sich doch aus diesen wenigen Erfahrungen keine allgemein gültige Folgerung für die Contagiosität der Krankheit bilden lassen.

Mit gröfserer Zuverlässigkeit aber glauben wir, aus unseren Beobachtungen die Schlufsfolge entnehmen zu dürfen, dafs auf dem Wege der Ansteckung bey kleinen Kindern eine Entzündung der Athmungsorgane dann entstehen könne, wenn in derselben Familie ältere Kinder am Keichhusten oder auch nur an einem heftigen catarrhalischen Husten leiden, und sich mit Säuglingen in demselben eingeschlossenen Raume befinden; indem wir in einer nicht zu geringen Zahl von Fällen bey solchen Säuglingen die Brustentzündung ohne Einwirkung anderer Ursachen entstehen gesehen haben, und dadurch zu der Ansicht bewogen worden sind, dafs die Gemeinschaft mit Kranken, die sich im ersten s. g. catarrhalischen Stadium des Keichhustens befinden (während dessen die ansteckende Kraft des Keichhustens vielleicht noch nicht vollständig entwickelt und für die Erregung *derselben* Krankheit noch nicht mächtig genug ist), oder mit solchen, die an ausgebildeten Bronchialcatarrhen leiden, bey Säuglingen die Entstehung der Bronchiopneumonie zu bedingen vermöge. — Mag man nun in solchen Fällen die Wirkung eines Contagiums annehmen, oder den durch Krankheit erzeugten und Krankheit erregenden Einflufs deshalb, weil er nicht Product *derselben* Krankheit ist, die er bewirkt, nur als Miasma gelten lassen wollen, so werden dennoch die genannten Beobachtungen nicht ohne Bedeutung für die Anwendung prophylaktischer Vorsichtsmaafsregeln Behufs einer möglichen Verhütung des auf solchem Wege entstehenden Uebels seyn können.

## §. 59.

Der Unterschied äufserer Lebens - Verhältnisse, gröfsere und aufmerksamere Pflege, genauere Wartung, strengere Reinlichkeit, und andere davon abhängige Umstände haben auf eine geringere oder gröfsere Häufigkeit der Krankheit nach unseren Erfahrungen keinen sichtbaren Einflufs,*) und wir haben die Kinder wohlhabender und begüterter Eltern nicht seltener als die der niederen Volksclasse ihr unterworfen gesehen, noch überhaupt wahrgenommen, dafs dieselbe nach der Verschiedenheit der Stände eine ungleiche Ausbreitung beobachtete. Auch steht diese Erfahrung in vollkommenen Einklang mit den bisher gegebenen ätiologischen Erörterungen und denjenigen Causal-Momenten, von denen die Bronchiopneumonie kindlicher Individuen in ihrer Entstehung ausgeht, da die mehrsten und wichtigsten von ihnen von äufseren Lebens-Verhältnissen völlig unabhängig sind, und durch solche weder häufiger und wirksamer, noch seltener und weniger schädlich gemacht werden können. — Dagegen aber kann eine gröfsere Tödtlichkeit der Krankheit bey den Kindern der niederen Volksclasse nicht verkannt oder geläugnet werden, welche durch geringe Aufmerksamkeit von Seiten der Eltern und Angehörigen, durch das Uebersehen der ersten Krankheitserscheinungen und zur rechten Zeit nicht gesuchte Hülfe, durch mangelhafte Ausführung ärztlicher Verordnungen und durch die Beschränkung in der Wahl und Anwendung der Heilmittel bedingt, und eben dadurch genügend erklärt wird. —

---

*) *Cuming*, a. a. O. S. 319.

§. 60.

Endlich aber wird für eine erschöpfende und genügende Feststellung ätiologischer Verhältnisse der bey Kindern des zartesten Alters vorkommenden Brustentzündungen derjenige Einfluſs nicht unberücksichtiget bleiben dürfen, welchen auf ihre Entstehung sowohl der Keichhusten als auch die Masern ausüben, sobald eine von diesen beyden Krankheiten bey Kindern zu einer früheren Ausbildung gelangt, während die Respirationsorgane von entzündlicher Affection frey sind; wiewohl es dabey nicht verkannt werden darf, daſs dort, wo in Folge des Keichhustens oder der Masern eine Brustzündung entsteht, der ärztlichen Beobachtung nicht mehr diejenige einfache Entzündungskrankheit, die den Gegenstand dieser Blätter bildet, sondern eine complicirte Krankheitsform vorliegt, weshalb auch die genannten Krankheiten nicht eigentlich als Ursachen der einfachen Bronchiopneumonie, sondern nur als Zustände betreffender Organismen gelten können, welche die Neigung zu entzündlichen Complicationen, die ihren Sitz in den Respirationsorganen nehmen, in sich schlieſsen.

Am mehrsten und entschiedensten aber wird das eben Gesagte vom Keichhusten gelten müssen, durch dessen Zusammentreffen mit entzündlichen Affectionen in der Bronchialschleimhaut oder den Lungen die reine Form der Entzündung stets mehr oder weniger getrübt, und dieser ein eigenthümliches Gepräge aufgedrückt werden muſs. So sehr aber auch der Keichhusten geneigt seyn mag, sich mit entzündlichen Zuständen der von ihm befallenen Organe zu verbinden, so wird man doch zunächst die Thatsache anerkennen müssen, daſs derselbe ursprünglich und seinem Wesen nach nicht in Entzündung, sondern in einem specifisch verletzten Nerveneinflusse begründet sey, so wie man genöthiget seyn wird zuzugeben, daſs in denjenigen Fällen, wo sich neben dem Keichhusten ein inflammatorisches Leiden entwickelt, nicht ein s. g. „Uebergang" desselben in Bronchitis oder Pneumonie und nicht eine s. g. Krankheits-Umwandlung, sondern eine Vergröſserung und Vervielfältigung der Krankheit Statt findet, da beyde Zustände ihrem Wesen nach zu sehr von einander verschieden sind, um eine völlige Verschmelzung eingehen zu können, und da dort, wo man die Entzündung entwickelt sieht, neben ihr der Keichhusten in der Mehrzahl der Fälle fortbesteht, immer aber seinen besonderen und eigenthümlichen Einfluſs auf die Gestaltung der Entzündung geltend macht. Diese Puncte bedürfen unseres Erachtens einer genauen Erwägung, wenn man den ätiologischen Einfluſs eines bestehenden Keichhustens auf die Erregung eines entzündlichen Brustleidens in dem Lichte pathologischer Wahrheit erfassen will. Daſs aber ein solcher Einfluſs wirklich Statt finde, und daſs er für Kinder eines zarteren Alters mächtiger als für mehr gereifte sey, bedarf keines Beweises, da die Sache durch die, während des Verlaufes des Keichhustens so häufig, und am häufigsten bey kleinen Kindern Statt findende Entwickelung von Brustentzündungen auſser Zweifel gestellt ist. Die Ursache eben dieses Einflusses aber mag in den eigenthümlichen und besonderen Lebens-Verhältnissen kindlicher Respirations-Organe gesucht werden dürfen, für welche eine consensuelle Gemeinschaft verletzter Nerventhätigkeit und abnormer Gefäſsthätigkeit ein Naturgesetz zu seyn scheint; in Folge dessen ursprünglich krampfhafte, in der Sensibilität wurzelnde Krankheitszustände, wie der Keichhusten, sich eben so leicht mit entzündlichen Leiden verbinden, als ursprünglich entzündliche, aus verletzter Gefäſsthätigkeit hervorgehende Krankheiten, wie die Bronchiopneumonie, so häufig mit krampfhaften und nervösen Erscheinungen vereinigt gefunden werden. (§. 48.)

Wenn es geschieht, dafs zu einem bestehenden Keichhusten eine Entzündung der Athmungsorgane hinzutritt, so wird eine solche doch nie für eine reine Entzündung, und auch bey Kindern von einem entsprechenden Lebensalter nicht mit der einfachen Bronchiopneumonie für identisch gehalten werden dürfen, da das gleichzeitig bestehende Nervenleiden und die ursprünglich und specifisch verletzte Sensibilität der befallenen Organe einen unverkennbaren Einflufs auf die Entzündung ausübt, ihr ein eigenthümliches Gepräge aufdrückt, und nicht allein auf die Erscheinungen und den Verlauf derselben verändernd, sondern auch auf ihre Gefahr steigernd, und auf ihre Behandlung in so fern nachtheilig einwirkt, als durch die entzündungswidrigen therapeutischen Eingriffe die gleichzeitige Verletzung der Sensibilität nicht ausgeglichen werden kann, über diese überhaupt die ärztliche Kunst so äufserst wenig vermag, und deshalb dieselbe trotz der antiphlogistischen Behandlung fortfährt, auf die Entzündung fördernd und vermehrend eben so einzuwirken, als sie vor der ausgebildeten Entzündung die Anlage zu ihr vergröfserte. — Dieser Einflufs einer gleichzeitig abnormen Sensibilität auf eine zum Keichhusten hinzugetretene Entzündung wird um so entschiedener seyn müssen, wenn diese zu dem auf der Höhe seiner Ausbildung befindlichen Keichhusten hinzutrat, in welchem Falle die örtlichen Entzündungssymptome allemal unrein hervortreten, und der tödtliche Ausgang, wenn sich ein solcher verwirklicht zeigt, nicht — wie wir nach unseren Erfahrungen Grund haben zu glauben — in Folge entzündlicher Structur-Veränderungen in der

Bronchialschleimhaut oder den Lungen, sondern mehr in Folge vernichteter Nerventhätigkeit und hinzutretender Lungenlähmung zu erfolgen scheint. — Weniger freylich wird dieselbe Entzündung unter dem Einflusse der verletzten Sensibilität dann stehen, wenn sich bey ihrer Entwickelung der Keichhusten im Beginn seiner Ausbildung oder schon auf einer entschiedenen Abnahme befand, aber dennoch wird, wie die Beobachtung zur Genüge bestätigt, auch in diesen Fällen die consecutive Bronchitis oder Pneumonie ein eigenthümliches Gepräge nicht verläugnen, welches auch bey Kranken die dem Säuglingsalter angehören eine völlige Identität mit derjenigen Entzündung, welcher diese Blätter gewidmet sind, nicht zulassen und gewisse Abweichungen in den Erscheinungen, einen mehr stürmischen Verlauf und einen weit geringeren, ungleich weniger befriedigenden Erfolg einer antiphlogistischen Behandlung bedingen wird. — — Wo aber überhaupt von einem Zusammentreffen des Keichhustens mit der Brustentzündung in zarten kindlichen Individuen die Rede seyn soll, da wird die Gegenwart des ersten auf eine unbezweifelte Weise constatirt seyn müssen, und keinesweges aus derjenigen Aehnlichkeit dasselbe Zusammentreffen abgeleitet werden dürfen, welche oft zwischen den Symptomen der Bronchiopneumonie und denen des Keichhustens in einer auffallenden Weise besteht.*) (§. 23.) —

§. 61.

Derjenige, die Entstehung von Brustentzündungen begünstigende, aus den Masern hervorgehende Einfluſs,

*) Vergl. *Cuming*, a. a. O. S. 309. — *Hastings*, a. a O. S. 237. — *Badham*, a. a. O. S. 126 — *Lorinser*, a. a. O. S. 396. — *J. A. Albers*, in der Vorrede zu *Badham's* Versuch über die Bronchitis, übersetzt von *Kraus*. Bremen, 1815. S. 27. 28.

durch welchen sowohl ganz junge als auch mehr gereifte, von dieser exanthematischen Krankheit ergriffene Kinder für eine entzündliche Complication derselben geneigt gemacht werden, scheint hier von dem Wesen der Krankheit weniger abhängig als beym Keichhusten, sondern dem epidemischen Genius mehr unterworfen zu seyn. In den verschiedenen Masern - Epidemien, welche der Verfasser in grofser Ausdehnung zu beobachten, und auch bey Säuglingen in ihrem Verlaufe so wie in ihren Complicationen zu verfolgen Gelegenheit hatte, waren ächte Brustentzündungen selten und bey weitem so häufig nicht, als sie von älteren Beobachtern, von *Südenham* u. A. wahrgenommen worden sind. *) Wo Fälle von Bronchitis oder Pneumonie in Begleitung der Masern deutlich entwickelt vorkommen, scheinen sie — so weit unsere Beobachtungen reichen — durch die exanthematische Krankheit in ihrem gesammten Verhalten keine wesentliche Modification zu gewinnen und mit den einfachen und unabhängig von den Masern bey Kindern vorkommenden Brustentzündungen identisch zu seyn.

Nie aber sieht man, nach unseren Erfahrungen, consecutive Fälle von Bronchitis und Pneumonie in Folge von Keichhusten und Masern häufiger und leichter als dann entstehen, wenn beyde Einflüsse gleichzeitig auf betreffende Organismen einwirken, wenn zu einer bestehenden Keichhusten - Epidemie eine Masern-Epidemie hinzutritt, die am Keichhusten leidenden Kinder von den Masern ergriffen, und dadurch doppelt geneigt gemacht werden, durch die Entzündung der Respirations - Organe eine zweyte Krankheits - Complication

*) *Thom. Sydenhamii*, *opera universa medica*, *edidit Gottl. Kuhn*, *Lipsiae*, 1827. 8. *pag.* 168. 169. sqq.

einzugehen, die — so oft wir solche zu beobachten Gelegenheit hatten — durch Heftigkeit, Gefahr und Tödtlichkeit, aber auch durch einen eigenthümlichen nervös-spastischen Charakter ausgezeichnet ist, dabey nicht an das zartere Lebensalter in ihrem Vorkommen sich gebunden zeigt, und demnach von derjenigen Kinderkrankheit, die hier in Rede gestellt ist, verschieden erscheint.*)

*) *J. A. Albers*, a. a. O. S. 34.

# Fünftes Capitel.

## Diagnose.

§. 62.

Wenn die Erkenntnifs so vieler Krankheiten des zarteren kindlichen Alters sowohl wegen des absoluten Mangels s. g. subjectiver Symptome, als auch wegen der oft geringen Zuverlässigkeit derjenigen Krankheits-Erscheinungen, welche der Wahrnehmung eine objective Seite darbieten, von grofsen und schwer zu überwindenden Schwierigkeiten gedrückt wird, und wenn diese Schwierigkeiten dem Beobachter um so leichter hindernd und störend sich entgegenstellen, auf einer je niederen Altersstufe die ihm vorliegenden kindlichen Individuen sich befinden; so bestehen dieselben bey der Bronchiopneumonie kleiner Kinder unzweifelhaft in einem so hohen Grade, dafs sie kaum bey irgend einer anderen Kinderkrankheit von derselben Bedeutung und von demselben hemmenden Einflufs auf die Diagnose angetroffen werden mögen. (§. 1.) — Da diese so oft und so leicht verderbliche Krankheit mit einer Milde ihrer Zufälle beginnt, die keinesweges den in ihr ruhenden Keim eines so zerstörend in die Integritäts-Verhältnisse des Organismus eingreifenden Uebels verräth, (§. 13.) — da ihre Vergröfserung oft schleichend und unmerklich geschieht, (§. 18.) — da sie auch bey höherer

Ausbildung und bey grofser durch sie bedingter Lebensgefahr sich hinter der Maske der Gutartigkeit und Milde zu verstecken vermag, (§. 21. 22.) — da auf keiner ihrer einzelnen Bildungsstufen ihre Existenz durch streng pathognomonische Zeichen, die nur ihr allein angehören, aufser ihr nicht gefunden werden und sie zu allen Zeiten begleiten, verrathen wird, — da endlich die in Rede stehende Krankheit mit vielen andern des kindlichen Alters eine gewisse, mehr oder weniger leicht täuschende Aehnlichkeit wahrnehmen läfst, und aus diesen Gründen leicht verkannt und mit ähnlichen krankhaften Zuständen verwechselt werden kann, so wird es dem Zwecke dieser Blätter entsprechen müssen, diejenigen diagnostischen Momente, auf welche eine sichere Erkenntnifs sich stützen darf, hervorzuheben, und für gewisse ähnliche Krankheitsformen die in Bezug auf sie bestehenden und am Krankenbette festzuhaltenden Unterschiede zu bezeichnen.

## §. 63.

Unter allen Krankheiten des zarteren Kindesalters aber ist keine, welche mit der Bronchiopneumonie während der ersten Bildungsstufen derselben eine gröfsere Aehnlichkeit zeigte und zu Verwechselungen in der Erkenntnifs eine fruchtbarere Gelegenheit darböte, als die leichten, fieberhaften, aber nicht entzündlichen, so sehr häufig vorkommenden und mild und bedeutungslos verlaufenden *catarrhalischen Affectionen der Luftröhren-Schleimhaut*, — und unter allen Irrthümern, in welche man rücksichtlich der Diagnose unserer Krankheit verfallen kann, ist gewifs zu Anfang dieser Krankheit keiner verzeihlicher, aber auch für das zu weiterer und vollendeterer Ausbildung gelangte Uebel keiner weniger verzeihlich und von nachtheiligeren Folgen für den Ausgang desselben so wie für den Erfolg seiner ärztlichen Behandlung begleitet. Nichtsdestoweniger aber mag kein Irrthum häufiger und gewöhnlicher seyn, als die berührte Verwechselung leichter catarrhalischer Leiden mit der dem kindlichen und Säuglingsalter so verderblichen Entzündung der Brustorgane. Die Lösung der dem Arzte obliegenden Verpflichtung, an der Wiege betreffender Kinder diesen Irrthum zu vermeiden, darf aber kaum für ihn eine Aufgabe werden so lange die beginnende Entzündung auf ihrem ersten, vorbereitenden und catarrhalischen Zeitraume beharrt, indem nur zuweilen durch einzelne, diesem Zeitraume zustehende Erscheinungen *der Verdacht* eines ernsten Uebels erregt werden kann, da in der Mehrzahl der Fälle die Symptome beyder Zustände mit einander zusammenfallen, da diesen ebenso eine äufsere Verschiedenheit fehlt, als sie in ihrem Wesen identisch sind, und da allein in der Tendenz zur entzündlichen Steigerung ein Unterschied dieses Wesens für die beginnende Bronchiopneumonie besteht. Dennoch darf man diese Geneigtheit eines anfänglichen Catarrhs, sich zur Entzündung zu steigern, wenn sie auch nicht immer durch bestimmte Zufälle erkannt werden kann, dann mit einem entsprechenden Grade von Wahrscheinlichkeit vermuthen, wenn eine entschiedene Einwirkung disponirender Momente oder das Vorherrschen der epidemischen Krankheits-Constitution bekannt sind. Wenn dadurch die Befürchtung eines ernsten und bedeutenden Verlaufes des anscheinend geringen vorliegenden Uebels unterstützt, und durch diese Befürchtung Vorsicht in der Prognose und Umsicht in der Beobachtung bedingt werden, so liegt darin auch der einzige Vortheil, welchen der Arzt aus einer für ihn möglich gewordenen Unterscheidung der beyden in Rede stehenden, einander so sehr ähnlichen und mit einander so genau verwandten Krankheitszustände zu gewinnen vermag, da auf die Behandlung selbst, und auf eine positive Vermittelung eines günstigen und gefahrlosen Verlaufes dieselbe Unterscheidung keinen Einfluſs ausüben kann.

Anders aber verhält es sich in dieser Beziehung und mit dem Zweck und dem Ziel einer richtigen Diagnose dann, wenn das in seiner Ausbildung fortgeschrittene Uebel eine wirklich entzündliche Form angenommen hat und die erste Stufe der Entzündung in der *Gestalt der Bronchitis* zur Entwickelung gekommen ist. Hier nemlich nimmt eine genaue und strenge Unterscheidung ein sehr entschiedenes Interesse für eine glückliche und erfolgreiche Therapeutik in Anspruch und eben deshalb ist hier das Bedürfniſs einer solchen Unterscheidung dringend geworden. Nichtsdestoweniger aber, und obgleich die Krankheit einen höheren Grad von intensiver Gröſse erreicht hat, ist ihre äuſsere Aehnlichkeit mit dem einfachen Catarrh und dem catarrhalischen Fieber dennoch in manchen Fällen sehr groſs und eine sichere Unterscheidung schwierig. Auch vermögen die am mehrsten in die Augen fallenden Symptome eine zuverlässige Erkenntniſs der bestehenden topischen Entzündung nicht immer gleich leicht zu vermitteln, da das vorhandene Gefäſsfieber für sich in dieser Beziehung nicht maaſsgebend seyn kann, und die von der Oertlichkeit der Krankheit ausgehenden Zufälle, namentlich der Husten und die Häufigkeit und Hastigkeit der Respiration theils nicht immer bestimmend genug, theils auch dem Wandel unterworfen und unstet, überdies aber auch von wirklicher Entzündung unabhängig und ohne solche zugegen seyn können. Diejenige Krankheits-Erscheinung, welche in dieser Beziehung nach unseren Erfahrungen das gröſste Vertrauen zu verdienen, und zur Bestätigung der vorliegenden Entzündung mit dem geringsten Grade von Unsicherheit für die Diagnose benutzt werden zu können scheint, ist die besondere und namentlich die auffallende *nächtliche* Unruhe der kleinen Kranken. In denjenigen Fällen, in welchen zu den anderen weniger zuverlässigen Erscheinungen diese oben (§. 12.) beschriebene Unruhe hinzutrat, haben wir in unseren Beobachtungen die Entzündung immer als entwickelt annehmen, das vorliegende Uebel als zu einer ernsteren Ausbildung gediehen betrachten, und als solches auch in therapeutischer Beziehung auffassen gedurft; und wir glauben deshalb auch keinen Anstand nehmen zu dürfen, diesem letzten Symptome eine besondere diagnostische Bedeutung für die Erkenntnifs des verwirklichten Ueberganges des anfänglichen Catarrhs in Entzündung einzuräumen.

Obgleich mit der fortschreitenden Krankheits-Ausbildung diejenige Aehnlichkeit immer geringer wird, welche rücksichtlich der Bronchiopneumonie der Kinder zwischen dieser und dem nicht entzündlichen Catarrh besteht, so erscheint diese Aehnlichkeit doch auch dann noch nicht vollkommen verwischt, wenn die Entzündung ihre zweyte Bildungsstufe erreicht, und sich bereits auf das *Lungenparenchym* übertragen hatte. Zur Verhütung der, auch dann noch nicht aufser aller Möglichkeit liegenden Verwechselung und zur Sicherstellung der als Grundlage einer zweckmäfsigen Behandlung zu benutzenden Erkenntnifs, scheint dann kein Symptom einer gröfseren Aufmerksamkeit werth zu seyn, als die oben (§. 14.) berührte Schmerzhaftigkeit, die auf solcher Bildungsstufe der Entzündung der Husten gewinnt und einer umsichtigen Beobachtung verräth, indem diese Erscheinung nicht allein in der Mehrzahl der Fälle die sicherste Beziehung zu der entwickelten Pneumonie gestattet, sondern auch zu denjenigen gehört, welche von solcher am frühesten hervorgerufen werden. — Nächst dieser Schmerzhaftigkeit des Hustens aber mufs der vergröfserten Wölbung des Thorax nach vorn, so wie den gewaltsamen Bewegungen der Rippen beym Athemholen die gröfste diagnostische Bedeutung eingeräumt werden. — (§. 15.)

§. 64.

Wenn die Verwechselung einer beginnenden oder bereits zur Ausbildung gekommenen Brustentzündung mit solchen bedeutungslosen catarrhalischen Affectionen der Luftwege, welchen man — obwohl sie ihrem Wesen nach nur eine graduelle Verschiedenheit von der Entzündung gestatten mögen — wegen der Häufigkeit und Gewöhnlichkeit ihres Vorkommens bey Kindern jeglichen Alters und wegen ihres in der Regel gutartigen und milden Verlaufes keine strenge ärztliche Aufmerksamkeit zu schenken und keine ernste Berücksichtigung zu widmen gewohnt ist, zu denjenigen diagnostischen Irrthümern gehört, die sich am leichtesten ereignen können und zugleich am häufigsten begangen werden, so zeigt diese Krankheit doch auch noch mit anderen Affectionen der Brustorgane unter gewissen begünstigenden Umständen und auf gewissen Puncten ihrer Ausbildung eine mehr oder minder täuschende Aehnlichkeit, die auch zu anderen Verwechselungen als der bisher berührten Gelegenheit geben und rücksichtlich der zu treffenden Unterscheidung eine genaue Aufmerksamkeit erfordern kann. Und es ist zu solchen Affectionen neben anderen *der Keichhusten* zunächst zu rechnen, mit welchem die Bronchiopneumonie kleiner Kinder theils zu Anfang ihrer Entstehung, theils bey fortgeschrittener Entwickelung eine gewisse Aehnlichkeit zu gewinnen vermag, die die Möglichkeit einer Verwechselung, besonders bey flüchtiger und oberflächlicher Untersuchung, keinesweges ausschliefst. Es ist oben in der Phänomenologie unserer Krankheit (§. 4. und 23.) erinnert worden, dafs der dieselbe begleitende Husten sowohl während des, ihrer eigentlichen Ausbildung vorangehenden catarrhalischen Zeitraumes, als noch mehr dann, wenn bereits die secundären Entzündungs-Metamorphosen zur Entwickelung gekommen sind, den dem Keichhusten eigenthümlichen Ausdruck annehmen könne. Wenn sich der erste dieser beyden Fälle verwirklicht zeigt, vermag er bey dem, mit den eigenthümlichen Symptomen der Brustentzündungen bey zarten Kindern minder vertrautem Beobachter den Verdacht eines beginnenden Keichhustens zu erwecken und eine, solchem entsprechende Prognose und Behandlung zu bedingen. Ebenso ist aber auch der entgegengesetzte diagnostische Irrthum, d. h. die Verwechselung eines beginnenden, von entzündlichem und fieberhaftem Leiden begleiteten Keichhustens mit einer wirklichen und ächten Entzündung möglich, besonders wenn — wie es bey gewissen Keichhusten-Epidemien unläugbar beobachtet wird, — der epidemische Krankheits-Genius vorzugsweise zum Entzündlichen hinneigt. Wenn dieser letzte Irrthum in seinen Folgen weniger wichtig seyn wird als der erste, so wird doch auch der, bey einer beginnenden Bronchiopneumonie in dem beobachtenden Arzte angeregte Gedanke, einen Keichhusten vor sich zu haben, nur dann einen nachtheiligen Einflufs auf die therapeutische Leitung des Krankheits-Verlaufes ausüben können, wenn es der Beachtung der späteren Gestaltung der Krankheits-Bildung an Aufmerksamkeit gebricht, da mit der fortschreitenden Ausbildung der Entzündung die spastische und convulsive Beschaffenheit des Hustens zurücktritt, das entzündliche Gepräge desselben vorherrschend wird, und zugleich eine Reihe von Symptomen sich der ärztlichen Wahrnehmung darstellt, die dem Keichhusten auch dann fremdartig bleiben, wenn er selbst zu inflammatorischen Ausartungen mehr oder weniger entschieden gesteigert ist. Ueberdies aber wird der angeregte diagnostische Irrthum oft schon durch die Berücksichtigung des herrschenden epidemischen Genius widerlegt werden, und *dann* nur überhaupt zulässig seyn können, wenn von diesem das Vorkommen und die Verbreitung des Keichhustens begünstiget werden.

In dem anderen Falle aber, und wenn eine bey kleinen Kindern bestehende Brustentzündung, bey versäumter antiphlogistischer Behandlung bis zur Entwikkelung secundärer Entzündungs-Metamorphosen in den befallenen Organen fortgeschritten war, ist die Aehnlichkeit, welche der, eine auf solcher Bildungsstufe befindliche Entzündung begleitende Husten mit einem Keichhusten zu gewinnen vermag, oft in einem hohen Grade täuschend, und mehr und leichter geeignet, eine Verwechselung beyder Krankheiten zu erzeugen, und den beobachtenden Arzt zur Annahme des Keichhustens zu bestimmen. — Wenn freylich nur eine sehr flüchtige Untersuchung bey einem solchen Irrthume in der Erkenntnifs es übersehen kann, dafs kein rein spastischer, von jeglicher entzündlichen Beymischung freyer Krankheitszustand vorliege, und wenn die Gegenwart eines verhältnifsmafsig bedeutenden Gefafsfiebers und der sichtbare Ausdruck eines vorherrschenden Allgemeinleidens auch während der, die einzelnen Hustenparoxysmen unterbrechenden Intervalle es unverkennbar machen müssen, dafs das Uebel keine rein krampfhafte Form an sich tragen könne, so ist es doch sehr leicht möglich, dafs der Arzt, welcher bey einer vernachlässigten Brustentzündung erst dann zur Wiege betroffener Kinder hinzutritt, wenn die Krankheit die ihr eigenen secundären Veränderungen und Structur-Verletzungen in den Respirations-Organen bereits hervorgerufen hatte, bewogen werde, in ihr einen von entzündlichen Ausartungen begleiteten Keichhusten zu erkennen, in der verletzten Sensibilität der betheiligten Organe das primäre und Haupt-Moment für das Wesen und die Bildung der vorliegenden Krankheit zu finden, und die gleichzeitigen inflammatorischen Anomalien als consecutive, und rücksichtlich des Wesens der Krankheit als untergeordnete anzusprechen. Obgleich diese letzte Verwechselung in *therapeutischer* Beziehung minder bedeutend und einflufsreich seyn würde, da auch bey ihr das Bedürfnifs einer antiphlogistischen Behandlung überwiegend bleiben mufs, so wird sie doch hinsichtlich der Prognose ihre nachtheiligen Folgen geltend zu machen nie versäumen können, indem die Wahrscheinlichkeit eines ungünstigen und tödtlichen Ausganges bey einer, bis zu solcher Aehnlichkeit mit dem Keichhusten gediehenen Bronchiopneumonie viel gröfser ist, als bey dem von entzündlichen Ausartungen begleiteten Keichhusten selbst, und indem überdies auch die, durch eine solche Verwechselung bedingte irrthümliche Auffassung des wesentlichen Krankheitsverhältnisses zu manchen, mehr oder minder bedeutenden ärztlichen Mifsgriffen die Veranlassung werden, namentlich aber die Nichtanwendung mancher, aufser den rein antiphlogistischen in der Bronchiopneumonie wichtigen Mittel bedingen kann, während ja auch die Ausführung der rein entzündungswidrigen Heilmethode bey der Brustentzündung kleiner Kinder anderen Gesetzen als bey dem mit entzündlichen Complicationen verbundenen Keichhusten unterliegt. (§. 81.) Wenn diese Gründe eine Vermeidung der angeregten Verwechselung dem Arzte dringend erscheinen lassen müssen, so wird dieselbe Vermeidung gesichert werden dürfen eines Theils durch die anamnestische Vergleichung des früheren Krankheits-Verlaufes, anderen Theils durch eine genauere diagnostische Würdigung der im Augenblicke ärztlicher Untersuchung vorliegenden Symptome. Und in erster Beziehung wird es deshalb von Wichtigkeit seyn, zu berücksichtigen, daſs der die Bronchiopneumonie begleitende Husten eine dauernde und anhaltende Aehnlichkeit seines Ausdruckes mit dem Keichhusten erst in Folge vernachlässigter Behandlung und versäumter Blutentziehungen erreicht, daſs er bis zu einer solchen Aehnlichkeit nur im späteren Verlaufe der Krankheit gesteigert zu werden pflegt, während ein Zeitraum der Krankheit voranging, in welchem dieselbe Beschaffenheit des Hustens vermiſst ward; daſs dagegen der mit entzündlichen Affectionen der Respirations-Organe verbundene Keichhusten als solcher verhältniſsmäſsig früher, mit dem Beginn des Erkrankens selbst, und entweder schon vor der Entwickelung eines Gefaſsfiebers oder mit diesem gleichzeitig hervortritt. In letzter Beziehung aber wird die Diagnose unterstützt werden dürfen durch die Beachtung desjenigen Zustandes, welcher während der vom Husten freyen Intervalle vorliegt, durch das während dieser Intervalle bey der Bronchiopneumonie bedeutendere Hinderniſs des Athemholens, welches, wenn es auch beym Keichhusten schnell, hastig und selbst keuchend werden mag, doch hier nie mit solcher Anstrengung als dort, nicht mit einer so gewaltsamen auf und niedersteigenden Bewegung des Thorax geschieht (§. 15.), noch von einer so auffallend erhöheten Wölbung desselben begleitet gefunden wird. (§. 15.) — Nicht weniger aber werden der bey dem Keichhusten gewöhnlich fehlende Ausdruck von Schmerzgefühl, das hier aufser den Hustenanfällen nicht wahrnehmbare anhaltende, ängstliche und klägliche Geschrey, so wie die, der Brustentzündung eigenthümliche, besonders des Nachts am stärksten hervortretende Unruhe der betroffenen Kinder, endlich der, bey dem auch von entzündlichen Complicationen begleiteten Keichhusten nie eine solche intensive Krankheitsgröfse verrathende Ausdruck des Gesammt-Habitus und der Physiognomie dem Beobachter als Erscheinungen unserer Krankheit dienen dürfen, welche ihn vor der ausschliefslichen Anerkennung des am mehrsten in die Augen fallenden Symptomes, d. h. des Hustens zu schützen, und trotz des keichhustenartigen Gepräges desselben dennoch die Erkenntnifs einer Bronchiopneumonie vor Irrungen sicher zu stellen geeignet sind.

## §. 65.

In solchen Fällen, wo bey Säuglingen von etwas mehr gereiftem Alter, welche das erste Lebensjahr schon überschritten haben oder seiner Vollendung nahe stehen, unsere Kinderkrankheit mit Erscheinungen auftritt, die im Allgemeinen weniger ihr, als dem s. g. Croup eigen sind, kann durch den eigenthümlichen Ton des Hustens (§. 4.), durch das besondere Geräusch der einzelnen Inspirationen beym Durchgange der Luft durch die krankhaft veränderte und von abnormer Rigidität getroffene Stimmritze (§. ebendas.), so wie durch die auffallende, zuweilen bis zur wirklichen Aphonie gesteigerte Heiserkeit der Stimme (§. ebendas.) Veranlassung zu einer Verwechselung der Bronchiopneumonie mit einer mehr begrenzten *Entzündung des Luftröhrenkopfes* oder *des Luftröhrenstammes*, wie sie durch den Croup verwirklicht wird, gegeben werden. Diese Verwechselung, obgleich von keinen entschieden nachtheiligen Folgen für die Behandlung, dürfte dennoch nicht ohne alle störende und hindernde Einwirkung auf die aus der Diagnose abzuleitenden therapeutischen Folgerungen bleiben, zugleich aber in einzelnen Fällen und besonders zu Anfang der Krankheit sich schwer mit entsprechender Sicherheit vermeiden lassen, indem von allen wesentlichen Symptomen unserer Krankheit dann nur sehr wenige übrig bleiben, welche auf die Existenz derselben eine besondere und nothwendige Beziehung gestatten. Denn die Heftigkeit des Gefäſsfiebers kann beyden Entzündungen mit gleichem Rechte zukommen, der Husten aber und die krankhaften Anomalien des Athmungsprocesses müssen mehr dem Croup als der Entzündung der tiefer gelegenen Respirationsorgane entsprechen, wenn auch nicht jener, sondern vielmehr diese der ärztlichen Beobachtung vorliegt. — Indem dadurch einzelne der wesentlichsten Symptome der Unterscheidung entzogen werden, wird sich eine richtige Diagnose darauf stützen dürfen, daſs der Croup-Ton des Hustens und die eigenthümlichen hörbaren Inspirationen bey der Bronchiopneumonie nicht beständig, sondern einem periodischen Nachlaſs unterworfen zu seyn pflegen, daſs dieselben Erscheinungen während ihres Bestehens nie denjenigen Grad vollendeter Ausbildung erreichen, der dem wirklichen Croup eigen ist, daſs sie mit der steigenden Entwickelung und mit der zunehmenden Heftigkeit der Krankheit (und besonders bey der Verbreitung der Entzündung auf das Lungengewebe) nicht bedeutender, sondern geringer werden und gegen den Zeitpunct ihres ferneren Verlaufes ganz aus der Beobachtung zurücktreten, — so wie auch endlich die Unterscheidung durch den Umstand unterstützt werden darf, daſs die bey der Brustentzündung wahrnehmbare und einem periodischen Wechsel weniger als ihre anderen Erscheinungen unterworfene vermehrte Wölbung des Thorax nach vorn (§. 15.) mehr auch ein Leiden der Lungen und der tieferen Luftröhrenäste als auf ein krankhaftes Ergriffenseyn des Kehlkopfes und des Luftröhrenstammes zu schlieſsen berechtigt. — Sobald aber in einzelnen Fällen, auch bey der Benuzzung und Anwendung der eben genannten Unterscheidungs-Merkmale, die Bestimmung des Sitzes der vorliegenden Entzündung zweifelhaft bleiben, und nicht mit entsprechender Sicherheit zu bilden seyn sollte, würde dennoch — wenn nur das erkrankte Kind dem Säuglingsalter angehört — die Vermuthung sich mehr zu der Annahme einer Bronchiopneumonie hinneigen müssen, da bekanntlich in dem ersten Lebensjahre der Croup sehr selten und mehr ausnahmsweise vorkommt, dieselbe Altersstufe aber eine ungleich gröſsere Disposition zur Luftröhren- und Lungen-Entzündung in sich schlieſst.*) —

Wenn übrigens die in Rede schwebende Unterscheidung zwischen dieser Entzündung und dem Croup bey kindlichen Kranken des zartesten Alters nur zu Anfang und während der ersten Tage einer beginnenden Bronchitis schwierig seyn kann, wenn die Aehnlichkeit, welche diese Krankheit in einzelnen ihrer Erscheinungen mit den Symptomen des Croups anzuneh-

*) Vergl. *Sachse*, das Wissenswürdigste über die häutige Bräune. Hannover, 1812. 1. Bnd. S. 177. — wo unter 189 aufgeführten Krankheitsfallen nur 16 vor der Vollendung des ersten Lebensjahres sich ereigneten.

*Billard*, a. a. O. S. 426.

men vermag, im weiteren Krankheits-Verlaufe zu bestehen aufhört und das Uebel sich später immer als eine Bronchiopneumonie deutlich und unverkennbar manifestirt; so wird solches doch dort nicht geschehen und nicht erwartet werden können, wo in betroffenen Kindern beyde Krankheiten gleichzeitig bestehen und die Entzündung sich über das gesammte Raumverhältnifs der Luftwege verbreitet, indem sie gleichzeitig den Kehlkopf, den Luftröhrenstamm und die Luftröhrenverzweigungen ergriff, und als Laryngitis, Tracheitis und Bronchitis zusammen erscheint. Dafs eine solche Extensität der Entzündung bey Kindern aus dem Säuglingsalter vorkommen, und demnach die diagnostische Bestimmung ihres isolirten Sitzes unmöglich machen könne, hat der Verfasser durch seine Beobachtungen zu erkennen, zugleich aber auch wahrzunehmen Gelegenheit gehabt, dafs eine so ausgebreitete Entzündung über alle Theile der Luftwege zu den seltensten pathologischen Erscheinungen gehöre, indem wir bey einer grofsen Zahl von Fällen der von uns beobachteten eigentlichen Bronchiopneumonie eine solche Extensität der Entzündung nur einmal gefunden haben.

§. 66.

Auf einer gewissen Bildungsstufe ihres Verlaufes und unter der Mitwirkung begünstigender Umstände vermag ferner unsere Krankheit in einzelnen, und selbst in den mehrsten ihrer Erscheinungen eine, leicht zu Täuschungen und diagnostischen Irrthümern führende äufsere Identität mit derjenigen Kinderkrankheit zu gewinnen, welche die Schule mit dem Namen der krampfhaften Engbrüstigkeit oder des *Millar'schen Asthma* belegt hat. Da diese letzte Krankheit ihrem Wesen nach nur allein aus Krampf besteht und ausschliefslich nur in einer anomalen Sensibilität begründet ist, bey der Bronchiopneumonie aber immer die Entzündung das primäre und vorwaltende Krankheits-Moment bleiben mufs, und da diese sehr weit von einander abweichende Verschiedenheit in dem Wesen beyder Krankheiten auch eine verschiedene ärztliche Deutung und ärztliche Sorge nothwendig machen mufs, so mufs demnach auch eine bestimmte diagnostische Unterscheidung derselben von einem nicht unbedeutenden therapeutischen Interesse seyn.

Diejenige Bildungsstufe in dem Verlaufe der Brustentzündungen zarter kindlicher Organismen aber, welche in ihren Symptomen die berührte Aehnlichkeit mit dem s. g. Millar'schen Asthma erzeugt, ist der dritte von den oben aufgestellten Zeiträumen jener Krankheit, und die Gegenwart secundärer Metamorphosen in den von der Entzündung befallenen Theilen. Und wenn man sich daran erinnert, dafs — wie es oben bey der Phänomenologie bemerkt ist — die Respirationsbeschwerden, welche während der Dauer dieses dritten Zeitraumes wahrnehmbar zu seyn pflegen, in ihrer Manifestation weder immer gleichmäfsig noch anhaltend gefunden werden, sondern dafs sie, während sie zu gewissen Stunden sehr wenig bemerkbar sind, zu anderen Stunden mit einem sehr entschiedenen Grade von Heftigkeit auftreten können, und dafs solches gewöhnlich in den Mitternachtsstunden am auffallendsten geschieht, — dafs diese gesteigerten Respirationsbeschwerden dann die ängstlichste Unruhe erzeugen und zu erschwerten, nur mit sichtbarer Anstrengung zu vollbringenden und mit gewaltsamer Erhebung der Rippen verbundenen Athemzügen führen, — dafs nicht selten auf diesem Puncte des Krankheits-Verlaufes der ihr eigenthümliche Husten den Ausdruck des Schmerzgefühles verloren hat und oft das Gefäfsfieber von seiner früheren Höhe bedeutend herabgesunken ist, — dafs die Pulse, wenn auch verhältnifsmäfsig häufig, dennoch klein, unterdrückt und härtlich gefühlt werden, — und dafs die bleiche Gesichtsfarbe, die kalte Beschaffenheit des Gesichtes und der Hände, so wie der gesammte Habitus der kranken Kinder mehr den Verdacht der vorzugsweise beeinträchtigten sensiblen als der ursprünglich verletzten irritablen Lebenssphäre rechtfertigen mufs, — wenn man endlich diese periodisch und paroxysmenweise gesteigerten Beschwerden nach kürzerer oder längerer Zeit einen Nachlafs gewinnen und sie einem Zustande scheinbarer Ruhe und einer minder beeinträchtigten Respiration Platz machen sieht, und wenn man dabei zugleich berücksichtiget, dafs bey dem zarten Lebensalter der hier allein in Betracht kommenden kindlichen Kranken die Semiotik des Urines (auf welche man sonst für die Erkenntnifs der krampfhaften Engbrüstigkeit einen gewissen Werth zu legen gewohnt ist) gänzlich verloren gegeben werden mufs, so wird die grofse Aehnlichkeit in den Symptomen des *Millar'*schen Asthma mit den periodischen Störungen des Athemholens während des dritten Zeitraumes der Bronchiopneumonie keiner näheren und genaueren Bezeichnung bedürfen. Und da diese letzte Krankheit vor der Entwickelung secundärer Veränderungen in den von ihr befallenen Organen zuweilen, namentlich bey langwierigem und schleichendem Verlaufe, unter Erscheinungen bestehen kann, welche dem Unkundigen oder minder Erfahrenen nicht als der Ausdruck einer ernsten und entzündlichen Krankheit gelten, so kann es leicht geschehen, dafs entweder die ärztliche Hülfe gar nicht früher gesucht wird, als bis jene nächtlichen Steigerungen in den Zufällen der bis zu ihrem dritten Zeitraume fortgeschrittenen Krankheit dazu auffordern, oder dafs, wenn auch die ärztliche Beobachtung zuvor schon zugegen war, eine dem Wesen der Krankheit entsprechende Erkenntnifs verfehlt wurde, und demnach die, dem genannten dritten Zeitraume angehörigen täuschenden Zufälle nicht auf eine Steigerung des vorhandenen und schon früher zugegen gewesenen Uebels, sondern auf eine Umwandlung und auf ein Auftreten desselben in einer neuen Form bezogen werden, besonders da auch dem wahren Millar'schen Asthma catarrhalische Erscheinungen als Vorboten vorangehen können. — Daraus wird die leichte Möglichkeit einer Verwechselung und desjenigen diagnostischen Irrthums klar werden, in Folge dessen unter geeigneten Umständen eine ausgebildete Entzündung der Athmungsorgane für die bekannte spastische Affection derselben gehalten werden kann. Wenn inzwischen die Meynung früherer Aerzte, dafs Säuglinge von dem Millar'schen Asthma nicht befallen werden,*) durch die Erfahrung bestätiget wäre, so würde die fragliche Unterscheidung weniger leicht ein Gegenstand ärztlicher Aufmerksamkeit und Ungewifsheit seyn, und ein jeder zweifelhafter Fall dieser Art, der sich bey Säuglingen ereignet, auf die Existenz der Entzündung bezogen werden dürfen. — Da aber diese Meynung durch entgegengesetzte Beobachtungen widerlegt ist, so sind positive diagnostische Momente nothwendig, wenn eine zuverlässige und sichere Unterscheidung getroffen werden soll. Als solche werden eine völlige Abwesenheit des Hustens, die bey dem Asthma oft bey der Brustentzündung *nie* wahrgenommen wird, der rauhe, hohle Ton der Respiration, den

*) *C. B. Fleisch*, Handbuch über die Krankheiten der Kinder. 2. Bnd. Leipzig, 1804. S. 385. —

man auf der bezeichneten Bildungsstufe der Entzündung nie mehr anzutreffen pflegt, und die rothe oder bläuliche Bluterfüllung des Gesichtes, welche bey der krampfhaften Engbrüstigkeit nicht selten ist, bey der Bronchiopneumonie aber von einer auffallenden Gesichtsblässe vertreten wird, *zuweilen* jedoch nicht in allen Fällen dienen können, da man das Millar'sche Asthma öfter von Husten begleitet und dasselbe auch ohne hörbare Anomalien der Respiration und ohne sichtbar vermehrten Blutandrang zum Kopfe gefunden hat. Wo sich daher aus der Gegenwart oder Abwesenheit der genannten drey Symptome keine sichere Unterscheidung bilden läfst, wird man besonders auf die Benutzung einer neuen Anamnese und auf den in beyden Krankheiten obwaltenden Unterschied ihres früheren Verhaltens angewiesen seyn, und wo eine vollständige und zuverlässige Anamnese fehlt, nichts Besseres zu thun vermögen, als den Anfall oder die periodische Steigerung der Zufälle abzuwarten um während der Dauer ruhigerer Intervalle durch eine aufmerksame Analyse der dann vorhandenen Symptome die sichere und kaum mehr zweifelhafte Erkenntnifs der einen oder der anderen Krankheit zu bilden. Die dann für einige Zeit obwaltende Ungewifsheit in der Diagnose wird aber kaum von irgend einem therapeutischen Nachtheile seyn können, da die Anwendung der auf das Nervensystem specifisch und umstimmend einwirkenden Mittel, welche die Anfalle krampfhafter Engbrüstigkeit nothwendig erfordern mögen, auch dort ihre geeignete Stelle findet, wo die bis zu secundärer Structur-Veränderung in den von ihr ergriffenen Theilen fortgeschrittene Entzündung zu Zufällen führt, die eine gewisse Mitleidenschaft der Sensibilität deutlich verrathen. (§. 48. 102.)

§. 67.

Obwohl unsere eigenen Erfahrungen uns keine Gelegenheit gegeben haben, im Verlaufe der Bronchiopneumonie der Kinder die von manchen Beobachtern erwähnten Convulsionen und soporösen Zustände wahrzunehmen (§. 32.), so ist es dennoch auch ohne solche Zufälle möglich, dafs der Arzt, welcher die an der Brustentzündung leidenden Säuglinge nicht früher zu sehen Gelegenheit bekommt, als bis der dritte Zeitraum der Krankheit zur Ausbildung gediehen ist, im ersten Augenblicke der Untersuchung durch die Blässe und Kälte des Gesichtes, durch den starren Ausdruck des weitgeöffneten Auges, und durch die Unbeweglichkeit der Gesichtszüge bewogen werde, dem Gedanken an einen vorliegenden, in dem Stadium der Ausschwitzung begriffenen *Hydrocephalus acutus* Raum zu geben. *) Aber eben so bald wird dieser Gedanke bey einer genaueren Prüfung der gesammten Symptomengruppe und bey dem, mit den eigenthümlichen Erscheinungen und der Häufigkeit unserer Kinderkrankheit nicht gänzlich unbekannten Beobachter durch das Uebergewicht derjenigen Zufälle verdrängt werden müssen, welche das vorwaltende Ergriffenseyn der Athmungsorgane und den Sitz der vorliegenden Krankheit in diesen verrathen. Diese Zufälle werden ein Uebersehen der in den Respirationsgebilden obwaltenden Entzündung nur bey grofser Flüchtigkeit des Krankenexamens oder mangelnder Sachkenntnifs selbst dann gestatten können, wenn wirklich die Bronchiopneumonie mit einer exsudativen

*) Vergl. *Hufeland's* Journal der praktischen Heilkunde. Jahrgang, 1820. Bnd. 51. December. S. 5.

*Jos. Frank*, *Praxeos medicae universae praecepta. Partis II. Volumen II. Sectio I. Lips.* 1823. *pag.* 313. *nota* 3.

Entzündung der Gehirnhäute complicirt wäre, über welche Complication jedoch unsere Beobachtungen uns keine evidente Erfahrung vorgeführt haben. — Aufserdem aber würde der, bey der so weit fortgeschrittenen Brustentzündung fast absolute Mangel des Schlafes einen solchen, kaum jemals zu entschuldigenden Fehler in der Diagnose verhüten dürfen.

Sehr leicht aber kann es dagegen geschehen, dafs in denjenigen Fällen, wo die Bronchiopneumonie die zartesten Kinder von dem Alter weniger Tage oder Wochen befällt, und dann in ihren Erscheinungen eine auffallende Präpotenz der Venosität in dem gesammten Organismus der erkrankten Individuen verräth, wo die Nägel, die Hände und Füfse blau und kalt werden, die Hautvenen von Blute strotzen, und das Gesicht und die Lippen von andrängendem und stockendem Venenblute dunkel blauroth erscheinen, wo diese Zufälle plötzlich eintreten und periodisch nachlassen und wiederkehren, wo während derselben unter schaumartig vor die Lippen tretendem Speichel Erstickungsgefahr zu drohen scheint (§. 17.), und wo dieselben Zufälle die anderweitigen Erscheinungen der Brustentzündung um so mehr überwiegen, als unter solchen Umständen und bey kindlichen Kranken von einer so niederen Altersstufe der Husten als das sonst wesentlichste und beständigste Krankheitssymptom weniger deutlich ausgebildet vorzukommen pflegt (§. 4.), — dafs in solchen Fällen die Diagnose auf eine vorliegende *Cyanosis* gerichtet wird. Dieser Irrthum, in welchen die Erkenntnifs dann am leichtesten verfallen kann, wenn die erste ärztliche Beobachtung mit dem Auftreten der gedachten, der Blausucht so sehr und so auffallend entsprechenden Zufälle zusammentrifft, und nicht schon während der gewöhnlich einige Zeit zuvor vorangegangenen und allmählig gesteigerten catarrhalischen Erscheinungen Statt fand, und in welchen der Verfasser selbst zuweilen verfallen zu seyn nicht verhehlen will, ist aber vor allen anderen diagnostischen Mifsgriffen zu entschuldigen und nicht einmal unbedingt als solcher anzusprechen. Denn da es mehr als wahrscheinlich ist, dafs in denjenigen hieher gehörigen Krankeitsfällen, in welchen die Section nach dem Tode keine völlige Verschliefsung des eyförmigen Loches ergiebt (§. 38.), die gedachten blausüchtigen Erscheinungen durch den unmittelbaren Uebergang des in den rechten Vorhof ergossenen Blutes in das linke Atrium mittelst des offen gebliebenen *Foramen ovale* bewirkt werden, und da diese Veränderung des Blutlaufes erst durch das Fortschreiten des Krankheitsprocesses und durch Hindernifs für den Blutumtrieb durch die Lungen hervorgebracht zu werden scheint, so wird in solchen Fällen eine consecutive Cyanosis mit einer primären Brustentzündung verbunden als der ärztlichen Beobachtung vorliegend angenommen werden müssen. Aber eben diese *consecutive* Entstehung der blausüchtigen Zufälle macht es dringend nothwendig, dafs sie auch als solche und als consecutive durch die Diagnose erfafst werden, und dafs nicht die Wahrnehmung derselben ein Uebersehen der ursprünglichen und wesentlichsten entzündlichen Integritäts-Verletzung der Respirations-Organe bewirke. Denn eine Verwechselung und derjenige Irrthum, in Folge dessen die auf die Cyanose bezüglichen Erscheinungen für idiopathisch entstandene gehalten werden, wird von zu nachtheiligem Einflusse auf die Feststellung therapeutischer Eingriffe seyn müssen, weil gegen diese consecutive Blausucht allein die antiphlogistische Heilmethode, und dreiste und reichliche Blutentziehungen einen glücklichen Erfolg zu sichern vermögen. — Um in solchen verwickelten Krankheitsfällen, wie die eben in Rede gestellten es unbezweifelt sind, eine sichere, als Grundlage therapeutischer Normen dienende Erkenntnifs zu vermitteln, wird es von besonderer Wichtigkeit seyn, auf den entweder ganz fehlenden, oder, wenn auch unterdrückten und wenig deutlich wahrnehmbaren, dennoch bey längerer und sorgfältiger Beobachtung kaum jemals gänzlich zu vermissenden Husten (welcher zuweilen selbst als erregendes Moment für jene blausüchtigen Zufälle erkannt werden darf, indem dieselben eben durch ihn hervorgerufen und erneuert zu werden scheinen), so wie auf die gleichzeitigen Respirations-Beschwerden und das für das Zustandekommen des Athemholens obwaltende Hindernifs zu achten. Inzwischen werden sich diese Respirations-Beschwerden unter solchen Krankheits-Verhältnissen als es die fraglichen sind, nicht anders als nur aus den äufseren Form-Veränderungen des Brustkorbes, namentlich durch die heftige, auf- und niedersteigende Bewegung der Rippen, durch die vermehrte Wölbung des Thorax nach vorn, und besonders durch den dann entstehenden Husten, wenn man durch den Druck der flach auf die Brust gelegten Hand diese Wölbung zu vernichten sucht, erkennen lassen. — Leichter übrigens wird man eine sichere Erkenntnifs treffen und die berührte Verwechselung vermeiden können, wo man sich im Besitz einer vollständigen Anamnese befindet, und wo die längere Zeit vorangegangenen, allmählig in ihrer Intensität gesteigerten catarrhalischen Zufälle bekannt sind, — schwieriger dort, wo eine genaue Anamnese vermifst wird. Nie aber wird der angeregte diagnostische Irrthum bey einem sorgfältig und aufmerksam beobachtenden Arzte lange bestehen können, da im ferneren

Krankheits - Verlaufe die eigenthümlichen, unserer Krankheit eigenen Zufälle ein entschiedenes Uebergewicht immer geltend machen, und in jedem Falle die Gelegenheit zur Berichtigung eines anfänglichen Irrthums bald herbeyführen. —

§. 68.

Wenn die *genuine Herzentzündung* bey Individuen des kindlichen Alters wirklich so häufig vorkäme, und in der That so allgemein verbreitet wäre, als es vor mehreren Jahren von *Puchelt**) behauptet worden ist, durch spätere Beobachtungen jedoch nicht vollkommen bestätiget zu seyn scheint; so würde es unter allen hier in Betracht kommenden Kinderkrankheiten keine einzige geben, die so häufig und so leicht ein Gegenstand der Verwechselung mit der Bronchiopneumonie werden könnte als die Carditis, und zugleich keine, deren Unterscheidung von unserer Krankeit schwieriger wäre. Denn mit keiner anderen Krankheit hat die Brustentzündung der Säuglinge eine gröfsere und leichter täuschende Aehnlichkeit, als mit der Herzentzündung der Kinder, wie sie von *Puchelt* beschrieben worden ist, und nicht leicht kann die Symptomengruppe zweyer Krankheiten mehr bis zur äufseren Identität mit einander zusammenfallen, als in den beyden eben genannten durch ihren verschiedenen Sitz wesentlich von einander verschiedenen Entzündungen.**) Diese Aehnlich-

---

*) *De Carditide infantum commentarius. Auctore Fr. A. B. Puchelt. Lipsiae*, 1824.

**) Der Verfasser kann daher auch *Puchelt's* Behauptung: „*Qui morbi decursum attente observaverit, ejusque signa rite comparaverit, non facile errabit in diagnosi, nec habebit morbum, qui cum carditide fallacem similitudinem ostendat.*" (*l. c. pag.* 34.) nicht beytreten, da er durch seine Beobachtungen und Erfahrun-

keit wird aus einer vergleichenden Zusammenstellung der von *Puchelt* gegebenen Beschreibung der Zufälle der Carditis, und der von uns in dem ersten Capitel dieser Abhandlung geschilderten Phänomenologie der Pronchiopneumonie zu entschieden hervorleuchten, um nicht die diagnostische Unterscheidung beyder Krankheiten in einem hohen Grade zu erschweren. Denn es wird dieselbe Aehnlichkeit erwiesen, durch die zu Anfang beyder Krankheiten kurze, häufige, keichende, mit starkem Herzknopfen, heftigem Fieber und auffallend häufigem Pulse verbundene Respiration*) (§. 10. u. 11.), durch den, sehr verschiedenartige Modificationen seines Ausdrucks, sowohl bey der einen als auch bey der anderen Entzündung durchlaufenden, und abwechselnd stärker und minder stark hervortretenden Husten**) (§. 9.) — durch die im weiteren Verlaufe der einen so wie der anderen Krankheit sich im stärkeren Grade und heftiger äufsernden Respirationsbeschwerden***) (§. 15.) — so wie nicht minder endlich durch die grofse und auffallende Unruhe der kleinen Kranken, und den durch die Physiognomie derselben erkennbaren Ausdruck von Angstgefühl, welche Erscheinungen bey der einen Krankheit nicht minder auffallend und be-

---

gen über die Bronchiopneumonie der Kinder zu häufig von dem Gegentheil überzeugt worden ist.

*) . . . „*prima carditidis symptomata, respiratio nimirum brevis, „frequens, suspiriosa, et pulsatio cordis major, celerior, fortior, „cum febre et pulsu frequente, irritato.*“ (*Puchelt, l. c. pag.* 32.)

**) „*Tussis, quae concomitari solet carditidem, nunc levior, nunc „gravior insignes et vehementiores paroxysmos cum anxietate, „interdum etiam cum asthmate conjunctos exhibet et aut ipsa „interdum stertens est, aut stertorem quemdam in larynge se„dentem relinquit.*“ — (*ibid. pag.* 33. 34.)

***) „*Secundo, tertio, aut quarto demum (morbi) die respiratio „magis laeditur, minus in dyspnoeam continuam abit . . ., „quam potius insultus asthmaticos exhibet.*“ *ibid. pag.* 32.

zeichnend sind, als sie es bey der anderen seyn sollen*) (§. 12. u. 26.). —

## §. 69.

Diese Aehnlichkeit, und dieses in vielen Beziehungen identische Zusammenfallen in den Symptomen beyder Krankheiten, könnte der Vermuthung Raum geben, dafs eben diese Aehnlichkeit durch das gleichzeitige Bestehen der Entzündung in beyden fraglichen Organen, in den Respirationsgebilden so wie in der Herzsubstanz, und durch eine häufige Verbindung der Bronchiopneumonie mit der Carditis erzeugt würde. Und derjenige Zustand, in welchem man bey den Leichenöffnungen der, an der Entzündung der Athmungsorgane verstorbenen Kinder das Herz anzutreffen pflegt, kann leicht für geeignet gehalten werden, eine solche Vermuthung zu unterstützen. Denn wenn man Blutüberfüllung, Ausdehnung und scheinbare Erweiterung des rechten Herzens durch schwarzes in demselben stockendes Blut, deutliche Blutauftreibung aller sichtbaren Gefäfse desselben, und einen der künstlichen Injection ähnlichen Zustand in ihnen, desgleichen Schlaffheit und Blässe der Herzsubstanz im Allgemeinen für anatomische Zeichen der Herzentzündung gelten lassen, und sie (wie es *Puchelt* gethan hat**) für ausreichend halten will, die Existenz derselben während des Lebens zu beweisen, ohne die Gegenwart secundärer Entzündungs-Metamorphosen in Exsudaten und Pseudoproductionen für nothwendig zu halten, so wird man durch das Daseyn

---

*) „*Conjuncti sunt* (*insultus asthmatici*) *cum anxietate, quae* „*crescente morbo etiam continua observatur. Haec jactatione* „*vehemente membrorum, cubitu frequenter mutato, et vultu* „*percipitur, sensationem referente.*“ (*ibid. pag.* 33.)

**) a. a. O. S. 3. und 6.

jener Erscheinungen in den Leichen solcher Kinder, die der Brustentzündung unterlegen waren, (§. 38.) leicht zu der Annahme bestimmt werden dürfen, dafs diese Krankheit sehr geneigt sey, eine consecutive Carditis mit sich zu verbinden. Denn der entgegengesetzte Bildungsvorgang, d. h. die primäre Entstehung der Herzentzündung und das spätere entzündliche Ergriffenwerden der Athmungsgebilde, würde theils in der Beobachtung der successiven Erscheinungen unserer Krankheit, theils in der Necroscopie der wirklichen Herzentzündung — welche häufig und in der Mehrzahl der Fälle ohne gleichzeitige Entzündung des Lungengewebes besteht — seine Widerlegung finden müssen.

Aber weder die Aehnlichkeit und die theilweise Identität in den Symptomen beyder Krankheiten, noch diejenigen Erscheinungen, die man nach dem Tode neben den anatomischen Kennzeichen der Entzündung der Athmungsorgane an dem Herzen zu entdecken vermag, sind unseres Erachtens im Stande, die Coexistenz beyder Entzündungen zu erweisen, oder nur wahrscheinlich zu machen. Denn so ähnlich die vielfachen und zahlreichen Zufälle der Bronchiopneumonie mit den Symptomen der Carditis auch immerhin seyn mögen, so lassen sie sich doch alle ohne Schwierigkeit und ohne Zwang genügend aus dem inflammatorischen Ergriffenseyn der Respirationsgebilde (wie wir in der Epicrise unserer Krankheit zu zeigen bemühet gewesen sind) ableiten und pathologisch erklären, ohne dafs es nothwendig erscheinen dürfte, einzelne von ihnen auf ein gleichzeitiges entzündliches Leiden der Herzsubstanz zurückzuführen. — Und die neben der Entzündung der Athmungsgebilde bey den Leichenöffnungen in der Mehrzahl der Fälle der Beobachtung entgegentretende Ueberfüllung der rechten Herzhälfte von dickem, schwarzem Blute, ihre Ausdehnung und — oft wohl nur scheinbare — Erweiterung durch dieses, der aufgetriebene Zustand der gleichsam künstlich durch Einspritzung angefüllten Herzgefäfse, so wie die Schlaffheit und Blässe der Herzsubstanz, darf man diese Zustände mit Recht als anatomische Kennzeichen einer wirklichen Carditis betrachten? Ist es nicht vielmehr eher zu glauben, dafs eben diese Erscheinungen durch die heftigen, und gegen die Zeit des tödtlichen Ausganges der Krankheit fruchtlosen Anstrengungen, die das Herz machen mufs um das Hindernifs der Blutbewegung durch die Lungen und des Blutaustrittes aus dem rechten Herzen zu überwinden, durch den unveränderten Zuflufs von Venenblute zur rechten, und die verminderte Zuführung von arteriellem Blute zur linken Herzhälfte, so wie durch die allgemeine Erschlaffung der gesammten organischen Faser und die so tief gesunkene Ernährung erzeugt werden, ohne einer Entzündung ihre Entstehung zu verdanken? — Und wenn es nicht unwahrscheinlich seyn darf, dafs durch die bestehende Lungenentzündung die Herzthätigkeit dergestalt erschwert und verletzt werden kann, dafs dadurch nach dem Tode an diesem Organe diejenigen, eben genannten Veränderungen sichtbar werden, welche man unseres Erachtens mit Unrecht einer Entzündung desselben zuschreibt; so kann es auch nicht unglaublich seyn, dafs auch andere Krankheitszustände, bey welchen dem Herzen eine gröfsere Blutmasse zugeführt wird, als es in gleichem Verhältnisse fortzubewegen vermag, namentlich krampfhafte Engbrüstigkeit und vielleicht auch einfache, aber heftige synochöse Gefäfsfieber, ähnliche anatomische Veränderungen des Herzens erzeugen können, und dafs bey der grofsen Zartheit des organischen Baues und bey der geringen

Energie der Faser in kindlichen Individuen des niedrigsten Lebensalters die angeregten Krankheits-Zustände als vollgültige Ursachen für die Entstehung der fraglichen anatomischen Veränderungen gelten dürfen. —

## §. 70.

Wenn aus diesen Betrachtungen die Folgerungen abgeleitet werden mögen: Dafs eines Theils das gleichzeitige Bestehen der Carditis neben der Bronchiopneumonie aus den berührten Ergebnissen der Necroscopie mit Recht und Wahrscheinlichkeit nicht abgeleitet werden könne, — und dafs anderen Theils die ächte und genuine Herzentzündung keine so häufige Kinderkrankheit sey, als man glaublich zu machen versucht hat; so kann bey der grofsen Gleichartigkeit in der Behandlung beyder Krankheiten die Frage entstehen: Ob die Unterscheidung beyder Krankheitszustände wirklich ein diagnostisches Bedürfnifs sey, und ob sie für das Ziel und den Endzweck alles ärztlichen Strebens, d. h. für eine erfolgreiche Behandlung effectiven Gewinn verspreche? Es dürfte sich aber diese Frage, ungeachtet der nicht wesentlich verschiedenen Therapeutik, unbedenklich bejahen lassen, da eine Verwechselung und die Annahme einer Carditis dort, wo man es mit einer Bronchiopneumonie zu thun hat, in so fern einen nachtheiligen Einflufs auf die Feststellung obwaltender Heilanzeigen geltend machen wird, als dieselbe Verwechselung das über die Fortbildnng oder Rückbildung der Krankheit zu fällende ärztliche Urtheil, und die daraus abzuleitende Bestimmung des Maafses, des Grades und der Wiederholung gewisser therapeutischer, namentlich antiphlogistischer Eingriffe leicht trüglich und irrig gestalten kann. Denn in dem einen Falle wird man die Störungen für das Zustandekommen des Athemholens als die wesentlichen Krankheits-Erscheinungen, in dem anderen Falle dieselben aber nur als Folge-Symptome ansprechen dürfen, und ihrer verschiedenen Gestaltung für die Würdigung des vorliegenden Krankheitsverhältnisses daher dort einen ungleich gröfseren semiotischen Werth als hier beyzulegen berechtiget seyn; — ein Umstand, der bey der ohnedies so sehr schwankenden Sicherheit in der Beurtheilung des genügenden oder ungenügenden Erfolges angewandter Mittel nicht ohne wichtigen Einflufs auf die Heilung bleiben kann.

Wenn aber die in Rede schwebende Unterscheidung an der Wiege kranker Kinder gebildet werden soll, so mufs sie, leicht begreiflicher Weise, auf einzelnen Bildungsstufen beyder Krankheiten schwieriger als auf anderen seyn, am leichtesten aber zu Anfang am sichersten gegen die Zeit des Ausganges derselben sich treffen lassen. Wird man daher in geeigneten Fällen in den ersten Tagen der Krankheit aus dem heftigeren und häufigeren Husten, welcher sich bey der Bronchiopneumonie sogleich als erstes Krankheits-Symptom der Beobachtung darstellt, bey der Carditis aber erst später hervortritt, — aus dem dort mehr anhaltenden, hier aber mehr nachlassenden Typus der Respirationsbeschwerden, — dann aus der, bey der Carditis nicht wahrnehmbaren, ungewöhnlich vermehrten Wölbung der vorderen Fläche des Thorax, — aus dessen gewaltsam auf- und niedersteigender Bewegung auch während derjenigen Augenblicke, in welchen die kleinen Kranken am ruhigsten und von Angst oder Husten am wenigsten gequält sind, — endlich aus dem Umstande, dafs der Druck der Hand auf die sichtbar und heftig bewegten Rippen den Husten deutlich erregt und vermehrt, mit gröfserer Sicherheit auf den Sitz der Entzündung der Brusteingeweide in den Athmungsorganen schliefsen können; so wird es dennoch Zustände geben müssen, in welchen bey weiter vorgerücktem Verlaufe der Krankheit die Benutzung dieser Zeichen verloren geht, dann keine zuverlässige Erkenntnifs möglich ist, aber in allen dunkeln Fällen wegen der mit Grund anzunehmenden gröfseren Häufigkeit von Lungenentzündungen die Wahrscheinlichkeit zu Gunsten der Existenz dieser Krankheit sprechen wird.

§. 71.

Aber nicht allein durch die leicht mögliche Verwechselung der Brustentzündungen zarter kindlicher Organismen mit anderen, dem Kindesalter eigenen Krankheitsformen ist die Leichtigkeit und Sicherheit der Erkenntnifs dieser Krankheit, und die diagnostische Würdigung ihrer individuellen Verhältnisse gefährdet; sondern auch dann, wenn das Uebel anfänglich für das was es wirklich ist richtig erkannt ward, ist die Möglichkeit in der Beurtheilung seines Ganges, seiner steigenden und sinkenden Intensität zu irren, oft grofs und diagnostische Fehler begünstigend. Dies ist besonders bey dem Uebergange der Entzündung von ihrem zweyten Stadium in das dritte, und bey der oft langsam und allmählig geschehenden Entwickelung secundärer Structur-Veränderungen in den entzündeten Organen der Fall, indem es dann überaus leicht ist, die Periode dieses Ueberganges mit der beginnenden Genesung zu verwechseln, und dadurch nicht allein zu einem empfindlichen Irrthume in der Wahrsagung, sondern auch zu wichtigen und folgereichen therapeutischen Mifsgriffen bestimmt zu werden.

Da während des oft langsamen Verlaufes dieses dritten Zeitraumes, und bey der oft nicht unbedeutenden Ausdehnung derjenigen Zeitfrist, welche zwischen dem Anfange und dem Ende desselben liegt, so wie bey der öfter berührten, unserer Krankheit eigenthümlichen auffallenden Wandelbarkeit und Unstetigkeit ihrer Erscheinungen, mehrere Stunden, ja halbe Tage und ganze Nächte vorkommen, während welcher die kleinen Kranken gar kein bedeutendes, auf die Fortdauer eines gewichtigen Leidens der Respirationsorgane bezügliches Symptom verrathen; so ist der oben angeregte Irrthum schon deshalb und besonders dann leicht, wenn der Arzt die betreffenden Kinder zufällig nur während solcher Intervalle beobachtet. — Noch leichter aber kann derselbe Irrthum sich dann ereignen, wenn die vorangegangene Entzündung gleich anfangs zweckmäfsig und entzündungwidrig behandelt, dadurch aber nicht vollständig gehoben und nicht zur Zertheilung gebracht ward. Dann ist es nicht eben selten, dafs zwischen dem Nachlafs der eigentlichen Entzündungs-Symptome und den ersten wahrnehmbaren Aeufserungen vorhandener Folge-Zustände in den befallenen Organen einzelne Tage in der Mitte liegen, die von wesentlichen Krankheits-Erscheinungen frey sind, zu den erfreulichsten Hoffnungen berechtigen, und eine günstige Vorhersagung zu gestatten scheinen, welche aber dennoch leicht durch später eintretende ungünstige Veränderungen des Krankheits-Zustandes einer sehr empfindlichen Täuschung unterworfen werden können.

Solche Erfahrungen machen es für eine richtige Erkenntnifs der Reconvalescenz nothwendig, mit einer gewissen Vorsicht und Umsicht zu verfahren, und den Ausspruch der Wiedergenesung nie vorschnell zu bilden, sondern ihm in vielen und in den mehrsten Fällen eine fortgesetzte Beobachtung von mehreren Tagen vorauszuschicken. — Da der Ausgang der Luftröhren- und Lungenentzündung in unmittelbarer Zertheilung keine positiven Symptome hervorruft, sondern nur durch negative Erscheinungen und aus der Milderung der sinnlich wahrnehmbaren Wirkungen der Entzündung erkannt oder vermuthet werden kann, — und da diejenigen Zufälle der Krankeit, welche während des eigentlich inflammatorischen Zeitraumes derselben so deutlich hervorstachen, namentlich die fieberhaften Bewegungen im Gefäſssystem, der Husten, und die sichtbaren Anstrengungen beym Athemholen auch bey dem Eintritt secundärer Metamorphosen der Entzündung oft und häufig einer entschiedenen Verminderung unterworfen werden (§. 21.); so wird dadurch eine gewisse Aehnlichkeit in dem Ausdruck des Krankheitsbildes am Ende der eigentlichen Entzündungs - Periode bedingt, sey es nun, daſs ihr Ausgang in Zertheilung oder in der Bildung organischer Structur - Veränderungen bestehe. Und die dadurch bedingte Möglichkeit, in der Diagnose die eine Art des Ausganges der Entzündung mit der andern zu verwechseln, wird um so gröſser werden, je mehr die Krankeit früher durch antiphlogistische Mittel mit unzureichendem Erfolge behandelt war, je weniger rapid ihr Verlauf überhaupt ist, und je längere Zeit demnach die berührte Aehnlichkeit in der Manifestation beyder Ausgänge der Entzündung besteht, und unter einem je gröſseren Zeitaufwande sich diejenige Symptomengruppe hervorbildet, welche die Erkenntniſs von der Gegenwart organischer Folge-Zustände der Entzündung in den Athmungsgebilden zu sichern vermag. (§. 22 und 23.)

Aus dem Nachlassen und der Ermäſsigung des Fiebers, aus dem seltneren Husten, aus den geringeren Anstrengungen beym Athemholen, und der nicht mehr wahrnehmbaren Schwierigkeit für das Zustandekommen des Respirationsgeschäftes läſst sich daher in entsprechenden Fällen nicht ein sicherer Schlufs auf den Ausgang der Entzündung in Zertheilung bilden. Die feuchte Beschaffenheit, welche der Husten etwa annehmen mag, erlaubt einen solchen Schlufs eben so wenig, da diese und das Aufbringen von Schleim in den Luftwegen (den man freylich nur selten aus ihnen ausgestofsen werden *sieht*, aber dennoch deutlich in ihnen bewegt werden *hört*) auch während und mit der Entzündung Statt finden kann. (§. 4. u. 29.) — Sucht man aber nach irgend einem Zeichen, das mit gröfserer Sicherheit zu Gunsten einer beginnenden Zertheilung der Entzündung sprechen, und eine erwünschte Prognose bey dem Nachlafs der oben genannten Zufälle rechtfertigen kann; so glauben wir nach unseren Betrachtungen und Erfahrungen auch hier wiederum das Aufhören der eigenthümlichen Unruhe der kleinen Kranken und besonders den Eintritt ruhiger Nächte und eines anhaltenden Schlafes als solches aufstellen zu können, neben welchem die Milderung des Fiebers, des Hustens und der Athmungsbeschwerden günstig gedeutet werden darf; — während im entgegengesetzten Falle, und bey zunehmender Unruhe dieselbe Milderung dieser Symptome den Verdacht der beginnenden Entwickelung secundärer Structur-Veränderungen zu widerlegen nicht vermögend seyn wird. Ergiebige Expectoration mit einem, ohne alles Schmerz- und Angstgefühl auftretenden Husten, immer deutlicher werdende Ermäfsigung und gänzliches Aufhören des Fiebers, gröfsere Munterkeit, lebendigerer Gesichtsausdruck, allmählige Zunahme der Kräfte und des körperlichen Volumens werden dann jene günstige Vorhersage bestätigen müssen, diese aber nie bis zum völligen Verschwinden des Hustens zurückgehalten werden dürfen, da dieses Symptom erst ganz zuletzt, und lange nach der Beseitigung jeglicher Gefahr gänzlich aus der Beobachtung zurücktritt.

§. 72.

Wenn sich die Erkenntnifs der Bronchiopneumonie auf die in den vorstehenden Paragraphen hervorgehobenen diagnostischen Merkmale im Allgemeinen mit einer entsprechenden Sicherheit stützen darf, und wenn sich die umsichtige Benutzung und Anwendung dieser Merkmale am Krankenbette als geeignet herausstellt, eine Verwechselung der Krankheit selbst mit anderen ihr ähnlichen Formen krankhafter Anomalien des kindlichen Lebens, so wie das Verkennen ihrer einzelnen Bildungsstufen zu verhüten; so ist dieses doch dann nicht der Fall, wenn sich die Entzündung der Athmungsorgane bey neugebornen Kindern in den ersten Stunden oder Tagen des Lebens entwickelt. Weil hier, bey so zartem Lebensalter und bey der durch dieses bedingten Eigenthümlichkeit der von der Krankheit getroffenen Organismen viele von denjenigen Symptomen ganz oder gröfstentheils vermifst werden, welche bey Individuen die der Geburt weniger nahe stehen die Feststellung der Diagnose besonders begünstigen; dagegen auf den Grund derselben Eigenthümlichkeit andere Erscheinungen mit überwiegender Deutlichkeit auftreten, welche nicht unmittelbare Wirkungen des Wesens der Krankheit selbst sind, sondern nur als Folge-Symptome gelten können und darum keinen directen Schlufs auf die Existenz des Uebels gestatten; — so mufs die Erkenntnifs unserer Krankheit bey Neugeborenen nicht allein noch schwieriger als bey gereifteren Kindern seyn, sondern auch Rücksichten erheischen, welche von den bisher erörterten abweichend und verschieden sind.

In Betreff derjenigen Symptome, welche bey neugeborenen Kindern minder deutlich als bey anderen von dem Zeitpuncte der Geburt mehr entfernten Individuen, oder bey jenen auch gar nicht wahrnehmbar sind, ist besonders und vor Allem die Thatsache zu beachten, dafs das sonst beständigste und wesentlichste Zeichen, der Husten, stets nur äufserst unvollkommen und oft so wenig deutlich wahrgenommen wird, dafs er leicht völlig übersehen werden kann, und dafs besonders die einzelnen Modificationen desselben, namentlich der ihn begleitende Ausdruck des Schmerzgefühles für die diagnostische Benutzung gänzlich verloren gehen, und an die Stelle eigentlichen Hustens eine stofsweise geschehende, von keinem wirklichen Hustenton begleitete Exspiration zu treten pflegt, die man eben so leicht als ein Zeichen allgemeiner krankhafter Unruhe wie als ein Zeichen der örtlich verletzten Respiration auffassen kann. (§. 4.) — Aufserdem aber wird die Erkenntnifs des, bey neugebornen Kindern zur Entwickelung gekommenen fraglichen Uebels noch dadurch überaus schwierig gemacht, dafs das ängstliche, anhaltende Geschrey der kleinen Kranken bey Neugebornen sehr bald und sehr früh in Folge der wahrscheinlich schneller erlahmenden Thätigkeit der Lungen, die keine kräftigen Ausathmungen gestattet, erlischt, und mehr einem dumpfen Aechzen und Stöhnen gleich wird, — dafs die sonst so charakteristische Unruhe sich bey so zarten, gewöhnlich in Windeln eingewickelten Kindern sehr wenig oder gar nicht deutlich äufsern kann, — dafs die Eigenthümlichkeit des Gesichtsausdruckes hier gar nicht mit der sonstigen Deutlichkeit in der Beobachtung erfafst zu werden vermag, — und dafs endlich auch von der Beschaffenheit des Pulsschlages wenige Folgerungen gestattet seyn dürfen, da er für entschiedene, bestimmte und maafsgebende Veränderungen überall als unfähig bey Neugeborenen betrachtet werden mufs.

Während aber diese, für die Diagnose sonst so wichtigen und auf deren Feststellung so einflufsreichen Symptome in der Beständigkeit wie in der Deutlichkeit ihres Ausdruckes so entschieden beeinträchtiget werden, geschieht es, dafs die Bronchiopneumonie bey neugeborenen Kindern diejenigen consecutiven Erscheinungen viel früher und in überwiegender Intensität hervorruft, welche aus der gesteigerten Venosität und aus der Depotenzirung des arteriellen Blutlebens hervorgehen. Denn da das eyförmige Loch, so wie der botallische Gang in solchen Fällen noch immer geöffnet sind, mufs bey eintretender Stockung der Blutbewegung in den Lungen und bey Ueberfüllung der rechten Herzhälfte und der Pulmonar-Arterie mit venösem Blute dieses sehr bald und frisch bewogen werden, seinen Weg durch die noch ungeschlossenen Oeffnungen des Foetal-Kreislaufes zu nehmen, und darum mufs es geschehen, dafs die Erscheinungen einer krankhaft gesteigerten Venosität zunächst durch eine Kälte und Blässe der Haut, besonders im Gesichte und an den Händen, dann durch eine Anhäufung des Venenblutes in den äufsersten Körpertheilen und durch eine dieser entsprechende Auftreibung und veränderte Hautfärbung an denselben nicht allein früher als es sonst gewöhnlich beobachtet wird, sondern auch mit einer Deutlichkeit und Bestimmtheit hervortreten, welche die Manifestation der wesentlichen und ursprünglichen Krankheits-Symptome überwiegt. Zur Erschwerung der Diagnose in solchen Fällen kommt aber aufser dem eben Gesagten auch noch der Umstand hinzu, dafs — wie wir es in mehreren Fällen unserer Beobachtung sehr entschieden wahrgenommen haben — die durch den berührten Vorgang im Kreislaufe des Blutes präpotent gewordene Venosität in ihren höheren Graden bey neugebornen

Kindern nicht immer die, den Verdacht der Cyanosis erweckende bläuliche oder dunkelblaue Färbung des Gesichtes und der Hände (§. 17. u. 67.), sondern statt deren eine wahrhaft icterische Hautfarbe erzeugt, — welcher Umstand unseres Erachtens daraus erklärt werden zu müssen scheint, dafs bey so geringer Entfernung von dem Zeitpuncte der Geburt die Leber die Fähigkeit besitzen mag, einen Theil des in überwiegender Menge im kindlichen Körper vorhandenen kohlenstoffhaltigen Blutes in sich aufzunehmen, und die beeinträchtigte Function der Lungen theilweise antagonistisch zu vertreten. —

Bey solcher abweichenden Eigenthümlichkeit der Symptomengruppe unserer Krankheit auf der fraglichen Altersstufe der ihr unterworfenen Individuen leuchtet es sehr leicht und bestimmt ein, dafs die Diagnose hier nicht sicher genug aus denjenigen Zeichen abgeleitet werden kann, welche in anderen Fällen eine entsprechende Sicherheit gewähren, und dafs sie überhaupt hier noch schwieriger als sonst seyn mufs. Wenn aber bey neugeborenen Kindern die auf der Hautoberfläche hervortretenden Erscheinungen einer krankhaft gesteigerten Venosität, ein auffallend veränderter Gesammt-Habitus in Verbindung mit einem stöhnenden und ächzenden Athemholen den Verdacht einer Brustentzündung erwecken dürfen, so würde es dennoch im Allgemeinen als zu gewagt erscheinen müssen, aus denselben Erscheinungen auch die Bestätigung dieses Verdachtes entnehmen, und auf sie die Anzeige zu einem entsprechenden Heilverfahren stützen zu wollen. Unter solchen Umständen aber giebt es zur Sicherstellung der Erkenntnifs kein besseres Mittel, als die kleinen Kranken entkleiden zu lassen und auf die Form und Bewegungen ihres Brustkorbes zu achten. Findet man dann den Thorax ungewöhnlich gewölbt, sieht man ihn stark und heftig bewegt werden, und durch einen Druck der flachen Hand auf seine vordere Fläche vermehrte Unruhe und ein dem unterdrückten Husten ähnliches Stöhnen entstehen, so wird man nicht Ursache haben, länger an der ausgebildeten Entzündung zu zweifeln, und die Anwendung der ihr angemessenen Mittel zu verschieben; — vorausgesetzt, dafs diese Untersuchung nicht zu spät, und nicht erst dann angestellt wird, wenn das Athmungsgeschäft schon völlig durch die schnellen Fortschritte des Uebels paralysirt ist. — Dann nemlich wird man auch diese letzten Erscheinungen nicht mehr wahrzunehmen im Stande seyn, inzwischen aber auch durch eine richtige Diagnose so wenig gewinnen, als durch eine verfehlte etwas verlieren, indem unter solchen Fortschritten der tödtliche Ausgang durch Nichts mehr abgewendet zu werden vermag.*) —

## §. 73.

Ueberhaupt aber, und abgesehen von den Verwechselungen und Irrthümern, welchen die der Bronchiopneumonie kleiner Kinder eigenthümlichen Zufälle in ihrer Deutung und Beurtheilung unterworfen sind, erfordert eine gewissenhafte Untersuchung des jedes Mal vorliegenden Krankheitsfalles, weniger für die Bestimmung der Form der er angehört, als vielmehr für die Erkenntnifs seiner Fortbildung und Rückbildung eine gewisse, der Beobachtung zu widmende Zeitfrist, und nicht immer ist ein kurzer ärztlicher Besuch in dieser Beziehung dem Bedürfnisse entsprechend. Gewöhnlich ist, wegen des öfter berührten Mangels an Stetigkeit

*) Vergl. *C. Kluge*, über die Lungenentzündung der Neugeborenen in der Medicinischen Zeitung des Vereins für Heilkunde in Preufsen. 4ter Jahrgang, 1835. No. 30. S. 133. —

und wegen des ungleichmäfsigen Hervortretens der Krankheits-Erscheinungen ein längeres Verweilen des Arztes an der Wiege der kranken Kinder erforderlich, wenn man das eigene Urtheil über den vorliegenden Krankheits-Zustand sicher zu stellen wünscht. Eine beschleunigte und beeilte Untersuchung kann die empfindlichsten Täuschungen zur Folge haben, — und auch aus diesem Grunde gehört das in Rede schwebende Uebel zu den mifslichsten und schwierigsten Kinderkrankheiten, die in Bezug auf ihre Behandlung dem Arzte vorkommen können. —

# Sechstes Kapitel.

## Prognose.

### §. 74.

Dieselben Umstände, welche eine sichere Erkenntnifs der in diesen Blättern abzuhandelnden Kinderkrankheit erschweren, und einer genauen und zuverlässigen Einsicht in die Integritäts-Verhältnisse der Athmungs-Organe so wie in den Grad der Verletzung, welchen diese erfahren haben, hindernd in den Weg treten, machen auch die Vorhersagung des Krankheits-Ausganges schwierig und unsicher. Wenn irgend eine Krankheitsform als solche den Namen eines *morbus malignus* verdient, und als solche nicht minder der Prognose als der Diagnose schwer zu überwindende Hindernisse entgegenstellt, so ist dies unstreitig mit der Brustentzündung der Säuglinge der Fall, welche unter unscheinbaren und eine trügerische Bedeutungslosigkeit heuchelnden Zufällen eben so leicht als schnell einen Grad intensiver Gröfse erreicht, der eine hohe Lebensgefahr bedingt, den Erfolg der aufmerksamsten Behandlung vereitelt und die Bedingungen vernichtet, an welche die Fortdauer des Lebens geknüpft ist. Darf demnach diese Krankheit zu den gefährlichsten gerechnet werden, welche das kindliche Leben überhaupt bedrohen können, und mufs derselben eine Malignität zugeschrieben werden, welche man kaum bey einer anderen Krankheits-Form des zarteren Kindesalters gröſser antreffen mag, so darf doch auf der anderen Seite nicht unerwogen bleiben, daſs die Bösartigkeit und Tödtlichkeit dieses Uebels von Bedingungen abhängig ist, welche sich, wenn auch nicht immer, doch häufig vermeiden, verhüten und beseitigen lassen, und es dadurch möglich machen, einen sonst nicht zu hoffenden glücklichen Ausgang zu vermitteln. — Wenn aber auch viele, und vielleicht die mehrsten Falle dieser Krankheit für den glücklichen Erfolg einer zeitigen und nachdrücklichen Behandlung empfänglich sind, so darf es, nach dem Zeugnisse umfangreicher Erfahrung, doch auch nicht verkannt werden, daſs andere und in nicht geringer Zahl vorkommende Fälle in Folge innerer Bösartigkeit und Heftigkeit unter den günstigsten äuſseren Bedingungen allen Heilbemühungen Hohn sprechen, und bey der frühzeitigsten und kräftigsten, und bey *derselben* ärztlichen Behandlung, die sonst die günstigsten Erfolge zu vermitteln vermag, einen unabwendbaren tödtlichen Ausgang gewinnen.

Wenn aber der präsumtive Ausgang dieser Krankheit und der Grad ihrer Heilbarkeit und Gefahr an der Wiege der von ihr betroffenen Kinder von dem Arzte bestimmt werden soll, so wird diese Bestimmung mehr aus der Berücksichtigung allgemeiner, auf den Ausgang des Uebels einfluſsreicher Zustände als aus der Prüfung einzelner Symptome abgeleitet werden müssen, da diese letzten theils in ihrem prognostischen Werthe unsicher und schwankend sind, theils aber in ihrem Vorkommen zu wenig bestimmt, zu unstet und zu sehr an gewisse Bildungsstufen der Krankheit gebunden erscheinen, um in jedem Falle und unter allen Umständen für die Feststellung der Prognose benutzt werden zu können.

§. 75.

Zu diesen allgemeinen Zuständen, welche auf den Ausgang der Krankheit und ihre Heilbarkeit von entscheidender Bedeutung sind, ist vor allen das Lebensalter der kranken Individuen und derjenige Zeitpunct im Krankheits-Verlaufe, in welchem zuerst die ärztliche Behandlung eintritt, als wichtig und einflufsreich zu beachten.

Je jünger die an der Brustentzündung erkrankenden Kinder sind, desto gröfser und drohender ist unter allen Umständen die Gefahr, in welcher sie schweben, und ein Unterschied des Lebensalters von einigen Wochen bedingt bey so zarten Organismen und bey dem begünstigenden Einflufs, den die gröfsere Zartheit der Organisation auf die schnell zunehmende Ausbildung des Uebels ausübt, eine wesentliche Verschiedenheit in der Gefahr so wie in der Gestaltung des Krankheits-Ausganges. Diese durch die Erfahrung bestätigte Thatsache wird auch mit der Theorie unserer Krankheit in Einklang treten müssen, wenn man sich an den entschiedenen, schon öfter berührten Einflufs (§. 44.) erinnern will, welchen das Lebensalter in Folge der mehr oder minder fortgeschrittenen Evolution der Athmungsorgane auf die Entstehung, den Verlauf und das gesammte Verhalten des Uebels geltend macht, — und es mufs als unbezweifelt betrachtet werden dürfen, dafs der Grund der angeregten Verschiedenheit, die die Prognose nach dem Unterschiede des Lebensalters erfährt, in den oben erwähnten eigenthümlichen Organisations- und Vitalitäts-Verhältnissen der von der Entzündung getroffenen Theile, und in ihrer an das Lebensalter geknüpften graduellen Bedeutung zu suchen und zu finden sey.

Neugeborene Kinder werden dem Uebel in der Regel unterliegen. Obgleich es durch die Beobachtungen Anderer erwiesen ist, dafs auch hier eine frühzeitige ärztliche Hülfe glückliche Erfolge zu vermitteln vermöge,*) so mufs der Verfasser doch freymüthig bekennen, dafs ihm solche nie gelungen sind, wo die Krankheit am zweyten oder dritten Tage nach der Geburt entstand. Wenn man auch durch den Umstand, dafs in den ersten Tagen des Lebens die noch offenen Wege des Foetal-Kreislaufes — indem sie *dem* Blute den Durchgang gestatten, welches sich durch die Lungen-Gefäfse von der rechten zur linken Herzhälfte fortzubewegen durch die überfüllten Lungen verhindert ist — die Anhäufung des Blutes in dem Pulmonar-Parenchyme verringern müssen, zu der Vermuthung bestimmt werden mögte, dafs die Krankheit bey Neugeborenen minder leicht tödtlich als bey anderen Kindern seyn werde; so scheint dagegen die gröfsere Laxität der Faser, die geringere Energie, besonders aber *der* Umstand, dafs das aus der rechten Herzhälfte den Lungen zuströmende Blut nicht früher und erst dann seinen Weg durch die Oeffnungen des Foetal-Kreislaufes nehmen wird, wenn sich eine Blutüberfüllung der Lungen bereits verwirklicht hat und zur Ausbildung gekommen ist, desgleichen der weniger auffallende Ausdruck der ersten Krankheits-Symptome (welcher es in der Privat-Praxis so leicht und häufig bewirkt, dafs die ärztliche Hülfe den Zeitpunct ihrer alleinigen erfolgreichen Wirksamkeit verfehlt) den günstigen Einflufs jenes Umstandes auf die Heilbarkeit des Uebels bey Neugeborenen weit zu überwiegen.

---

*) *Jos. Frank, praxeos medicae universae praecepta. Partis II. Volum. II. Sectio II. pag.* 313. *not.* 3.
*Kluge*, a. o. a. O. —

Als minder ungünstig darf die Prognose bey solchen Kindern aufgefafst werden, welche um etwas weniger der Geburt nahe stehen, und in der vierten, sechsten, achten Woche ihres Lebens von der Entzündung befallen werden, obgleich auch hier die Gefahr noch gröfser bleibt und es unter sonst gleichen Umständen nicht gelingt, eine so grofse Zahl von Kranken als dann zu erhalten, wenn die Entstehung der Krankheit in eine spätere Lebensepoche fällt. Und je reifer überhaupt die erkrankten Kinder geworden sind, desto leichter ist bey ihnen ein glücklicher Ausgang möglich, und deso leichter gelingt es der Kunst, ihn zu verwirklichen. — Haben dieselben die erste Hälfte des ersten Lebensjahres bereits zurückgelegt, so darf unter günstigen äufseren Verhältnissen die Wahrscheinlichkeit einer erfolgreichen Behandlung als überwiegend über die Besorgnifs eines unglücklichen Ausganges im Allgemeinen betrachtet werden. Kinder, welche das erste Lebensjahr bereits vollendet hatten — obgleich bey ihnen die Bronchiopneumonie seltener vorkommt — werden bey frühzeitiger und zweckmäfsiger Behandlung in der Regel erhalten werden können.

## §. 76.

So wie in allen und jeglichen Formen acuter Entzündungen, so ist auch bey der Bronchiopneumonie der Säuglinge eine frühzeitige ärztliche Behandlung eine der wesentlichsten von denjenigen Bedingungen, an welche die Heilbarkeit dieser Krankheit geknüpft ist. Der entscheidende Einflufs dieser Bedingung auf den Ausgang der Krankheit mufs aber hier noch deshalb gesteigert werden, weil man mit Wahrscheinlichkeit annehmen darf, dafs die einzelnen Bildungsstufen des

Uebels in einem solchen gegenseitigen Verhältnisse zu einander stehen, dafs die Existenz der einen durch sich selbst die Entstehung einer anderen und höheren Bildungsstufe bedingt, (§. 43 u. 44.) und dafs diese schnell und unfehlbar auf jene folgt, wenn nicht die frühe Beseitigung der ersten und vorangehenden Bildungsstufe der Krankheit gelingt. Darum ist auch unter sonst gleichen Umständen der Erfolg der ärztlichen Behandlung um so günstiger, je frühzeitiger dieselbe gesucht wird und je schneller von dem Arzte das ihm vorliegende Uebel in der Besonderheit seiner Form erkannt wird, und dies gilt am entschiedensten von demjenigen Zeitpuncte der Krankheit, den wir oben (§. 9. ff.) als der ersten Bildungsstufe ihres zweyten Zeitraumes angehörig bezeichnet haben, und auf welchem man die Entzündung als eine auf die Bronchial-Schleimhaut beschränkte und auf das Lungengewebe noch nicht übertragene (besonders bey solchen Kindern, die dem Zeitpuncte der Geburt nicht mehr zu nahe stehen) aufzufassen berechtiget seyn darf. (§. 43.) Denn hier gelingt es durch eine kräftige Blutentziehung oft, die Krankheit in ihrem Keime zu ersticken und derselben durch die Beseitigung der Bronchitis die Bedingungen für ihre Fortbildung abzuschneiden. Dieser Zeitpunct ist daher für glückliche Bekämpfung des Uebels — da ein früherer sich für eine eingreifende Behandlung nicht eignet — unbedingt der günstigste, dessen rechtzeitige Benutzung aber eines Theils die unzureichende Aufmerksamkeit der Angehörigen auf die noch wenig auffallenden Krankheits-Symptome, anderen Theils die nicht immer schnelle und sichere Erkenntnifs des Arztes gar häufig vereiteln. Mit der wachsenden Verspätung der richtigen Behandlung wächst aber unbedingt die durch die Krankheit erzeugte Gefahr, und wenn jene erst dann eintritt, wenn die Entzündung und Blutüberfüllung des Lungenparenchymes schon entwickelt ist, wird ein günstiger Erfolg nur bey sehr entscheidenden therapeutischen Eingriffen, bey grofser Aufmerksamkeit auf den Gang der Krankheit und unter einem verhältnifsmäfsigen Zeitaufwande möglich seyn, und um so leichter und häufiger unerreicht bleiben, je niedriger das Lebensalter der erkrankten Kinder ist. — Obgleich aber die Hoffnung eines glücklichen Ausganges dann am mehrsten zurücktreten mufs, wenn eine zweckmäfsige Behandlung nicht früher eintritt, als wenn die Entzündung auf dem dritten ihrer einzelnen Zeiträume schon zu secundären Metamorphosen gelangt, und in dem Lungenparenchyme der Zustand der Anschoppung oder gar der Hepatisation bereits zur Ausbildung gekommen war, so ist doch noch auf solcher Bildungsstufe die Erhaltung der betroffenen Kinder in einzelnen Fällen und unter übrigens günstigen inneren und äufseren Bedingungen möglich, besonders wenn jene schon einen gewissen Grad körperlicher Entwickelung erlangt haben und sich in der letzten Hälfte des ersten Lebensjahres befinden. Denn wenn die Beobachtung lehrt, dafs es zuweilen gelingt, bey einzelnen Kindern eine glückliche Genesung von der Bronchiopneumonie dann zu vermitteln, wenn es bey ihnen zur Ausbildung solcher Krankheits-Symptome gekommen war, unter welchen man viele andere sterben und nach dem Tode durch die Section das Lungengewebe die angeführten Veränderungen ergeben sieht; so wird daraus die Folgerung entlehnt werden dürfen: dafs auch bey den Genesenen denselben potenzirten äufseren Erscheinungen dieselben inneren Integritäts-Verletzungen der betheiligten Organe (welche die Necroscopie bey den Verstorbenen ergiebt) zum Grunde lagen, — und dafs auch bey Säuglingen die secundären Entzündungs-Metamorphosen in den Lungen und in der Bronchialschleimhaut eben so für die Rückbildung zur Norm empfänglich bleiben, als solches bey gereiften und erwachsenen Individuen der Fall ist. —

## §. 77.

Aufser diesen beyden, auf den Ausgang der Krankheit am entschiedensten einfliefsenden, in dem Lebensalter der Kranken und in dem Zeitpuncte der zuerst eintretenden ärztlichen Behandlung begründeten Bedingungen hat die muthmafsliche Vorhersagung dieses Ausganges auf die allgemeine Körper-Beschaffenheit der erkrankten Kinder, — auf eine in ihnen etwa vorauszusetzende erbliche Anlage — auf den mehr oder minder rapiden Verlauf des Uebels, — so wie endlich auf den epidemischen Genius Rücksicht zu nehmen.

Kräftige, vollsaftige, wohlgenährte, von der Entzündung der Athmungs-Organe befallene Säuglinge werden unter sonst gleichen Umständen eine viel günstigere Prognose gestatten als schwächliche, magere, mit schlaffer Faser begabte, von ungesunden Müttern oder Ammen genährte, oder gar ohne Brust aufgefütterte Kinder, bey welchen nicht allein die Entzündung viel schnellere extensive Vergröfserung zu gewinnen, sondern auch viel früher secundäre Veränderungen in den von ihr befallenen Theilen einzugehen pflegt, und bey denen überdies dieselben therapeutischen Eingriffe einen viel geringeren und viel mehr beschränkten Erfolg zeigen. Es scheint der Grund dieser durch die Beobachtung bestätigten Thatsache in einem zwiefachen Umstande gesucht werden zu müssen, nemlich einmal in der Laxität und dem geringen Tonus der gesammten organischen Faser, in Folge dessen ein vermehrter Blutandrang zu den Lungen leichter eine Ueberfüllung der Capillargefäfse, Blutstockung, Blutinfiltration, u. s. f. hervorzubringen vermag, und das Lungengewebe demnach leichter und mit gröfserer Gewalt in die Sphäre der Entzündung hineingezogen wird, — dann aber auch in dem, durch die so nothwendigen reichlichen und wiederholten Blutentziehungen leichter entstehenden allgemeinen Collapsus, durch welchen die Selbstthätigkeit des individuellen Lebens erlahmt und der die Eingriffe der Kunsthülfe unterstützende Einflufs der Naturheilkunst vernichtet wird. —

Wenn die fragliche Entzündung der Athmungs-Organe solche Kinder ergreift, bey welchen man auf den Grund der Gesundheits-Verhältnisse ihrer Eltern, und ähnlicher in derselben Familie vorangegangener Krankheitsfälle eine erbliche Anlage voraussetzen darf, so wird dadurch die Hoffnung der Genesung allemal gedrückt und die Furcht eines tödtlichen Ausganges gesteigert werden müssen, da man bey solchen Kranken das Uebel stets stürmischer verlaufen, schneller dasselbe einen bedenklichen Grad intensiver Ausbildung gewinnen, und die befallenen Kinder selbst dann ein Opfer des Todes werden sieht, wenn sich alle anderen Bedingungen günstig gestalten, wenn die kleinen Kranken eine kräftige, vollsaftige Körper - Beschaffenheit zeigen, wenn sie über die erste Hälfte des ersten Lebensjahres bereits glücklich hinausgekommen waren, und wenn diejenige ärztliche Behandlung, unter welcher so viele andere Kinder glücklich genesen, auch mit den allerersten Spuren des beginnenden Uebels zugleich eintrat. Wenigstens haben wir in vielen Fällen unserer Beobachtung diesen nachtheiligen Einflufs der erwähnten erblichen Anlage auf das Entschiedenste bestätiget zu sehen, häufige Gelegenheit gehabt.

§. 78.

Dafs neben allen diesen Umständen auch der epidemische Genius auf die Gestaltung des Krankheits-Ausganges und dessen Vorhersagung von einem gewissen Einflusse sey, wird durch die gröfsere Tödtlichkeit, welche der einen Epidemie vor der anderen eigen ist, erwiesen. Die Anwendung dieser Erfahrung auf die Feststellung der Prognose kann aber immer nur eine bedingte seyn, indem sie nur bey epidemischer Verbreitung der Krankheit möglich ist, die jedoch — wenigstens in dem norddeutschen Clima — seltener als deren sporatisches Vorkommen zu seyn scheint. Wenn aber die Bronchiopneumonie der Kinder zu gewissen Zeiten sich durch die auffallende Häufigkeit simultaner Krankheitsfälle zu einer wirklichen Epidemie gestaltet, so bestätiget die Beobachtung die Anwendung des, aus vorangegangenen Fällen über die Bösartigkeit oder Gutartigkeit des Uebels gewonnenen Urtheils auch für die nachfolgenden, derselben Epidemie angehörigen Fälle. — Dafs aber die Beschaffenheit der Witterungs-Verhältnisse auf die Tödtlichkeit der in Rede schwebenden Kinderkrankheit von deutlichem Einflusse, dafs diese bey kaltem oder warmem, bey trockenem oder feuchtem Wetter, im Winter oder im Sommer gefährlicher oder milder sey, haben wir im Kreise unserer Beobachtungen wahrzunehmen nicht vermogt. — Dagegen aber scheint die Erfahrung es zu bestätigen, dafs die Gefahr der Krankheit in geradem Verhältnisse stehe mit der Rapidität ihres Verlaufes, und dafs dieselbe um so leichter und um so gewisser tödtlich endige, je schneller sie, nach einmal erlangter deutlicher Entwickelung, einen verhältnifsmäfsigen Grad von Höhe in ihrer Ausbildung gewinnt und unter je stürmischeren Zufällen sie auftritt, — dafs sie aber mehr die Hoffnung eines günstigen Ausganges gestatte, wenn sie nach langsamer und allmähliger Entwickelung eben so langsam in ihrer Ausbildung fortschreitet, und es dadurch den möglichen therapeutischen Eingriffen gestattet, ihre Fortschritte aufzuhalten, bevor diese zu einer unüberwindlichen Höhe gelangt sind; obwohl es nicht geläugnet, noch verkannt werden darf, dafs auch der so langsam und unmerklich verlaufenden Krankheit dennoch eine nicht geringe Zahl von Opfern zufällt. — Endlich aber bin ich auch durch meine Erfahrungen zu der Ansicht genöthigt, dafs es rücksichtlich der Prognose der Bronchiopneumonie der Kinder leichter gelingen möge, die von derselben befallenen Mädchen als die von ihr ergriffenen Knaben zu erhalten, dafs demnach der Unterschied des Geschlechtes, aufser auf die Entstehung dieser Krankheit, (§. 55.) auch auf ihren Ausgang nicht ohne Einflufs sey, und im Allgemeinen die von ihr ergriffenen Mädchen eine günstigere Vorhersagung gestatten.

§. 79.

Aus der Gestaltung und der graduellen Steigerung der einzelnen, unserer Krankheit eigenen, wesentlichen und consecutiven Zufälle läfst sich, wie bereits bemerkt, wenig Zuverlässiges für die präsumtive Bestimmung ihres Ausganges entnehmen, und die Heftigkeit und Häufigkeit, so wie die einzelnen Modificationen des Hustens, der Grad der allgemeinen Unruhe, die Höhe des Gefäfsfiebers, und die Rückwirkungen des Uebels auf die Integritäts-Verhältnisse des Gesammt-Organismus gestatten im Allgemeinen keine zuverlässige prognostische Deutung. Von dieser, durch die Erfahrung bestätigten Regel machen allein die höhere Frequenz der Athemzüge und die mit der Entstehung der Krankheit gleichzeitig auftretenden blausüchtigen Erscheinungen eine Ausnahme, indem der tödtliche Ausgang dort fast durchgängig erwartet werden darf, wo die Respiration eine Häufigkeit von achtzig und mehreren Athemzügen in der Minute errreicht hat, und wo sich mit den ersten Zufällen der Brustentzündung ein deutliches Blauwerden des Gesichtes, der Nägel, der Hände, der Füſse und der übrigen Theile der Hautoberfläche äuſsert. — Desgleichen sind endlich auch diejenigen Kinder in der Regel verloren zu geben, bey denen, auch bey milder Gestaltung aller Krankheits-Erscheinungen, die angestellten und zu Anfang des Uebels bewirkten Blutentziehungen nicht allein ohne günstigen Erfolg bleiben, sondern, wie es in einzelnen Fällen geschieht, eine sichtbar nachtheilige Einwirkung auf das Verhalten der Krankheit hervorbringen. (§. 94.) —

# Siebentes Capitel.

## Behandlung.

§. 80.

Wenn man diejenigen therapeutischen Normen, welche für die Behandlung der Brustentzündung zarter kindlicher Organismen von denjenigen wenigen Aerzten aufgestellt sind, welche diese verderbliche Kinderkrankheit mit einiger Aufmerksamkeit gewürdigt, und sie der sonst so allgemeinen Vernachlässigung nicht unterworfen haben, praktisch anwendet und ihren Werth durch die Ergebnisse der Erfahrung an der Wiege betreffender kindlicher Kranker prüft; so wird man bald zu der Ueberzeugung sich gedrungen fühlen: „Dafs „diese Normen zu unbedingt von denjenigen Grundsäz„zen hergeleitet sind, welche in der ärztlichen Schule „für die Behandlung der entzündeten Athmungs-Organe „Erwachsener gelten, und dafs man die Heilung der„selben Krankheitsform in kindlichen und in gereiften „Organismen zu sehr mit einander verschmolzen habe, „ohne das eigenthümliche nosologische Verhältnifs der„jenigen Kinderkrankheit, welcher diese Blätter ge„widmet sind, genau genug zu erfassen, und mit dem„selben ein entsprechendes Heilverfahren in den erfor„derlichen Einklang zu setzen." — Indem man aber diesen Mifsgriff nicht vermieden, und indem man den gleichnamigen Krankheits-Zustand in kindlichen und in erwachsenen Individuen unter einen und denselben therapeutischen Gesichtspunct aufgefafst hat, mufste man diejenige Behandlungsweise verfehlen, welche in unserer Kinderkrankheit allein diejenigen Erfolge zu sichern vermag, welche — trotz der Bösartigkeit des Uebels, — die Kunst dennoch dadurch zu erreichen im Stande ist, dafs die Behandlung von Grundsätzen geleitet wird, welche der Individualität des zartesten kindlichen Lebens überhaupt, so wie der kindlichen Athmungs-Organe insbesondere entsprechen, und mit den eigenthümlichen oben erörterten, wesentlichen Verhältnissen der Krankheit in Uebereinstimmung gesetzt sind.

## §. 81.

Eine, auf solche Grundsätze gestützte Behandlung der Bronchiopneumonie der Neugebornen und Säuglinge wird nothwendig in manchen Puncten eine abweichende Richtung von derjenigen Therapeutik nehmen müssen, welche man auf die Bronchitis und Pneumonie der Erwachsenen anzuwenden gewohnt ist, und wenn man auch hier als ersten und obersten Grundsatz einer glücklichen Behandlung unbedingt das für den kranken Organismus obwaltende Bedürfnifs: „*Die Respirations-Organe von der, in ihnen überwiegenden krankhaften Blutüberfüllung zu befreyen*“ — aufzustellen berechtiget ist, so wird man doch bey der Ausübung und Anwendung dieses Grundsatzes zugleich berücksichtigen müssen, dafs man es nicht mit einer ächt synochösen, sondern mehr mit einer atonischen und passiven Entzündung, und weniger mit einem intensiv gesteigerten, als vielmehr mit einem von abnormen Blutandrange überwältigten und depotenzirten Gefäfs-Leben des Lungen-Parenchymes zu thun habe, — dafs man daher nicht allein von der selbstthätigen Energie der befallenen Organe eine geringere und minder vollständige Rückwirkung der Naturheilkraft erwarten dürfe, sondern dafs man hier auch *nur solche* Mittel als zur Erfüllung einer essentiellen-Heilanzeige geeignet und als wirklich entzündungswidrige zu betrachten bestimmt werden könne, welche dem Zuflusse des Blutes zu den Respirations-Organen entweder durch unmittelbare Verminderung der allgemeinen Blutmasse oder durch revulsivische Ableitung derselben von den befallenen Theilen entgegenwirken, ohne den dynamisch oder chemisch wirkenden antiphlogistischen Arzeneyen dasselbe Vertrauen, das sie in wahrhaft synochösen Entzündungen in Anspruch nehmen, schenken zu dürfen, — und dafs deshalb, und eben wegen ihres atonischen Charakters und ihres eigenthümlichen Wesens (welches mehr einer so genannten Stasis als einer wahren Phlogosis entspricht) die in Rede stehende Entzündung die Anwendung einer schwächenden Behandlungsweise mit gröfserem Nachdruck als andere Entzündungen erfordere.

Wenn man aber die eben angeführten Grundsätze auf die Heilung der Bronchiopneumonie kindlicher Individuen in eine erfolgreiche Anwendung bringen will, so wird es zunächst und von vorn herein nothwendig seyn, durch diejenigen Aufschlüsse, welche man aus der Necroscopie und aus den am Krankenbette erreichten Erfolgen von dem Wesen dieser Krankheit und ihrer Behandlung zu gewinnen vermag, denjenigen Widerspruch auszugleichen, welcher zwischen ihrer Manifestation und dem Ausdruck ihrer Symptome einer Seits, so wie zwischen ihrem therapeutischen Bedürfnisse anderer Seits obwaltet. Denn die einzelnen Symptome der Krankheit machen in der gröfseren Mehrzahl aller

Fälle das Bedürfnifs einer so entschieden schwächenden Behandlung, als sie wirklich nothwendig ist, dem Beobachter nicht allein nicht deutlich, sondern die zunächst sichtbar werdende Wirkung schwächender Eingriffe erscheint auch häufig als eine solche, welche von der Fortsetzung derselben (wenn man die äufsere Gestaltung des Krankheitsbildes allein maafsgebend seyn lassen wollte) viel eher zurückschrecken, als zu dieser Fortsetzung auffordern darf. (§. 86.) Dieser Umstand, welcher bey der Behandlung der fraglichen Krankheit leicht zu Täuschungen und therapeutischen Trugschlüssen führen kann (obwohl er in dem eigenthümlichen Wesen derselben seine Erklärung und Aufhellung findet, (§. 85.) ist für die Aufstellung und consequente Durchführung erfolgreicher Heilanzeigen einer genauen Berücksichtigung werth.

Um aber die, auf die oben angeführten Grundsätze basirte, in den nachstehenden Zeilen näher auszuführende Behandlung der Bronchiopneumonie der Kinder praktisch bewährt zu sehen, und um die Bestätigung dessen, was den Verfasser seine Erfahrungen über die Heilung dieser Krankheit gelehrt haben, an der Wiege der von ihr befallenen Kinder zu finden, wird es nothwendig seyn, die Ansicht gelten zu lassen, und sie bey der Zusammenstellung der erreichten und verfehlten Erfolge fest zu halten: Dafs dieselbe Krankheit zu denjenigen gerechnet werden müsse, welche unter allen, die dem Arzte begegnen können, seiner Hülfe am entschiedensten bedarf, dafs sie sich selbst überlassen in der Regel, wenn nicht immer, einen tödtlichen Ausgang nehmen werde, und für eine spontane Heilung im Allgemeinen als unempfänglich zu betrachten sey, — dafs man demnach, ohne sich von der Wahrheit zu entfernen, bey der unbezweifelt constatirten Existenz des Uebels jeden Fall erreichter Heilung den Leistungen der Kunst zuzuschreiben und als deren Erfolg anzusprechen berechtiget seyn dürfe, — daſs man aber auf der anderen Seite hier am wenigsten bewogen werden könne, aus dem unglücklichen Ausgange einzelner und selbst vieler der auf die anzugebende Weise behandelten Fälle auf eine allgemeine Unzulänglichkeit der in Anwendung gesetzten Therapeutik zurückzuschlieſsen; indem zu viele ungünstige Umstände zusammentreffen können, welche das fragliche Uebel auſserhalb der Grenzen jeglicher Kunsthülfe zu setzen geeignet sind. Wenn man deshalb für die Prüfung der Zweckmäſsigkeit der hier auszuführenden Behandlung den glücklich erreichten und den verfehlten Erfolgen nicht das gleiche Gewicht einräumen darf, indem auch die beste Therapeutik, so weit sie realisirt werden kann, die Tödtlichkeit des Uebels nie gänzlich abzuwenden im Stande seyn wird; so wird auch dort, wo die richtige Behandlung der Krankheit mit dem Moment ihrer Entstehung zusammenfällt, (§. 84.) der Werth jener nicht gemessen werden dürfen nach der scheinbaren Milde derjenigen Zufälle, welche man zeitig gehoben, sondern mehr nach der bekannten feindlichen Tendenz des Uebels, welches man frühe und vor der Verwirklichung seiner verderblichen Gröſse beseitiget hat.

## §. 82.

Um den ersten und wesentlichsten Grundsatz für eine glückliche Behandlung der in Rede stehenden Kinderkrankheit in erfolgreiche Ausführung zu bringen, und um die Respirations-Organe von der in ihnen überwiegenden krankhaften Blutüberfüllung zu befreyen, (§. 81.) muſs die unmittelbare Verminderung der allgemeinen Blutmenge des erkrankten Organismus durch künstliche Blutentziehung unbedingt als das hauptsächlichste Mittel betrachtet werden, indem allein dadurch auf eine entsprechende Weise die Menge des den ergriffenen Organen zufliefsenden Blutes verringert, und ein freyerer Umtrieb der, in den Capillargefäfsen derselben Organe angehäuften und stockenden, ja, aufser der Bewegung des Kreislaufes gesetzten Blutmasse möglich wird. Alle anderen Mittel, welche für die Erfüllung desselben Zweckes noch anwendbar seyn mögen, werden nur eine untergeordnete Bedeutung in so fern geltend machen können, als sie nur im Stande sind, diese Zweckerfüllung zu unterstützen und dasjenige zu ergänzen, welches durch die Blutentziehungen nicht hinlänglich geleistet war, — und jede andere Behandlungsweise, welche die Erreichung desselben Zweckes *nicht* erstrebt, wird nur zu Gunsten einer symptomatischen Heilanzeige wirksam werden können, weil sich für die Heilung unserer Krankheit nicht füglich eine andere wesentliche und curative Indication, als die oben ausgesprochene aufstellen läfst. —

## §. 83.

Auf jeder der verschiedenen Bildungsstufen, welche die Bronchiopneumonie als solche durchläuft, dürfen die Blutentziehungen unseres Erachtens für gleich wichtig und unentbehrlich gehalten werden, obwohl der Grad ihrer heilkräftigen Wirkung als ein ungleicher und verschiedener angesprochen werden mufs, je nachdem die Anwendung derselben zur Zeit des einen oder des anderen Stadiums der Krankheit Statt findet. Darum ist der Erfolg dieses Mittels nach den verschiedenen Bildungsstufen desjenigen Uebels, das durch dasselbe erfolgreich bekämpft werden soll, ebenfalls ein verschiedener, mehr oder weniger leicht erreichbarer, — darum sind auch die Veränderungen, welche in dem Verhalten der Krankheit durch die Blutentziehungen bewirkt werden, je nach dem Einflufs desselben Grundes gleichfalls verschieden, — und darum endlich unterliegt die Anwendung desselben Mittels, je nachdem sie während der einzelnen Zeiträume des Uebels eintreten soll, abweichenden, durch die Erfahrung bewährten Vorschriften um so mehr, je entschiedener sich einer richtigen und zweckmäfsigen Anwendung Hindernisse entgegenzustellen pflegen, welche aus der eigenthümlichen, jeder Bildungsstufe zum Grunde liegenden wesentlichen Krankheitsgestaltung entspringen, aber nicht immer mit gleicher Leichtigkeit überwunden werden können.

Dafs aber Blutentziehungen nur während der Dauer des zweyten und des dritten von den oben unterschiedenen vier Zeiträumen unserer Krankheit mit der Aussicht auf einen entsprechenden Erfolg anwendbar sind, wird der Bemerkung nicht bedürfen, indem während des ersten und s. g. catarrhalischen Stadiums ein eingreifend entzündungswidriges Verfahren deshalb nicht gerechtfertiget werden kann, weil die Krankheit dann als eine wirklich entzündliche noch nicht angesprochen werden darf, weil die Anzeige für jenes weder aus dem äufseren Bilde des Uebels noch aus seinen wesentlichen Grundverhältnissen herzuleiten ist, und weil endlich für prophylaktische Blutentziehungen eben so wenig bestimmende Gründe zu finden sind, da es an allen diagnostischen Mitteln fehlt, während dieses Zeitraumes die der beginnenden Krankheit inwohnende Tendenz zur entzündlichen Steigerung zu erkennen und jene von einfachen und gutartigen Catarrhen zu unterscheiden; — indem aber der zur Verwirklichung gekommene vierte Zeitraum, als mit der Rückbildung der Krankheit zusammenfallend, von selbst die Anwendung einer blutentziehenden Behandlung entbehrlich und überflüssig machen mufs. — Die während der einzelnen Stadien der Bronchiopneumonie verschiedenen Wirkungen, und die dadurch bedingte verschiedene Anwendungsart der Blutentziehungen können sich deshalb nur auf die oben unterschiedenen beyden Bildungsstufen des ersten oder eigentlich entzündlichen Zeitraumes, so wie auf den dritten Zeitraum und den Zustand der consecutiven Metamorphosen der Entzündung beziehen.

## §. 84.

Da sowohl die während des Lebens wahrnehmbaren Krankheits-Symptome als auch die Resultate der Necroscopie dafür sprechen, dafs auf der oben unterschiedenen ersten Bildungsstufe des entzündlichen Zeitraumes (§. 7.) die in den Respirationsorganen zur Ausbildung gekommene Entzündung sich auf die Bronchial-Schleimhaut beschränke, ohne sich schon auf das Lungengewebe übertragen zu haben, (§. 44.) und da für die auf dieser Stufe isolirt bestehende Bronchitis diejenigen Eigenthümlichkeiten nicht gelten, welche der Entzündung später denjenigen besonderen Charakter aufdrücken, durch welchen ihre Empfänglichkeit für die direct schwächende Behandlung verringert wird, (§. 81,) so wird der Erfolg der Blutentziehungen nicht allein deshalb ein günstigerer als später seyn müssen, weil die Entzündung eine geringere Extensität behauptet, sondern auch deshalb weil sie ihren Sitz in einem Organe hat, und weil sie unter einem Charakter besteht, welche beyde für die Wirkungen der Blutentziehungen eine günstigere Receptivität bedingen. Für den Ausgang der Krankheit aber wird diese günstige Wirkung der blutentziehenden Behandlung um so mehr einen entscheidenden Erfolg verbürgen dürfen, als man durch die Beseitigung der Entzündung in der Schleimhaut der Luftwege der Krankheit den Grund ihrer Verbreitung auf das Lungengewebe entziehen zu können glauben darf.

Diese, aus der Theorie der Krankheit abzuleitende Folgerung findet in *den* Erfahrungen ihre Bestätigung, welche lehren, dafs die Blutentziehungen nie günstiger und nie entschiedener heilbringend wirken, als wenn sie auf der in Rede stehenden ersten Bildungstufe der Entzündung und mit deren Entstehung gleichzeitig angewendet werden, indem sie dann im Stande sind, die aufkeimende Entzündung zu ersticken, ihr die Bedingungen für ihre weitere und gefahrvollere Fortbildung zu entziehen, und ihre vollständige Ausbildung in einem weiteren Raumverhältnisse, zu verhüten. Damit aber diese möglichen Folgen des fraglichen therapeutischen Eingriffes auch verwirklicht werden, ist es nöthig, bey der Anwendung der Blutentziehungen einer zwiefachen Bedingung zu genügen, deren Erfüllung an der Wiege betreffender Kinder nicht in jedem Falle leicht ist, und oft durch eigenthümliche Hindernisse erschwert wird. — Denn es mufs die anzustellende Verminderung der Blutmenge der kranken Kinder nicht allein *zeitig*, sondern sie mufs auch *reichlich* und im ergiebigen Maafse geschehen. Dafs die erste Bedingung erfüllt, und dafs die Blutentziehungen nicht über den günstigen Zeitpunct ihrer erfolgreichen Wirkung verschoben werden, ist deshalb häufig schwierig, weil der Ausdruck des Krankheitsbildes die Anzeige für dieselben nicht mit einer solchen Deutlichkeit ergiebt, als ihre Nothwendigkeit dringend ist. Indem unter allen, dem Beobachter entgegentretenden Symptomen kein einziges als ein solches sich darstellt, welches eine bestimmte Hinweisung auf jene Nothwendigkeit in sich schlösse, und indem die gesammte Symptomengruppe nicht die Gegenwart eines Krankheitszustandes ausdrückt, welcher einer blutentziehenden Behandlung so entschieden, als es wirklich der Fall ist, bedarf, wird dieses Mifsverhältnifs zwischen dem sinnlich erkennbaren Ausdrucke der Krankheit und der aus diesem abzuleitenden Heilindication der Grund desjenigen Hindernisses, welches die zeitige Erkenntnifs der Nothwendigkeit einer zu bewirkenden Verminderung der Blutmenge in den kranken Organismen erschwert. — Eben derselbe Umstand und die anscheinende Gelindigkeit der, auf der fraglichen Bildungsstufe der Krankheit vorliegenden Symptome, welche die frühzeitige Anwendung der blutentziehenden Methode zu verhindern geeignet ist, bewirkt es noch leichter, dafs das richtige Maafs derselben verfehlt wird. Denn die Bronchiopneumonie kleiner Kinder ist nach der Verfassers und anderer Aerzte*) Erfahrungen eine Krankheit, welche, sobald sie eine gewisse Ausbildung gewonnen hat, nur durch *sehr reichliche* Blutentleerungen zu einer glücklichen Heilung gebracht werden kann, welche derselben noch entschiedener als die Entzündung der gleichen Organe bey Erwachsenen bedarf, und in Beziehung auf welche die, von manchen Seiten erhobenen Besorgnisse über die schädlichen Wirkungen der Blutentziehungen in den entzündlichen Krankheiten kleiner Kinder**) keinesweges als maafsgebend betrachtet werden dürfen, wenn man günstige Erfolge verwirklicht

---

*) Vergl. *Cuming*, a. a. O. S. 326 — 331. und *Naumann*, Handbuch der medic. Clinik. Berlin, 1829. Band I. S. 149.

**) Vergl. *Hastings*, a. a. O. S. 248. — *Reil's* Fieberlehre, 2 Bnd S. 442. §. 171. — *Horn*, in dem encyclopädischen Worterbuche der medicinischen Wissenschaften, herausgegeben von den Professoren der medicinischen Facultät zu Berlin. Artik. Bronchitis. 6ter Band, S. 244. —

sehen will. Die Nothwendigkeit reichlicher Blutverminderungen für die Heilung der Brustentzündung der Säuglinge ist aber nie dringender als dann, wenn man die Absicht hat, die beginnende und noch auf einer niederen Stufe räumlicher Ausbreitung befindliche Krankheit durch sie in ihrer Entstehung zu ersticken und ihre fernere Ausbildung zu verhüten.

Wenn daher diejenigen Erfolge wirklich erreicht werden sollen, für welche die in Rede stehende Bildungsstufe unserer Krankheit die Empfänglichkeit besitzt, so ist es nöthig, daſs das, diese Erfolge allein verbürgende Mittel, nemlich die Verminderung der in den kranken Organismen vorhandenen Blutmenge, ungesäumt in Anwendung trete, sobald die jener Bildungsstufe entsprechenden Krankheits-Erscheinungen der Beobachtung entgegen treten, (§. 9. ff.) und daſs es in einem gewissen Umfange und mit einem Nachdruck angewendet werde, der weniger mit der Dringlichkeit der vorliegenden Symptome als mit derjenigen verderblichen Tendenz in Verhältniſs steht, welche das Uebel in sich schlieſst, und welche zu überwältigen und zu vertilgen die Absicht der dieser Bildungsstufe entsprechenden Behandlung ist. Der Verfasser aber hat diese Absicht in vielen von ihm beobachteten Fällen nie vollständiger und nie glänzender als dort erreicht, wo nach der Anwendung von Blutegeln die Nachblutung aus einzelnen Wunden nicht sofort gestillt werden konnte, diese, zur groſsen Besorgniſs der Angehörigen der kranken Kinder, auch bey den zur Blutstillung angewendeten Mitteln reichlich und lange Blut zu ergieſsen fortfuhren, und dadurch ein Blutverlust entstand, der das anfänglich beabsichtigte Maaſs weit überschritt, demohnerachtet aber einen überraschend günstigen Erfolg zeigte, den weiteren Verlauf der Krankheit gänzlich abschnitt, und den unmittelbaren Eintritt der Genesung bewirkte.

§. 85.

Ganz anders und abweichend von dem im vorigen Paragraphen Gesagten gestattet sich das Verhältnifs der Blutentziehungen zur Heilung dann, wenn die in ihrer Fortbildung unaufgehaltene Krankheit eine gröfsere Extensität gewonnen hat, wenn die Entzündung nicht mehr auf die Bronchial-Schleimhaut beschränkt, sondern von dieser auf das Lungengewebe übergegangen ist, und die zweyte Bildungsstufe des entzündlichen Zeitraumes unserer Krankheit verwirklicht gefunden wird. Hier ist nicht allein ein so schneller und glücklicher Erfolg, als kurz zuvor noch möglich war, (§. 84.) durch die veränderte und potenzirte innere Gestaltung des Uebels verhindert, sondern die Blutentleerungen äufsern auch einen anderen Einflufs auf das Verhalten der Krankheit und auf den Ausdruck ihrer Erscheinungen. Daher aber geschieht es, dafs wenn schon früher und während der aufkeimenden Entzündung einer zweckmäfsigen Ausübung der Blutverminderung Hindernisse entgegentraten, diese noch entschiedener und bedeutender auf der späteren, jetzt in Rede stehenden Bildungsstufe desselben Uebels erscheinen. Diese Hindernisse beziehen sich auf die in der That oft sehr schwierige Bestimmung: *Welches Maafs bey der Anwendung der Blutentziehungen beobachtet, und wie oft dieselbe Anwendung wiederholt werden solle*? — während die Frage: Ob dieses Mittel überhaupt nothwendig sey? hier nicht füglich mehr in Zweifel gezogen werden kann, — und dieselben Hindernisse bewirken es sehr leicht und häufig, dafs auch bey der bereits geschehenen Uebertragung der Entzündung auf das Pulmonar-Parenchym, und hier noch leichter und gewöhnlicher als zuvor, die Blutentziehungen nicht in dem erforderlichen Grade angestellt werden, dafs sie zu geringe bleiben, und dafs sie dasjenige Maafs nicht erfüllen, welches zur Verwirklichung glücklicher Heilung nothwendig ist. —

Denn wenn man erwägt, dafs die Lungenentzündungen kleiner Kinder aus früher entwickelten Gründen, (§. 47.) unter dem Charakter atonischer Entzündung in die Erscheinung treten, — wenn man bedenkt, dafs in Folge ihrer Entstehung aus vorangegangener Bronchitis, so wie in Folge der Zartheit und Laxität des Pulmonar-Gewebes auf so zarter Altersstufe, diejenige Affection desselben Parenchymes, welche wir als Pneumonie bezeichnen dürfen, mehr einem Zustande von Blutstockung als einer eigentlichen, wahren und activen Entzündung mit gesteigerter Lebensthätigkeit in den Capillargefäfsen gleichkommt, — wenn man endlich nicht unberücksichtiget läfst, dafs nach geschehener Entwickelung eines solchen Zustandes die den freyen Umtrieb des Blutes durch die Lungen hemmende Ursache desselben in der Entzündung der Bronchial-Schleimhaut und deren krankhafter Secretion fortdauert, und dann durch die Verminderung der allgemeinen Blutmenge in den so erkrankten Organismen in Bezug auf den pathischen Zustand des Lungengewebes nur die Wirkungen einer fortbestehenden Ursache getilgt werden können; so wird es leicht klar werden müssen, dafs Blutentziehungen unter diesen obwaltenden Umständen einen so schnellen, so sicheren und so vollständigen Erfolg nicht mehr äufsern können, als sie früher (§. 84.) zu verwirklichen vermogten.

Die Richtigkeit der eben erörterten Momente und das Gewicht der eben genannten, einem schnellen Erfolge der Blutentleerungen entgegentretenden Gründe wird durch die Beobachtung am Krankenbette durchaus bestätiget, indem man, sobald die Krankheit, von welcher wir handeln, in ihrer Ausbildung die berührten Fortschritte gewonnen hat, nicht mehr im Stande seyn wird, sie durch *eine* und selbst die reichlichste Blutentziehung glücklich zu behandeln, sondern es zu deren erfolgreicher Bekämpfung allemal und in jedem Falle einer wiederholten Anwendung desselben Mittels bedarf, dessen Gebrauch mehr oder minder häufige Erneuerungen erfordert, je nach dem Einflusse derjenigen Umstände, welche das Uebel hartnäckiger oder weniger hartnäckig machen, in einzelnen Fällen aber auffallend häufige Wiederholungen erheischt.

§. 86.

Diese, auf der jetzt in Rede stehenden Bildungsstufe der Entzündung nothwendigen öfteren Wiederholungen der Blutentziehungen werden gerade am leichtesten verfehlt, und darin liegt zugleich derjenige Mifsgriff, dem man bey der Behandlung dieser Krankheit am mehrsten ausgesetzt ist. Aber die Bestimmung desjenigen Maafses und Zieles, welches man der blutentziehenden Behandlung, so wie derjenigen Ausdehnung, welche man ihr zu geben hat, ist in der That eine Aufgabe, deren Lösung von nicht geringen Schwierigkeiten gedrückt wird und eine genaue Bekanntschaft mit den eigenthümlichen wesentlichen Verhältnissen des Uebels so wie eine entsprechende Würdigung desjenigen Einflusses voraussetzt, welchen auf diese die Verminderung der Blutmenge allein auszuüben vermag. (§. 85.) Denn es geschieht nicht allein sehr leicht, dafs der behandelnde Arzt durch den unvollständigen oder verfehlten Erfolg der ersten, zweyten oder dritten Blutentleerung über deren wohlthätige Einwirkung auf die Heilung unsicher wird und, an ihrem heilbringenden Einflusse verzweifelnd, zu ihrer fortgesetzten Anwendung keine Aufforderung zu finden glaubt; sondern es geschieht auch gewöhnlich und in der Mehrzahl aller, in ihrer Ausbildung bis zu dem fraglichen Grade fortgeschrittener Fälle, dafs diejenigen Krankheits-Erscheinungen, welche in ihrer Entstehung als Reflexe des in den Respirations-Organen gestörten Blutlebens auf den Gesammt-Organismus anzusprechen sind (§. 17. §. 48.) eben deshalb weil sie aus dem depotenzirten Einflusse des Blutes auf den gesammten Lebensprocefs hervorgehen, durch die absichtliche quantitative Verringerung des Blutes und die dadurch auf einem anderen Wege vergröfserte Depotenzirung desselben eine Steigerung und einen vergröfserten Ausdruck gewinnen, — dafs namentlich die Blässe der Haut, die verminderte Temperatur derselben im Gesichte und an den Händen, die Kleinheit und Häufigkeit der Pulsschläge, und die allgemeine Hinfalligkeit und Mattigkeit der kleinen Kranken, *nach* den Blutentziehungen entschiedener als *zuvor* in die Erscheinung treten, mit jeder erneuerten Anwendung derselben sich bedeutender äufsern, und das den kranken Kindern entzogene Blut auf eine auffallende, und mit der Menge des zuvor schon entleerten nicht in Verhältnifs stehende Weise blafs, dünn und wäfsrig gefunden wird.

Indem daher die Blutentziehungen in Bezug auf die örtlichen Krankheitsverhältnisse und auf die gestörten Functionen der Respirations-Organe keinen schnellen und deutlich sichtbaren Erfolg zeigen, indem der allgemeine und Gesammt-Ausdruck in dem Bilde der Krankheit nach ihrer Anwendung aber verschlimmert erscheint, und demnach dieses Heilmittel der Beobachtung anscheinend als ein solches entgegentritt, welches das vorliegende Uebel eher vergröfsert als zu seiner Verringerung beyträgt; so mufs es eben so leicht geschehen können als zu entschuldigen seyn, dafs der Arzt das Vertrauen zu diesem Mittel verliert, und es um so eher verläfst, je bestimmter oft die Angehörigen der kranken Kinder gegen die Wiederholung seiner Anwendung aus dem Scheingrunde Gegenvorstellungen erheben: dafs die Kinder nach jedem Blutverluste ersichtlich kränker werden!

Aber gerade dieser Irrthum ist es, den der Arzt, welcher in der Behandlung der zur Reife gediehenen Entzündung glücklich seyn will, am sorgfältigsten zu vermeiden hat, und derjenigen Täuschung, welche sich seiner hier so leicht bemächtigen kann, wird er am aufmerksamsten auszuweichen bemühet seyn müssen. — Aus eben dieser Täuschung scheinen auch diejenigen Besorgnisse entstanden zu seyn, welche einzelne Praktiker vor reichlichen und wiederholten Blutentziehungen bey kleinen Kindern genährt und selbst warnend ausgesprochen haben. (§. 84.)

## §. 87.

Dieselben Gründe, welche es verhindern, dafs bey der auf das Lungen-Parenchym übertragenen Entzündung die Blutentziehungen einen schnellen Erfolg verwirklichen können, und welche die öftere Wiederholung derselben nothwendig machen, werden zu gleicher Zeit die Bestimmung in sich schliefsen: Das Maafs der zu wiederholten Malen zu entziehenden Blutmenge zur Zeit so reichlich nicht werden zu lassen, als dieses auf einer früheren Bildungsstufe der Entzündung und bey ihrem beschränkteren Sitze nicht allein gestattet, sondern selbst zweckmäfsig war. (§. 84.) Auch scheint in der That die Erfahrung dafür zu sprechen, dafs man dem im Pulmonar-Gewebe zur Entwickelung gekommenen krankhaften Zustande besser und erfolgreicher durch öftere und nicht so sehr ergiebige, als durch seltenere und dafür sehr reichliche Blutentleerungen begegne; obwohl es auch auf der anderen Seite als ausgemacht gelten kann, dafs *zu geringe* Eingriffe dieser Art, auch wenn sie oft wiederholt werden, das vorliegende Uebel nicht bessern, sondern dasselbe nicht scheinbar sondern wirklich dadurch vergröfsern, dafs sie die feindlichen Einwirkungen der Krankheit auf das gesammte Blutleben vermehren, ohne auf die wesentlichen und örtlichen Krankheits-Verhältnisse wohlthätig einfliefsen zu können.

§. 88.

So unentbehrlich aber auch die Wiederholung der Blutentziehungen unter den in Rede schwebenden Umständen seyn mag, so wenig man sich mit Recht vor denselben zu scheuen hat, und so richtig immerhin diejenigen Krankheits-Erscheinungen gewürdiget werden mögen, von denen man ihre Anwendung unmittelbar gefolgt sieht; so wird es doch, wie sich von selbst versteht, im Verlaufe der Krankheit einen Zeitpunct geben müssen, über welchen hinaus die Verminderung der allgemeinen Blutmenge in den kranken Organismen nicht gestattet ist, und welcher die, von derselben sonst zu erwartenden Erfolge nicht mehr zuläfst. Und wenn es auf der einen Seite nothwendig ist, dafs man sich durch die anscheinende Erfolglosigkeit dieses Mittels von seiner fortgesetzten und nachdrücklichen Anwendung nicht zurückschrecken läfst, so ist es doch auf der anderen Seite gewifs nicht minder nothwendig, dafs man den erwähnten Zeitpunct nicht übersieht und diejenige Grenze nicht überschreitet, jenseits welcher die Blutentziehungen keinen wohlthätigen Eindruck auf das Verhalten der Krankheit mehr auszuüben vermögend sind.

Da bey der absichtlichen Veränderung der allgemeinen Blutmasse nur eine entsprechende örtliche Veränderung in den, von der Entzündung befallenen Theilen bezweckt wird, und da es bey der Ausübung jener nur darauf ankommen kann, die Blutüberfüllung in den Respirations-Organen und besonders in dem Lungengewebe zu heben, — da dieser Zweck aber durch die Blutentziehungen aus den Hautvenen nicht vollständig erreicht, sondern nur erleichtert werden kann, indem man die überschüssige Blutmenge in dem leidenden Organe nicht diesem unmittelbar selbst zu entziehen, sondern nur den Blutzuflufs zu demselben durch Blutentziehungen quantitativ zu verringern vermag, so wird die wirkliche Erfüllung desjenigen Zweckes, den die absichtlichen Blutentleerungen nur einzuleiten, und vorzubereiten im Stande sind, unter der Beyhülfe anderweitiger Heil-Mittel der Heilkraft der Natur überlassen bleiben müssen, deren Befreiung von einem ihr unüberwindlichen Hindernisse nur durch jene bewirkt zu werden scheint. Indem es aber einer gewissen Integrität des Lebensprocesses bedarf, damit die Heilkraft der Natur den Erfolg der Blutentziehungen auf eine entsprechende Weise ergänze, und indem jede Verminderung der Blutmenge in den erkrankten Organismen nothwendig denjenigen depotenzirenden Einflufs vermehren mufs, den das Bestehen der Krankheit an und für sich in den Aeufserungen des vegetativen Lebens hervorruft; so werden auch zu reichliche und zu oft wiederholte Blutverluste leicht einen so hohen Grad allgemeiner Schwäche und eine solche Verletzung der Integrität des Lebensprocesses hervorrufen können, in deren Folge die Selbstthätigkeit der Naturhülfe in den betreffenden Organismen in ein, dem Ausgange der Krankheit ungünstiges, Mifsverhältnifs zur Heilung tritt.

Zwischen der obwaltenden Nothwendigkeit, den Blutzuflufs zu den erkrankten Organen möglichst zu vermindern, und zwischen jenem die Wirksamkeit der Naturheilkraft lähmenden Schwächegrade wird diejenige Grenze liegen müssen, welche bey der Anwendung der Blutentziehungen ohne nachtheiligen Einflufs auf die Heilung nicht überschritten werden darf. Dafs dieselbe bey kindlichen Organismen des zartesten Lebensalters sich im Allgemeinen leichter als bey gereifteren Individuen verwirklichen müsse, und dafs sie auch bey Kindern, je nach der verschiedenen Vollsaftigkeit und Kräftigkeit ihrer Körperconstitution, so wie nach der ungleichen Altersstufe, welche dieselben einnehmen, mehr oder weniger schnell eintreten werde, wird ohne Beweis klar seyn. Das für die Praxis obwaltende Bedürfnifs aber, diese Grenzlinie zwischen dem wohlthätigen und nachtheiligen Einflufs der Blutentziehungen auf den Krankheits-Ausgang an gewisse äufsere Symptome zu knüpfen, ist, so wie bey Brustentzündungen überhaupt, in der in Rede stehenden Kinderkrankheit überaus schwierig zu erfüllen, und im Allgemeinen mögte dieselbe Grenzlinie besser und leichter durch den praktischen Takt des behandelnden Arztes als durch die Beachtung bestimmter Krankheitserscheinungen gefunden werden. Will man aber als einen Ausdruck für jene aus der Symptomengruppe gewisse Zufälle hervorheben, welche als Beweis des tief gesunkenen Blutlebens und als ein Zeichen der nicht weiter zu treibenden künstlichen Blutentleerung gelten sollen, so glauben wir als solche eine anhaltende Wärmeverminderung der Hände und des Gesichts, eine auffallende

Blässe desselben und die Ausbildung des oben berührten eigenthümlichen Gesichts-Ausdruckes, (§. 22.) so wie eine mit Häufigkeit gepaarte, fadenförmige Kleinheit des Pulses hervorheben zu dürfen. Wenigstens hat der Verfasser diesen Symptomen in den Fällen seiner Beobachtung stets die fragliche Bedeutung gegeben und dieselbe durch Erfahrung bewährt gefunden. Da aber dieselben Erscheinungen bey dem weiteren Fortschreiten der Krankheit immer und unabhängig von den Blutentleerungen einzutreten pflegen, (§. 17.) so wird in ihrer angeführten Bedeutung zugleich die Aufforderung liegen dürfen, die Anstellung der Blutentziehungen um so weniger bis zur spontanen Entwickelung jener Symptome zu verschieben, je mehr durch sie die erfolgreiche Wirkung jener vereitelt wird. —

## §. 89.

Wenn schon auf der zweyten Bildungsstufe des entzündlichen Zeitraumes der wohlthätige Einfluſs der Blutentziehungen auf die Heilung der Bronchiopneumonie der Kinder ein ungleich geringerer als auf der ersten Bildungsstufe desselben Zeitraumes war, (§. 84 u. §. 85.) so wird dasselbe Heilmittel in das ungünstigste Verhältniſs zur Heilung dann treten müssen, wenn das entzündliche Leiden in dem Lungenparenchyme schon secundäre Metamorphosen eingegangen war und sich bereits Blutinfiltrationen oder Verhärtungen unter der Form der s. g. Hepatisation in dem Lungengewebe gebildet hatten. Keinesweges aber dürfte durch die Erfahrung die Ansicht bestätiget werden, daſs das in Rede stehende Mittel während des fraglichen dritten Zeitraumes unserer Krankheit als ein positiv schädliches, oder nur als ein indifferentes zu betrachten sey,*) son-

*) *Lorinser*, a. a. O. S. 259.

dern es scheint die Beobachtung bestimmt genug dafür zu sprechen, dafs ebenso wie in den Brustentzündungen Erwachsener auch in der gleichnamigen Krankheit kleiner Kinder Blutentleerungen auch noch gegen die consecutiven Folgen der Entzündung, wenn gleich nur auf eine beschränkte und bedingte Weise wohlthätig wirken können, da sie anderer, ihren Erfolg unterstützender Mittel hier entschieden bedürfen werden. (§. 102.)

Die Zulässigkeit oder Nothwendigkeit der Blutentziehungen in der, bis zur Ausbildung ihres dritten Zeitraumes gediehenen Entzündung wird aber hauptsächlich nur dann in Frage kommen können, wenn dasselbe Mittel auf einer früheren Bildungsstufe der Krankheit unangewendet blieb, und wenn — wie es häufig genug geschieht — der Arzt erst dann zur Hülfleistung aufgefordert wird, wenn jener Zeitraum bereits eingetreten war. Auch ohne hierüber die Erfahrung zu befragen, würde es gewifs als sehr gewagt erscheinen, wollte man die Blutentziehungen hier aus der Ansicht verwerfen, dafs sie deshalb nichts mehr zur Heilung beyzutragen vermögten, weil der vorliegende Krankheitszustand kein ächt entzündlicher sey. Ihre Anwendung wird vielmehr schon durch die Theorie der Krankheit und deshalb nicht allein gerechtfertiget, sondern selbst geboten werden müssen, weil, so wie bey Erwachsenen die Lungenentzündung in allen ihren so genannten drey Graden gleichzeitig und zusammen bestehen kann,*) ebenso bey kleinen Kindern (und besonders bey solchen, bey denen das Uebel durch frühzeitige entzündungswidrige Eingriffe nicht gemäfsiget ward) ein Zustand vorkommen kann, bey welchem die

---

*) *Laennec*, a. a O. S. 316. I. Theil.

Entzündung, die an einzelnen Stellen der Bronchial-Schleimhaut und des Lungengewebes bereits ihre Ausgänge in Exsudation, Blutinfiltration und Induration gewonnen hat, an anderen, vielleicht später ergriffenen Stellen, in ihrer ursprünglichen Gestalt besteht. (§. 35.) Aufserdem darf es glaublich seyn, dafs jene in den Respirations-Organen zur Ausbildung gekommenen Metamorphosen durch die von ihnen ausgehende Hemmung des Blutumlaufes in den Lungen zu einer vermehrten Blutstockung in diesen um so sicherer die Veranlassung geben werden, je blutreicher und vollsaftiger die erkrankten Kinder noch sind, und je mehr die Blutbewegung erregt und beschleuniget ist, — so wie endlich auf die glückliche Zertheilung entwickelter Structurveränderungen die Blutentziehungen nicht ohne wohlthätigen Einflufs seyn mögen.

Durch diese Gründe bestimmt, hat der Verfasser keinen Anstand genommen, Blutentleerungen auch dann in Anwendung zu setzen, und sie nach Erfordernifs der Umstände öfter zu wiederholen, wenn die an der Bronchiopneumonie leidenden Kinder erst nach längerem Bestehen der Krankheit und nicht früher in seine Behandlung kamen, als wenn der Ausdruck der Krankheits-Symptome schon auf die geschehene Entwickelung secundärer Entzündungs-Metamorphosen schliefsen liefs, — und so geringe Aufforderung zu einem solchen Verfahren in denselben Symptomen liegen mag, so wenig auch die unmittelbaren Wirkungen desselben zu seinen Gunsten sprechen mögen, so haben wir doch nie Veranlassung gefunden, an der Gültigheit der oben genannten Gründe zu zweifeln, — und obwohl, wie schon gesagt, die Unterstützungsmittel für die Wirkung der Blutentziehungen hier nothwendiger sind, als zuvor, so glauben wir dennoch, manche unter den fraglichen Umständen erreichten Erfolge ihnen hauptsächlich zuschreiben zu müssen, die ohne blutentziehende Eingriffe höchst wahrscheinlich unerreicht geblieben seyn würden.

Die Grenze aber, bis zu welcher die Blutentleerungen auf dem dritten Zeitraume der Krankheit fortgesetzt werden sollen, läfst sich keinen maafsgebenden Bestimmungen unterwerfen, da sie zu sehr von individuellen, aus der Intensität der Krankheit und der Constitution des kranken Subjectes hervorgehenden Umständen abhängig ist, und die oben (§. 88.) angegebenen Erscheinungen hier deshalb nicht bestimmend seyn können, weil man sie schon vor der Anwendung der Blutentziehungen ausgebildet finden kann.

§. 90.

Da es für den Erfolg der Blutentleerungen in der Bronchiopneumonie kleiner Kinder darauf ankommen mufs, dafs die gesammte Blutmenge der Quantität nach auf ein solches Minimum herabgesetzt werde, welches, ohne die Fortdauer des Lebens und die Heilkraft der Natur zu gefährden, nur eine möglichst geringe Menge Blutes übrig läfst, die bey ihrem Umtriebe durch die Lungen die hier vorhandenen Stockungen um so weniger zu vermehren geeignet seyn wird, je geringer sie ihrer Masse nach ist, — da ferner bey derjenigen Intensität der Entzündung und bey derjenigen Rapidität des Verlaufes, die man nicht selten beobachtet, schnelle und ergiebige Blutentleerungen eine gröfsere Hoffnung günstigen Erfolges als langsam und in geringer Menge Statt findende begründen müssen, — da endlich die bey kleinen Kindern allein und fast ausschliefslich übliche Blutentziehung durch die Anwendung von Blutegeln von vielen, nie ganz zu beseitigenden Mängeln gedrückt wird (indem man weder die Masse des zu entziehenden Blutes vollkommen sicher zu bestimmen, noch die Blutentziehung schnell genug zu bewirken vermag); so ist die Frage: Ob die Blutentleerungen in den Brustentzündungen der Säuglinge etwa besser und erfolgreicher durch den Aderlafs zu bewirken sey? wohl der Erörterung werth.

Dafs schon der grofse *Sydenham* den Aderlafs bey Kindern des zartesten Alters nicht gescheuet, und namentlich denselben bey den im Verlaufe der Masern entstehenden entzündlichen Affectionen der Respirationsorgane mit Glück angestellt und diese Operation bey kleinen Kindern empfohlen und vertheidiget habe, *) ist jedem belesenen Arzte bekannt. Auf dieses Zeugnifs ihres berühmten Landsmannes sich stützend — von welchem es jedoch unbestimmt bleibt, ob es sich auch auf ein so zartes Lebensalter als dasjenige ist, an welches man das Erscheinen unserer Kinderkrankheit in ihrer eigenthümlichen Gestaltung gebunden sieht, und ob es sich auf die Zulässigkeit und Zweckmäfsigkeit der Venäsection auch bey Säuglingen beziehe — haben die englischen Aerzte in den Brustentzündungen kleiner Kinder, namentlich *Hastings***) und *Cuming*,***)

---

*) *Th. Sydenhami, opera universa medica, curante C. H. Kühn, Lips. MDCCCXXVII. pag.* 169. 170.: „*Si autem aeger febre vehemente atque dyspnoea aliisque accidentibus, qualia peripneumonicos solent affligere, in vitae discrimen inducatur, felicissimo semper eventu, vel tenerrimorum infantum venas in bracchio secui; — neque est, cur quis miretur, me in teneris infantibus venaesectionem instituendam suadere, quum sanguis — quantum ego hactenus potuerim observare — haut minus tuto ex eorum venis, quam ex adultorum extrahatur.*“

**) *Hastings*, a. a. O. S. 248.

***) *Cuming*, a. a. O. S. 339. 340. 346.

so wie unter den französischen Aerzten *Guersent**) den Aderlafs den Blutegeln entschieden vorgezogen, und besonders sind die allgemeinen Blutentziehungen von *Cuming* nicht allein sehr dringend empfohlen, sondern von demselben auch bey Kindern von fünf Monaten und darüber mit dem glücklichsten Erfolge ausgeführt worden.**) — Während *Hastings* für die Anstellung der Venäsection vorzugsweise die Eröffnung der äufseren Drosselader empfiehlt, weil dieselbe hier nicht allein leichter ausführbar seyn soll, als an einer Hautvene des Arms, sondern weil von dieser Stelle auch noch der Vorzug gerühmt wird, das von ihr dasjenige Blut entzogen werden kann, welches bestimmt ist, unmittelbar in das rechte Herz und von diesem in die Lungen ergossen zu werden***) (ein Vorzug der in sich selbst zusammenfallen mufs, da ja eben dasselbe auch von dem Blute der Armvenen gültig ist), giebt *Cuming* den beachtungswerthen Rath, den auf dem Handrücken befindlichen Venen den Vorzug einzuräumen, weil sie von einer geringeren Fettlage bedeckt sind, und deshalb auch dann sicher aufzufinden seyn sollen, wenn wegen zu tiefer Lage der Medianvene an dieser der Aderlafs unausführbar ist.

## §. 91.

Durchdrungen von der Ueberzeugung, dafs für die Heilung der in Rede schwebenden Entzündung auf entsprechenden Bildungsstufen derselben, die allgemeine

*) *Ratier* in: *Revue medicale, francaise et étrangère.* 1829. *Octobre.* 15. *no.* 558.

**) a. a. O. S. 331.

***) a. a. O. S. 248.: „Bey jungen Kindern kann man selten aus „dem Arm aus der Ader lassen, doch glückt ein Aderlafs aus „der Jugularvene gewöhnlich.“ —

Blutentziehung Vortheile gewähren könne, welche bey der Anwendung der Blutegel nicht zu erwarten sind, habe ich mich wiederholt bemühet, bey Säuglingen einen Aderlafs anzustellen, aber niemals ist es mir gelungen, weder an der Medianvene, noch an den Blutadern des Rückens der Hand, noch an der Drosselader diese Operation in glückliche Ausführung zu bringen, und jedes Mal bin ich genöthiget gewesen, von dem Versuche deshalb abzustehen, weil ich es als unmöglich erkannte, die kleinen, zu stark von Fett bedeckten und versteckten Hautvenen in einem solchen Grade sichtbar zu machen, dafs sie sicher mit der Lanzette erreicht werden konnten. Deshalb mufs ich mich auch zu der Ansicht derjenigen Aerzte bekennen, welche die Venäsection bey Säuglingen und bey Kindern unter einem Jahre für unausführbar halten, von den Versuchen ihrer Anstellung abrathen,*) und mit *Billard*,**) *Laennec*,***) *Lorinser*,†) *Henke*,††) *S. G. Vogel*,†††) u. A. mich für die alleinige Anwendbarkeit der Blutegel bey kindlichen Kranken auf der gedachten Altersstufe erklären. Ich bin aber der Meinung, dafs das Ebengesagte auch allein nur bey Kindern aus dem Säuglingsalter unbedingt anwendbar sey, und häufige Ausnahmen bey solchen Kranken gestatte, welche, et-

---

*) *Jos. Frank*, a. a. O. S. 388. — *Isidore Polinière*, *études cliniques sur les émissions sanguines artificielles*, *Paris* 1827. 8. — *Merriman*, in *Froriep's* Notizen aus dem Gebiete der Natur- und Heilkunde. Weimar. XVII. No. 14. S. 122.

**) *Billard*, a. a. O. S. 460.

***) *Laennec*, a. a. O. 1ster Th. S. 197.

†) *Lorinser*, a. a. O. S. 262.

††) *Henke*, Kinderkrankheiten, 2ter Th. S. 44.

†††) *S. G. Vogel*, Handbuch der praktischen Arzeneywissenschaft. 4. Thl. S. 226.

was mehr gereift, das erste Lebensjahr bereits überschritten haben. Hier zeigen sich die Hautvenen deutlicher und bestimmter entwickelt, hier gelingt es leicht und ohne Schwierigkeit sie sichtbar und durch die äufsere Haut durchscheinend zu machen, und sie — trotz ihrer grofsen Feinheit und ihres sehr geringen Umfanges — mit der Lanzette sicher zu treffen. Deshalb habe ich auch keinen Anstand genommen, in dringenden Fällen und bey grofser Heftigkeit der Entzündungs-Symptome bey Kindern von funfzehn, oder achtzehn Monaten und darüber Aderlässe anzustellen und zu wiederholen, ja, im Verlaufe desselben Tages ihre Wiederholung zu veranlassen; obgleich ich es nie gewagt habe, so reichliche Aderlässe anzustellen, als sie von *Cuming* *) bey Kindern eines noch zarteren Alters empfohlen und ausgeführt worden sind, und obwohl ich mich auch im äufsersten Falle stets auf eine Blutentleerung von zwey höchstens drey Unzen beschränkt habe. Niemals habe ich gesehen, dafs solche Aderlässe den Kindern Nachtheil gebracht hätten, dafs ein zu hoher Grad von Schwäche oder ein Collapsus der Kraft durch sie bewirkt worden wäre. Ich mufs daher auf den Grund eigener Erfahrungen dem oben angeführten Ausspruche *Sydenham's* unbedingt beytreten, und ich glaube bey denjenigen Brustentzündungen der Kinder, welche mit einer gewissen Heftigkeit und Intensität sich äufsern, die Venäsection vor den Blutegeln empfehlen zu dürfen, sobald nemlich diese Operation irgend ausführbar, d. h. wenn es irgend möglich ist, eine entsprechende Hautvene für das Eindringen der Lanzette sichtbar zu machen. Die Eltern und Angehörigen der kleinen Kranken äufsern freylich vor ei-

*) *Cuming*, a. a. O. S. 329

nem Aderlasse bey diesen eine gewisse Scheu, entschliefsen sich aber später immer lieber für seine Wiederholung als für die Anwendung der Blutegel, da die Venäsection mit gröfserer Leichtigkeit und Schnelligkeit ausgeführt wird, und dabey zugleich äufserer Zwang und innere Angst auf die betreffenden Kinder viel weniger einwirken, — ein Vortheil, welcher bey Kindern, die dem Säuglings-Alter entwachsen sind, nicht als ein unbedeutender betrachtet werden darf, da bey diesen das anhaltende heftige Geschrey, die innere Angst und die nothwendigen äufseren Zwangsmittel nicht selten durch ihre nachtheilige Einwirkung den Vortheil zu vernichten scheinen, welchen man von den Blutegeln erwartet hatte.

§. 92.

Sieht man sich aber, wie in der Mehrzahl der Fälle geschieht, auf die Anwendung von Blutegeln wegen Unausführbarkeit des Aderlasses beschränkt, so scheint es ziemlich wo nicht vollkommen gleichgültig zu seyn, an welcher Hautstelle jene Anwendung Statt findet, obgleich die Ansichten anderer Aerzte in dieser Beziehung nicht übereinstimmen. Und wenn *Billard**) dazu vorzugsweise die Achselgrube, oder sonst die Basis der Brust empfiehlt, und wenn *Jos. Frank***) die Blutegel lieber an die Medianvene als an die Brust selbst anzusetzen räth, so wird doch der Erfolg bey der Wahl und dem Vorzuge irgend einer Stelle immer derselbe seyn müssen, da ja die Blutegel ihre Wirkung

*) *Billard*, a. a. O. S. 460.

**) *Jos. Frank*, a. a. O. S. 388.: *Si agatur de tenero pusione hirudinem unam alteramve potius venae medianae quam ipsi pectori admovere solemus.*

*Naumann*, Handb. der medic. Klinik. 1st. Bnd. S. 150.

auf entzündete innere Organe stets nur durch Verminderung der allgemeinen Blutmasse in dem Gesammt-Organismus des kranken Subjectes verwirklichen können, und da sie immer nur die Capillargefäſse erreichen, ihr Stich aber die Median- und Axillar-Vene auch dann nicht treffen würde, wenn man die Einstichstelle ganz genau zu bestimmen und zu beherrschen vermögte. Weil es überhaupt üblich ist, Blutegel bey den Krankheiten innerer Eingeweide dem leidenden Organe so nahe als möglich anzubringen, und weil zu gleicher Zeit die Vorsicht es erheischt, im Falle einer schwer zu stillenden Nachblutung den Blutegelwunden eine solche Stelle zu geben, daſs sie sich über einer harten und knöchernen Unterlage befinden, so hat der Verfasser der Gegend des s. g. *Manubrium sterni* immer vor anderen Körperstellen den Vorzug gegeben. Aber nicht in allen Fällen ist dieser Ort als der vorzüglichste anzusprechen, denn im Falle einer übermäſsigen, aus paralytischer Affection der Gefäſswandungen und allgemeinem Collapsus bedingten und durch Inanition Gefahr drohenden Nachblutung ist dieser Ort für eine schnelle und sichere Stillung dieser Blutung deshalb nicht geeignet, weil gewöhnlich die groſse Unruhe der kranken Kinder die anhaltende Anwendung eines Fingerdrucks nicht zuläſst. Aus diesem Grunde ist es dort, wo man darauf bedacht seyn muſs, einen zu reichlichen Blutverlust zu verhüten, vorzüglicher die Blutegel in die Gegend der Füſsknöchel zu setzen, weil sich hier durch einen Compressiv-Verband leicht und sicher die Blutung stillen läſst, sobald das gehörige Maaſs derselben für den individuellen Fall erreicht ist. (§. 93.)*)

---

*) *Cuming*, a. a. O. S. 330.

§. 93.

Die Zahl der auf einmal und zu gleicher Zeit anzuwendenden Blutegel mufs nach dem Grundsatze bestimmt werden, dafs bey der Behandlung unserer Krankheit der Arzt sich sorgfältiger vor einer zu geringen als ängstlich vor einer zu grofsen Zahl derselben zu hüten habe, indem das erforderliche Maafs in der Regel leichter unerreicht bleibt, als überschritten wird. Wiewohl sich dieses Maafs nur höchst unsicher und schwankend nach einer gewissen Zahl von Blutegeln bestimmen läfst, so glauben wir doch, dafs von sehr vielen, wenn nicht von den mehrsten Aerzten diese Zahl zu gering angegeben worden sey. Zwey Blutegel werden im Allgemeinen nur bey den zartesten Kindern, bey Neugebornen und solchen, welche sich in den ersten Tagen oder Wochen nach der Geburt befinden, ausreichend seyn, und bey mehr gereiften Säuglingen, so wie bey gleichzeitiger Heftigkeit der Zufälle diese Zahl auf vier bis sechs und darüber erhöhet werden müssen, je nach dem verschiedenen Grade der Blutung, welche diese Thiere oft in einem sehr ungleichen und abweichenden Verhältnisse bewirken.

Aufserdem wird sich aus den vorangeschickten Erörterungen ergeben, dafs die Blutentziehungen dann am reichlichsten angestellt werden müssen, wenn man die beginnende und wahrscheinlich noch allein auf die Bronchialschleimhaut beschränkte Entzündung durch *eine* ergiebige und dreiste Blutverminderung ganz zu beseitigen, und durch sie den ferneren Krankheitsverlauf völlig abzuschneiden, die Hoffnung nähren darf. (§. 84.) Wenn aber diese Hoffnung durch eine einzige Blutentziehung erfüllt werden soll, so ist es in den mehrsten Fällen nothwendig, dafs diese in einem solchen Grade reichlich ausfalle, dafs als Zeichen der genügenden Blutleere ein bleiches kühles Gesicht, blasse Lippen, ein kleiner leerer Pulsschlag, und ein allgemeiner hinfälliger, schläfriger Zustand der kranken Kinder erzeugt werde. So unbedenklich nun auch in der Regel eine so ergiebige Blutentziehung angestellt werden kann, und so sicher man auch ihres vollständigen Erfolges im Allgemeinen dann seyn darf, wenn sie zur rechten Zeit angestellt und nicht verspätet ward, so bleibt man dabey doch von der Besorgnifs einer möglicherweise eintretenden Depletion nicht vollkommen frey, und um sich vor dieser zu schützen wird die Vorsicht es rechtfertigen müssen, keine zu grofse Zahl von Blutegeln auf einmal anzuwenden, sondern falls eine mittlere Menge derselben sich nicht als ausreichend bewährte, so lange noch mit der Anwendung einzelner fortzufahren, bis der vorschwebende Zweck erreicht ist.

Sobald sich zu der Entzündung der Bronchialschleimhaut bereits eine entzündliche Affection des Lungenparenchymes gesellt hat, wird man — wie bereits oben (§. 85.) bemerkt ist — nur von der Wiederholung der Blutentziehungen Heil und Erfolg zu erwarten haben. Wie oft aber diese Wiederholungen nothwendig seyen, dies kann natürlich nur allein von der Individualität einzelner concreter Falle abhängen, im Allgemeinen aber werden diese Wiederholungen häufiger nothwendig werden, wenn man die Blutentziehungen durch Blutegel, — minder häufig dagegen, wenn man sie durch den Aderlafs bewirkt, — ebenso wie dieselben Wiederholungen um so öfter erforderlich seyn werden, je mehr die erste Blutentziehung verspätet und je weniger reichlich dieselbe angestellt ward. Der glückliche Erfolg der blutentleerenden Methode auf der fraglichen

Bildungsstufe unserer Krankheit hängt, neben anderen Umständen, hauptsächlich aber auch davon ab, dafs die erforderlichen Wiederholungen nicht zu weit von einander entfernt werden, und nicht in zu langen Zwischenraumen Statt finden, dafs vielmehr die Blutentziehungen sofort wiederholt werden, sobald der Erfolg der vorangegangenen unzureichend erscheint, und sobald darnach entweder gar keine Milderung und Beschwichtigung der Zufälle eintritt, oder diese doch nicht von entsprechender Dauer ist. Im entgegengesetzten Falle, und wenn man zu lange mit der Erneuerung der Blutentleerungen säumt, wird man nicht allein keine Rückbildung des inneren Krankheitsprocesses bewirken, sondern es wird sich auch um so eher derjenige allgemeine Schwächezustand ausbilden, welcher unabhängig von der absichtlichen Blutentleerung durch die alleinigen Wirkungen der Krankheit selbst herbeigeführt wird, und eine fortgesetzte Anwendung schwächender Mittel, besonders aber der Blutentziehungen, verbietet. (§. 88.)

§. 94.

So unentbehrlich aber die Blutentziehungen in der Bronchiopneumonie der Kinder immerhin seyn mögen, und so segensreich und erfolgreich auch ihre Wirkung erscheinen mag, so darf es doch nicht verkannt noch unbemerkt bleiben, dafs es einzelne kindliche Constitutionen giebt, die von demjenigen eine ungünstige und unerfreuliche Ausnahme machen, was rücksichtlich der blutentleerenden Methode für die Behandlung unserer Krankheit als ein allgemeiner Grundsatz aufgestellt worden ist, und als solcher von der Erfahrung bewährt wird. Es giebt nemlich einzelne Kinder, welche — wiewohl dieses nicht eben häufig vorkommt — in Folge allgemeiner Schwäche und vorherrschender Laxität.

vielleicht aber noch mehr in Folge einer überwiegenden Sensibilität ergiebige Blutentziehungen nicht vertragen, ohne dafs jedoch mäfsige und karge Entleerungen befriedigende Erfolge bewirkten. Kinder dieser Art pflegen plötzlich und oft ganz unerwartet durch die Blutentziehungen in einen Zustand von Schwäche zu verfallen, welcher sehr gerechte Besorgnisse für die Fortdauer ihres Lebens zu erregen vermag, und von mifslichen und bedenklichen Erscheinungen begleitet ist, indem die Haut, besonders am Gesichte von dem äufsersten Grade von Blässe befallen wird, das Gesicht, die Hände und Füfse kalt werden, die Regenbogenhaut sich entfärbt und heller wird, der Pulsschlag sich bis zur äufsersten Frequenz, verbunden mit verhältnifsmäfsiger Schnelligkeit und Schwäche, steigert, so dafs er gar nicht mehr zählbar ist, die Athemzüge häufiger und noch beschleunigter als zuvor und selbst röchelnd werden, und die Kinder von ungemeiner Unruhe und von Schlaflosigkeit ergriffen sich zeigen. Diese mifslichen Erscheinungen treten zuweilen schon in Folge der ersten Blutentziehung hervor, gewöhnlicher aber werden sie erst bey der zweyten, dritten oder vierten Blutentleerung sichtbar, und in der Regel geschieht es dann, wenn man sich nemlich der Blutegel bediente, dafs schon während der Blutung ein solcher Collapsus eintritt, der die verletzten Gefäfse sich durch Contraction nicht schliefsen läfst, und eine reichliche und ergiebige Nachblutung unterhält, welche oft nur mit grofser Noth sich stillen läfst und gegründeten Befürchtungen der Verblutung Raum giebt. Es unterliegt keinem Zweifel, dafs das in Rede gestellte Ereignifs in einer eigenthümlichen Constitution der betreffenden Kinder begründet und nicht die Folge gewisser Krankheitsverhältnisse sey. Es giebt aber unseres Wissens keine Erscheinungen, durch welche sich diese constitutionelle Eigenthümlichkeit einzelner Kinder zuvor erkennen liefse, da sie bey den blühenden und anscheinend kräftigen nicht eben seltener als bey schwachen und schlecht genährten vorkommt. Gewöhnlich aber ist es, dafs solche Kinder, bey denen reichliche Blutentziehungen so stürmische und mifsliche Rückwirkungen erregen, von schwachen und besonders von sensiblen an krankhaftem Nervenerethismus leidenden Müttern geboren wurden, und dies ist auch der einzige Umstand, auf welchen die Vorsicht ihre Aufmerksamkeit richten kann, obgleich die fragliche constitutionelle Eigenthümlichkeit gewifs nicht allein von diesem Umstande abhängt. —

Wenn es geschieht, dafs bey Kindern der angeregten Art in Folge der Blutentziehungen ein solcher Schwache- und Depletions-Zustand sich verwirklicht zeigt, so pflegen die eigentlichen Krankheits- und Entzündungs-Symptome gänzlich in den Hintergrund der Scene zu treten, und wenn sich die betroffenen Kranken langsam erholen auch dann die Entzündung gebrochen zu seyn und nie von Neuem wieder aufzutauchen. Es ist daher in solchen Fällen bey der Behandlung der Zustand der vorliegenden Depletion auch vorzugsweise aufzufassen, da er einmal eine *Indicatio vitalis* in sich schliefst, dann aber auch der allein vorherrschende in so fern ist, als die eigentlichen Entzündungs-Symptome weder überwiegend hervortreten, noch eine besondere Berücksichtigung zu erheischen pflegen. — Um aber jener Depletion und ihren Zufällen erfolgreich zu begegnen, und um zu verhüten, dafs sie nicht ein Erlöschen des bedroheten Lebens bewirke, habe ich nie ein Arzeneymittel wohlthätiger und erfolgreicher gefunden, als eine Verdünnung des Essigäthers in einer so geringen und beschränkten Gabe, dafs der vorliegende Zustand der Erschöpfung nicht von einem Zustande der Erhitzung gefolgt ward.

Wenn es geschieht, dafs ein während der Blutentleerung plötzlich eingetretener Collapsus eine reichliche Nachblutung in einem beunruhigenden Grade unterhält, und diese durch die gewöhnlichen Compressiv- und styptischen Mittel, nicht gestillt werden kann, so habe ich von keinem anderen Verfahren eine schnellere und sichere Hülfe beobachtet, als von der Cauterisation der einzelnen Blutegelwunden mit Höllenstein, welche — sobald sie mit einigem Nachdruck ausgeübt wird — gewöhnlich ein augenblickliches Stehen der Blutung zur Folge hat. —

Wiewohl endlich die eben in Rede gestellten Fälle und die aus ihnen hervorgehende Möglichkeit, durch reichliche Blutentziehungen in den Brustentzündungen kleiner Kinder Nachtheile und verfehlte Wirkungen hervorzurufen, gewifs der Beachtung und der Aufmerksamkeit des Arztes werth sind, so sind sie doch zu selten, als dafs sie den oben, für die blutentziehende Behandlung unserer Krankheit aufgestellten Grundsatz (§. 81. ff.) zu erschüttern, oder gar umzustofsen vermögten. Da eine solche Ueberschätzung derselben nur allein praktisch-schädliche Folgen haben könnte, werden diese Fälle nur dazu dienen dürfen, den Arzt an der Wiege betroffener Kinder mit Vorsicht und Umsicht zu waffnen. —

## §. 95.

Indem die Blutentziehungen für eine erfolgreiche Behandlung und für die glückliche Heilung der Bronchiopneumonie der Kinder als das wesentlichste und Hauptmittel gelten dürfen, welches durch kein anderes vertreten und ersetzt werden kann, und indem sie unter begünstigenden Umständen für die zu bewirkende Heilung allein ausreichen und alle anderen Mittel entbehrlich machen können, darf denjenigen Arzeneien, welche neben den Blutentziehungen in mehr oder minder nützliche Anwendung treten können, nur ein untergeordneter therapeutischer Werth eingeräumt werden, und werden dieselben — ohne die Zweckmäfsigkeit und den Erfolg der Behandlung zu gefährden und zu verletzen — nicht anders, denn als Unterstützungsmittel für die Blutentziehungen gelten dürfen. Als Mittel, welche der Beachtung in dieser Beziehung am mehrsten und vor anderen werth sind, werden der Salpeter, die Brechmittel, und das milde, salzsaure Quecksilber einer näheren Beleuchtung hier unterworfen werden können.

## §. 96.

So sehr die Anwendung *des Salpeters* in den entzündlichen Kinderkrankheiten auch den Grundsätzen der ärztlichen Schule und den Empfehlungen angesehener Praktiker entspricht, und so vielfachen Gebrauch wir auch von diesem Mittel gemacht haben, so haben unsere Beobachtungen uns doch keine Gelegenheit gegeben, diejenigen Lobsprüche bestätiget zu sehen, welche demselben fast von allen Seiten ertheilt werden. Wie schwer es auch immerhin halten, und wie selten es überhaupt gelingen mag, die seit Jahrhunderten von der Schule dem Salpeter zuerkannten entzündungswidrigen Wirkungen am Krankenbette durch unzweydeutige Beobachtungen zu verfolgen, so sind es doch unter allen Entzündungskrankheiten gewifs die inflammatorischen Affectionen der Respirations-Organe, in welchen die antiphlogistische Heilkraft dieses Mittels für minder zweifelhaft als in anderen Entzündungen gehalten wird. Nach der Analogie würde daher auch gerade in der Bronchiopneumonie der Kinder erwartet werden können, dafs seine Anwendung einen gewissen und wahrnehmbaren Erfolg in Bezug auf die Mäfsigung des Fiebers und die Milderung der Local-Entzündung bewirken müfste. So oft aber auch der Verfasser, diesen Gründen vertrauend, dasselbe Mittel in der fraglichen Krankheit in Anwendung gesetzt hat, so wenig ist ihm ein deutlicher Erfolg desselben, noch überhaupt eine bestimmte Wirkung erkennbar geworden, und wir glauben darauf die Ansicht begründen zu dürfen, dafs dieses Mittel kein grofses ärztliches Vertrauen verdiene, und dafs es, wenn auch vielleicht nicht als ein völlig indifferentes, doch auch nicht als ein entscheidendes für die Heilung zu betrachten sey; obwohl es einen Zeitpunct in dem Verlaufe unserer Krankheit geben kann, in welchem man nicht füglich eine bessere Arzeney den betroffenen Kranken zu verordnen vermag.

## §. 97.

In dem Lobe der günstigen Wirkung *der Brechmittel* auf entsprechenden Bildungsstufen unserer Krankheit stimmen die mehrsten Aerzte überein, obgleich der Grund und der Zweck dieser Wirkung von den einzelnen verschieden aufgestellt ist. Man hat nemlich die Brechmittel bald als Unterstützungsmittel für die Blutentziehungen betrachtet und dann einen um so entschiedeneren Erfolg von ihnen erwartet, je mehr die Entzündung ihren Sitz in den oberen Theilen der Luftwege genommen hatte,*) — bald hat man sie zur Be-

*) *Horn*, in dem encyclopädischen Wörterbuche der medicinischen Wissenschaften. VI. Band, S. 245.

seitigung vorhandener gastrischer Complicationen und gleichzeitiger Anomalien in den Functionen des Magens und der oberen Gedarme gerühmt,*) — bald hat man gemeint, ihre Einwirkung auf die Haut als wohlthätig ansprechen und von ihnen eine vermehrte Hinleitung des Blutes zur Peripherie des Körpers und eine Wiederherstellung des Gleichgewichtes in der Circulation des Blutes erwarten zu dürfen,**) — man hat sie sogar als specifisch wirkende und ganz allein sicher und radical heilende Mittel ausgepriesen,***) — am einstimmigsten hat man aber die Brechmittel zum Zweck der Expectoration gegen die Zeit des Ausgangs der Krankheit gelobt.†)

Wenn aber die heilkräftige Wirkung der Brechmittel auf eine unbefangene Weise und frey von zu grofser Vorliebe für ihre Anwendung geprüft werden soll, so wird man dieselbe, wie es scheint, für die Heilung unserer Krankheit nur als in einer dreyfachen Richtung wohlthätig ansprechen dürfen, indem sie entweder wirksam werden können zur Beseitigung vorhandener gastrischer Complicationen, — oder durch Beförderung der Expectoration der in den Luftröhrenverzweigungen etwa abgesonderten Schleimstoffe, — oder indem endlich von ihrer Anwendung ein dynamischer, möglicherweise wohlthätiger Eindruck auf die Geflechte des *Nervus vagus* ausgehen kann, der im Stande seyn dürfte, die krankhafte Tendenz in der verletzten Lebensthätigkeit der Respirationsorgane auf eine der Heilung förderliche Weise umzustimmen. Alle anderen,

*) *Hastings*, a. o. a. O. S. 230.

**) *Cuming*, a. a. O. S 334.

***) *Rust's* Magazin. XXXI. Bnd. S 136.

†) *Henke*, a. a. O. S. 47. *Cuming*, a. a. O. — *Hastings*, a. a. O u. s. w.

den Brechmitteln in den entzündlichen Krankheiten des Athmungsapparates beygelegten Wirkungen scheinen als problematisch und unerwiesen keinen Glauben zu verdienen und kein Vertrauen zu gestatten. —

Von dieser dreyfachen Wirkung kann sich aber die erste nur dann als wohlthätig bewahren, wenn die Krankheit mit einem gastrischen Leiden in einer ursächlichen Verbindung steht, welches wohl zuweilen aber nicht gerade häufig und nur selten in einem so hohen Grade der Fall ist, dafs die durch die Brechmittel zu bewirkende Beseitigung der einen Krankheit das Aufhören der anderen zur Folge hätte. Die zweyte von den annehmbaren und zulässigen Wirkungen derselben Mittel kann aber nicht zur Beseitigung der Krankheit, sondern nur zur Entfernung eines Productes derselben dienen, welches überdies in einem so hohen Grade, dafs seine Ausleerung der Kunsthülfe bedürfte, nicht früher vorzukommen pflegt, als wenn das Uebel bereits in der Rückbildung begriffen ist. Es bleibt daher nur noch die dritte Wirkungsart der Brechmittel als eine solche übrig, welche in Bezug auf die Heilung der in Rede schwebenden Kinderkrankheit einen positiven Werth geltend zu machen vermögte.

Rücksichtlich dieser Wirkungsart und ihrer Vortheile scheint der Grund für deren Annahme weniger in solchen Erfahrungen zu liegen, die man mit den fraglichen Mitteln an der Wiege der von der Bronchiopneumonie ergriffenen Kinder angestellt hat, als vielmehr in einer auf diese Krankheit übertragenen Analogie derjenigen Wirkungen zu beruhen, welche man von den Brechmitteln im Croup, oder in anderweitigen krankhaften Zuständen der Luftröhre und ihrer Verzweigungen an mehr gereiften Kindern wahrzunehmen so häufig Gelegenheit findet. Diese zwischen beyden

Fällen angenommene Analogie findet aber nicht wirklich Statt, und die Anwendung derselben kann sogar nachtheilig und gefährlich werden. Im Croup nemlich und in anderen entsprechenden Krankheiten der Luftröhrenschleimhaut bey mehr gereiften Individuen fehlt die überwiegende Neigung des Lungenparenchymes zu venöser Blutüberfüllung, welche bey der Bronchiopneumonie der Säuglinge einen so entschiedenen Antheil an der Krankheits-Bildung nimmt. Daher kann dort die mit der Wirkung der Brechmittel verbundene Erschütterung den Lungen nicht nachtheilig werden, hier aber kann ebendieselbe sehr leicht die Blutüberfüllung der Lungen begünstigen und die schon vorhandene vermehren. Diese Besorgnifs ist durch die Erfahrungen des Verfassers vollkommen bestätigt. So häufig wir von den Brechmitteln gleichzeitig mit dem ersten Auftreten unserer Krankheit Gebrauch gemacht haben, so ist es uns doch in keinem Falle, wo unserer Beobachtung ein wirklich entzündliches Uebel vorlag, gelungen, einen wohlthätigen Erfolg derselben wahrzunehmen, — wurden sie *nach* vorangegangenen Blutentziehungen angewendet, so zeigten sie sich im günstigen Falle in Bezug auf den Procefs der Krankheit indifferent, fand ihre Anwendung aber *vor* den Blutentziehungen Statt und war irgend der Verdacht einer, bereits zum Endzündlichen gesteigerten Affection der Respirationsorgane vorhanden, so verschlimmerten sie den vorliegenden Zustand stets und riefen die Entzündungs-Symptome mit vergröfserter Deutlichkeit hervor.

Hieraus scheint gefolgert werden zu dürfen, dafs die Anwendung von Brechmitteln *vor* entsprechenden Blutentleerungen überhaupt unpassend und verwerflich sey, dafs sie *nach* vorangeschickten Blutentziehungen und bey vorherrschenden gastrischen Erscheinungen zulässig oder nothwendig werden könne, und dafs dieselbe Anwendung ganz zu unterlassen seyn dürfte, sobald keine Spuren einer gastrischen Complication hervortreten. Zum Behuf der Expectoration endlich sind in dem Wirkungskreise des Verfassers die Brechmittel nur äufserst selten nothwendig geworden, und wo sie nicht ohne Nutzen angewendet zu werden schienen, gab ihre Wirkung dennoch der Vermuthung Raum, dafs auch ohne sie die Genesung nicht minder leicht und glücklich eingetreten seyn würde.

§. 98.

Der Gebrauch *des Quecksilbers* in Form des s. g. *Calomels*, der in allen entzündlichen Krankheiten des kindlichen Alters so durchaus allgemein ist und so entschieden gelobt wird, hat auch in der Bronchiopneumonie die Empfehlung der Aerzte, obgleich vielleicht nicht ein unbedingt günstiges Zeugnifs der Erfahrung für sich. Wenigstens scheinen die Gründe, durch welche die Anwendung dieses Mittels bedingt wird, mehr in der Induction und Analogie als in den Erfolgen zu beruhen, welche man dasselbe bewirken sieht, da es hier nicht, wie in anderen entzündlichen Kinderkrankheiten, als z. B. im Croup oder in der exsudativen Entzündung der Gehirnhäute gelingt, die heilkräftigen Wirkungen des Calomels in der Beobachtung bestimmt und deutlich zu verfolgen und durch seine Anwendung Erscheinungen hervorzurufen, die man als entscheidend für einen glücklichen Ausgang der Krankheit betrachten könnte. Auch dürfte, wenn man die allgemeinen Wirkungen dieses Quecksilberspräparates mit den wesentlichen Krankheits - Verhaltnissen der Brustentzündung bey kleinen Kindern zusammenstellt, selbst die Theorie keine Gründe ergeben, welche grofse Erfolge von diesem Mittel zu erwarten, den Arzt berechtigen könnten. Denn seine entzündungswidrige, d. h. den Ausgang der Zertheilung in entzündeten Geweben vermittelnde Heilkraft wird sich nur als eine solche so lange bethätigen können, als die Krankheit noch unter dem Charakter wahrer und activer Entzündung besteht, also während der ersten Bildungsstufe des entzündlichen Zeitraums. Auf dieser Stufe des Uebels wird nach theoretischen Gründen das fragliche Mittel hier eben so wirken können, wie in den topischen Entzündungen anderer Theile, und in der That lehrt die Erfahrung, daſs das Quecksilber, zu einer Zeit angewandt, wo die Krankheit noch allein in einer entzündlichen Reizung der Bronchialschleimhaut besteht, am wenigsten Gelegenheit giebt an seiner erfolgreichen Wirkung zu zweifeln, indem es zu dieser Zeit öfter gelingt, durch den Gebrauch des Quecksilbers in Verbindung mit Blutentziehungen und zuweilen auch ohne diese die weiteren Fortschritte der Krankheit aufzuhalten und eine glückliche Genesung zu vermitteln. Sobald aber schon das Lungengewebe der Sitz krankhafter Veränderungen und namentlich der Sitz einer abnormen Blutüberfüllung geworden ist, wird es an Gründen fehlen, durch welche die Theorie eine unmittelbare heilkräftige Richtung des Quecksilbers zu jenen Veränderungen erweisen, oder wahrscheinlich machen könnte, — da man nemlich dieselben Veränderungen nicht als einer wirklichen und ächten Entzündung angehörig ansprechen, noch von der die Plasticität des Blutes vermindernden Wirkung des Mittels einen die Heilung fördernden Einfluſs erwarten kann, weil bey dieser Entzündung und ihrem eigenthümlichen Charakter die plastische Eigenschaft des Blutes von selbst schon mehr vermindert als gesteigert ist. Und wenn man die Erfahrung über die

Heilkraft des Quecksilbers auf der zweyten Bildungsstufe des entzündlichen Zeitraumes der Bronchiopneumonie befragt, so lehrt sie nicht, dafs dasselbe, wenn es auch noch so reichlich und beharrlich angewendet wird, einen sichtbar günstigen Einflufs auf den Verlauf und den Ausgang der Krankheit äufsert, noch dafs es die Wirkung der Blutentziehungen entschieden zu unterstützen, oder gar dieselben zu vertreten fähig sey. — Am wenigsten wird aber die Heilkraft des Quecksilbers dann sichtbar, wenn sich bereits in den erkrankten Organen die secundären Entzündungs-Metamorphosen entwickelt haben, zu deren Zertheilung — obwohl dieselbe nicht für unmöglich gehalten werden kann (§. 89.) — dieses Mittel gar nichts beyzutragen, und nach den Zeugnissen der Erfahrung wirkungslos zu bleiben scheint.

Wenn demnach eine unmittelbar wohlthätige Wirkung des Quecksilbers in der Brustentzündung kleiner Kinder nur auf der ersten Bildungsstufe der Entzündung zu erwarten seyn mag, so wird doch die mittelbare Wirkung desselben in der vermehrten Absonderung der Darmschleimhäute und der Leber, so wie in der gesteigerten peristaltischen Bewegung des Darmcanales, desgleichen der antagonistische und derivirende Einflufs dieser Wirkung auf die entzündeten und kranken Organe nicht übersehen werden dürfen, und diesem ein wohlthätiger Einflufs auf die Heilung nicht abzusprechen seyn. Deshalb und weil das Bedürfnifs einer reichlichen und ergiebigen Stuhlausleerung während des ganzen Krankheitsverlaufes entschieden vorherrscht, weil diesem Bedürfnifs durch keine Arzeney leichter und sicherer als durch den Calomel genügt werden kann, weil endlich dieses Mittel von Kindern jeglichen und auch des zartesten Alters so überaus gut vertragen wird,

wird der Gebrauch desselben auf allen Stadien unserer Krankheit passend seyn, — nur wird der Arzt sich vor dem Irrthume, grofse Erfolge von demselben zu erwarten, so wie vor dem Mifsgriffe hüten müssen, über seine Anwendung den Gebrauch anderer und mehr entscheidender Mittel zu versäumen. — Eine Verbindung des Calomels mit drastischen Arzeneyen, wie sie von anderer Seite empfohlen worden ist, bedarf es übrigens nur äufserst selten, und in der Mehrzahl der Fälle dürfte eine solche selbst als nachtheilig anzusprechen seyn.*)

## §. 99.

Andere als die bisher (§. 96 — §. 98.) in ihrem therapeutischen Werthe, beleuchteten Mittel sind unsers Erachtens und nach unseren Erfahrungen mit Nuzzen und Erfolg nicht anwendbar, so lange die Krankheit in ihrem Verlaufe eine Stufe behauptet, auf welcher sie schwächende und depotenzirende Eingriffe erheischt, und so lange sie eine entgegengesetzte, stimulirende Behandlung weder erfordert noch gestattet. — Der Gebrauch *des Salmiak's* könnte sowohl während des allerersten als auch während des letzten Zeitraums in so fern mit der Erwartung und Hoffnung eines günstigen Erfolges gereicht werden, als seine auflockernde auf die Schleimhäute gerichtete Wirkung den wesentlichen pathologischen Verhältnissen sowohl der beginnenden als auch der in Zertheilung übergehenden Bronchitis entsprechen dürfte: inzwischen bestätigt die Erfahrung eine solche Erwartung nicht, das Mittel zeigt keine sichtbar wohlthätige Wirkung, und ist überdies wegen seines üblen Geschmacks bey kleinen Kindern nur schwer anwendbar. Jedoch mögte eine Ausnahme von dem

---

*) *Cuming*, a. a. O. S 333

eben Gesagten bey etwas gereifteren Kindern zulässig seyn, wo während des Zeitraums einer langsamen Wiedergenesung, obgleich auch nicht früher, der Salmiak nicht ohne alle günstige Einwirkung auf deren Beförderung und Beschleunigung seyn mag.

§. 100.

Der schwächende und deprimirende Einflufs, welchen die oft in so grofser Ausdehnung nothwendigen Blutentziehungen auf das vegetative Leben der von der Bronchiopneumonie getroffenen Kinder ausüben, der bedeutende Collapsus, welchen sie zuweilen zur Folge haben, und die nachtheilige Einwirkung, welche sie noch lange nach glücklich bewirkter Genesung auf die körperliche Entwickelung der kleinen Kranken so entschieden zurücklassen, (§. 29.) mufs den Wunsch erregen, durch geeignete Mittel, und auf rein dynamischem Wege dieselbe Beschränkung der Gefäfsthätigkeit und des Blutumtriebes bewirken zu können, welche auch durch die Blutentziehungen bezweckt wird, um dadurch denjenigen Nachtheilen auszuweichen, von denen die Blutentziehungen nicht freygesprochen werden können. Von diesem Wunsche getrieben haben wir wiederholt und häufig versucht (da der Gebrauch des Salpeters für die Erfüllung dieses Wunsches unzureichend erscheint, §. 96.) diese durch den Gebrauch der *Digitalis**) und der stark verdünnten *Mineral-Säuren* zu verwirklichen und von beyden Mitteln oft mit Nachdruck und Beharrlichkeit Gebrauch gemacht. Sie haben aber niemals eine günstige Wirkung wahrnehmen lassen, sich als unzureichend für die Erfüllung des vorliegen-

*) *Succow*, über die Pneumonie der Kinder. *Hufeland* und *Osann* Journal der praktischen Heilkunde. 1835. Novemb. S. 95.

den Zweckes gezeigt, und überdies ist mit dem Gebrauch der Säuren, selbst wenn sie stark verdünnt und reichlich mit schleimigten Vehikeln verbunden werden, der Nachtheil gepaart, dafs sie den Husten der kleinen Kranken fast beym jedesmaligen Einnehmen bedeutend vermehren und verstärken.

## §. 101.

Sobald aber die Blutentziehungen nach den oben entwickelten Grundsätzen in Anwendung gezogen sind, (§. 81. ff.) und sobald derjenigen Heilanzeige, welche vor Allem die Respirationsorgane von dem nachtheiligen Einflusse einer übermäfsigen Blutmenge zu befreyen gebietet, so weit es in concreten Fällen möglich war, ein Genüge geschehen ist, ohne dafs es gelang die Rückbildung der Krankheit zu bewirken, — wenn trotz der, auf das individuelle Minimum herabgesetzten Blutmenge das örtliche Leiden an den Athmungsgebilden fortdauert, und daraus die Folgerung hervorgehen darf, dafs die Blutentziehungen nicht vermögend gewesen sind, die Zertheilung der Entzündung zu vermitteln und die Entwickelung ihrer Folge-Zustände in den betroffenen Organen zu verhüten, — und wenn unter solchen Umständen in den kranken kindlichen Organismen sich ein hoher Grad von Schwäche entwickelt zeigt, der ohne die fortgesetzte Anwendung der schwächenden Behandlung durch das blofse Bestehen der Krankheit und deren feindliche Einwirkung auf das vegetative Leben sich täglich zu einer höheren Potenz steigert; so wird dann die ärztliche Therapeutik das bisher befolgte Heilverfahren mit einem anderen zu vertauschen, sie wird die schwächende Heilmethode zu verlassen und eine Behandlung in Anwendung zu setzen haben, deren

Zweck es seyn mufs, dem zunehmenden Sinken des Lebens entgegenzuwirken, und die Rückkehr der in ihren Structurverhältnissen verletzten Athmungsorgane zur Norm zu befördern, ohne jedoch auf das Blutgefäfssystem selbst erregend einzuwirken, da eine Steigerung der Gefäfsthätigkeit auch auf dieser, so wie auf jeder andern Stufe der Krankheit keine anderen als nachtheilige Wirkungen zu erwarten gestattet.

## §. 102.

Ebenso wie der Erfüllung der, in einer früheren Periode der Krankheit nur allein erfolgreichen Heilanzeige nicht anders als durch die Anwendung der Blutentziehungen genügt werden konnte, ebenso giebt es nach unserer Ueberzeugung keine Arzeney, welche dem jetzt in Rede gestellten Bedürfnisse der Heilung auf eine so wohlthätige Weise entspräche, als die Erfahrung dieses von dem Gebrauche *des Moschus* auf eine eben so wohlthätige als bestimmte Weise bestätigt.

Bey den glücklichen und befriedigenden Erfolgen, welche die Anwendung dieses Mittels unter entsprechenden und begünstigenden Umständen bewirkt, darf es mit Recht befremden, dafs von denjenigen Aerzten und Schriftstellern, welche der Bronchiopneumonie der Kinder ihre Aufmerksamkeit geschenkt haben, keiner diese Arzeney, so wie sie es verdient gewürdigt, und weder *Cheyne*, noch *Cuming*, noch *Hastings*, noch *Billard*, noch andere ihrer als wohlthätig und vor anderen schätzbar gedacht haben. Dennoch wird dasjenige, was der Verfasser zu Gunsten des Moschus in der angeregten Beziehung zu sagen im Begriff steht, den Leser nicht befremden dürfen, wenn er damit nicht allein diejenigen Lobsprüche vergleichen will, welche

*Horn*,*) *Jos. Frank*,**) *Albers****) u. A. demselben Mittel ertheilt haben, sondern wenn man auch zugleich diejenigen Gründe in eine genaue Erwägung zieht, welche für den Gebrauch desselben schon *a priori* und ohne darum die Erfahrung zu befragen, mehr als für die Anwendung eines jeden anderen Mittels aus der Classe der erregenden und belebenden sprechen müssen. Zu diesen Gründen scheinen uns folgende gerechnet werden zu dürfen:

1) Zunächst nemlich gehört dahin die günstige Receptivität, welche kindlichen Organismen ungleich mehr als gereiften für dieses Arzeneymittel inwohnt, und welche die Erfahrung als eine um so gröfsere nachweist, auf einer je niederern Altersstufe sich die betreffenden Kinder befinden. Dieser Umstand bedingt es, dafs unter allen erregenden Arzeneyen, die unser Arzeneymittelvorrath enthält, keine bey kindlichen Kranken so allgemein anwendbar ist und so gut vertragen wird, als diese, — auch keine andere die gesunkene Lebenskraft in kindlichen Organismen so wohlthätig anspricht, als eben dieselbe, — von welcher Thatsache jeder erfahrene Arzt durch eigene Beobachtung überzeugt seyn wird.

---

*) *Horn*, die Erkenntnifs und Heilung der Pneumonie. Frankfurt a. M. 1802. 8. S. 209.: „Ich habe dasselbe Mittel (den Moschus) „besonders bey pneumonischen Kinderkrankheiten sehr häufig, „und fast beständig mit einem auffallend glücklichen Erfolge ge„braucht.“ — Und S. 210.: „Ich glaube nicht zu viel zu be„haupten, wenn ich versichere, dafs ich die glückliche Cur vie„ler pneumonischer Kinderkrankheiten fast grofstentheils (?) der „fruhen und reichlichen Anwendung des Moschus verdanke.“ —

**) *Jos. Frank, Praxeos medicae universae praecepta Partis II. Volum. II. Sect. I. pag.* 400. *Nota* 28.: „*Praesertim in bronchitide typhode miracula vidi (sc. ex moscho).*“

***) In den Anmerkungen zu *Royer-Collard* Abhandlung über den Croup; aus dem Französischen übersetzt von *Dr. N. Meyer*, Hannover, 1814. —

2) Als zweyter Grund für die *a priori* zu erweisenden Vorzüge des Moschus in der fraglichen Krankheit darf diejenige eigenthümliche Wirkungsweise dieses Mittels gelten, in Folge welcher die von demselben ausgehende erhebende Einwirkung auf die Dynamik kranker Organismen mehr der sensiblen als der irritablen Seite dieser zugewendet ist, und der Moschus deshalb weniger als alle anderen Mittel, um deren Anwendung es sich hier handeln könnte, Steigerung der Blutbewegung und Erhitzung hervorruft.

Diese dem Nervensysteme mehr als dem Gefäfssysteme zugewendete Wirkung erscheint aber gerade hier von einem doppelten Werthe, indem einmal dadurch diejenigen die Heilung beeinträchtigenden und den Erfolg des Mittels störenden Wirkungen vermieden werden, welche alle anderen erregenden Arzeneyen in den erkrankten Organismen in so fern mehr oder weniger hervorbringen, als jede Aufregung der Gefäfsthätigkeit der Rückbildung desjenigen Krankheits-Zustandes widerstreben mufs, welcher in den Respirations-Organen vorliegt, — dann aber auch die, dem Moschus so entschieden zustehende Einwirkung auf das Nervensystem deshalb als wohlthätig angesprochen werden darf, weil diese Einwirkung gerade derjenigen Theilnahme entspricht, welche auf einer höheren Bildungsstufe der Krankheit dem Nervensysteme an ihrem Bestehen so wie an ihren Erscheinungen so unverkennbar zuzukommen scheint. (§. 48.)

## §. 103.

Da die eben (§. 102.) bezeichneten Wirkungen des Moschus von keinem einzigen anderen Arzeneymittel in demselben Grade erreicht werden, auch kein anderes von nachtheiligen und schädlichen Nebenwirkungen so durchaus frey ist, (§. 107.) so halten wir deshalb den Moschus für das einzige Mittel, welches für die Ausübung der erregenden und belebenden Heilmethode auf der fraglichen Bildungsstufe unserer Krankheit mit Glück angewendet werden kann, ohne dafs deshalb für die Therapie derselben ein Mangel zu beklagen wäre, indem die aufserordentlich wohlthätigen Wirkungen des Moschus — denen auch wir die Erhaltung manches bedroheten kindlichen Lebens schuldig zu seyn glauben — dem Bedauern, in geeigneten Fällen auf die Arzeney allein beschränkt zu seyn und nicht unter verschiedenen die Auswahl frey zu haben, keinen Raum gestatten können.

Dennoch dürfen diese Wirkungen nicht solche genannt werden, welche unmittelbar auf die Beseitigung derjenigen Structurveränderungen gerichtet sind, welche dann in der Regel schon zur Entwickelung gekommen seyn werden, wenn man zu der Anwendung des Moschus schreitet, — denn um eine solche behaupten zu können, würde dem Mittel nicht allein eine vorzügliche Richtung zu den Respirationsgebilden vor anderen Organen, sondern auch eine steigernde und erhebende Einwirkung auf die lymphatischen und aufsaugenden Gefäfse zukommen müssen, welche sich durch die Beobachtung nicht nachweisen lassen. Deshalb können auch die Erfolge, die man durch den Moschusgebrauch verwirklicht werden sieht, nur auf mittelbarem Wege in so fern zu Stande kommen, als dieses Arzeneymittel die, durch die früher nothwendig gewordenen Blutentziehungen so wie durch die feindlichen Wirkungen der Krankheit selbst depotenzirte Lebensthätigkeit vor einem tieferen Sinken und vor einem gänzlichen Erlöschen bewahrt, ferner das in die Sphäre der Krankheit hinüber gezogene Nervensystem zur Norm zurückleitet, und es dadurch möglich macht, dafs mittelst der Heilkraft der Natur so wie durch die Wirkung anderweitig anzuwendender, aber äufserer Heilmittel (§. 109.) die in den Athmungsorganen vorhandenen Structur-Verletzungen allmählig ausgeglichen werden können.

## §. 104.

Den passenden Zeitpunct für die Anwendung des Moschus zu bestimmen, ist nicht schwer. Als solcher wird nur diejenige Stufe der Krankheit anerkannt werden können, wo man von der Fortsetzung der Blutentziehungen abzustehen sich genöthiget sieht (§. 88.) und wo das oben unterschiedene dritte Stadium jener sich unter den ihm eigenthümlichen Erscheinungen zu manifestiren angefangen hat. (§. 20. und 71.) Sobald nemlich durch vorangegangene, dem individuellen Bedürfnisse entsprechende Blutverminderung der Erfolg derjenigen Erregung vorbereitet und gesichert ist, welche durch die Anwendung des Moschus bewirkt wird, und sobald sich ein solcher Grad allgemeiner Schwäche ausgebildet hat, welcher aufser einer auffallenden Blässe und Temperatur-Verminderung der Haut, durch immer mehr zunehmenden allgemeinen Collapsus und durch das fortschreitende Einfallen der Gesichtszüge bezeichnet wird, wozu gewöhnlich noch eine mehr oder minder deutliche Abnahme des Fiebers hinzuzutreten pflegt, — dann wird die Darreichung des Moschus nicht mehr als übereilt erscheinen können. Im Allgemeinen jedoch mag es räthlicher seyn, in Fällen des Zweifels mit der Anwendung dieses Mittels zu zögern, als seinen Gebrauch zu übereilen; obgleich es zuweilen nicht zu vermeiden ist, und unter geeigneten Umständen nach unseren Erfahrungen auch ohne alles Bedenken geschehen kann, dafs man zu dem fraglichen Mittel greift, während das Bedürfnifs der Blutentziehungen noch nicht vollkommen erfüllt ist, und diese hin und wieder noch bey dem Moschusgebrauch und während desselben nothwendig werden. Und so sehr auch die Anwendung dieser beyden einander eigentlich entgegengesetzten Mittel den Grundsätzen der Schule zuwider laufen mag, so kann sich dennoch im Verlaufe unserer Krankheit der Fall ereignen, welcher ihre Vereinigung erfordert. Dieser Fall aber tritt dann besonders ein, wenn der Anfang einer zweckmäfsigen ärztlichen Hülfe mit der Ausbildung des dritten Krankheits-Stadiums zusammenfällt, indem hier die Anzeige für beyde Mittel gleich dringend werden kann, und der hohe Grad allgemeiner Schwäche so wie die Präpotenz gewisser nervöser Symptome (§. 48.) eine Erregung des Nervenlebens nothwendig macht, während bey der früheren Versäumung der Blutentziehungen der Zweck örtlicher und wesentlicher Heilung eine Verminderung der die Respirationsorgane überfüllenden Blutmenge dringend erheischt.

Solche Umstände aber, wenn sie auch den Gebrauch des fraglichen Arzeneymittels zulassen mögen, sind dennoch diejenigen nicht, welche die Bethätigung seiner Heilkraft zu begünstigen vermögten. Je consequenter eine zweckmäfsige Behandlung gleich vom ersten Anfange der Krankheit durchgeführt ward, je frühzeitiger, je reichlicher und dem individuellen Bedürfnisse entsprechend die Blutentziehungen angestellt wurden, ohne jedoch einen vollständigen Erfolg zu gewähren, desto günstiger, schneller und sicherer werden die heilkräftigen Wirkungen des Moschus sich äufsern, und umgekehrt, daher auch nur in solchen Fällen diejenigen Lobsprüche rechtfertigen, welche diesem Mittel zu ertheilen, der Verfasser durch seine Erfahrungen bewogen worden ist.

## §. 105.

Nächstdem ist es für eine erfolgreiche Wirkung des Moschus nothwendig, diese Arzeney in reichlicher Gabe und mit beharrlicher Ausdauer anzuwenden. Kleine Dosen, zu deren Darreichung man bey diesem theuren Mittel oft geneigt oder genöthiget ist, zeigen sich mehr oder weniger unkräftig, und nur durch eine gewisse Freygebigkeit mit demselben vermag man einen den Erwartungen entsprechenden Erfolg zu erreichen, weshalb dort, wo die Umstände diese nicht gestatten, auch die Gelegenheit fehlt die gepriesene Heilkraft des Moschus in den bezeichneten Verhältnissen unserer Krankheit bestätigt zu sehen. Auch den zartesten Kindern von dem Alter weniger Wochen darf man deshalb keine geringere Gabe als einen Gran stündlich oder zweystündlich reichen, — eine Dosis, welche jedoch bey Kranken, die ein Alter von einigen Monaten und darüber erreicht haben, nothwendig verdoppelt werden mufs. Aufserdem wird es sich leicht herausstellen, dafs bey denjenigen Integritäts-Verletzungen der befallenen Organe, welche gewöhnlich schon zur Entwickelung gekommen sind, wenn man nach dem fraglichen Mittel greift, so wie bey denjenigen Rückbildungen, welche in denselben Theilen unter seinem Gebrauche geschehen sollen, die heilkräftige Wirkung desselben nur langsam und unter einem gewissen Zeitaufwande hervortreten kann. Diese Langsamkeit in der Wirkung des Moschus darf man aber nicht aufser Acht lassen, wenn man nicht zu der irrthümlichen Ansicht von seiner Wirkungslosigkeit und zu dem Vertauschen desselben mit anderen Mitteln, welche ihn zu vertreten nicht im Stande sind, bewogen werden will. — Deshalb ist es auch für uns ein therapeutischer Grundsatz in der Behandlung derjenigen Kinderkrankheit geworden, welcher diese Blätter gewidmet sind, die Anwendung des in Rede schwebenden Mittels, (sobald dieselbe unzweydeutig als nothwendig erkannt ward) ununterbrochen bis dahin fortzusetzen, wo entweder eine günstige Veränderung des vorliegenden Krankheitszustandes seinen ferneren Gebrauch entbehrlich machte, oder wo durch die unaufhaltsamen Fortschritte des Uebels mit der Erfolglosigkeit des Moschus zugleich auch die Erfolglosigkeit aller anderen Arzeneyen dargethan ward. Auf solche Weise aber kann es geschehen, dafs in einzelnen Fällen dieses Mittel zwölf bis vierzehn Tage und länger ohne Unterbrechung und reichlich angewandt und deshalb eine, verhältnifsmäfsig sehr bedeutende Menge desselben verbraucht werden mufs, — und ich habe bey einzelnen Kindern nach und nach aber während des Verlaufes derselben Krankheit über zweyhundert Gran Moschus aber mit einem so entschiedenen Nutzen verbraucht, dafs ich glauben darf, nur dadurch die dringende Lebensgefahr abgewendet und nur allein dadurch die Erhaltung der von einem nahen Tode bedroheten Kinder bewirkt zu haben.

## §. 106.

Sobald man bey dem Moschusgebrauch in den Brustentzündungen kleiner Kinder, unter den angedeuteten Verhältnissen dieser Krankheit, (§. 102.) nur die eben genannten Rücksichten gelten läfst, scheint auf die Form und auf die Verbindungen dieses Mittels nichts Entscheidendes anzukommen. Freylich nehmen kleine, und besonders in einem hohen Grade erkrankte Kinder die Moschus - *Pulver* ungern und verschlucken sie schwer, auch erregen sie beym Verschlucken leicht heftigen und anhaltenden Husten, welchen Nachtheilen man zum Theil ausweicht, wenn man das fragliche Mittel in Form eines *Süftchens* theelöffelweise reichen läfst; jedoch mag dieser Unterschied von keiner grofsen Wichtigkeit seyn. — Durch gewisse Verbindungen aber die Heilkraft des Moschus zu erhöhen, ist dem Verfasser nie gelungen, im Gegentheil scheinen sie die reinen Wirkungen dieses Mittels zu beeinträchtigen, und seine Vereinigung mit irgend einer anderen, nicht gerade indifferenten und erregenden Arzeney scheint namentlich bey ganz zarten Kindern die Heilkraft des Moschus zu stören und denselben für Kinder weniger verträglich zu machen. (§. 107.) Nur bey etwas gereifteren kindlichen Kranken ist die Verbindung mit einigen Tropfen Essigäther, die jedoch bey zarterem Alter kaum vertragen zu werden scheint, zuweilen wohlthätig. — Die von *Albers**) gerühmte Verbindung des Moschus mit dem Mineral-Kermes vermag deshalb auch keine Empfehlung zu gewinnen, da dieser auch in den kleinsten Gaben fast beständig Erbrechen erregt und demnach die Wirkungen des Moschus kaum fördern, viel leichter aber dieselben stören kann.

§. 107.

Nur durch die Resultate der Erfahrung, durch umfassende Beobachtungen und vielfache Versuche ist der Verfasser zu der Ansicht bestimmt und bewogen worden, in dem Moschus das einzige mit Erfolg in unserer Krankheit anwendbare Mittel zu erkennen, sobald es sich um eine entsprechende Erregung und Belebung betroffener kranker Organismen handelt. Wir haben eine hinreichende Zahl von Krankheitsfällen beobachtet und behandelt, um als Thatsache und Wahrheit die

*) A. a. O. S. 102. —

Ansicht hinzustellen, dafs alle diejenigen Arzeneyen, die von anderen Aerzten unter den angeführten Krankheits-Verhältnissen gelobt und empfohlen sind, oder von denen Reflexion und Analogie eine günstige Wirkung zu hoffen berechtigen, keinen entsprechenden Erfolg zu leisten vermögen. Zu den Mitteln der ersten Art rechnen wir das kohlensaure Ammonium und die Senega,*) den *Liquor Ammonii succinici*,**) den *Liquor Ammonii anisatus*, die Ambra- und Safran-Tinctur,***) — zu denen der letzten Art den Campher, die Benzoesäure und manche andere. Denn alle diese Arzeneyen sind uns nicht allein als solche, die dem vorliegenden Heilzweck nicht zu entsprechen vermögen, sondern auch zugleich als solche erschienen, die, in so fern sie erregende Eigenschaften besitzen, nachtheilig wirken und dieses um so mehr thun, je deutlicher ihnen jene Eigenschaften zukommen, indem sie — vermuthlich durch gesteigerten Umtrieb des Blutes in den Lungen — den Husten, die Respirations-Beschwerden und die allgemeine Unruhe so bestimmt zu vermehren pflegen, dafs auch die Nichtärzte und die Angehörigen der kranken Kinder von ihrer nachtheiligen Wirkung überzeugt, die betreffenden Arzeneyen zurückzusetzen bewogen werden. —

## §. 108.

Eben so wenig, wie andere *erregende* Arzeneymittel den Moschus zu vertreten vermögen, und eben so wenig als sie das Zeugnifs der Erfahrung für sich haben (§. 107.) gelingt es, für die Beschwichtigung und

---

*) *Cuming*, a. a. O. S. 337.

**) *Horn*, im encyclopädischen Wörterbuche der medic. Wissenschaften. VI. Bnd. S. 218.

***) *Henke*, a. a. O. S. 48 und 49.

palliative Milderung der während des dritten Krankheits-Stadiums oft sehr heftigen Zufälle, namentlich des zuweilen ununterbrochen fortdauernden Hustens und der beständigen großen Unruhe der kranken Kinder durch besänftigende und sopiirende Arzeneyen größere Erfolge zu erzeugen, als auch der Moschus durch *diese* Seite seiner Wirkung hervorbringt. Da das Bedürfniß einer Palliation während des fraglichen Zeitraums durch einen Tag und Nacht fortdauernden Husten, so wie durch die peinliche, ununterbrochene Unruhe von welcher man die kleinen Kranken dann oft gequält sieht, (§. 23.) sehr dringend werden kann, und gewöhnlich von den Angehörigen der betroffenen Kinder lebhafter als von dem Arzte gefühlt wird, liegt der Wunsch diesem Bedürfnisse zu genügen, sehr nahe. Alles, was man aber auch an Arzeneymitteln versuchen mag, (§. 111.) entspricht diesem Wunsche nur sehr unvollkommen, und der Gebrauch des Hyoscyamus, des Kirschlorbeerwassers, ja selbst der officinellen Blausäure in angemessener Verdünnung zeigte sich uns stets mehr oder minder erfolglos. Nur die Anwendung des Opiums bewirkt diejenige Beschwichtigung, die man zu erreichen strebt, ohne jedoch eine andere als eine rein palliative und dazu auch noch sehr kurze und bald vorübergehende Hülfe zu gewähren. Dennoch ist der Gebrauch dieses Mittels bey Säuglingen stets bedenklich und im Allgemeinen als unzulässig zu verwerfen; — nur bey etwas gereifteren Kindern, die das erste Lebensjahr bereits überstanden haben, mag man sich seiner mit Vorsicht bedienen dürfen, besonders in solchen Fällen, wo die Hoffnung einer wirklichen Heilung zu erlöschen beginnt, oder schon erloschen ist, und das ärztliche Wirken auf ein rein palliatives Verfahren verwiesen ward.

## §. 109.

Aber nicht blos auf die Anwendung der bisher (§. 95. — 108.) betrachteten und in ihrer Wirkung empfohlenen Arzeneyen ist die Behandlung der Brustentzündungen in zarten kindlichen Organismen beschränkt, und die durch sie zu vermittelnden Erfolge lassen sich durch äufsere Mittel auf eine so wohlthätige Weise fördern und unterstützen, dafs diesen für die Heilung unserer Krankheit eine gewichtige Bedeutung nicht abgesprochen werden darf. Dahin müssen vor allen, und nach unseren Erfahrungen vielleicht allein (§. 113.), die *warmen Bäder* gerechnet werden.

Wie allgemein der Gebrauch dieser in den verschiedenen Krankheiten des kindlichen Alters auch seyn, und für wie wohlthätig sie in ihrer Wirkung, besonders in chronischen Uebeln, auch von den besten Aerzten gehalten werden mögen, so ist ihre Anwendung in entzündlichen Krankheiten und namentlich in denen der Respirationsorgane nichts weniger als ausgedehnt, und leicht kann die Besorgnifs einer durch den Gebrauch der Bäder zu veranlassenden Erkältung der äufseren Haut selbst von ihrer Anwendung zurückschrecken.*) Die Erfahrung aber erweist — bey angemessener Vorsicht — diese, so wie andere, möglicherweise zu schöpfende Besorgnisse**) als eitel und unbegründet, und

---

*) *Jos. Frank*, a. a. O S. 390. nota 94.: „*Quamvis Hippocra-* „*tes illa* (*balnea*) *suaserit*, *attamen nunquam ausus sum*, „*peripneumonicos balneo committere.*“

**) *Billard*, a. a. O. S. 460.: „Man darf die (an der Peripneu- „monie) kranken Kinder nicht ins Bad setzen, weil die Wärme „und der Druck der Flüssigkeit den Zuflufs des Blutes nach „dem Thorax vermehren und die Respiration erschwerter ma- „chen würde.“ (!)

lehrt, daſs in den warmen Bädern dem Arzte ein Mittel gegeben sey, das unter begünstigenden Umständen (§. 110.) zu den wohlthätigsten und heilkräftigsten gehört.

So günstig aber auch diejenigen Zeugnisse sind, welche die zahlreichen Beobachtungen des Verfassers für die Heilkraft der warmen Bäder ablegen, so finden sich für sie und zu ihren Gunsten nur sehr zerstreute Andeutungen in den betreffenden Schriftstellern,*) und nur einzelne sind es, bey denen wir dasjenige bestätigt gefunden haben, was zu dem Lobe dieses Mittels zu sagen wir durch unsere Erfahrungen, so wie durch diejenigen Erfolge bewogen werden, welche wir den warmen Bädern zu verdanken glauben.**) —

## §. 110.

Die heilkräftigen Wirkungen der warmen Bäder — welche sich unserer Beobachtung theils als Palliativ-Mittel und zum Behuf einer wohlthätigen Milderung und Beschwichtigung gewisser Krankheits-Symptome, theils als Radical-Mittel und zum Behufe der Vermittelung vollständiger Heilung bewährt haben — werden sich natürlich nur aus einer Steigerung der Hautthätigkeit und einer daraus abzuleitenden antagonistischen Einwirkung auf die betroffenen Respirations-Organe

---

*) *Cuming*, a. a. O. S. 351.

**) *Horn*, über die Erkenntniſs und Heilung der Pneumonie u. s. w. S. 225.: „Mehrere Kinder, bey denen die Hoffnung zur Cur „fast aufgegeben war, verdanken diesem Mittel (den warmen „Bädern) ihr Leben.. Die Anwendung derselben zeigte einen „unbeschreiblich glucklichen Erfolg" u. s. w. — S. 226.: „Man muſs es selbst gesehen haben, um zu glauben, wie groſse „und plötzliche Veranderungen die Anwendung dieses Mittels „hervorbringt."

erklären und auf diese, durch die Bäder bewirkten Veränderungen in kranken Organismen zurückführen lassen. — Die Erhöhung der Hautthätigkeit aber, welche durch das fragliche Mittel erzeugt wird, wird einer Seits einen vermehrten Zufluſs des Blutes zu den Hautgefäſsen und einen regeren Umtrieb desselben im Hautorgane begünstigen dürfen, und in demselben Verhältnisse in welchem dieses geschieht, werden die Athmungsorgane von dem sie überfüllenden, in ihnen stokkenden, aber noch nicht auſser der Bewegung des Kreislaufes gesetzten Blute frey werden, und dadurch wird eine Milderung der auf das örtliche Leiden unmittelbar bezüglichen Symptome entstehen können. Diese Wirkung der warmen Bäder wird um so eher als auſser Zweifel gestellt betrachtet werden dürfen, je entschiedener es aus der Beobachtung und Würdigung der Zufälle erhellet, daſs die Thätigkeit der Capillargefäſse des Hautorganes in demselben Verhältnisse vermindert und gelähmt in die Erscheinung tritt, in welchem die krankhaften Veränderungen in dem Athmungs-Organen an Intensität und Extensität gewinnen. — Auf der anderen Seite aber wird die durch die Anwendung der warmen Bäder erzeugte Erhöhung der Hautthätigkeit die Ausdünstung des Hautorganes steigen, und in so fern als den Bädern diese Wirkung zukommt, werden sie für geeignet gehalten werden dürfen, die Thätigkeit der resorbirenden Gefäſse in den Respirationsorganen antagonistisch zu erhöhen. In Folge dieser Wirkung wird man das fragliche Mittel als ein solches ansprechen mögen, dessen nachdrückliche und fortgesetzte Anwendung im Stande seyn kann, die Zertheilung der, im dritten Zeitraume der Krankheit in dem Lungengewebe zur Ausbildung gekommenen Blutinfiltrationen und Indurationen zu bewirken, oder wenigstens auf eine sehr erspriefsliche Weise zu unterstützen.

Wenn es glaublich seyn darf, dafs die erste von diesen eben beleuchteten Wirkungsarten der warmen Bäder ihren Palliativ-Erfolg bedingt, und dafs von der zweyten Wirkungsart diejenige Unterstützung der Radical-Heilung abhängt, welche man ihnen zuzuschreiben berechtigt ist, so mag es auch noch aufserdem nicht unzulässig seyn, ihnen einen gewissen wohlthätigen Eindruck auf die peripherischen Hautnerven zuzuschreiben, aus welchem vielleicht die kräftigere Wirkung solcher Bäder, denen man erregende und stärkende Zusätze gegeben hat, (§. 112.) besser als durch die Resorption dieser Ingredienzien erklärt werden kann, und welcher Nerveneindruck eben so wohlthätig in palliativer als in radical-therapeutischer Hinsicht zu werden vermag. — Endlich aber mufs die bekannte grofse und entschiedene Receptivität, welche Kinder für die Anwendung warmer Bäder um so bestimmter besitzen, je jünger und zarter sie sind, so wie die geringen Schwierigkeiten, mit welchen diese Anwendung bey kindlichen Organismen verbunden ist, sehr deutlich zu ihren Gunsten sprechen.

## §. 111.

Mit den eben erörterten, aus der Theorie entlehnten Ansichten über die Heilkräfte warmer Bäder in den Brustentzündungen zarter Kinder stehen die Ergebnisse der Erfahrung in einem völlig befriedigenden Einklang. In Rücksicht auf ihren Palliativ-Erfolg sieht man auf gewissen Bildungsstufen der Krankheit, namentlich aber während ihres dritten Zeitraumes durch nichts Anderes eine so vollständige und mehr beruhigende Milderung und Beschwichtigung der Zufälle eintreten. Nach der Anwendung eines Bades läfst die ängstliche, peinigende Unruhe der kleinen Kranken mit allen ihren oben beschriebenen Eigenthümlichkeiten fast immer sehr bedeutend nach, der Husten wird milder und geringer, die Athmungsbeschwerden äufsern sich weniger heftig und die kranken Kinder verfallen gewöhnlich auf eine gewisse Zeit in einen sanften und erquickenden Schlaf. Freylich dauert diese wohlthätige Wirkung in der Regel nicht lange, und selten erhält sie sich länger als einige Stunden, — auch geschieht es häufig, dafs nur die ersten Bäder in ihren Wiederholungen eine so wohlthätige beruhigende Wirkung zeigen, während der Erfolg der späteren weniger vollständig und minder befriedigend erscheint; dennoch aber bleiben sie als Linderungsmittel um so schätzbarer und um so wichtiger, je weniger auf anderem Wege und durch *arzeneyliche* Einwirkungen dem Bedürfnisse der Palliation genügt werden kann und je dringender und lauter sich dieses Bedürfnifs öfter geltend macht. (§. 108.) — Rücksichtlich ihres Radical-Erfolges aber läfst eine fortgesetzte Anwendung der Bäder an einem solchen kaum einen Zweifel entstehen, da ja schon die wiederholte und öftere Palliation denselben bedeutend unterstützen mufs, und man häufig genug eine entschiedene Besserung, trotz der Anwendung der besten und wirksamsten anderweitigen Heilmittel, erst dann deutlich werden und täglich entsprechende Fortschritte gewinnen sieht, wenn man zu dem Gebrauche der Bäder geschritten war. Da diese Beobachtungen hauptsächlich in solchen Fällen sich ereignen, in denen man den dritten von den bey unserer Krankheit unterschiedenen Zeiträumen und organische Structur-Veränderungen in dem Lungergewebe als ausgebildet und entwickelt annehmen darf, so kann es keinem Zweifel unterliegen, dafs die Zertheilung derselben durch die Bäder befördert werde, welches einer Seits durch eine stärkere und vermehrte Hinleitung des Blutes von den centralen Organen zur Peripherie des Körpers, anderer Seits durch die gesteigerte Hautausdünstung und die dadurch antagonistisch geförderte Resorption sehr füglich geschehen kann. — Dafs übrigens die eben gepriesene Heilkraft der Bäder ebenso wie jedes und auch das wirksamste Heilmittel ihre Grenzen anerkennt, dafs über ihre Anwendung und in zu grofsem Vertrauen auf ihren Erfolg andere Mittel nicht vernachlässigt werden dürfen, dafs jene die Zertheilung organischer Structur-Veränderungen in dem Pulmonarparenchyme nur dann befördern können, wenn diese Veränderungen in keinem andern als in einem mäfsigen Grade von Intensität bestehen, dafs sie unter entgegengesetzten Verhältnissen, und mithin nicht eben selten, rücksichtlich ihres Radical-Erfolges ohne befriedigende Wirkung bleiben müssen, dafs sie aber auch unter den günstigsten Umständen immer nur langsam ihre ganze Heilkraft entfalten können, Alles dieses wird kaum der Bemerkung bedürfen; — so wie überhaupt die warmen Bäder in ihrem therapeutischen Werthe nur als Unterstützungsmittel bald der Blutentziehungen bald des Moschus aufgefafst werden können, und für die Bestimmung ihres therapeutischen Werthes nicht unberücksichtiget bleiben darf, dafs sie sich um so wirksamer zeigen, je jünger und zarter die betroffenen Kinder sind, und bey mehr gereiften Kranken die durch sie zu bewirkenden Erfolge sich weniger glänzend zu zeigen pflegen.

## §. 112.

Obgleich die warmen Bäder auch während des Zeitraumes eigentlicher Entzündung, sobald sich nemlich diese schon auf die Lungen übertragen hat, als Unterstützungsmittel für die Blutentziehungen zweckmäfsig seyn und mit Nutzen gebraucht werden können, so ist doch derjenige Zeitpunct ihrer Anwendung, welcher sie am entschiedensten nothwendig macht und während dessen sie am unentbehrlichsten sind, der dritte Zeitraum der Krankheit und der Zustand consecutiver Entzündungs-Metamorphosen. Während dort die Bäder am zweckmäfsigsten nur aus einfachem warmem Wasser bestehen dürfen, und höchstens nur den Zusatz einer Abkochung von Waitzenkleye gestatten, macht es der Zustand grofser Schwäche und Hinfälligkeit, die gleichsam paralysirte Thätigkeit der äufseren Haut, so wie die durch vorangegangene Blutentziehungen bedingte Blutleere oft zweckmäfsig und räthlich, den Bädern stärkende und erregende Zusätze zu geben. Nach unseren Erfahrungen ist für jene Nichts besser als die Malzabkochungen, für diese aber Nichts vorzüglicher als der Wein, — und wenn wir uns alle unsere vielfachen Beobachtungen vergegenwärtigen, so haben wir den glücklichsten und glänzendsten Erfolg in den mifslichsten und verzweifeltesten Fallen durch die *Wein*-Bäder erreicht. Bey der geringen Wassermenge, deren es nur bedarf um den Körper eines kleinen Kindes vollständig zu umspülen, braucht auch der Zusatz des Weines nicht sehr reichlich zu seyn, und zwey Flaschen desselben reichen für die Bereitung eines Bades aus, wobey dasselbe Bad unter sorgfältiger Bedeckung für den wiederholten Gebrauch aufbewahrt werden kann, und dann zur Zeit nur eines geringeren Zusatzes bedarf. In Fällen, in denen die äufseren Umstände die Anwendung von Wein-Bädern nicht gestatten, vermag ein Zusatz von Weingeist, oder von Franzbrandtwein dieselben nur unvollständig zu vertreten. —

Kleine Kinder, welche an Bäder nicht gewöhnt sind, pflegen dieselben anfänglich nicht anders als mit sichtbarem Widerstreben, unter vielem Schreyen und grofser Unruhe zu dulden, ohne dafs man dadurch von fortgesetzter Anwendung sich zurückschrecken lassen darf, da die kleinen Kranken sich meistens bald an den Eindruck des Bades gewöhnen; und dann in demselben ein sichtbares Wohlbehagen verrathen, bis mit fortschreitender Besserung der erste Widerwille zurückzukehren pflegt. Um aber durch das in Rede stehende Mittel denjenigen Erfolg wirklich zu erreichen, welchen es zu gewähren vermag, ist es nöthig, seine Anwendung nicht allein lange fortzusetzen, sondern dieselbe auch häufig zu wiederholen, und sie nicht seltener als zweymal täglich, nach Umständen selbst noch öfter eintreten zu lassen, bis entweder die günstigen Fortschritte der Wiedergenesung oder die evidente Hoffnungslosigkeit bald die Entbehrlichkeit, bald die Wirkungslosigkeit dieses Mittels darthun. —

Die mit dem Gebrauche der Bäder nothwendig zu verbindende Vorsicht erheischt es, darauf zu achten, dafs die Krankenzimmer zur Zeit des Bades bis auf 15° — 17° R. erwärmt seyen, und dafs die Temperatur des Bades selbst nicht niedriger sey als 28° — 29°, indem ein solcher Wärmegrad den kranken Kindern am mehrsten zuzusagen pflegt, und eine geringere Erwärmung, wie wir öfter gefunden und beobachtet haben, leicht zu Erkältungen Veranlassung geben kann. — Je längere Zeit die kranken Kinder im Bade verweilen, desto günstiger und vollständiger pflegt auch dessen

Erfolg zu seyn, und obwohl es deshalb zweckmäfsig ist, diesen Zeitraum so lange als möglich auszudehnen, so gelingt es doch selten, die kleinen Kranken länger als funfzehn, höchstens zwanzig Minuten im Bade zu erhalten. Die Wirkung des Bades wird erhöhet und vergröfsert, je mehr nach demselben die Hautausdünstung gesteigert hervortritt und diese Steigerung sich durch allgemeine warme Schweifse ausspricht. Um diese hervorzubringen, ist es empfehlenswerth, die Kinder unmittelbar nach dem Bade in ein erwärmtes wollenes Tuch zu wickeln, und sie in dieser Umhüllung so lange in der Wiege zu lassen, bis die wieder erwachende Unruhe eine längere Fortsetzung dieses äufseren Erwärmungsmittels verbietet. —

§. 113.

Es scheinen aber die Bäder die einzigen äufseren Mittel zu seyn, welche mit unzweifelhaftem Erfolge und unzweydeutigem Nutzen in Anwendung gezogen werden können, und die von so vielen Seiten und warm empfohlenen Einreibungen von flüchtigen und erregenden Linimenten, die Fomentationen aus weinigten und scharfen Flüssigkeiten, so wie die Blasenpflaster auf der vorderen Fläche des Thorax*) nach dem Zeugnisse der Erfahrung keine Empfehlung für sich in Anspruch nehmen zu können. Die flüchtigen Einreibungen müssen an und für sich schon als verdächtig und als leichter geeignet nachtheilig wie wohlthätig zu wirken erscheinen, und ebenso müssen sich auch die warmen Fomentationen schon *a priori* als verwerflich herausstellen, wenn man erwägt, wie überaus leicht durch

*) *Cuming*, a. a. O. S. 332.
*Henke*, Kinderkrankheiten 2ter Bnd., S. 45 und 47.
*A. G. Richter*, specielle Therapie, eilfter Band. S. 263.

sie Erkältungen der Brust herbeygeführt werden können, und wie die grofse Unruhe der kleinen Kranken eine genaue und pünktliche Anwendung derselben durchaus vereiteln mufs. Will man endlich den therapeutischen Werth der Blasenpflaster prüfen, so wird man anerkennen müssen, dafs derjenige Zustand vermehrter Reizung und gesteigerter Absonderung, den sie auf der Hautfläche bewirken, nach den Gesetzen des Antagonismus den Krankheitsprocefs aufhalten und beschränken kann, so lange derselbe in einer entzündlichen Affection der Bronchialschleimhaut besteht, dafs aber der eigenthümliche Charakter desjenigen Krankheits-Zustandes, welcher sich später in dem Lungengewebe entwickelt, kaum die Erwartung gestatten darf, dafs der Hautreiz eines Blasenpflasters zu seiner Rückbildung wesentlich mitwirken werde. Wir haben die Blasenpflaster in einer grofsen Ausdehnung angewendet, und sie wegen des gewöhnlichen Sitzes der entzündlichen Veränderungen in den *hinteren* Theilen der Respirations-Organe lieber zwischen die Schulterblätter als auf die vordere Fläche des Thorax gelegt, ohne je entscheidende Erfolge in dem einen wie in dem anderen Falle von ihnen wahrgenommen zu haben. — Auf der ersten Bildungsstufe der Entzündung angewandt, bedingen die Blasenpflaster, so wie alle anderen scharfen Hautreize jeder Zeit eine augenscheinliche Vermehrung der eigenthümlichen Unruhe der kleinen Kranken, und oft auch eine Steigerung des Fiebers, und das eine so wie das andere ist ein unangenehmes, stöhrendes Hindernifs für eine richtige und zuverlässige Beurtheilung der Gestaltung des inneren Krankheitsprocesses, da man stets zweifelhaft seyn mufs, welcher Ursache man die Steigerung der genannten Symptome zuschreiben soll; — auf einer späteren Bildungsstufe der Krankheit angewendet stören aber die Blasenpflaster den Gebrauch der warmen Bäder, — und diese Nachtheile haben uns bewogen, auf dieses Mittel fast durchgängig und in allen Fällen zu verzichten, ohne dafs uns deshalb ein Mangel in dem gegen die fragliche Krankheit in Anwendung zu setzenden Heilmittel-Apparate fühlbar geworden wäre.

Druck und Papier von C. Schumann in Schneeberg

# Druckfehler.

Seite 3 Zeile 7 von unten statt *erschienen* lies: *erschienenen*

,, 7 ,, 13 ,, oben ,, *macous* lies: *mucous*

,, 9 letzte Zeile statt *his* lies: *hic*

,, 19 Zeile 7 u. 8 v. oben statt: *hervorstehen* lies. *hervorstechen*

,, 20 ,, 8 von unten statt *verdienen* lies: *verdiene*

,, 25 ,, 2 ,, ,, ,, *Betrachtungen* lies: *Beobachtungen*

,, 31 ,, 15 ,, oben ,, *zuerst* lies: *erst*

,, 46 ,, 14 ,, ,, ,, *weifs* lies *heifs*

,, 55 ,, 10 ,, unten ,, *pulsione* lies: *pusione*

,, 55 ,, 10 u. 11 von unten statt *osservet* lies: *observet*

,, 72 ,, 13 von unten statt *ereignet* lies. *sich ereignet*

,, 98 ,, 6 ,, oben ,, *halbgelben* lies: *hellgelben*

,, 119 ,, 1 ,, ,, ,, *auch* lies. *auf*

,, 131 ,, 13 ,, ,, ,, *um* lies: *nur*

,, 137 ,, 4 ,, unten ,, *entwickeln* lies: *entwickele*

,, 151 ,, 6 ,, oben ,, *den* lies. *dem*

,, 154 ,, 17 ,, ,, ,, *verschiedenem* lies: *entschiedenem*

,, 156 ,, 2 ,, unten ,, *und denselben* lies. *und man denselben*

,, 174 ,, 13 ,, oben ,, *Sudenham* lies: *Sydenham*

,, 188 ,, 6 ,, ,, ,, *auch* lies: *auf*

,, 193 ,, 14 ,, ,, ,, *neuen* lies *genauen*

,, 199 ,, 5 ,, ,, ,, *Pronchiopneumonie* lies *Bronchiopneumonie*

,, 205 ,, 6 ,, unten ,, *Wahrsagung* lies: *Vorhersagung*

,, 211 ,, 15 ,, oben ,, *frisch* lies: *früh*

| | | | | | | |
|---|---|---|---|---|---|---|
| Seite 223 | Zeile 12 u. 13 | von oben | statt | *Naturheilkunst* | lies: | *Naturheilkraft* |
| „ 244 | „ 4 | von oben | statt | *Veränderung* | lies | *Verminderung* |
| „ 270 | „ 6 | „ „ | „ | *Eine* | lies: | *Einer* |
| „ — | „ 9 | „ unten | „ | *gereicht* | lies: | *geruhmt* |
| „ 276 | „ 10 | „ oben | „ | *die* | lies: | *diese* |
| „ 286 | „ 11 | „ unten | „ | *steigen* | lies· | *steigern.* |

---

VYDAVATEĽSTVO SAV

SLOWAKISCHE AKADEMIE
DER WISSENSCHAFTEN

WISSENSCHAFTLICHER REDAKTEUR

PROF. DR. ADOLF WATZNAUER

Direktor des Geologischen Instituts der Bergakademie
Freiberg/Sachsen
Mitglied der Deutschen Akademie der Wissenschaften
zu Berlin

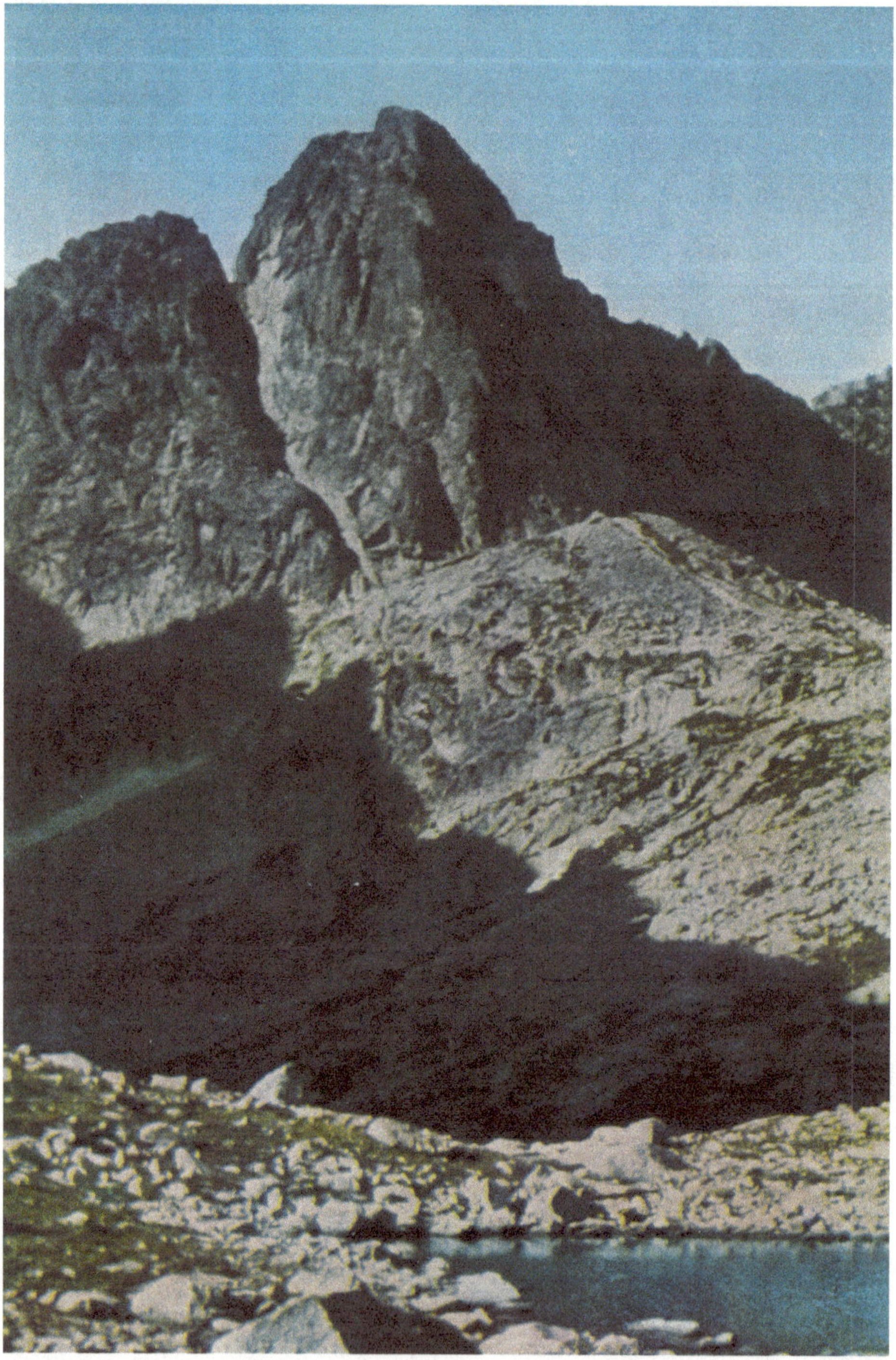

Gipfeln Veľký und Malý Ostrý štít in der Hohen Tatra; varistischer Tatragranit; zwischen den beiden Gipfeln Mylonitzone. Photo Andrusov

DIMITRIJ ANDRUSOV

# GEOLOGIE DER TSCHECHOSLOWAKISCHEN KARPATEN

# I

Mit 92 Abbildungen und 2 Tabellen

1964

AKADEMIE · VERLAG • BERLIN

VERLAG DER SLOWAKISCHEN AKADEMIE DER WISSENSCHAFTEN • BRATISLAVA

Originaltitel:
GEOLÓGIA ČESKOSLOVENSKÝCH KARPAT I

Übersetzt aus dem Slowakischen
von Vlasta Dlabač, Bratislava



Gemeinschaftsausgabe
der Vydavateľstvo Slovenskej akadémie vied, Bratislava, Klemensova 27
und des Akademie-Verlages GmbH, Berlin W 8, Leipziger Straße 3–4

Printed in Czechoslovakia
Lizenznummer: 202·100/575/64
Bestellnummer: 8022, ES 18 F

## INHALT

1. TEIL

# EINFÜHRUNG

Die geologische Durchforschung des alpinen Faltensystems, hauptsächlich der Westalpen, hatte einen grossen Einfluss auf die Entwicklung der Geologie der letzten 60—70 Jahre. Der geologische Bau der Westkarpaten bietet viele Ergänzungen zum Verständnis des Bauplanes der Kettengebirge. Nach dem ersten grossen Synthese-Versuch von V. Uhlig (1903, 1907) erschien das Werk von J. Nowak (1927) das sich jedoch hauptsächlich auf die Flyschkarpaten beschränkt. 1931 hat der Verfasser in Zusammenarbeit mit A. Matějka (Matějka und Andrusov 1931) eine Übersicht über die Karpatengeologie der Mittelslowakei gegeben, die auch bei der Konzeption des vorliegenden Werkes als Basis für die Besprechung des Bauplanes der zentralen Westkarpaten beibehalten wurde. Später folgten noch zwei kurze Übersichten des Verfassers (Andrusov 1938 und 1943) über den Bau der slowakischen Karpaten. In den späteren Jahren (1951—1953) erschien eine ausserordentlich wertvolle Übersicht über den Bau des polnischen Anteiles der Karpaten (Regionalna geologia Polski, Tom I, Karpaty) . Die grossen Fortschritte in der Kenntnis des Aufbaues der Karpaten in den letzten 10—15 Jahren machen das Erscheinen eines neuen Werkes erforderlich. Der Verfasser entschloss sich deshalb, diese Lücke durch eine Neubearbeitung des gesamten Materials aus dem Bereich der Westkarpaten zu schliessen. Sein 40-jähriges Wirken in diesem Arbeitsbereich scheint ihn dazu zu berechtigen.

Die zwei ersten Bände des Werkes erschienen kurz nacheinander in den Jahren 1958 und 1959 in slowakischer Sprache. Um den Inhalt auch dem ausländischen Leser zugänglich zu machen entschloss sich der Verlag der Slowakischen Akademie der Wissenschaften, unter Mitarbeit des Akademie-Verlages in Berlin das Werk auch in deutscher Sprache zu veröffentlichen.

Das Buch soll in erster Linie die Stratigraphie der Westkarpaten und deren Tektonik schildern, wobei auch die Petrographie der sedimentären, eruptiven und metamorphen Gesteine kurz berücksichtigt werden soll.

An geeigneter Stelle werden synthetische Vorstellungen entwickelt. Am Schluss soll versucht werden, die Gültigkeit der erkannten Gesetzmässigkeiten in Bau und Bild der Faltengebirge im allgemeinen zu überprüfen.

Der Verfasser war sich beim Schreiben dieses Werkes der Schwierigkeiten bewusst, die sich aus der ausserordentlichen Vermehrung der geologischen Erkenntnisse, bedingt durch den starken Ausbau der Grundstoffindustrie, ergeben.

Die in Betracht zu ziehenden Materialien sind so zahlreich und verschiedenartig und die gedruckten Arbeiten erscheinen so rasch hintereinander, dass es oft schwierig ist im gegebenen Fall ein bestimmtes Urteil zu treffen. Doch gerade in diesem Stadium scheint es unbedingt notwendig, alle bisher bekannten Tatsachen zu sammeln und die allgemeinen Erkenntnisse herauszuarbeiten.

Die Vorbereitung dieses Werkes wäre unmöglich gewesen ohne Hilfe und Mitarbeit zahlreicher Geologen, die in der letzten Zeit in den Karpaten gearbeitet haben. In erster Linie seien hier die Mitarbeiter der geologisch-geographischen Fakultät der Komenský-Universität, des geologischen Forschungsinstituts D. Štúr's und des Geologischen Laboratoriums der Slowakischen Akademie der Wissenschaften in Bratislava genannt. Es sind die Herren: K. B o r z a, J. B y s t r i c k ý, O. F u s á n, A. G o r e k, Ľ. I v a n, J. K a m e n i c k ý, M. K u t h a n, B. L e š k o, M. L u k n i š, M. M a t u l a, A. N e m č o k, E. und V. S c h e i b n e r. Nicht geringen Dank schuldet der Verfasser auch Herrn Prof. Dr. A. W a t z n a u e r, Geologisches Institut der Bergakademie Freiberg i. Sa., für die liebenswürdige Übernahme der Redaktion des deutschen Textes.

Nach dem Erscheinen der slowakischen Auflage der beiden ersten Bände dieses Werkes wurde von einem Kollektiv von Geologen (T. B u d a y, O. K o d y m sen., M. M a h e ľ, M. M á š k a, A. M a t ě j k a, J. S v o b o d a und V. Z o u b e k) ein Übersichtswerk- „Tectonic development of Czechoslovakia" (Prag 1960) herausgegeben, welches später (1961) auch in tschechischer Sprache erschien. Das Werk enthält auch viele neue Angaben über die Westkarpaten. Es wurde (insbesondere der tschechische Text) von mir bei der Redaktion der deutschen Ausgabe herangezogen.

2. TEIL

# DIE KARPATEN, AUSDEHNUNG UND GLIEDERUNG DES GEBIETES

Die Karpaten erstrecken sich in ihrem westlichen Teil in einem mächtigen nach Süden offenen Bogen von Westen gegen Osten, um in ihrem östlichen Teil scharf gegen Süden abzubiegen. Sie bilden kein vollkommen selbständiges Gebirge, sondern stellen einen Teil jenes mächtigen Gebirgssystems dar, das wir als das alpidische bezeichnen. Die nördliche, östliche und die gesamte, sogenante äussere Grenzlinie des Gebirges ist auf tschechoslowakischem, polnischem, ukrainischem und rumänischem Gebiet auch morphologisch klar ausgeprägt. Nur stellenweise, z. B. in Mähren, bildet der Aussenrand der Karpaten ein Hügelland, das sich nur mässig über das Hügelland der Karpatenvortiefe erhebt. Der Verlauf der Innengrenze der Westkarpaten wurde auf tschechoslowakischem und ungarischem Gebiet bisher noch nicht eindeutig festgestellt. Hier ist im Innenbogen der Karpaten ein System ausgebreiteter Ebenen entwickelt, die in das Innere der Gebirgszonen eingreifen. Bei einigen auf diese Weise gebildeten Gebirgsgruppen ist die Zugehörigkeit zu den Karpaten fraglich und hat nur konventionelle Bedeutung. Der Innenrand der vereinzelt aus den Becken herausragenden Gebirge ist oft scharf, aber keineswegs einheitlich. Morphologisch auffällig ist der Nordrand der grossen pannonischen Ebene südlich des Bükk- und Matra-Gebirges. Es erscheint richtig, diese Gebrigsgruppen noch zu den Westkarpaten zu rechnen.

Der Frage der westlichen und südöstlichen Begrenzung des Karpatenbogens wurde in der geographischen Literatur viel Aufmerksamkeit gewidmet. Im wesentlichen wird diese durch die Donau gebildet, die bei Bratislava die Kleinen Karpaten in verhältnismässig engem Tale durchbricht und die bekannte Enge, das sogenannte Tor von Devín (Porta hungarica) bildet. In geologischer und morphologischer Hinsicht wäre es allerdings zweckmässiger, die Westgrenze der Karpaten westlich der Hundsheimer Berge zu ziehen. Am Westfuss der Hundsheimer Berge (Österreich) liegt eine breitere Depression — das Tor von Carnuntum (Porta carnuntana) —, die die Hundsheimer Berge vom Leithagebirge abteilt. Letzteres wird bereits als erster Ausläufer der Alpen betrachtet.

Weiter gegen Nordwesten, bei Wien, wird die Grenze zwischen Alpen und Karpaten ins Donautal verlegt; sie ist jedoch auch hier in morphologischer Hinsicht eine künstliche. Der Wiener Wald setzt sich nördlich von Wien in der Berggruppe des Bisamberges jenseits der Donau fort, und man findet hier unter den Donauablagerungen Flysch ohne Neogenbedeckung. Aus diesem Grunde dürfte es richtiger sein, den Bisamberg zu den Alpen zu rechnen. Die Alpen sind geologisch mit den Karpaten verknüpft. Sie bilden die Fortsetzung jener, und es ist deshalb schwer zwischen den beiden Gebirgssystemen eine Grenze zu finden, die sowohl morphologisch als auch geologisch vollkommen begründet wäre. Die beiden Gebirge können nur deshalb als selbständige Einheiten betrachtet werden, weil sie durch ausgebreitete, mit Neogen erfüllte Ebenen, voneinander getrennt sind.

Ähnlich wie gegen die Alpen ist auch die Grenzführung gegen das Balkangebirge eine Streitfrage. Häufig wird die Donau, also das Eiserne Tor, als Grenze bezeichnet. Diese Grenzziehung ist morphologisch unbegründet und man verlegt sie besser südwärts und zwar dorthin, wo sich die Südkarpaten gegen Osten wenden und in das Balkangebirge übergehen.

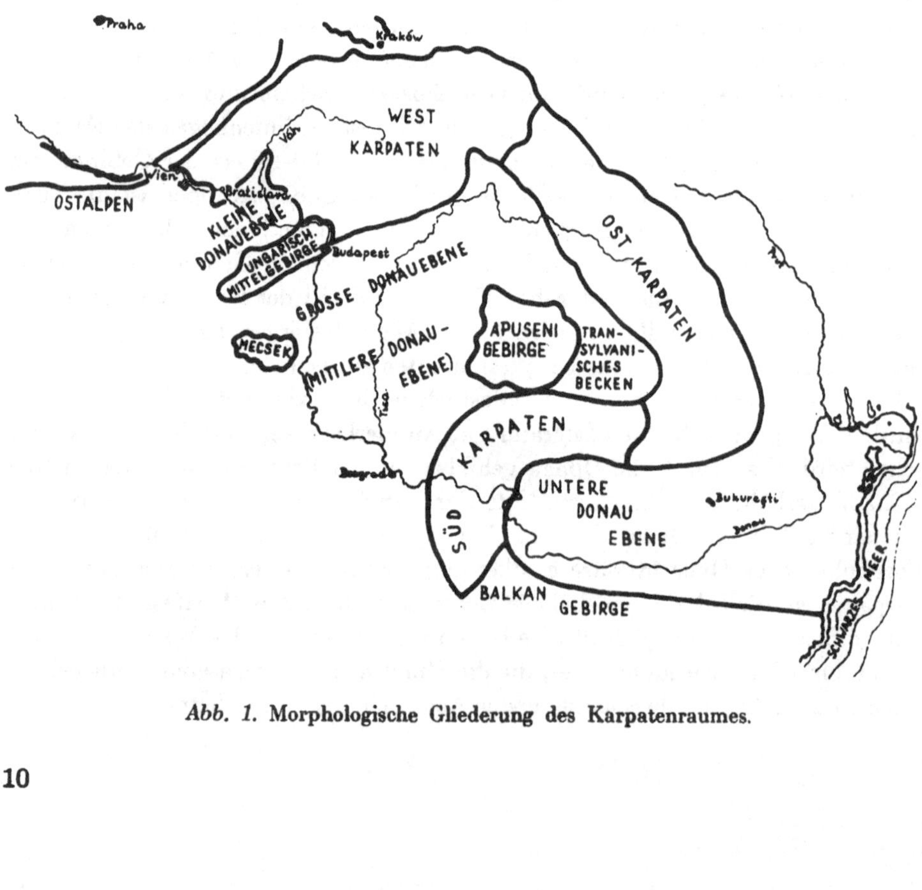


*Abb. 1.* Morphologische Gliederung des Karpatenraumes.

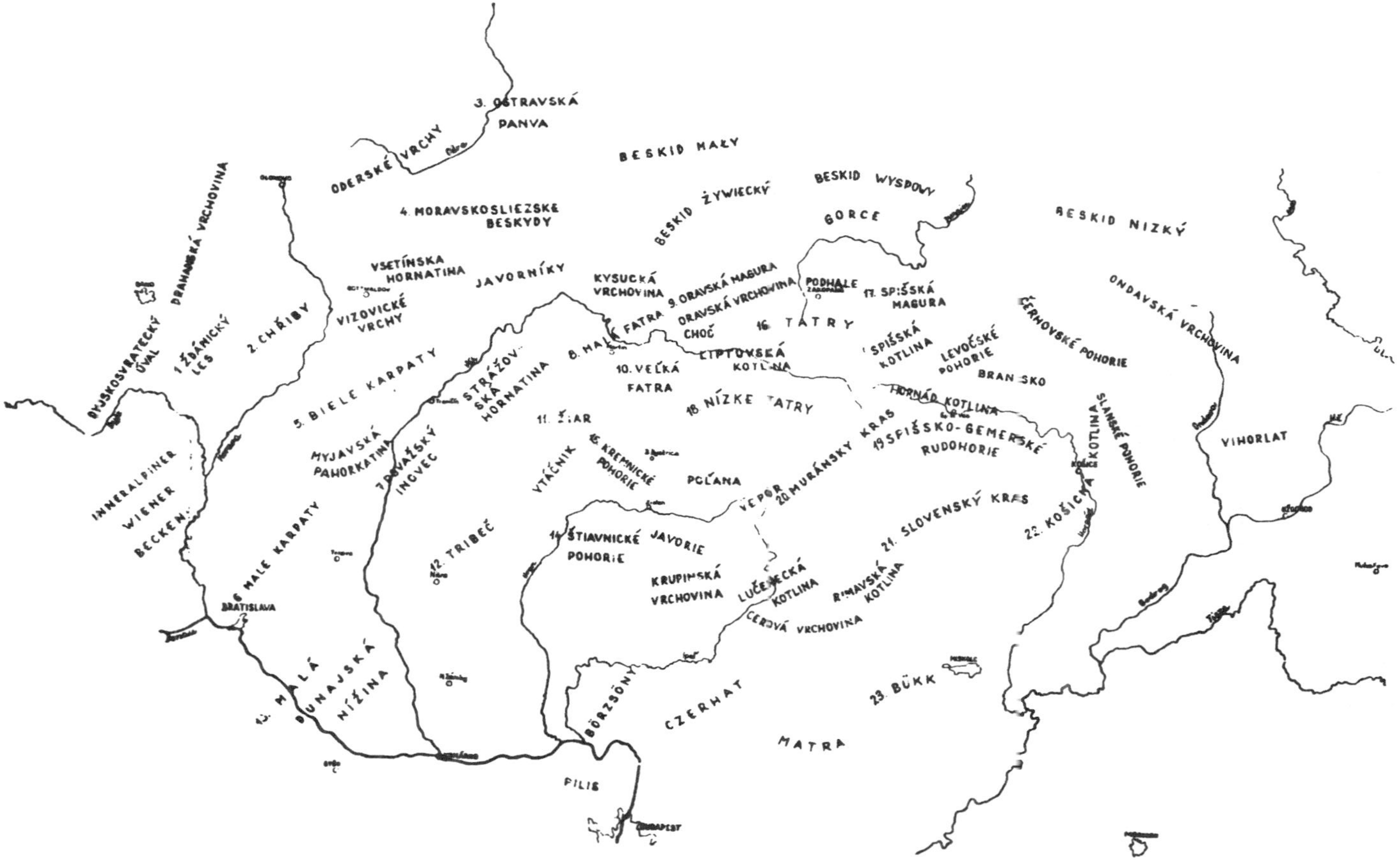


*Abb. 2.* Gesamtteilung der Westkarpaten in orographische Einheiten. Bezeichnungen orographischer Einheiten, die in der älteren deutschen Literatur, besonders von V. Uhlig, gebraucht werden: 1. Steinitzer Wald. 2. Mars-Gebirge, 3. Ostrauer Becken. 4. Mährisch-Schlesische Beskyden. 5. Weisse Karpaten. 6. Kleine Karpaten. 7. Inovec-Gebirge. 8. Minesov und Klein-Kriván (Fatrakriván)-Geb. 9. Arvaer-Magura. 10. Grosse Fatra. 11. Zjar-Geb. 12. Tribec-Geb. 13. Kleine Donauebene. 14. Schemnitzer-Geb. 15. Eremnitzer-Geb. 16. Tatra-Geb. (Hohe Tatra). 17. Zipser Magura. 18. Niedere Tatra. 19. Zips-Gömörer Erzgebirge. 20. Murányplateau. 21. Slowakischer Karst. 22. Kaschauer Kessel. 23. Bükk-Gebirge.

Die Karpaten teilt man zumeist in W e s t-, O s t- und S ü d k a r p a t e n (vergl. Abb. 1). Die Grenze zwischen Ost- und Südkarpaten pflegt man in Ostmutenien zu führen, zwischen West- und Ostkarpaten ist die Grenze weniger klar und Gegenstand vieler Meinungsverschiedenheiten. H r o m á d k a (1943) zieht sie aus rein morphologischen Gründen östlich des Prešov—Tokayer und Čerhover Gebirges und westlich des Ondavaer Hügellands. Nach Ansicht anderer wäre sie aus morphologischen Gründen in das Laborec- oder das Uh-Tal zu legen. In geologischer Hinsicht ist dieser Streit jedoch belanglos, da jede Grenzziehung geologisch unberechtigt ist. Am ehesten könnte man die Granze im Uh-Tal als geologisch begründet ansehen.

## Gliederung der Westkarpaten in Gebirgsgruppen

Wie bereits angeführt wurde, grenzen die Westkarpaten sowohl an der Aussen-, als auch an der Innenseite an bedeutende Ebenen. Jedoch auch innerhalb der Karpaten, vor allem im Übergangsgebiet zu den Alpen, sind zahlreiche z. T. sehr ausgedehnte Becken (Tröge) entwickelt. Durch diese Innenbecken zerfällt der Zug der Karpaten in kleinere Einheiten. Die grössten, am Übergang der Karpaten in die Alpen liegenden Depressionen sind das sogenannte I n n e r a l p i n e W i e n e r B e c k e n und d i e K l e i n e D o n a u e b e n e (Kis Alföld, Becken von Komárno). Die Frage der Gliederung dieses Becken-Schwellen-Gebietes und auch der innerkarpatischen Ebenen in morphologische Einheiten beschäftigte lange Zeit die Geographen der angrenzenden Länder. Es ist ein besonderes Verdienst J. H r o m á d k a's, dass man davon abliess, die Grenzen zwischen den Gebirgsgruppen längs der die Becken durchquerenden Flüsse zu ziehen; viel richtiger erscheint die Grenzführung an morphologischen Stufen, die durch den Übergang der Becken in die Gebirge bedingt sind. Das Prinzip der morphologischen Gliederung der Karpaten ist jedoch bisher nicht einheitlich. Die Geographen bevorzugen einmal ein rein morphologisches Prinzip (z. B. das Tal eines Flusses oder Baches), dann wieder ein geologisches (z. B. die Zugehörigkeit zu einem kristallinen Massiv). Darum ist die Klassifikation heterogen und die Ansichten sind uneinheitlich. Am vollkommensten ist die Klassifikation H r o m á d k a's (vgl. besonders 1943, S. 44). Die wichtigsten morphologischen Einheiten des Gebietes der Westkarpaten sind auf der beigegebenen Karte bezeichnet (Abb. 2).

3. TEIL

# HAUPTLINIEN DES GEOLOGISCHEN BAUES DER WESTKARPATEN

## Das Verhältnis des karpatischen Faltensystems zu den anderen Faltensystemen Europas

Das Karpatensystem ist, wie bekannt, ein Teil des alpinen Faltensystems, dessen Geosynklinalstadium in das Mesozoikum und Paläogen fällt. Die Hauptfaltungsphasen setzten in der Kreide ein und wiederholten sich im Tertiär. An der Aussenseite stellen sich dem Karpatenbogen ältere Elemente Europas hemmend entgegen. Es sind dies die Böhmische Masse, das Krakauer paläozoisch-mesozoische Gebiet und die Podolische Tafel. Es handelt sich dabei um ältere Faltensysteme (vorkambrische, kaledonische und varistische), die von der alpinen Faltung nur schwach oder gar nicht betroffen wurden. Sie hatten zur Zeit der alpinen Faltung Plattform-Charakter im Sinne Belousov's (1948).

Einige der ausserkarpatischen älteren Faltensysteme greifen im Gebiet der Westkarpaten weit nach Süden unter die Karpaten ein und bilden, namentlich im Gebiete der Flyschzone, den Untergrund der jüngeren Formationen.

Alpine Faltungen machten sich in den Westkarpaten erst seit dem Ende der Mittelkreide (Oberturon) geltend. Die älteren mesozoischen orogenetischen Phasen haben nicht zur Faltenbildung geführt.

Daher ist es hier nicht angebracht, eine besondere kimmerische „Faltung“ auszuscheiden.

Die Westkarpaten bilden zweifellos die Fortsetzung der nördlichen Faltenzüge und Deckensysteme der Ostalpen. Zwischen das sich am Ostende in einen nördlichen und südlichen Ast gabelnde Ostalpensystem schiebt sich das Pannonische Becken ein, in dem die Trias-Unterkreide-Serie und auch das Senon zwar gefaltet erscheinen, die Faltung jedoch schwächer ist als in den Karpaten und in den Dinariden.

Ab Unterpaläogen wurde dieses Gebiet ganz wenig disloziert. Kober (1921) betrachtet dieses Gebiet als typisches Zwischengebirge.

## Vergleich des geologischen Baues der Karpaten mit dem Bau der Böhmischen Masse

In der Tschechoslowakei sind zwei geologische Grundeinheiten entwickelt: Die Böhmische Masse und das Karpatengebirge.

Aus der älteren und neueren Literatur über die Faltensysteme Europas geht klar hervor, dass zwischen den beiden genannten Gebirgseinheiten bedeutende Unterschiede bestehen, die sowohl den Charakter der hier auftretenden Formationen, als auch den allgemeinen Aufbau der beiden Einheiten betreffen. Es kann keineswegs gesagt werden, dass in der Böhmischen Masse Formationen von ganz anderem Alter entwickelt sind, als im Karpatengebirge, oder dass in gewissen Zeitspannen die Entwicklung beider Einheiten nicht übereinstimmend verlief, wobei nicht ausser acht zu lassen ist, dass die Elemente der Böhmischen Masse bis zu einer gewissen Entfernung vom Nordrand der Karpaten unter dieselben untertauchen. Ausserdem entstanden sowohl in der Karpatenregion, als auch in der Böhmischen Masse in vortriadischer Zeit ältere Gebirgssysteme, besonders das varistische. Wir stossen jedoch auf beträchtliche Schwierigkeiten, wenn wir die Entwicklung beider Einheiten in den älteren Perioden vergleichen wollen, da viele ältere Formationen, sowohl der Böhmischen Plattform als auch des Karpatengebirges, von intensivem Metamorphismus betroffen wurden. Im allgemeinen kann mit Sicherheit gesagt werden, dass die Region der Böhmischen Masse im Praekambrium ein Geosynklinalsystem bildete, an dessen Stelle gegen Ende dieses Zeitabschnitts ein Faltensystem entstand. Über die Verbreitung des letzteren sind die Ansichten verschieden. Auch in den Karpaten kommen möglicherweise an manchen Stellen vorkambrische Formationen und Faltungen vor, doch konnten solche bisher nicht bewiesen werden. Sicher ist, dass sich im älteren Paläozoikum in der Region der Böhmischen Masse ein Geosynklinalsystem entwickelte, das sich wahrscheinlich auch über die Karpatenregion erstreckte. Die altpaläozoischen Einheiten der Böhmischen Masse wurden in einigen Zonen kaledonisch gefaltet, nachträglich aber wurden sie teilweise — zusammen mit den jungpaläozoischen Serien — von neuem gefaltet, diesmal in der varistischen Faltungsperiode. Diese letztere Faltung wurde in den betreffenden Formationen der Karpaten mit Sicherheit bewiesen, während wir über die Entwicklung des kaledonischen Faltensystems innerhalb der Karpatenregion bisher keine überzeugenden Beweise haben.

Seit Beginn des Mesozoikums war die Entwicklung beider Gebirgseinheiten, sowohl der Böhmischen Masse als auch des Karpatensystems, eine grundverschiedene: Während sich in der Region der Böhmischen Masse die Plattformbildung dauernd geltend machte, war in der Karpatenregion im Mesozoikum und im Paläogen ein ausgedehntes Geosynklinalsystem entwickelt.

Das sich entwickelnde Geosynklinalsystem bildete die Fortsetzung der alpinen Geosynklinale, die sich über ganz Südeuropa erstreckte. Der Geosynklinalraum hatte einen komplizierten Bau. Dem Charakter nach entsprach er einer Mesogeosynklinale im Sinne der Klassifikation von Ch. Schuchert, d. h. einem Geosynklinalsystem, das an beiden Seiten durch Kontinente begrenzt wird. Die Breite des Geosynklinalsystems übertraf die Breite und Ausdehnung der heutigen Westkarpaten, bzw. des Karpatengebirges überhaupt, beträchtlich. Die Westkarpaten vertreten nur den nördlichen Zweig dieses Geosynklinalsystems, dessen südlicher Zweig durch die Dinariden repräsentiert wird. Der karpatische Teil trägt alle charakteristischen Merkmale einer Geosynklinalregion. Die Mächtigkeit der im Mesozoikum und Paläogen angesammelten Sedimente ist bedeutend, wenn auch in gewissen Formationen (z. B. in der Trias) die Mächtigkeit der sedimentären Serien der Karpatengeosynklinale geringer ist als in den betreffenden Formationen des ostalpinen Abschnittes dieses Geosynklinalsystems.

Die Karpaten tragen in gegenwärtiger Zeit den Charakter eines Faltengebirges. In der Vergangenheit, auch während der alpinen Entwicklungszeit, unterlag dieser Schwellengürtel einer wiederholten intensiven Verebnung, stellenweise (Hohe Tatra) hat er jedoch auch heute noch Hochgebirgscharakter. In bezug auf die vormiozänen Formationen hat das alpine Faltensystem der Karpaten den Charakter eines Systems mit alpinotyper Faltung.

Die alpinotype Faltung mit überwiegend nördlicher Vergenz wurde in den Karpaten von mächtigen, in beträchtliche Entfernungen reichenden Deckenüberschiebungen begleitet. Solche Faltungsvorgänge spielten sich hier in der Kreide und im Paläogen ab und dauerten bis Anfang Miozän. Zur Entstehung germanotyper Falten kam es im allgemeinen ab Miozän, in den weiter innen gelegenen Zonen schon seit Beginn des Paläogens. Die mesozoischen und tertiären Ablagerungen des Karpatengebirges sind dadurch gekennzeichnet, dass in ihnen geosynklinaleigene Fazies entwickelt sind (siehe Belousov 1954). Im Gebiet der Plattformen der betreffenden Epoche sind diese Glieder nicht entwickelt.

In der Region der Karpatengeosynklinale finden wir alle von Belousov (1924, S. 314, 324) unterschiedenen Formationen.[1] Besondere Bedeutung hat die obere terrigene Formation in Gestalt des terrigenen Flysches. Die Flyschformation hat in den Karpaten, besonders in den äusseren Karpatenzonen, grosse stratigraphische und Flächenausbreitung. Sie beginnt in der Unterkreide und dauert bis zum Oligozän, gelegentlich bis in das untere Miozän. Die charakteristischen Eigenschaften der Flyschentwicklung kann man folgendermassen zusammenfassen: Unter der Bezeichnung Flysch verstehen wir eine für die Geosynklinalen charakteristische, fazielle Entwicklung. Es ist eine mächtige, überwiegend terrigene Schichtfolge marinen Ursprungs, die durch regelmässige Wechsellagerung

[1] D. i. 1. die untere terrigene Formation, 2 die Karbonatformation, 3. die obere terrigene Formation, 4. die lagunäre Formation, 5. die Molasseformation, 6. die Formation der inneren Becken.

wenigstens zweier, gewöhnlich jedoch dreier (selten sind es vier bis fünf) grundlegender lithologischer Varietäten von sedimentären Gesteinen gekennzeichnet ist. Diese enthalten immer wenigstens einen Vertreter der beiden granulometrischen Hauptklassen der körnigen (phaneromeren) Gesteine und einen Vertreter der körnigen (kryptomeren) Gesteine und zwar ohne Bezug auf ihre Stoffzusammensetzung. Sie bilden eine gesetzmässige paragenetische Schichtenwiederholung — einfache Rhythmen (vergl. Vassojevitsch 1948, Tercier 1947 und Lombard 1953). Im Flysch finden wir öfters Gradationssedimentation und Lamination. Diagonalschichtung kommt lokal vor. Die Mächtigkeit der einzelnen Elemente der Rhythmen wird in cm bis m gemessen. Der Flysch ist arm an organischen Resten, bzw. es fehlen ihm solche vollständig. Manchmal treten Lebensspuren (Fucoidea, Helminthoidea, Zoophycus) in grosser Menge auf. Der Flysch kann stark kalkig sein und enthält dann Detritus einer Makrofauna bzw. führt eine reiche Mikrofauna. Im Flysch fehlen oxydische Fe-Erze, Salzgesteine, Kohle und Bioherme (Riffkalke).

Der Ursprung des Karpatenflysches soll im folgenden eingehender besprochen werden.

Das komplizierte Geosynklinalsystem der Karpaten änderte im Verlaufe der Zeit seinen Charakter. Die Hauptphasen der alpinen Faltung setzten in der Region der zentralen Westkarpaten in der oberen Kreide ein. Schon vor dieser Faltung, und zwar zu Beginn der Kreide, wurde die Achse der Karpatengeosynklinale, die früher in den zentralen Westkarpaten lag, gegen Norden verlegt. So entstand in der Kreide und im Paläogen die Flyschgeosynklinale der Karpaten. Gegen Ende des Paläogens entstand am Nordrand des stark gefalteten Flysches (die Faltung spielte sich im Jungtertiär ab) die Karpatenvortiefe, die gegen das Vorland der Karpaten wanderte. Sie ist fast ausschliesslich mit neogenen, tektonisch zumeist wenig gestörten Sedimenten ausgefüllt. Der Unterschied im Charakter der Flyschgeosynklinale einerseits und der Karpatenvortiefe anderseits liegt darin, dass die Vortiefe nach Beendigung der alpinotypen Faltung in der Flyschregion zu entstehen begann, die Flyschgeosynklinale dagegen schon ziemlich lange vor Beginn der Faltung in den südlicheren Zonen absank.

Nach Beendigung der Hauptfaltungsphasen entstanden im inneren Teil der Westkarpaten stellenweise z. T. sehr ausgedehnte innere Becken. In einigen von diesen kam es zu sehr intensiver Subsidenz und zur Ablagerung ungewöhnlich mächtiger Schichtfolgen neogenen und quartären Alters. Auch in diesen Becken entwickelten sich Falten, die jedoch germanotypen Charakter tragen. Gleichzeitig kam es hier zur Entstehung zahlreicher Bruchdislokationen. Diese Becken sind im Gebiet der ungarischen Tiefebene, aber auch in den Zentralkarpaten, entwickelt. Ihre Entstehung dürfte in den Anfang des Miozäns fallen, eventuell könnten sie sich auch bereits im Paläogen gebildet haben.

Die in den Karpaten während der alpinen Ära entstandenen tektonischen Elemente setzen sich, wenn auch nicht immer in gleicher Weise, in den Ostalpen fort. Es scheint, dass sich ebenso auch das vortriadische Faltensystem der zentralen Westkarpaten, besonders das varistische, in den Alpen fortsetzte. Der vortriadische Untergrund der Karpaten wurde, besonders in der Region des Karpatenflysches, wo er ganz verdeckt liegt, durch N o w a k (1927) als „Urkarpaten" bezeichnet. Dieser Ausdruck ist meiner Meinung nach unnötig.

Im Gebiet der Böhmischen Masse entwickelten sich während der Zeit der Geosynklinalbildung im Raum der heutigen Karpaten ganz andere Verhältnisse. Die Böhmische Masse besass kratonischen Charakter. Sie stellte eine Plattform dar, die wiederholt vom Meere überflutet wurde.

Die Entwicklung der sedimentären Serien ist hier gekennzeichnet durch die Verbreitung kontinentaler, oft kohlenführender Fazies. Man findet hier aber auch die marine detritische und kalkige Formation; es fehlen die salzführende Formation und die Flyschentwicklung. In der Literatur wird gewöhnlich angeführt, dass die böhmische Kreide sich in einer „Bucht" absetzte. In Wirklichkeit handelt es sich hier, ebenso wie im Oberkarbon Mittelböhmens (vergl. K e t t n e r 1952, Bd. 1, S. 287), um die Ausfüllung ausgedehnter „S y n e k l i s e n" (S c h a t z k i), die sich an Stelle der Subsidenzbecken bildeten und durch „A n t e k l i s e n" unterteilt sind.

B e l o u s o v (1948) bezeichnet solche Becken als Subgeosynklinalen, M. K a y (1951—1955) als Autogeosynklinalen. Es wäre aber besser, für die betreffenden, auf den Plattformen entstehenden Becken den Terminus „Geosynklinale" zu vermeiden, da er für eine Erscheinung anderer Kategorie angewendet wird.

Das Relief der Auflagerungsfläche des nachvaristischen Deckgebirges kann nicht als Erosionsrelief betrachtet werden. Es handelt sich vielmehr um ein trogartiges subsidentes oder später erfolgtes Absinken. Die Syneklisen-Bildung auf der Böhmischen Masse hängt nur ganz lose oder gar nicht mit der Bildung der Karpatengeosynklinale zusammen. Die grösste kretazische (Cenoman — Conaic) „Syneklise" kann z. B. nicht mit der Karpatengeosynklinale in Zusammenhang gestanden haben, weil am Karpatenrand gerade Cenoman-Turon nur rudimentär entwickelt ist.

Ein wessentlicher Unterschied zwischen den marinen Sedimenten mesozoischen Alters im Gebiet der Böhmischen Masse und dem Gebirgssystem der Karpaten zeigt sich auch in der Zugehörigkeit zu verschiedenen paläogeographischen (zoogeographischen) Provinzen. Die Vorkommen im Bereich der Böhmischen Masse gehören ohne Ausnahme zur mitteleuropäischen (eventuell nordeuropäischen) Provinz, während die Karpaten bis auf wenige unbedeutende Ausnahmen der mediterranen Provinz angehören.

Die G r e n z e zwischen der Böhmischen Masse und dem Karpatensystem ist recht scharf. Stellenweise ist sie durch einen schmalen, örtlich stark gestörten, vom Neogen der Vortiefe gebildeten Saum markiert. Die varistischen und kaledonischen Faltensysteme der Böhmischen Plattform streichen schräg an den Karpatenrand heran. Die Faltensysteme setzen sich bis zu einer gewissen Entfernung unter der äusseren Zone der Karpaten fort, ohne nach Süden grössere Ausdehnung zu haben. Eine Verbindung der varistischen Faltenzüge der böhmischen Masse mit denen des mittleren Teiles der Westkarpaten besteht nicht. Es handelt sich ausserdem bei beiden Gebieten um verschiedene Sedimentationszonen mit abweichender fazieller Entwicklung.

## Der Aussen- und Innenrand der Westkarpaten

Am Aussenrand der Karpaten ist eine Zone entwickelt, die als Sandsteinzone oder Flyschzone bezeichnet wird. Am Nordrand der Karpaten entwickeln sich in der Flyschzone tektonische Decken von grosser Ausdehnung. Diese Decken sind über den paläozoischen Untergrund des Randes der Böhmischen Plattform und über den Rand des älteren Untergrundes des Krakauer Gebietes, dem wenig gestörtes Mesozoikum, Paläogen und der untere Teil des Miozäns aufliegt, überschoben. Der A u s s e n r a n d der Karpaten scheint also durch Aufschiebung enstanden zu sein. Diese Erkenntnis formulierte zum erstenmal E. S u e s s (1875). Auf grossartige Weise verglich er die Falten mit den Meereswellen und wies darauf hin, dass die karpatischen Falten, wie auch die alpinen, in Form von Wellen an dem Rande der Böhmischen Plattform zerschellen.

Die Aufschiebung der Karpatendecken erfolgte unter besonderen Bedingungen. Der Rand der Böhmischen Plattform und auch derjenige des podolischen Massivs stellte keine Relieferhebung dar. Die „Wellen“ der Karpatenfalten „überfluteten“ den nicht erhöhten Rand der Böhmischen Plattform wie Meereswellen eine flache Sandküste. Ein ganz anderes Bild bietet sich am Nordrand der Westalpen. Dort finden wir ein System varistischer Massive (Mercantour, Pelvoux, Belledonne, Mt. Blanc, Aar-Gotthard), die als herausgehobene Teile älterer Einheiten Mitteleuropas betrachtet werden. Darum zerbrachen die westalpinen Decken beim Überschreiten dieser Hindernisse wie Meereswellen an den Felsklippen. Sie ergossen sich dabei hauptsächlich in Gestalt der sogenannten helvetischen Decken über die aus den varistischen Massiven der Westalpen gebildete Barriere.

Die angeführten Umstände weisen darauf hin, dass die Karpatenfalten wenigstens am Nordrand eine Vergenz zum Vorland aufweisen (vergl. Abb. 26), d. i. im wesentlichen gegen Nordwest, Nord und Nordost. Diese Tatsache war schon F. H a u e r (1896) bekannt. Wenn sich die Meereswellen senkrecht zur Küste bewegen, erheben sie sich, ehe sie an ihr zerschellen, zu einem schaumigen, parallel zur Küste verlaufenden Kamm. Falls aber die Meereswellen nicht senkrecht zur Küste anschlagen, kommt es zu einer schiefen Lage, die manchmal am Ufer eine schwache Wendung erfährt. Ebenso weisen auch die Gesteinswellen am Karpatenufer stellenweise einen schiefen Verlauf auf und überdecken eine die andere derart, dass sie mit den Flanken und keineswegs mit den Stirnen das „Ufer" berühren. Eine solche Beziehung der Karpatenfalten zum Vorland können wir besonders in Polen (zwischen Tarnow und Przemysl) beobachten. J. Nowak (1927) bezeichnet diese Beziehung als „Diskrepanz". Im Falle, wenn die einzelnen tektonischen Elemente parallel zum Karpatenrand verlaufen, entsteht eine Beziehung, die Nowak als „Konkrepanz" bezeichnet.

Am Innenrand der Westkarpaten herrschen ganz andere Beziehungen. Hier kann keineswegs von einer scharfen oder zusammenhängenden Grenze die Rede sein. Wie bereits angeführt wurde, ist es hier überhaupt nicht möglich, die Lage des Karpatenrandes mit Bestimmtheit festzulegen. Die weiten Kessel und Ebenen am inneren Saum der Karpaten dringen oft tief in das Gebirge ein und verbinden sich mit dem System der innerkarpatischen Becken. Manchmal befinden sich zwar die älteren Formationen der einzelnen Gebirgsgruppen in tektonischem Kontakt mit der Beckenausfüllung, aber es handelt sich nicht um eine allgemeine Erscheinung und auftretende Dislokationen haben keinen zusammenhängenden Verlauf. Die Erdrinde war am Innenrande der Karpaten sicher sehr zerklüftet. Viele von diesen Klüften dienten als Zufuhrkanäle für die Magmen, die im Neogen den bekannten vulkanischen Kranz der Westkarpaten bildeten. Das bedeutet, dass die Spalten und Störungen hier wenigstens teilweise Zerrungen waren, zum Unterschied von den Dislokationen am Aussenrande, die von Aufschüben und Überschiebungen begleitet wurden, also auf Druck zurückgehen. Es ist also offensichtlich, dass die Westkarpaten von Süden gegen Norden oder allgemeiner vom Innen- zum Aussenrand überschoben wurden. Die Westkarpaten sind also asymmetrisch gebaut.

Die alpinotype Faltung der inneren Zonen der Westkarpaten macht sich gewöhnlich in den Ebenen und Becken nicht bemerkbar, was hauptsächlich darauf zurückzuführen ist, dass diese zumeist mit nachtektonischen Formationen ausgefüllt sind.

## Gliederung der Westkarpaten in Zonen und tektonische Einheiten

Zu Beginn des vorigen Jahrhunderts bemerkte der bekannte polnische Naturforscher S. Staszic (1815), — siehe neueste Auflage seines Werkes (1955) —, dass die Karpaten aus Zonen von verschiedenem geologischen Charakter bestehen. Er betont den Unterschied zwischen dem geologischen Bau der Beskidenzone, des Troges von Podhale und der Tatra und weist auf das Vorkommen des Kalkstreifens der inneren Klippen hin, die er in den Pieninen beobachtete. In der seiner Arbeit beiliegenden Karte tritt der Zonenbau jedoch nicht hervor, da die Bezeichnung der Formationen und Gesteine nicht ausdrucksvoll genug ist.

Auf den späteren Karten von F. S. Beudant (1822), G. G. Pusch (1831 u. 1836) und L. Zejszner (1844) ist die zonenartige Verbreitung der Formationen ganz deutlich sichtbar, wenn auch die Bezeichnungsart der verschiedenen, durch diese Autoren ausgeschiedenen Formationen zumeist nicht der heutigen entspricht.

Die erste, im Grunde richtige Gliederung der Westkarpaten in Zonen finden wir bei F. Hauer (1869, a, b).

Im Jahre 1903 unterschied V. Uhlig in seinem bekannten Werk „Bau und Bild der Karpaten" in den Westkarpaten von Nord nach Süd folgende Zonen:

1. Die „Sandsteinzone",
2. Die innere Zone mit den Teilzonen:
   a) „Klippenzone",
   b) „Zone der Kerngebirge",
   c) „innerer Gürtel",
3. das vulkanische Gebirge am Innenrande der Karpaten.

Wenn auch diese Einteilung auf sehr unvollkommenen Kenntnissen über den Bau der Karpaten basierte, wurde sie doch zum Ausgangspunkt weiterer Gliederungen. Immerhin ist es eine natürliche, auf geologisch-morphologischen Tatsachen beruhende Gliederung, wenn auch nicht jede der angeführten Zonen geologische Selbständigkeit besitzt. Die Beziehung zwischen den einzelnen Zonen ist verschieden und oft sehr kompliziert.

Im Einklang mit den Forschungen V. Uhlig's, auf Grund der Ansichten der Autoren J. Nowak (1927), A. Matějka und D. Andrusov (1931) u. a., sowie auch im Sinne der neuesten Forschungen, wollen wir in den Westkarpaten und an deren Peripherie folgende Zonen (vergl. Fig. 4) unterscheiden:

1. Die Vortiefe zwischen der Böhmischen Plattform und den Karpaten,
2. die Flyschzone („Sandsteinzone"),
3. die Klippenzone,
4. die Zone der zentralen Westkarpaten, der die Region der Kerngebirge und des Slowakischen Erzgebirges angehört,
5. die Region der inneren, jungtertiären Becken und Ebenen inmitten des alpin-karpatischen Faltensystems und der vulkanische Kranz am Innenrand der Westkarpaten.

Vielleicht wäre hier die Einwendung begründet, dass Einheiten verschiedenen geologischen Charakters in gleichen Kategorien zusammengefasst wurden. Zum Beispiel ist die Flyschzone ein Teil eines gegen Ende des Paläogens entstandenen Faltensystems alpinotypen Charakters und bildet keine gleichwertige Einheit zu dem vulkanischen Kranz am südlichen Saum der Karpaten, der ein neogenes vulkanisches Gebirge darstellt. Dazu muss bemerkt werden, dass eine Gliederung der Karpaten in Elemente vollkommen gleichen Ursprungs nicht durchführbar ist und die einzelnen, hier festgehaltenen Zonen immerhin gewisse augenscheinliche strukturelle Einheiten bilden, die während gewisser Entwicklungsstadien der Karpaten entstanden sind.

Im nachfolgenden Abschnitt wollen wir den Charakter und die gegenseitige Beziehung der angeführten Zonen näher betrachten (vergl. Abb. 3).

1. Die Vortiefe ist im wesentlichen mit Neogen ausgefühlt, in dessen Untergrunde manchmal Mesozoikum und die paläozoischen und älteren Formationen der Böhmischen Plattform und des Krakauer Gebietes vorkommen.

2. Die Flyschzone besteht hauptsächlich aus einer Schichtfolge von Kreide und Paläogen in Flyschentwicklung (siehe S. 16) und aus Zügen von Juraklippen. Ihre Beziehung zur Vortiefe ist nicht einfach. Die letzten nordwärts gerichteten Aufschiebungsbewegungen der Karpaten spielten sich inmitten des Miozäns ab; darum dürfte der Rand des Flysches wahrscheinlich überall auf die Schichten des unteren Teiles des Miozäns der Vortiefe bzw. auf die Schichten des Vorlandes aufgeschoben sein. Der jüngere Teil des Miozäns liegt jedoch transgressiv auf den Stirnteilen der aufgeschobenen Flyscheinheiten. In der Flyschzone unterscheiden wir zwei faziell und tektonisch verschiedene Haupteinheiten:

a) die äussere oder Krosno-Zone,

b) die innere oder Magura-Zone.

3. Die Klippenzone ist in erster Linie durch ihre Morphologie gekennzeichnet, in der sich ihr geologischer Bau widerspiegelt. Charakteristisch sind zahlreiche Streifen von Kalkklippen, die aus Trias, Jura und Unterkreide bestehen und von Schichten der Oberkreide und des Paläogens umhüllt werden. Die Klippenzone ist unvergleichlich schmäler als die Flyschzone. In ihren vorsenonischen Schichtserien verschiedenen Charakters unterscheiden wir folgende Ausbildungen: 1. Die czorsztyner, 2. die pieninische (und Übergangsformen zwischen 1. und 2.), 3. die maníner, 4. die Križná — (die untere subtatrische) und 5. die Kostelecer Entwicklung. Die die Klippen umhüllenden Senonschichten und das Paläogen weisen ebenfalls fazielle Unterschiede auf, die jedoch mit den Veränderungen in der Zusammensetzung der älteren Formationen nicht in Zusammenhang stehen.

Als der Begriff Klippe in die geologische Literatur eingeführt wurde, herrschte die Meinung, dass es sich hier um eine Art vorstehender Felsenriffe in den Altmeeren handelt, also ähnlich unserem morphologischen Begriff des Felsriffes im Meer. Später wurde dem Ausdruck Klippe in der geologischen Literatur in den verschiedenen Gebirgen verschiedene Bedeutung beigemessen, je nach dem (wahrscheinlich) geologischen Ursprung des betreffenden Gebirges. In der Karpatenliteratur ist die Anschauung Uhlig's (1890) bekannt, wonach sich die Schichten in der Umgebung der Klippen (d. i. die sogenannte Klippenhülle) in einem Meere absetzten, in dem die Klippen eine Menge kleiner Inseln (Archipel) bildeten. Später, als der tektonische Ursprung der Klippen allgemein anerkannt wurde (Neumayr 1871, Lugeon 1903, Uhlig 1907 u. a.), begann man die Klip-

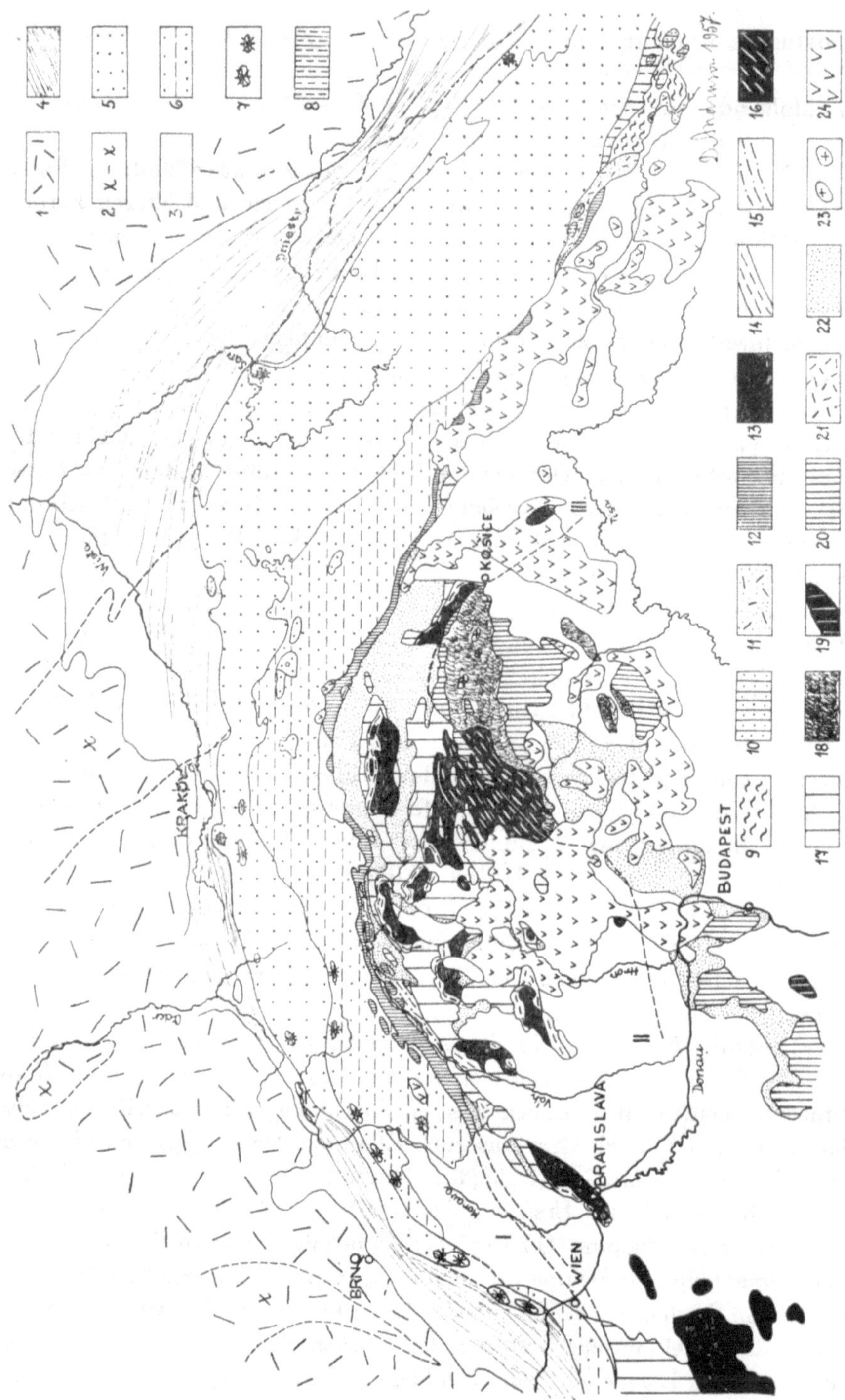

KRAKÓW
KOŠICE
BUDAPEST
BRATISLAVA
WIEN
BRNO
Dniestr
Donau


22

pen der inneren Karpatenzone als typisches Beispiel sogenannter tektonischer Linsen anzusehen. In der schweizerischen Literatur dagegen versteht man allgemein unter dem Begriff „Klippen“ Deckenschollen, die aus festeren Gesteinen bestehen und auf jüngeren, weicheren Gesteinen ruhen, wie man es besonders im Flysch der Mittelschweiz (vergl. Heim 1923, Staub 1958) beobachten konnte. Heutzutage hat es den Anschein, dass der Begriff „Klippe“ rein morphologisch zu verstehen ist, nämlich als emporragende Bildung in Gestalt kleiner Felsen, die gewöhnlich älter sind als die in ihrer Umgebung vorkommenden Gesteine. Das Verhältnis der Klippe zum Hüllgestein kann verschiedener Art sein; einmal kann der Verband ein normal stratigraphischer sein, ein anderes Mal transgredieren die Hüllengesteine über die Klippenbildungen. Oft sind beide durch tektonische Flächen voneinander getrennt, wobei es sich entweder um tektonische Linsen, Klippen von „pieninischem Typus“ oder Klippen von „schweizerischem Typus“ (Deckenschollen) handeln kann. Aus diesem Grunde wollen wir versuchen, soweit wir hier einzelne Klippen oder Klippenstreifen besprechen werden, ihren Charakter zu analysieren und festzustellen, welche von den angeführten Entstehungsarten im gegebenen Falle gültig erscheint.

Die Beziehung der Klippenzone zur Flyschzone wurde auf verschiedene Weise interpretiert. Uhlig (1907) betrachtete die Grenze zwischen den beiden Zonen als einheitlich verlaufende tektonische Störung. Durch neuere Forschungen wurde jedoch erwiesen, dass das Paläogen der Flyschzone oft über die älteren Formationen der Klippenzone transgrediert. Die stellenweise an der Grenzlinie entwickelten tektonischen Störungen haben keinen zusammenhängenden Charakter.

4. Die Zone der zentralen Westkarpaten besteht in der

---

*Abb. 3.* Tektonische Skizze der Westkarpaten. 1. Karpatenvorland (Böhmische Plattform, Schlesisch-Krakauer Plattform, Podolische Plattform). 2. x - x - Syneklisen in der Region der Plattformen des Karpatenvorlandes. 3. Neogen. 4. Neogen der Karpatenvortiefe. 5. Krosno-Zone des Karpatenflysches. 6. Magura-Zone des Karpaten-Flysches (Paläogen, in den äusseren Teilen auch Oberkreide). 7. Klippen des Kristallins; Jura und Unterkreide im Krosno-Flysch und im Stirnteil des Magura-Flysches. 8. Unterkreide der Rachov-Zone der Ostkarpaten. 9. Kristallin des Marmaroš-Massivs der Ostkarpaten. 10. Mesozoikum im Hangenden des Kristallins des Marmaroš-Massivs. 11. Paläogen der Marmaroš-Zone der Ostkarpaten. 12. Mesozoikum der pieniden Serien der Klippenzone (Trias-Turon, Senon ist nicht abgegrenzt. 13. Tatriden-Kristallin und -Paläozoikum. 14. Hüllenmesozoikum der kristallinen Kerne der Tatriden. 15. Mesozoikum (Jura-Cenoman, Senon wurde nicht abgegrenzt) der hochtatrischen (manínier) Zone in der Region der Klippenzone. 16. Kristallin und Altpaläozoikum der Veporiden. 17. Mesozoikum (Trias-Cenoman) der Veporiden (hauptsächlich subtatrische Decken). 18. Paläozoikum der Gemeriden (Volovec-Zone). 19. Kristallin des Ungarischen Mittelgebirges. 20. Mesozoikum der Gemeriden und der Zone des Ungarischen Mittelgebirges. 21. Senon (transgressives) der Region der zentralen Westkarpaten. 22. Paläogen der Region der zentralen Westkarpaten und des Ungarischen Mittelgebirges. 23. Gemeriden Granite. 24. Jungtertiäre Gesteine des vulkanischen Kranzes.

Hauptsache aus grossen, aufgewölbten vortriadischen Massiven. Sie erscheinen sowohl in den sogenannten Kerngebirgen, als auch im Veporgebirge und im Zips-Gömörer Erzgebirge und überragen ihre Umgebung morphologisch.

Den älteren Formationen der Kerngebirge liegt einerseits Mesozoikum in normaler Folge auf; dieses bildet gemeinsam mit den älteren Formationen der Kerne die Tatriden-Einheit; andererseits überschobenes Mesozoikum, das aus der Region des Veporgebirges manchmal gemeinsam mit Kristallin über die Region der Kerngebirge in nördlicher Richtung überschoben wurde — dieses bildet zusammen mit den älteren Formationen in der Veporregion die Veporiden-Einheit. Die gegen Norden überschobenen mesozoischen Serien der Veporiden bilden zwei oder drei selbständige Überschiebungsdecken: die untere oder Križná-Decke, die mittlere oder Choč-Decke und die obere oder Strážov-Decke, wobei die letztere als Teildecke der Choč-Decke betrachtet werden kann. Der Unterschied zwischen den Tatriden und Veporiden beruht auf ihrem verschiedenen tektonischen Charakter. Da aber die älteren, in ihnen entwickelten Formationen viele gemeinsame Merkmale aufweisen, können sie zusammenfassend als Tatroveporiden bezeichnet werden.

Südlich der Region des Vepors und der tatriden Massive liegt die ausgebreitete Zone des Zips-Gömörer Erzgebirges. Sie wird zusammenfassend als Gemeriden-Einheit (Zipser Decke) bezeichnet. Den vortriadischen Formationen der Gemeriden liegt teilweise normal, teilweise in aufgeschobener Lage das Mesozoikum des „Slowakischen Paradieses", des Galmus-Gebirges und des Slowakischen Karstes auf. In den letzten Jahren wurde die Zugehörigkeit der Choč- (und Stražov-) Decke zu den Veporiden bezweifelt (Andrusov 1960). Sie steht eher mit der Gemeriden-Einheit in Zusammenhang.

Die grössten Überschiebungen und Decken der Karpaten finden sich in der Region der zentralen Westkarpaten. Die Decken vorsenonen Alters sind hier im wesentlichen flach gelagert. Paläogen und auch Senon liegt auf ihnen diskordant in verhältnismässig wenig gestörter Lagerung. Darin liegt gerade der Unterschied gegenüber der Flyschzone und dem grössten Teil der Klippenzone, wo nicht nur die älteren Formationen, sondern auch das Paläogen von intensiver Faltung betroffen wurden.

Die Flyschzone, die Klippenzone und die Zone der zentralen Westkarpaten bilden zusammen das Grundgerüst des alpinotypen Faltensystems der zentralen Westkarpaten. Die tektonischen Elemente der Westkarpaten und die vorsenonischen Elemente der Klippenzone entstanden in ihrer ursprünglichen Form schon zwischen Turon und Senon. Noch vor ihrer Bildung gegen Ende des Jura oder vor Beginn der Kreide begann die Enstehung einer ausgebreiteten Zone mit subsidenter Tendenz nördlich der heutigen Klippenzone. Es ist die sogenannte Flyschgeosynklinale.

Jede von den angeführten Zonen hat ihren eigenen, abweichend gestalteten

Bau. Alle gehören jedoch dem gleichen Faltensystem an, das aus ein und derselben komplizierten Geosynklinale entstanden ist.

Bei der am Ende der Kreide und im Paläogen stattgefundenen Faltung ereigneten sich wesentliche Veränderungen in der Entwicklung der Karpatengeosynklinale. Zu Beginn des Neogens wurden fast die ganzen Karpaten aufgefaltet. Nach der Faltung erneuerte sich die Sedimentation und Senkung nur im peripheren Teil der Karpaten, in der Vortiefe und in den inneren Becken.

B e l o u s o v (1948) bemerkt, dass in der Entwicklung jeder Geosynklinale eine Wende entsteht, die durch den Beginn einer vorherrschend aufsteigenden Bewegung gekennzeichnet ist. Diese Wende nennt er I n v e r s i o n. Über die Existenz einer Inversion in dem Sinne, wie sie B e l o u s o v auffasst, wurden jedoch Zweifel (siehe S t r a c h o v 1946) ausgesprochen. Auf die Westkarpaten kann sie jedenfalls nicht ohne Schwierigkeiten angewendet werden. Die erste Teilinversion dürfte hier in der zweiten Hälfte der Kreide stattgefunden haben, die allgemeine Inversion des Karpatensystems setzte dann zu Beginn des Miozäns ein. Freilich verlief sie nicht so, wie es sich B e l o u s o v unter Verallgemeinerung der Verhältnisse vorstellte (B e l o u s o v, 1948, S. 194).

Ein näheres Studium der vorneogenen Westkarpaten weist darauf hin, dass diese ein inhomogenes Faltensystem bilden. Das will sagen, dass hier ein Faltensystem vorliegt, welches nicht einmalig aufgefaltet wurde, oder wenigstens, dass sich die Faltung nicht in allen Zonen gleichmässig abspielte. Man erwäge, dass schon U h l i g im Jahre 1903 in den Karpaten mehrere Zonen von verschiedenem Faltungsalter unterschied. Seiner Meinung nach wurde das Zips-Gömörer Erzgebirge schon in vortriadischer Zeit aufgefaltet und das Mesozoikum läge dann horizontal auf dem Grundgebirge (vergl. Abb. 4 d); die Region der Kerngebirge wurde zuletzt vor dem Eozän aufgefaltet und dieses liegt ihnen diskordant in wenig gefalteter Form auf. In der Flyschzone ist das Paläogen stark gefaltet.

Diese, in vielerlei Hinsicht richtige Konzeption änderte U h l i g im Jahre 1907, als er fast die ganzen Westkarpaten (vergl. Fig. 6 d) in ein System von Überschiebungsdecken aufteilte: Subbeskidische, beskidische, subpieninische, pieninische, hochtatrische, subtatrische Decke. Decke der inneren Zone und Decke des ungarischen Mittelgebirges. Alle Decken sollten also n a c h d e m E o z ä n entstanden sein. E m i l A r g a n d (1920), dessen entscheidende Gedanken der zwanziger Jahre unseres Jahrhunderts viele neue Erkenntnisse brachten, formulierte als erster das Wesen der Entwicklung der Westkarpaten, indem er sie als Doppelgebirge bezeichnete. Er unterschied ein System der inneren Karpaten mit 2 Faltungen, das durch Auffaltungen des südlichen Teiles der Karpatengeosynklinale entstanden ist — und die äusseren Karpaten, die durch Auffaltung der Flyschgeosynklinale gebildet wurden, wobei ihre Achse nördlicher liegt als die Achse der voreozän aufgefalteten Geosynklinale der inneren Zone.

Im Lichte der neuen Ansichten erkannte der polnische Geologe L i m a n o ws k i (1920—1921) richtig die Ausnahmestellung der Klippenzone gegenüber den übrigen Einheiten. Die Flyschzone wurde intensiv nur einmalig aufgefaltet, und die inneren Zonen der Karpaten ebenfalls nur einmal, jedoch in voreozäner Zeit. Dagegen unterlag die Klippenzone — die synechitische Zone in L i m a n o w s k i's Auffasung — zweimal einer intensiven Faltung.

Damit sind die Hauptlinien des Baues der Westkarpaten in ihrem heutigen Bilde wiedergegeben. Wir wollen nur soviel hinzufügen, dass die Flyschzone im Wesen den Charakter eines Synklinoriums hat. Die Klippenzone und besonders die Zone der zentralen Westkarpaten haben den Charakter von Antiklinorien.

4. TEIL

## DIE HAUPTETAPPEN DER ENTWICKLUNG DER GEOLOGISCHEN DURCHFORSCHUNG DER TSCHECHOSLOWAKISCHEN KARPATEN

Die ersten, wirklich wissenschaftlichen Arbeiten über die Geologie der Westkarpaten stammen vom Ende des XVIII. Jahrhunderts, aber wir finden schon vorher dürftige Angaben in den Arbeiten Agricola's (Bauer 1546) und Kircher's (1664) über dieses Gebiet. Im XVIII. Jahrhundert wurde in Ban. Štiavnica die bekannte Bergschule (1735 ,1737) gegründet, die im Jahre 1770 den Charakter einer Hochschule („Berg- und Forstakademie in Schemnitz") erhielt. Die Entwicklung des Unterrichtes an dieser Hochschule übte auf die Entwicklung der geologischen und mineralogischen Forschung in den Westkarpaten (Born, Scopoli, Pettko) einen grossen Einfluss aus. Seit dem Beginn des XIX. Jahrhunderts erfuhren die geologischen Forschungen infolge der Reisen weltbekannter Geologen durch das Gebiet der Westkarpaten eine bedeutende Erweiterung. (Wir wollen hier speziell die Namen: Haquet (Abb. 5), Stassic (vergl. Abb. 8), Beudant (Abb. 9), Pusch, Boué (Abb. 6, 7), Keferstein, Glocker und Zejszner nennen.) Einen neuen ausserordentlichen Aufschwung bedeutete die Eröffnung der Geologischen Reichsanstalt in Wien im Jahre 1849, die unter der Leitung W. v. Haidingers und Hauers (Abb. 10) die Zusammenstellung einer geologischen Karte der gesamten Österreich-Ungarischen Monarchie im Massstab 1 : 1 576 000 unternahm. Das Blatt III — Westkarpaten — wurde im Jahre 1869 veröffentlicht, und Hauer (1869) verfasste die erste Zusammenstellung der geologischen Kenntnisse über die Westkarpaten (Abb. 14). Zur Zeit dieser geologischen Aufnahmen (zwischen 1860 und 1868) wirkte hier der bekannte slowakische Geologe D. Stur (Abb. 11, 12), dessen Forschungen die Grundlagen zur Stratigraphie eines grossen Teiles der Karpaten legten. Ab 1869 übernahm die Ungarische k. geologische Reichsanstalt die geologischen Aufnahmen im Gebiete der Slowakei, während die Mährisch-Schlesischen Karpaten weiterhin von der Wiener geologischen Reichsanstalt bearbeitet wurden. Von den ungarischen Geologen sind hauptsächlich die Autoren Böckh und Szabó zu nennen, deren Arbeiten für die Karpatengeologie von besonderem

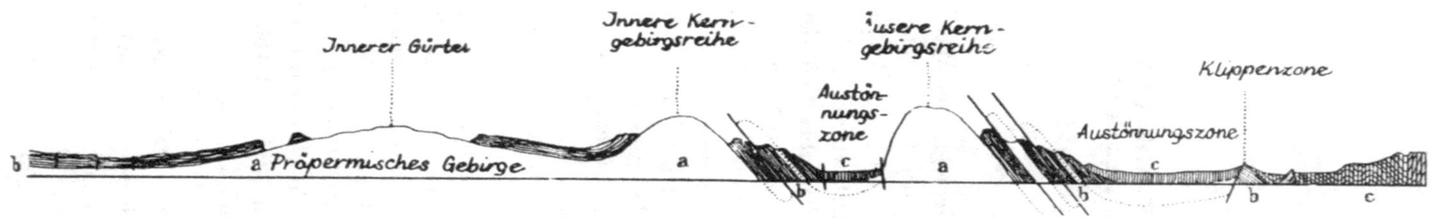


*Abb. 4a.* Schematischer Schnitt durch die inneren Zonen der Westkarpaten. Nach V. Uhlig (1903). a) Vorpermische Formationen, Archaikum (Urgebirge), metamorphe Schiefer, Karbon und Granitmassive. b) Perm-Mesozoikum. c) Ungefaltetes Alttertiär. d) Gefaltetes Alttertiär.

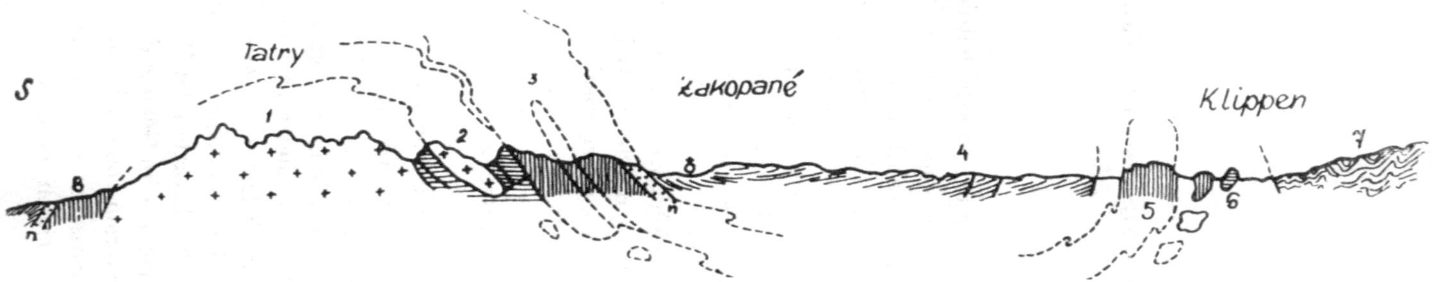


*Abb. 4b.* Profil durch die Hohe Tatra, Podhale-Flysch und die Klippenzone in der Auffassung von M. Lugeon nach einer Skizze von M. Limanovski (1904). — 1. Granitmassiv der Hohen Tatra mit permischem, triadischem und jurassischem Deckgebirge. 2. Hochtatrische Decke mit dem kristallinen Kern. 3. Subtatrische Decke mit zwei Digitationen, die in der Klippenzone erscheinen. 4. Podhale-Flysch. 5. Jurassisch-Neokome Kalke der Klippenzone (subtatrische Serie). 6. Klippe der hochtatrischen Serie. 7. Flysch der äusseren Karpaten. 8. Mesozoikum an der Südseite der Hohen Tatra. n. Nummulitenkalk. (Übernommen aus „Regionálna geologia Polski“ I — 2, Tektonik 1953.)

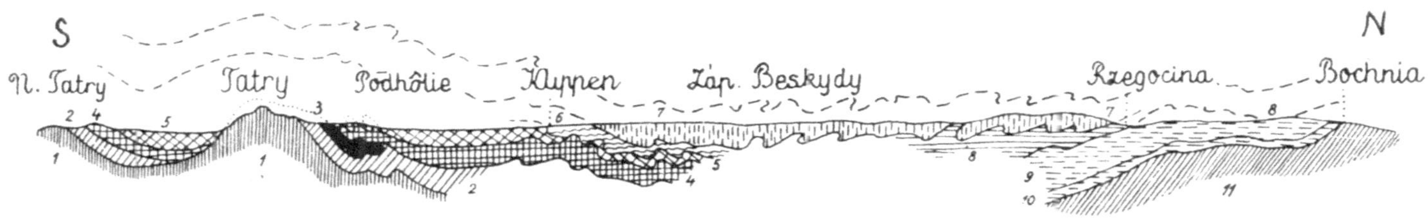


*Abb. 4c.* Profil durch die Westkarpaten nach M. Limanowski (1905). 1. Granite und Gneise der Hohen und Niederen Tatra. 2. Perm und Mesozoikum der hochtatrischen Entwicklung. 3. Digitation der Červené vrchy. 4. Formationen der subtatrischen Decken-Serie. 5. Paläogener Flysch von Liptov und des Podhale. 6. Klippenzone. 7. Magura-Flysch. 8. Schlesische Kreide. 9. Umgekehrter Flysch. 10. Miozän. 11. Paläozoikum im Karpatenvorland.

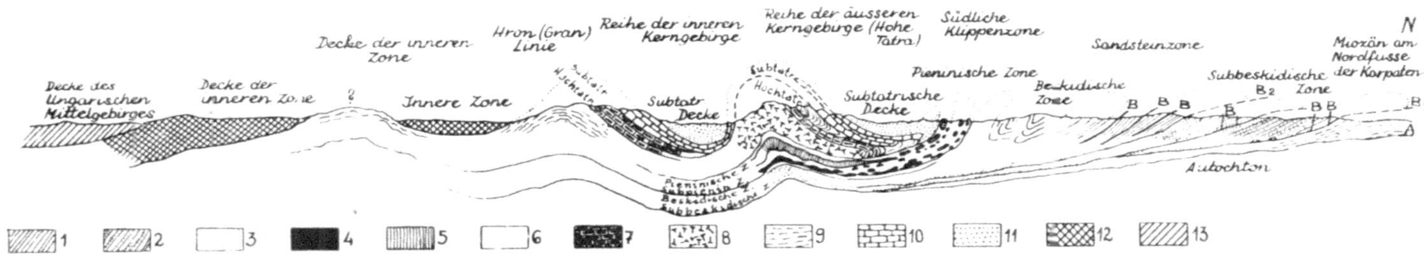


*Abb. 4d.* Versuch eines schematischen Profiles durch die Westkarpaten nach V. Uhlig (1907). A. Subkarpatenmiozän dem sudetischen Autochthon aufliegend. $B_1$. Überschiebungsfläche zwischen der subbeskidischen Decke und dem autochthonen Deckgebirge. $B_2$. Überschiebungsfläche der beskidischen Decke. B. Kleinere Überschiebungsflächen im Inneren der subbeskidischen und beskidischen Decke. 1. Beskiden-Flych-Oberkreide und Alttertiär. 3. Beskidische und Subbeskidisches Jura und Unterkreide. 4. Pieninischer Jura und Unterkreide in Form von Klippen, Schollen und Blöcken an den Überschiebungsflächen gegen Norden geschleppt. 5. Subpieninischer Jura und Unterkreide. 6. Oberkreide und Alttertiär in der Region der pieninischen Decken (Klippenhülle). 7. Hochtatrisches Mesozoikum. 8. Hochtatrischer Granit und kristalline Schiefer. 9. Metamorphe Schiefer, wahrscheinlich „lepontisch". 10. Subtatrisches Mesozoikum, 11. Subtatrischer Flysch. 12. Decke der inneren Zone. 13. Decke des Ungarischen Mittelgebirges.

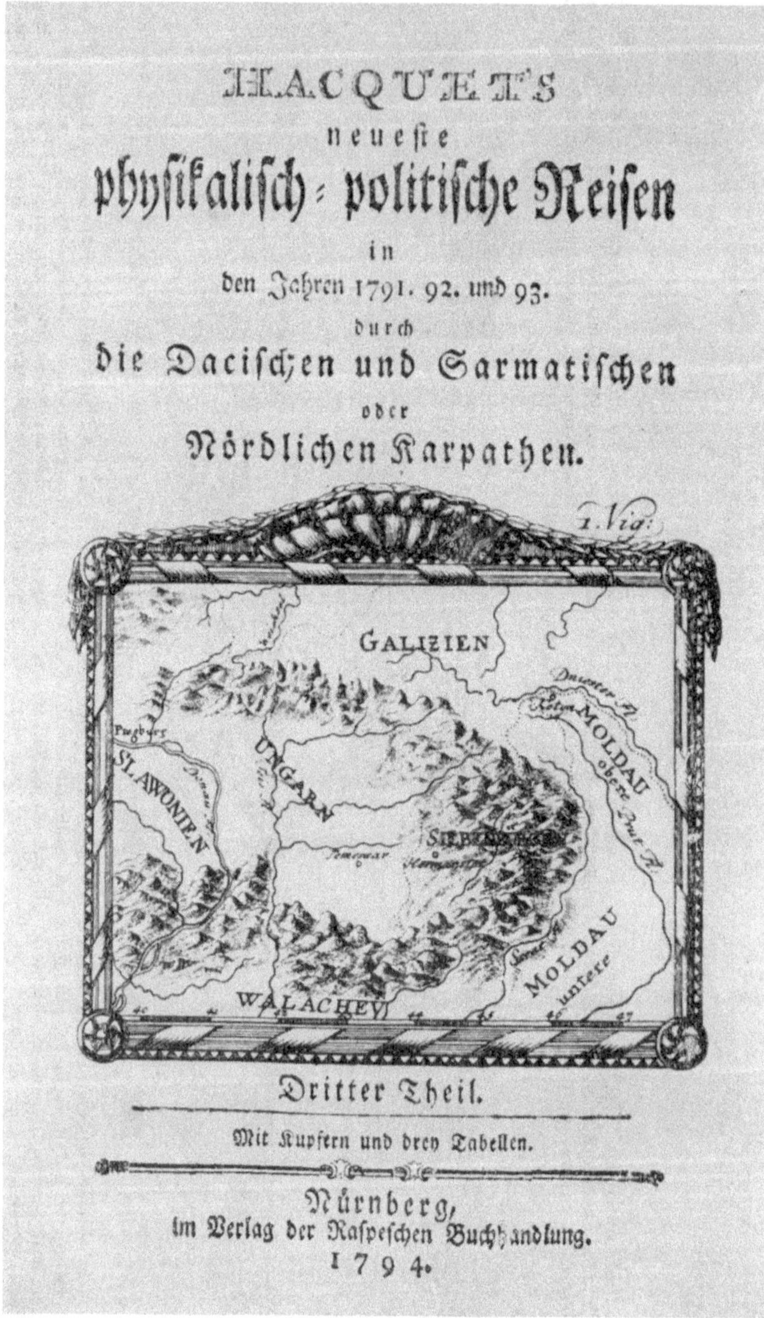

HACQUET'S
neueste
physikalisch-politische Reisen
in
den Jahren 1791. 92. und 93.
durch
die Dacischen und Sarmatischen
oder
Nördlichen Karpathen.



Dritter Theil.

Mit Kupfern und drey Tabellen.

Nürnberg,
im Verlag der Raspeschen Buchhandlung.
1794.

*Abb. 5.* Titelseite aus dem Werke Haquet's über die Reise nach Rumänien und durch die Nordkarpaten.

Wert sind. Zu dieser Zeit erschienen auch die ausserordentlich wichtigen Veröffentlichungen von V. Uhlig (siehe Abb. 13). Es waren vor allem die geologischen Monographien über verschiedene Gebiete der Westkarpaten, unter denen die Monographie der Hohen Tatra besonders hervorzuheben ist. Uhlig verfasste eine ausgedehnte Zusammenstellung der damaligen Kenntnisse über die Karpaten (Uhlig, 1903), indem er nicht nur eine stratigraphische Übersicht gab, sondern auch den Versuch machte, die Tektonik der Karpaten zu erläutern (Abb. 4a). Zu dieser Zeit trat jedoch eine gewaltige Veränderung in der allgemeinen Deutung der Tektonik der Faltengebirge Europas ein, die auch die Interpretation des Karpatenbauplanes beeinflusste. Im Jahre 1902 und 1903 stellte M. Lugeon (Abb. 14, 15, 16, 17, 18) in der Hohen Tatra (Abb. 4b, 19—20) und der pieninischen Klippenzone auf Grund der Arbeiten Uhlig's die Existenz von Überschiebungsdecken fest. Seine Anschauungen wurden im Jahre 1907 auch von Uhlig übernommen (Abb. 4 d) der eine neue, allgemeine tektonische Synthese des Karpatenbogens gab. Obgleich mehrere Anschauungen der beiden Meister der Geologie sich später als unrichtig erwiesen haben, bleibt die Deutung der Karpaten als Überschiebungsdeckengebiet durchaus erhalten. Ab 1919, nach der Gründung der Geologischen Staatsanstalt der Tschechoslowakischen Republik, übernahm diese die Verwaltung der geologischen Aufnahmearbeiten auch im Gebiete der Karpaten (Abb. 21). Die neuen geologischen Forschungsarbeiten wurden durch die Gründung der „Association pour l'avancement de la géologie des Carpathes" sehr unterstützt. Im Jahre 1931 fand in den tschechoslowakischen Karpaten der III. Kongress dieser Association statt (Abb. 22). Der bei dieser Gelegenheit herausgegebene Führer zu den Exkursionen (Siehe „Guide des excoursions" 1931) bot Gelegenheit zu zeigen, dass der Bau der Westkarpaten ausserordentlich kompliziert ist, viel komplizierter als aus Uhlig's Synthese ersichtlich war. Bahnbrechend waren zu dieser Zeit die geologischen Forschungen in den Karpaten von R. Kettner und die mineralogischen Forschungen von F. Slavík (Abb. 23). Nach 1945 erfuhr die geologische Erforschung der Karpaten einen grossen Aufschwung durch den ausserordentlichen Geologenzuwachs in der Tschechoslowakei. Gleichzeitig vergrösserte sich auch die Zahl der sich mit der geologischen Durchforschung der Westkarpaten beschäftigenden Institute. Die Kenntnisse über den

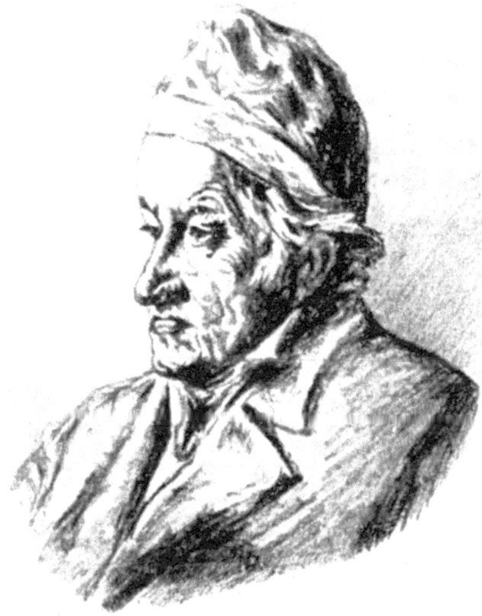

*Abb. 6.* Ami Boué.

allgemeinen Bau der Karpaten wurden durch planmässige Arbeiten im Zusammenhang mit der Zusammenstellung einer neuen geologischen Karte der ganzen Republik im Massstabe 1 : 200 000 ausserordentlich vermehrt. Wenn es auch infolge des alzu raschen Fortschritte dieser Arbeiten in diesem Buche nicht möglich ist, alle neuen Ergebnisse festzuhalten, wurde doch ein grosser Teil mit verarbeitet. Im Vergleich mit den älteren Arbeiten zeichnen sich die neuen Forschungen durch eine stets wachsende Anwendung der Mikrofazieskunde sowie auch physikalischer Alterbestimmungen der Gesteine, die in den letzten Jahren sehr interessante neue Ergebnisse brachten aus.

5. TEIL

# ÜBERSICHT ÜBER DIE STRATIGRAPHIE DER VORTRIADISCHEN FORMATIONEN DER WESTKARPATENREGION

## Einleitung

Am Bau der Westkarpaten nehmen sedimentäre, magmatische und metamorphe Gesteine teil. Bei der Einteilung der letzteren wird in diesem Buche hauptsächlich die Klassifikation von Jung und Roques (1938, 1952) angewendet, die in vieler Hinsicht Vorteile bietet. Bei der Bildung der kristallinen Schiefer der Westkarpaten ist es, wie für viele andere Gebiete nötig, die Existenz von polymetamorphen Veränderungen hervorzuheben. Diese spielten sich in den Karpaten in mehreren vortriadischen Phasen und auch zur Zeit der alpinen Faltung ab, wobei letztere im wesentlichen einen destruktiven Charakter haben.

Wie bereits bemerkt wurde, kann man in den Westkarpaten je eine vortriadische und eine alpidische Ära unterscheiden:

### Die vortriadische Ära

Die vortriadische Ära entspricht der Entstehung der Gesteine der paläozoischen und älteren Epochen. Sie umfasst das kaledonische und das varistische Faltensystem. Ersteres ist nur am Aussenrand der Westkarpaten nachweisbar. Im Südteil der Westkarpaten ist sein Vorhandensein möglich. Das varistische System ist im gesamten Karpatengebiet bekannt. Auch die mögliche Existenz praekambrischer Faltungen ist in den Westkarpaten nicht auszuschliessen, wenn auch dafür sehr wenig Anhaltspunkte bestehen.

In der vortriadischen Ära lassen sich einige tektonische Entwicklungsphasen unterscheiden, deren Bedeutung im Karpatengebiet nicht überall die gleiche ist. Zur ersten varistischen Entwicklungsphase gehören am Nordsaume der Karpaten: Die nicht metamorphen und metamorphen superkrustalen Serien des Devons und die plutonischen, in kristalline Schiefer umgewandelten Intrusiva, die erste, vordinantische Faltung. Zur zweiten varistischen Entwicklungsphase gehören: Karbon bis Westfal einschliesslich und die nachwestfälische Faltung. Zur

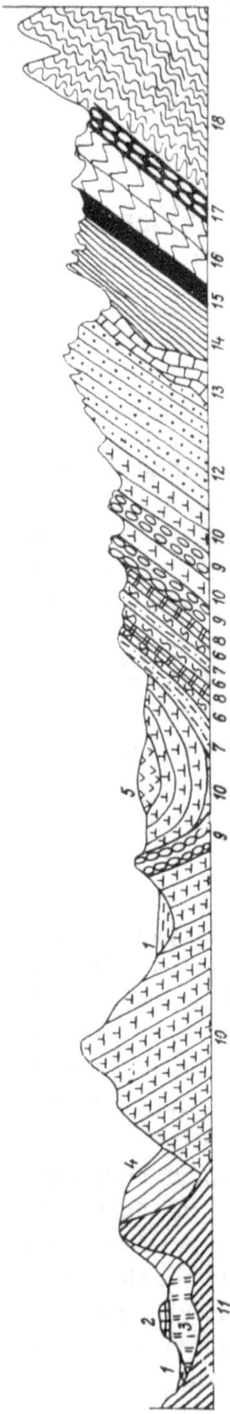

Abb. 7. Geologischer Durchschnitt durch die Westkarpaten von der Hohen Tatra bis Kraków. (Nach Ami Boué 1930). (Erläuterungen angepasst und erklärt). 1. Alluvions (Flusschotter, Quartär). 2. Grès et sables tertiaires (Torton der Karpatischen Vortiefe). 3. Argile salifère tertiaire (Neogen südlich von Krakau). 4. Molasse (hauptsächlich paläogen der subschlesischen Decke). 5. Grès vert supérieur (oberer Teil des Podhale-Flysches, dürfte nach Boué zur Kreide gehören). 6. Grès vert inférieur (gehört nach Boué der Kreide an). 7. Calcaire à Nummulites (Paläogen). 8. Agglomérats calcaires(?). 9. Calcaire à Ammonites (hauptsächlich Ammonitenkalke der Klippenzone). 10 Grès viennois (verschiedene Glieder des karpatischen Flysches die der Kreide und dem Paläogenangehören), nach Boué handelt es sich hauptsächlich um Oberjura). 11. Calcaire jurassique (es handelt sich um Jurakalke der äusseren Klippen und des Krakauer Hochlandes). 12. Calcaire alpin supérieur (Dolomite und Kalksteine von verschiedenem Alter). 13. Grès à Fucoïdes du Calcaire alpin (es handelt sich vorwiegend um hochtatrischen Alb). 14. Calcaire alpin inférieur (Trias, Malm und Neokom der Tomanovaserie der Hohen Tatra). 15. Brèches(?). 16. Grès rouge (unterer Werfen der Tomanovaserie der Tatra). 17. Roches talcoquartziteuses (wahrscheinlich Granitmylonite). 18. Gneiss protogine (wahrscheinlich schwach tektonisch zertrümmerter Granit).

dritten varistischen Entwicklungsphase gehören: Das kontinentale Oberkarbon und Perm und die permische Tektogenese.

In der Slowakei lassen sich im Paläozoikum superkrustale, schwach metamorphosierte Serien unterscheiden. Eine erste Entwicklungsphase entspricht ungefähr dem Kambrium bis Silur. Vielleicht endete sie mit einer schwächeren Faltungsphase, die der kaledonischen Faltung entsprechen könnte. Einer zweiten Entwicklungsphase gehört die superkrustale, wenig metamorphosierte Serie vielleicht devonischen Alters und die nachfolgende Faltung im Zips-Gömörer Erzgebirge an. In diese Phase dürfte der mächtige katazonale Metamorphismus fallen, der von einer Granitisation superkrustaler Serien unbekannten Alters [Altpaläozoikum oder vorpaläozoische Formationen aus der Kerngebirgsregion und dem Vepor (Tatroveporiden)] begleitet wird. Gleichzeitig spielte sich die vorkarbonische Faltung und die Intrusion der Granitkörper in der Region der Kerngebirge ab. In eine dritte Entwicklungsphase fällt die Entstehung der sedimentären Serien des höheren Karbons, sie wurde durch eine vormittelpermische Faltung abgeschlossen. In der vierten Entwicklungsphase wurden die superkrustalen Serien des Perms durch eine wahrscheinlich überall entwickelte vortriadische Faltungsphase beendet.

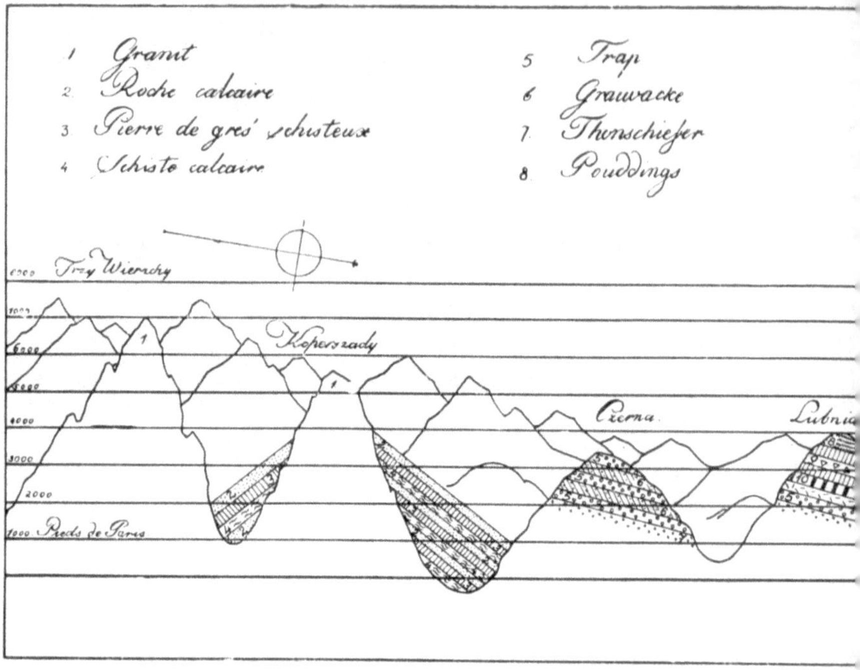


*Abb. 8.* Profil durch die Westkarpaten geführt in der Richtung Vysoké Tatry —

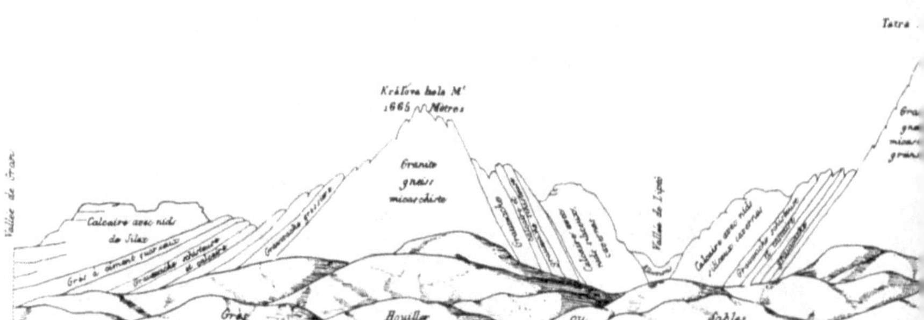


*Abb. 9.* Profil durch die Hohe und Niedere

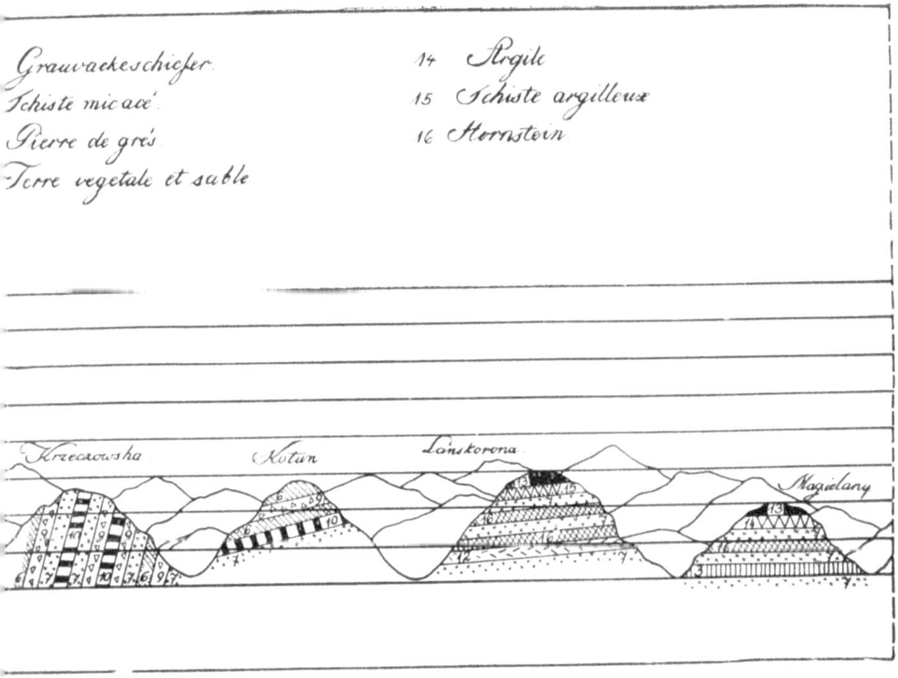


— Lubina — Lanzkrona. Nach Staszic (1815). Übernommen aus der neuen Ausgabe seines

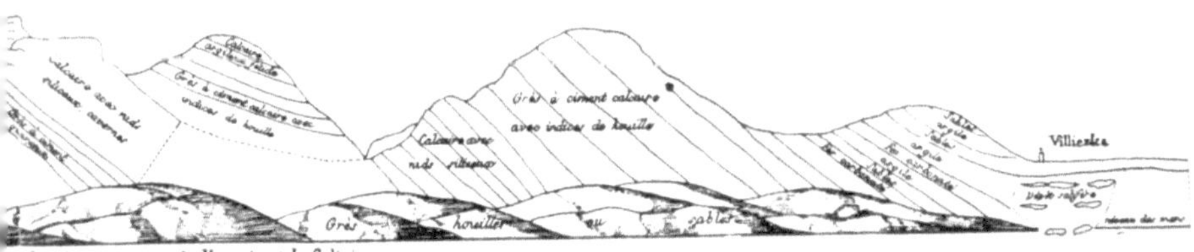


Beudant (1822). Erläuterungen auf der Abbildung.

## Die alpidische Ära

Die alpidische Ära umfasst teilweise mächtige, mesozoische und tertiäre sedimentäre Serien, denen superkrustale und interkrustale Magmatite eingelagert sind. Während der alpidischen Entwicklungszeit wurde die Region der Westkarpaten wiederholt gefaltet. Nach den Schwankungen der Faltungsintensität kann die alpine Einheit in mehrere Entwicklungsphasen zerlegt werden, die in der Flyschzone und in der Region der zentralen Westkarpaten einander nicht entsprechen.

Im Gebiet der Westkarpaten kann unterschieden werden:

Die erste Entwicklungsphase, der die ganze Trias zugehört und nach deren Ablagerung es zu schwachen Bewegungen kam. Die zweite Entwicklungsphase, welcher der Jura, die untere und mittlere Kreide samt dem Turon angehören. Nach dieser setzte in der Region der zentralen Westkarpaten und der Klippenzone eine kräftige, von Deckenbildung begleitete Faltung ein.

Die dritte Entwicklungsphase entspricht dem Senon. Auch hier kam es nach der Sedimentation hauptsächlich in den südlicheren Zonen der Westkarpaten zu einer Faltung. In einigen Teilen der Flyschzone geht diese Entwicklungsphase in die vierte Entwicklungsphase über, die der Sedimentation des Paläogens entspricht. Danach spielte sich in den ganzen Westkarpaten eine Faltung ab, die in den verschiedenen Zonen verschiedene Intensität hatte. Die fünfte Entwicklungsphase entspricht dem Miozän. Während dieser Zeit und nachher kam es zu wiederholten Faltungsphasen, so dass diese Entwicklungsphase eigentlich aus mehreren kleineren Phasen zusammengesetzt ist. Es kam auch zur Entstehung mächtiger Bruchdislokationen.

Die sechste Entwicklungsphase entspricht dem Pliozän und dem Quartär.

Hier spielten sich ebenfalls schwache Faltungsbewegungen ab oder es kam zur Entstehung von Bruchdislokationen.

Bei Betrachtungen über Bau und Entwicklung der Westkarpaten muss der grundlegende Unterschied der beiden Grundeinheiten im Auge behalten werden. Während der tektonisch und stratigraphisch aufzufassenden vortriadischen Ära existierten im Gebiet der heutigen Westkarpaten zwei tektonische Einheiten, deren gegenseitige Beziehung durch die enormen Massen des Karpatenflysches verdeckt ist. Die eine wird durch die Böhmische Masse dargestellt. Sie greift unter den Nordrand der Westkarpaten. Die andere erscheint in den inneren Zonen der Westkarpaten. Die Grenze zwischen beiden liegt keineswegs am Aussenrand des während der alpidischen Etappe entstandenen Faltensystems der Karpaten, sondern im Süden der Flyschzone. Hier dürfte eine mächtige Störung verlaufen, die beide Einheiten voneinander trennt. Wenn auch sowohl in der einen, als auch in der anderen Einheit Elemente des varistischen Faltensystems auftreten, gehören beide doch offensichtlich verschiedenen Zweigen dieses Gebirges an, die durch eine Überschiebung oder einen tiefen Bruch voneinander getrennt waren.

Darum ist ihre Entwicklung während der paläozoischen Etappe wesentlich verschieden. Es ist jedoch wahrscheinlich, dass die Sedimentation der paläozoischen Serien in einer gemeinsamen Geosynklinale erfolgte, deren Nordrand in Mitteleuropa nördlich der Harzes, der Sudeten und des Heiligekreuzgebirges lag.

## I. GLIEDERUNG DES PALÄOZOIKUMS

Um dem Leser die Übersicht über die Stratigraphie des Paläozoikums zu erleichtern, sind zwei Übersichtstafeln eingeschaltet, in denen die grundlegende Einteilung des Paläozoikums gegeben wird. Es werden dabei hauptsächlich diejenigen Abteilungen der einzelnen Formationen angeführt, von denen im nachfolgenden die Rede sein wird (siehe stratigraphische Tafeln I und II).

Die Teilung des Karbons in drei Hauptabteilungen enstammt der Klassifikation von E. Haug (1920), derjenigen der sowjetischen Geologen und auch der Teilung nach M. Gignoux (1950).

## II. PALÄOZOIKUM UND KRISTALLIN VERSCHIEDENEN ALTERS AM NÖRDLICHEN RAND DER WESTKARPATEN UND IM UNTERGRUND DER NÖRDLICHEN STREIFEN DER KARPATENFORMATIONEN

### A. Kristallin verschiedenen Alters und Altpaläozoikum des Randes der Böhmischen Masse und des Krakauer Gebietes

Der Rand der Westkarpaten und der karpatischen Vortiefe befindet sich im Gebiet zwischen der Donau und der Umgebung von Krakau in unmittelbarer Nähe des SE-Randes der Böhmischen Masse. Da die vortriadischen Formationen in diesem Gebiet unter die Karpaten eintauchen, ist es nötig eine Übersicht der Einheiten der Böhmischen Masse, die an die Karpaten angrenzen, zu geben. Wir werden uns mit dem Gesamtbild der Böhmischen Masse nur ganz kurz beschäftigen und den Leser auf das Sammelwerk: „Tektonický vývoj Československa“ (19) verweisen.

Wir übernehmen aus dem genannten Werk manches aus der allgemeinen Einteilung und verschiedene neue Tatsachen, verwerfen aber dabei viele stratigraphische und tektonische Erläuterungen, die ungenügend begründet sind.

In der Böhmischen Masse erblicken wir ein Gebiet der varistischen Faltung, die hier einen Bogen bildet, der im Westen im Thüringer Wald und im Erzgebirge eine SW-NE Richtung hat, im Riesengebirge eine NW-SE Richtung annimmt und in Schlesien und Mähren schliesslich in die NNE-SSW Richtung umbiegt. Dieser Bogen verschwindet am NE-Rande der Westkarpaten unter der Oberfläche; die innerste (südlichste) Einheit des varistischen Bogens taucht gegen S unter die Ostalpen unter.

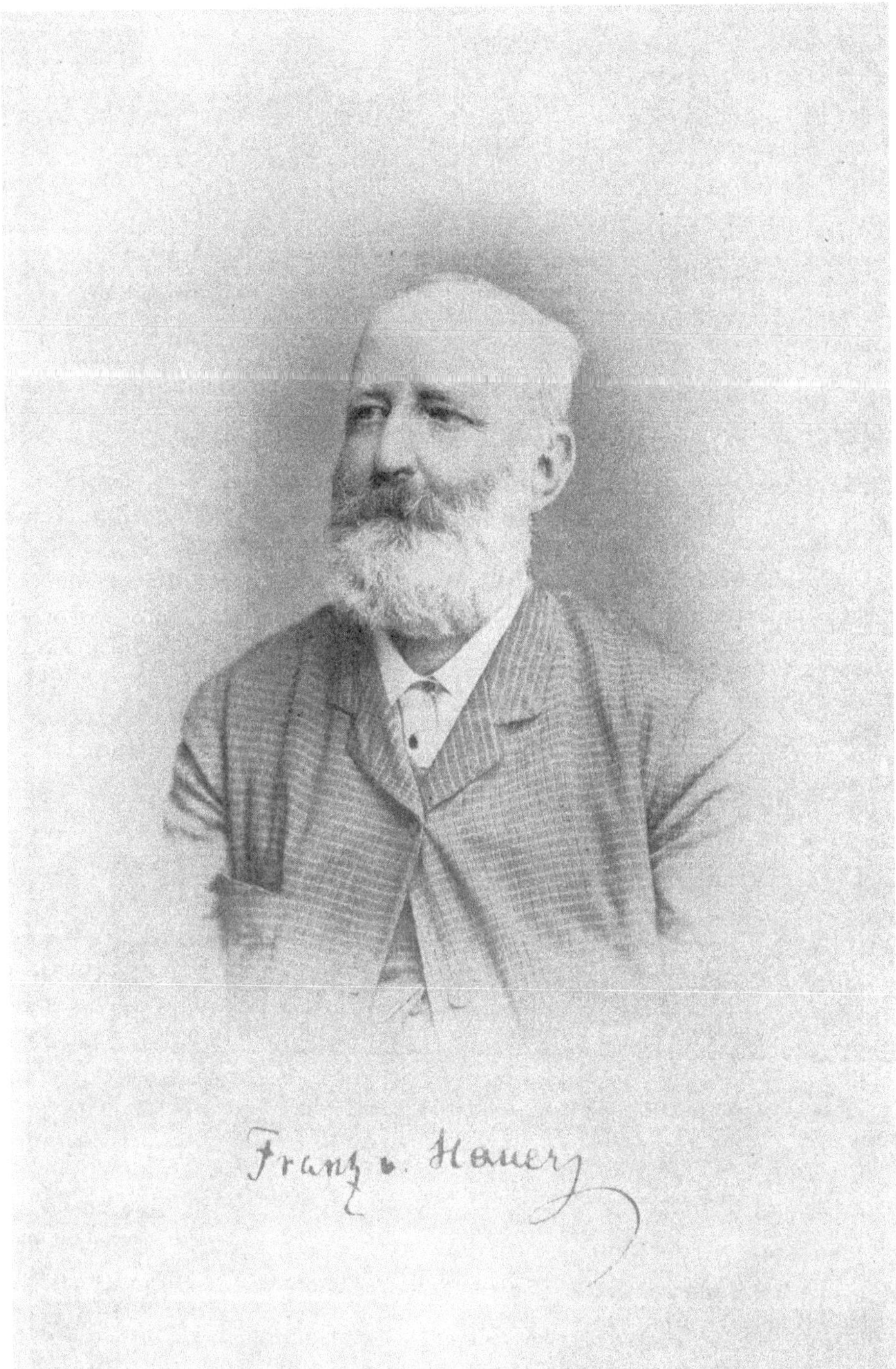


*Abb. 10.* Franz von Hauer.

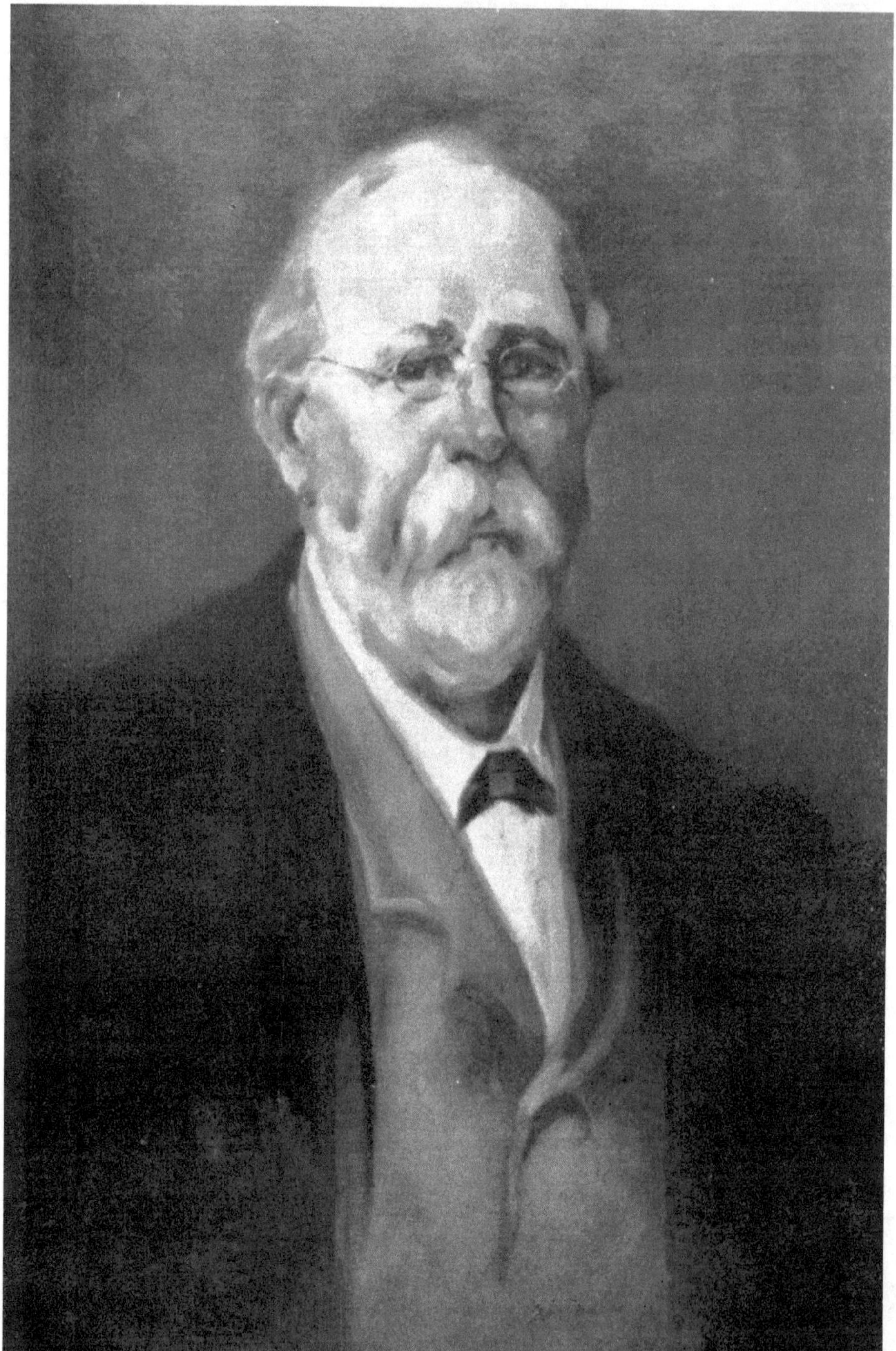

*Abb. 11.* Dionýz Štúr. Fotographie eines Porträts von J. Struhár.

Den varistischen Faltenbogen der Böhmischen Masse kann man in zwei Hauptelemente teilen:

1. Den Zentralen Teil der Böhmischen Masse, den wir als mittelböhmische Zone bezeichnen („Tschechischer Zwischengebirgsblock" von Máška und Zoubek, l. c. 1961, S. 25).

2. Den Hauptbogen des varistischen Faltensystems, der sich vom Erzgebirge, über die Westsudeten und das Gesenkegebiet bis in die Umgebung von Brünn und Znaim erstreckt. Der zweite Bogen besteht selbst aus mehreren Zonen oder tektonischen Gebieten.

1. Mittelböhmische Zone. Zu dieser Einheit gehören: ein intensiv regionalmetamorpher Komplex, der als Moldanubikum bezeichnet wird, dann die grösstenteils unveränderten oder nur epizonal veränderten Serien des mittelböhmischen „Algonkiums" und die nicht bzw. nur kontaktmetamorphen altpaläozoischen Serien, die hauptsächlich im Barrandien entwickelt sind. Von diesen Bildungen findet man am Ostrand der Böhmischen Masse nur das Moldanubikum.

Das Moldanubikum wird durch das Vorkommen von Ektiniten (im Sinne Jung und Roques) der Zone der unteren Gneise (Katazone) charakterisiert, schwach metamorphe Gesteine, die lokal entwickelt sind, wurden ehemals als Diaphthorite betrachtet, scheinen aber nach neueren Untersuchungen primär weniger veränderte Glieder darzustellen. Im Gebiet des katametamorphen Moldanubikums erscheinen ausser Gneisen auch Migmatite, Gesteine der Granulitfazies, Erlane, Marmore sowie graphitische und quarzitische Einlagerungen. Die weniger metamorphen Serien erscheinen hauptsächlich an der Peripherie des moldanubischen Gebietes.

Das Alter der Serien des Moldanubikums wurde in vergangenen Zeiten sehr verschieden bestimmt. In neuerer Zeit (vgl. Máška und Zoubek 1961 in „Tektonische Entwicklung . . .") scheint es am wahrscheinlichsten, dass die höhermetamorphen Serien altproterozoisch oder auch jungarchaisch sind, die weniger metamorphen Serien werden mit dem mittelböhmischen, wenig oder nicht metamorphen „Algonkium" parallelisiert. Diese Altersbestimmungen könnten zutreffen, wurden aber durch die Methoden der physikalischen Altersbestimmung nicht bestätigt. Die Bestimmungen des Alters einzelner Mineralien und Gesteine des moldanubischen Gebiets ergaben vorläufig ein maximales Alter zwischen Algonkium und Kambrium und ein ordovizisches Alter (Kantor 1957, Kantor und Kupčo 1956).

Die vermutlich alten Serien des Moldanubikums durchdringen altvaristische granitoide Massive, die von einer Migmatitaureole umringt sind.

Das Moldanubikum scheint ein vorvaristisches, hauptsächlich proterozoisch konsolidiertes Gebiet zu bilden, welches aber noch altvaristisch (bretonisch) „mediotyp" gefaltet wurde und ab Anfang des Karbons im Varistikum den Charakter eines Zwischengebirges erhielt.

Am Karpatenrand ist das Moldanubikum nicht anstehend bekannt (der Aufschluss bei Miroslava (Misslitz) ist nicht Moldanubikum, wie F. S. Suess (1912) angab, sondern gehört wahrscheinlich zum proterozoischen Mantel des Brünner Massivs).

Am Ostrande des Moldanubikums in Mähren ist dieses auf die sogenannte mährisch-schlesische Zone der 2. Einheit des varistischen Bogens gegen Osten aufgeschoben.

2. Im varistischen Hauptbogen unterscheidet man A. das erzgebirgisch-thüringische Gebiet mit sehr intensiver varistischer Faltung und Metamorphose des Altpaläozoikums; B. das westsudetisch-eisengebirgische Gebiet mit intensiver kaledonischer und varistischer Faltung; C. das mährisch-schlesische Gebiet.

Der Hauptbogen der varistischen Tektogenese bildet den Ostrand der Böhmischen Masse im NE der Donau. Die Gebiete A. und B. des Hauptbogens erreichen nicht den Nordrand der Karpaten. Wir werden daher diese Einheiten hier nicht behandeln. C. Die nächstfolgende äussere Einheit, das mährisch-schlesische Gebiet, ist in Mähren vom Moldanubikum durch eine Überschiebung („moravische Linie") getrennt. Diese Dislokation setzt sich gegen NNE fort und trennt hier das schlesische Gebiet von dem westsudetisch-eisengebirgischen ab.

Der südliche Teil des mährisch-schlesischen Gebietes — das Moravikum (F. E. Suess 1903) besteht aus einer Serie mehr oder weniger metamorpher Gesteine unter denen Phyllite vorwiegen. Daneben findet man biotitische Glimmerschiefer. Kalkphyllite, Quarzite, kristalline Kalke, Amphibolitlagen usw. Vereinzelt wurden in Kalken Versteinerungen des Givet (Amphipora ramosa) gefunden. In die Phyllite des Moravikums drangen synorogene granitoide intrusive Gesteine ein (hauptsächlich Orthogneis von Byteš). Im Moravikum unterscheiden wir eine vermutlich tektonisch tiefere Einheit (Einheit der „inneren Phyllite"), die wir als Zone von Tišnov bezeichnen möchten und eine tektonisch höhere Einheit (Einheit der „äusseren Phyllite"), die Bytešzone. Mit der Einheit der „inneren Phyllite" stehen spätorogene granitoide Gesteine vom Brünner Typus in Verbindung. Das Alter und Wesen der Faltung und Metamorphose des Moravikums sind vorläufig ungenügend geklärt. Zoubek (l. c. 1961, S. 100) nimmt an, dass sich hier ausser der varistischen Tektogenese und Metamorphose auch ältere, kaledonische oder assyntische Bewegungen bemerkbar machten. Nach den älteren Anschauungen (F. E. Suess 1912) wurde das Moldanubikum ebenso wie die Bytešzone varistisch gegen Osten als Decken übereinandergeschoben. Neuerlich hat man im Moravikum auch Westvergenz gefunden, was aber kaum das Gesamtbild ändert.

Die Brünner Zone (Zoubek 1948). Zu einer östlicheren Zone gehört auf mährischem Boden das Gebiet des granitoiden Massives von Brünn mit seiner Hülle, in der ametamorphes Devon auf den älteren Gesteinen transgressiv und

## STRATIGRAPHISCHE TABELLE I

*Grundsäzliche Gliederung des Altpaläozoikums*

| | | Stufen | Leitfossilien | Barrandien | Faltungen |
|---|---|---|---|---|---|
| Devon | oberes | Etroeungt<br>Famenne | 6. Woclumeria, Kalloclymenia<br>5. Oxyclymenia, Gonioclymenia<br>4. Platyclymenia<br>3. Prolobites<br>2. Cheiloceras | h | |
| | | Frasne | 1. Manticoceras | | |
| | mittleres | Givet | 4. Maenioceras, Agoniatites, Stringoceph. burtini<br>3. Maenioceras, Anarcestes, | | |
| | | Eifel | 2. Anarcestes } Foordites } Calceola sandalina<br>1. Anarcestes } | $g_\beta$ | |
| | unteres | Koblenz | Spirifer cultrajugatus<br>Spirifer hercyniae<br>Pleurodictyum problematicum | $g_\alpha$ | |
| | | Siegen | Spirifer arduennensis<br>Spirifer primaevus | f | |
| | | Gedinne | Spirifer dumontianus<br>Spirifer mercuri<br>Spirifer elevatus | $e_\gamma$ | Kaledonische Faltung:<br>— Erische Phase<br>— Ardennische Phase |
| Silur | | Ludlow { oberes, mittleres, unteres | Monograptus colonus (Monograptus) | $e_\beta$ | |
| | | Wenlock | Cyrtograptus (Monograptus) | $e_{\alpha_3}$ | |
| | Llandovery, oberes | Gala — Tarannon | Rastrites (Monograptus) | $e_{\alpha_2}$ | |
| | Llandovery, unteres | Llandovery series (Valent) | (Monograptus) | $e_{\alpha_1}$ | — Takonische Phase |
| Ordovicium | | Ashgill | Dicellograptus<br>Dicranograptus<br>Didymograptus<br>Dichograptus | $d_\xi$ | — Oswegische Phase |
| | | Caradoc | | $d_\varepsilon$ | |
| | | Llandeilo | | $d_\delta$ | — Trondhjem Phase |
| | | Llanvirn | | $d_\gamma$ | — Vermont Phase |
| | | Arenig (Skiddaw) | | $d_\beta$ | — Trysil Phase |
| | | Tremadoc | { Bryograptus<br>Dictiograptus | $d_\alpha$ | |
| Kambrium | | Potsdamian | Olenus | $c_\gamma$ | |
| | | Akadian (Albertan) | Paradoxides | $c_\beta$ | |
| | | Georgian (Waucobian) | Protolenus<br>Strenuella<br>Holmia | $e_\alpha$ | |
| Algonkium | | Sinium | Collenia | b | Assyntische Faltung, bajkalische Faltung |
| | | Jotnium<br>Jatulium | | | |
| | | Karelium | | | Karelische Faltung |
| Archaikum | | Belomoriden<br>Samiden<br>Katarchaikum | | | Belomorische Faltung<br>Samische Faltung |

diskordant aufliegt. Da die Gesteine dieser Zone im Gebiet der Karpaten ständig in Form von Geröllen im Flysch erscheinen, werden wir dieser Zone grössere Aufmerksamkeit schenken.

Zur Brünner Zone gehört erstens ein Komplex vordevonisch gefalteter älterer Gesteine. In diese intrudierten nach der vordevonischen Faltung granitoide Gesteine, hauptsächlich vom Typus der Brünner Masse. Ähnliche Gesteine erscheinen auch im moravischen Gebiete als Svratkagranit und als Thayagranit im Süden.

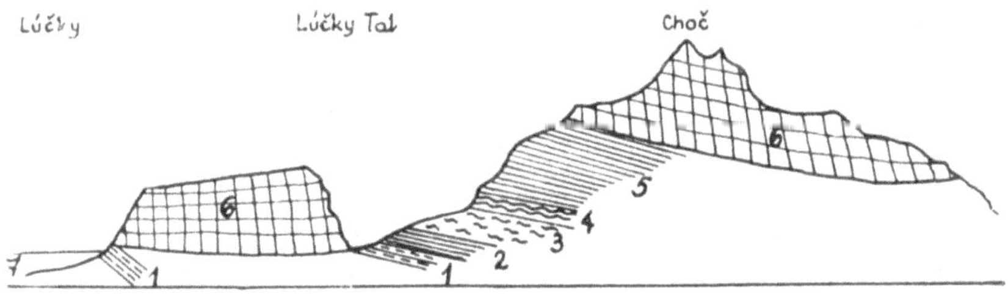


*Abb. 12.* Geologisches Profil durch den Berg Veľký Choč. Nach D. Štúr (1860). 1. Roter Sandstein (Keuper). 2. Kössener Schichten. 3. Fleckenmergel (Lias). 4. „Jurassische Aptychenkalke" (Jura und Neokom). 6. „Neokomer Dolomit" (Chočdolomit der mittleren Trias der Choč-Decke).

Das Alter der metamorphen Gesteine der Hülle des Brünner Granites, und überhaupt der älteren metamorphen Gesteine der Brünner Zone, ist unbekannt; auch das Alter des Brünner Granites selbst wird umstritten. Z o u b e k (in „Tektonický vývoj ..." 1961, S. 112) bezeichnet die vordevonischen Elemente der Brünner Zone als „assyntisch". Jedoch hat die Bestimmung des absoluten Alters des Brünner Granites durch physikalische Methoden ein kaledonisches Alter ergeben (W i n o g r a d o w, T u g a r i n o w, Z h i r o w a u. a. 1959).

Die ältesten der Brünner Masse angehörenden Gesteine sind Diorite, jünger sind Granodiorite und Granite. Im nördlichen Teil der Brünner Masse sind hauptsächlich mittelkörnige, an Biotit und Plagioklas reiche Granite und Amphibol-Biotit-Granite entwickelt. Im südlichen Teil bei Mor. Krumlov (Mährisch Krummau) treten überwiegend grobkörnige Granite auf, die reich an Kalifeldspat und arm an Biotit sind. Das Thaya Massiv besteht überwiegend aus Granit mit Schollen älterer Diorite.

Plutonische Gesteine, ähnlich denjenigen der Brünner Masse, finden sich in kleineren Vorkommen inmitten des Paläozoikums und im Liegenden des Devons, z. B. bei Olomouc (Olmütz). Daraus ist ersichtlich, dass der vordevonische Plutonismus in dieser Zone grosse Bedeutung hatte.

Die genannten Plutone sind von zahlreichen Ganggesteinen wie muskovitische Aplite, Pegmatite, dioritische Porphyrite, Kersantite, Diabase u. a. durchschlagen (vgl. Z a p l e t a l 1931—1932). Die Brünner granitoiden Massen dringen in die Gesteine des ursprünglichen Mantels ein, der am Kontakt in Glimmer-Hornfelse,

Gneise, Erlanfelse und Marmore umgewandelt wurde. Die Granite dringen ausserdem in die älteren Diorite ein. Bei der Thaya-Masse dringen die jüngeren Granite in die Gabbrodiorite ein und bilden mit ihnen Mischgesteine. Für vordevonisch müssen wir auch die Orthogneise mit den Phylliten im Untergrund des Devons von Čelechovice betrachten. Kettner (1932) zählt sie zum Präkambrium. Den älteren Gesteinen der Brünner Zone liegt transgressiv Devon auf. Nichtmetamorphosierte Glieder der vordevonischen Serie finden wir sehr selten in der Brünner Zone und zwar in Gebieten, die weiter vom Rande des Kristallins liegen. Hierher gehören silurische Graptolithenschiefer, die in Mähren bei Stínava am Drahaner Plateau (Drahanská vysočina) gefunden wurden (siehe Kettner und Svoboda 1937). Es sind dunkelgraue bis schwarze, teilweise graphitische Tonschiefer mit der Graptolithenfauna des Gala-Tarannon (vgl. Bourinus u. a.) und ausserdem lichte Schiefer der Ludlow-Stufe. Vermutlich ist es die Zone mit Monograptus vulgaris und M. nilssoni (?).

Die fazielle Entwicklung des Devons der Brünner Zone in Mähren.

In der Brünner Zone tritt Devon in zwei faziell verschiedenen Entwicklungen auf.

I. Die Drahaner oder Němčicer Entwicklung. Sie entspricht einer Tiefenfazies und ist vollständiger.

II. Die Entwicklung vom Typus des Mährischen Karstes. Sie stellt eine Seichtwasserfazies dar und ist weniger vollständig.

Die neuen, von R. Kettner und der Gruppe seiner Mitarbeiter und Schüler durchgeführten geologischen Forschungen lassen die Stratigraphie des Devons in Mähren in ganz neuem Lichte erscheinen (vgl. Kettner 1949, Kettner und Prantl 1942).

Die erstgenannte Entwicklung ist am Drahaner Plateau und in einem Streifen am Ostrand des nördlichen Teiles der Brünner Masse verbreitet. Sie hat gemeinsame Merkmale mit der Entwicklung des Devons in den nördlichen Regionen, insbesondere mit dem Devon des Gesenkes (Devon von Vrbno, Würbental). Sie wird folgendermassen aufgegliedert:

1. Unteres Koblenz; Basale Quarzite.

2. Oberes Koblenz; Ton- und Mergelschiefer grau, gelbgrau oder grüngrau, bei Stínava und an anderen Lokalitäten manchmal phyllitisch (B. Bouček 1937). Die Fauna wird repräsentiert durch: Phacops potieri, Beyrichia devonica, Orthoceras planiseptatum, Bucaniella trilobata, Conularia subparallela, Athyris undata, Pleurodictyum problematicum. Die grösste Bedeutung haben Weichtiere, Korallen und Brachiopoden.

3. Untere Eifel-Stufe: Die Lithofazies entspricht jener des oberen Koblenz. Das Vorkommen bei Vratikov (R. Kettner und F. Prantl 1942) lieferte folgende Fauna: Phacops potieri, Orthoceras cochleiferum, Orthothetina

hipponyx, Alveolites suborbicularis, Meliolites indistinctus decipiens, Stromatoporella solitaria u. a.

4. Obere Eifel-Stufe: Effusive Diabase, Diabasmandelsteine und Tuffe mit Eisenerzen im Hangenden (Umgebung von Konice und Stínava). Darüber wurden weiter nördlich (bei Chabičov) Tentaculitenschiefer mit Phacopidella microma gefunden.

5. Givet und unterer Teil des Oberdevons: Kalke mit Crinoidenstengeln und einer Korallenfauna (bei Němčice).

6. Höheres Oberdevon, teilweise Famenne: Tonschiefer zeigen Einlagerungen schwarzer Radiolarite mit einer Zwergkorallenfauna: Syringaxon, Ptychocyathus u. a.

Die Entwicklung des Typus II tritt an vielen Stellen des Westkarpatenrandes auf und zwar einmal als normales Hangendes der Brünner Masse, zum anderen in der nordmährischen Senke (Čelechovice, Umgebung von Olomouc, Přerov (Prerau) und Hranice (Mähr. Weisskirchen). Eine ähnliche Entwicklung finden wir auch im Krakauer Gebiet.

Im Gebiet des Mährischen Karstes beginnt das Devon erst mit dem Givet; im Süden wahrscheinlich mit noch jüngeren Stufen.

Im nördlichen Teil ist nachweisbar:

1. Obere Eifel-Stufe oder unteres Givet: Konglomerate, Quarzite, Arkosesandsteine, stellenweise rotbraune sandige Schiefer. Gewöhnlich liegen diese Gesteine der Brünner Masse transgressiv auf. Im Hangenden gehen sie lückenlos in den höheren Komplex über.

2. Kalke des Givet: Hier unterscheidet man (vgl. Kettner 1949):

a) dunkle, blaugraue Plattenkalke mit Stringocephalus burtini,

b) bankige, dunkelblaugraue Kalke mit Amphipora ramosa im liegenden Teil und Paramphipora moravica im hangenden Teil, sowie einer Korallen- und Stromatoporenfauna.

3. Frasne: Lichte, weissgraue bis weisse, dichte oder feinkristalline, unvollkommen geschichtete Kalke. Sie sind im unteren Teil fossilfrei. Im höheren Teil ist ein Stromatoporen- (Stachyodes verticillata, Idiostroma occulatum) Horizont entwickelt und darüber Kalke mit Stromatoporen, Rugosen und Tabulaten. Im höchsten Teil der lichten Kalke tritt ein Horizont mit feinen Bruchstücken oder kleinem Geröll schwarzer Hornsteine auf.

4. Famenne: Lichte Kalke; im Hangenden werden sie gelb und gehen in rote Knollenkalke über. Hierher gehört der Horizont der Marmore von Křtiny (Kitay).

Im südlichen Teil des Mährischen Karstes, auf dem Hády-Berg bei Brünn (vgl. Zapletal 1926, 1931—1932, Oppenheimer 1930, Jaroš 1936, Prantl 1948) ist das Devon weniger vollständig entwickelt als in den nördlichen Teilen des Karstes. Die Ansichten über den stratigraphischen Umfang ge-

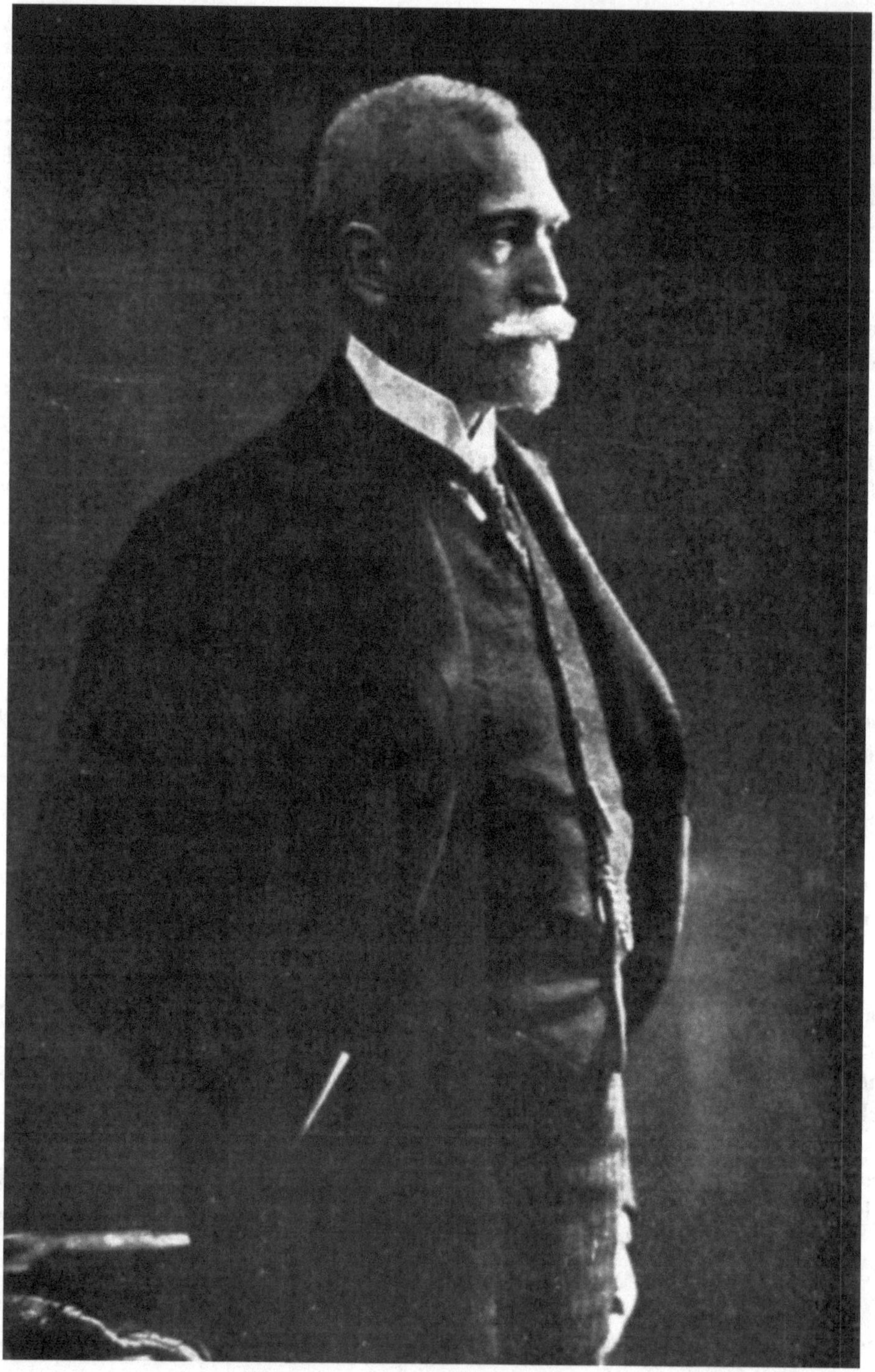

*Abb. 13.* Viktor Uhlig.

hen auseinander. Prantl (l. c.) unterscheidet hier zwei Entwicklungen: 1. Entwicklung von Maloměřice (die einer niedrigeren tektonischen Serie angehört) und 2. Entwicklung von Líšeň, die tektonisch höher, d. h. aus einer ursprünglich weiter westlich gelegenen Zone stammt.

In der Entwicklung von Maloměřice kann man nach Prantl (mit aus älteren Angaben übernommenen Ergänzungen) folgende Glieder unterscheiden: 1. Basale, transgressive Schichten aus polymikten Konglomeraten mit arkoseartigem und tonigkalkigem, hauptsächlich jedoch kalkigem Bindemittel bestehend. In den Konglomeraten herrschen Gerölle aus den Gesteinen der Brünner Masse vor, zu denen Kalkgerölle mit Fossilresten (Actinostroma sp., Stromatoporella sp., Alveolites sp. u. a.) hinzutreten. Es dürfte sich bei den letzteren um mitteldevonische Kalke handeln. Zapletal (1926) rechnet diese basalen Schichten zum Oberdevon. Oppenheimer (1930, S. 223) dagegen parallelisiert sie mit der klastischen Serie im nördlichen Teil des Mährischen Karstes und spricht ihnen mitteldevonisches Alter zu. Ähnlich rechnet auch Pokorný (1948, S. 163) die basalen Konglomerate in der Umgebung des Hady-Berges zur Eifel-Stufe oder zum ältesten Givet. Im Hangenden dieser Schichten kommen massige Kalke vor, nach Oppenheimer wahrscheinlich mitteldevonischen Alters. Prantl scheidet diesen Horizont nicht aus. Die hangende Schicht gehört zum Givet-Frasne. Es handelt sich um „Productellenkalk". Lichtgraue, bis dunkelgraue, grob bis undeutlich geschichtete Kalke (körnig bis feinkristallin).

Einige Partien tragen den Charakter zoogener Mikrobreccien (Mächtigkeit 12—14 m). Der Productellenkalk enthält Prismatophyllum quadrigeminum, Orthis striatula, Productella subaculeata, Pr. horminae, Spirifer archiaci, Sp. verneuilli tenuiculum, Orthoceras lineare, Scutellum costatum u. a. Die Fauna weist auf Frasne (Manticoceras-Stufe 1) hin; einige Rugosa haben jedoch obergivetischen Charakter. Im Hangenden erscheinen Breccienkalke (12—15 m), die zum Famenne gehören. Sie bestehen aus endostratischen Breccien mit Einlagen und Linsen dichter Kalke. Sie enthalten Spirifer verneuilli, Entomis tenuistriata. Den dunkelgrauen bis schwarzgrauen Kalken dieser Schichtfolge, besonders dem Bindemittel der endostratischen Breccien, entstammt die von Oppenheimer angeführte Fauna (Orthoceras lineare, Cyrtoceras polonicum, Tornoceras undulatus, Cheiloceras amblylobum, Ch. subpartitum, Buchiola retrostriata, Productella subaculeata). Er bezeichnet diesen Horizont als Cephalopodenkalk und fasst ihn als Äquivalent der Cheiloceras-Stufe (2. Stufe des oberen Devons) des unteren Famenne auf.

Über dieser Schichtengruppe liegen (vgl. Prantl l. c.) bankige dichte, schwarzgraue, etwas mergelige, manchmal reine Kalke, die mit körnigen oder feinkristallinen Kalken und mit Einlagen schwarzgrauer, kalkiger oder mergeliger Schiefer wechsellagern. Im hangenden Teil der Schichtfolge überwiegen die Schiefer. In dieser Schichtfolge tritt eine 50 cm mächtige Bank von

Crinoidenkalk auf, die durch allmähliche Übergänge mit der liegenden Schichtenfolge verbunden ist. Im unteren Teil enthält sie Einlagen von Breccienkalken. Manchmal erscheinen in den Kalken Tonschiefer mit Chondria (Fucoiden) und dolomitische Lagen.

O p p e n h e i m e r unterschied in dieser Schichtfolge zuunterst dunkle, schwarze, dünnbankige bituminöse, fossilreiche Kalke (Entomis serratostriata, Richterina striatula, Richterina (Fassirichterina) semen, R. (F.) moravica, Posi-

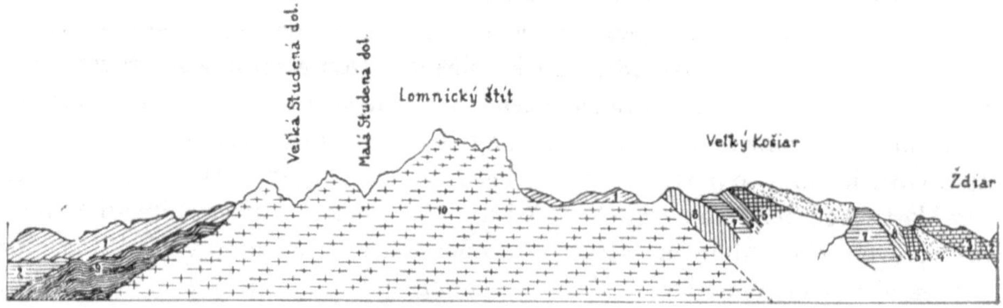


*Abb. 14.* Profil durch die Hohe Tatra. Nach G. S t a c h e verbessert von F. H a u e r (veröffentlicht im Werke F. H a u e r's 1875). 1. Gletschermoräne, 2. Eozäner Karpatensandstein. 3. Nummulitenschichten. 4. Jura-Kalk (Malm). 5. Liasische und Kössener Schichten. 6. Obertriadische Mergel. 7. Triadische Dolomite und Kalke. 8. Rotsandstein (Trias und Perm). 9. Gneis. 10. Granit.

donia venusta, Lingula subparallela). Er bezeichnet diesen Horizont als „Ostracodenhorizont" oder „Ostracodenkalk"; er entspricht dem Prolobites-Horizont (3. Stufe des Oberdevons) des Famenne. Im Hangenden scheidet O p p e n h e i m e r geschichtete schwarze Kalke mit breccienartigen und knolligen Lagen mit Clymenia pseudoflexuosa Rzehak (=Platyclymenia), Sporadoceras spirale und mit den Ostracoden: Richterina (Fassirichterina) semen, R. (F.) moravica aus. Diese als Clymenienkalke bezeichnete Schichtfolge gehört dem P l a t y c l y m e n i e n-Horizont (4. Stufe des Oberdevons) des Famenne an. Die oberste Lage bilden Mergelschiefer von dunkelgrauer, bis schwärzlicher Farbe mit Entomis serratostriata, Richterina striatula, Posidonia venusta und Lingula subparallela. Sie werden gewöhnlich als C y p r i d i n e n s c h i c h t e n bezeichnet. J a r o š (1926) betrachtet sie als Äquivalent der Cypridinenschichten des oberen Famenne, dagegen rechnet sie O p p e n h e i m e r (vielleicht mit Berechtigung) noch zu der Platyclymenienstufe (4) des Famenne. Die höheren Horizonte des Devons, der Oxyclymenia- und Wocklumeria-Horizont (6) würden dann in diesem Profil fehlen (vgl. auch P r a n t l 1948, S. 173).

Die z w e i t e F a z i e s - E n t w i c k l u n g ist nicht so vollständig. Basale, klastische Schichten sind nicht bekannt (die Lage der bunten, gewöhnlich dunkelroten, polymikten Konglomerate ist z. B. noch nicht sicher (vgl. P r a n t l 1948).

Der Frasne-Stufe gehören grobkörnige, dichte Korallenkalke mit Amphipora ramosa, Actinostroma n. sp. und Striatopora cf. cristata an, die P r a n t l als Äquivalente der „P r o d u c t e l l e n k a l k e“ des unteren Famenne in der vorangehend beschriebenen Entwicklung betrachtet. Diesen liegen graue Breccienkalke und Kalke ohne Breccien auf. Darüber folgen mit einer Lage sandigen Kalkes an der Basis, ähnlich wie in der vorhergehenden Entwicklung, dunkle bankige Kalke mit Einlagen von Schiefern und Konkretionen von Radiolarienhornsteinen

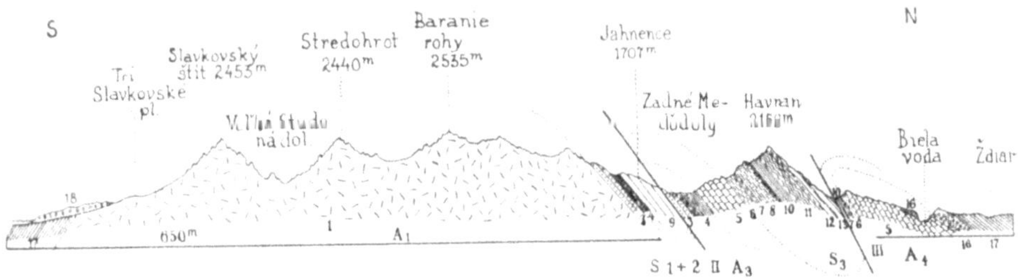


*Abb. 15.* Durchschnitt der östlichen Tatra vom Slavkovský štít bis zum Havran (nach V. Uhlig 1903). 1. Granit. 2. Permquarzit (Unterwerfenerquarzit), 4. bunter Schiefer der unteren Trias. 5. Muschelkalkdolomit. 6. bunter Keuper. 7. Rhät., 8. Grestener Schichten (Unterlias). 9. hochtatrischer Lias-Jurakalk (es handelt sich um Mitteltrias, Jura und Unterkreide in hochtatrischer Ausbildung. 10. Liasfleckenmergel (subtatrisch). 11. Oberlias, roter und grüner Hornsteinkalk (ausser Oberlias, handelt es sich um Dogger und Malm-gesteine). 12. Jura- und Neokommergel. 13. Muráňkalk und Šipkover Mergel (letzterer, der den Lunzerschichten entspricht, ist in dem betreffenden Gebiete nicht ausgebildet). 16. Nummulitenkalk und Konglomerat (Mitteleocän). 17. Obereocän und Oligocän, 18. Moränenschutt. II. Hauptüberschiebung, III. Überschiebung zwischen S 3 und A 4. A, — Erste Antiklinale (hochtatrisch), S 1 — S 2 Erste und zweite Synklinale (hochtatrisch), A 3 erste subtatrische Antiklinale, S 3 — erste subtatrische Synklinale, A 4 zweite subtatrische Antiklinale.

(ähnlich wie in der Drahaner Entwicklung des Devons) des mittleren Famenne mit einer Crinoidenkalkbank. Sie enthalten neben anderen Entomis (Richterina) serratostriata, Lingula subparallela und Foraminiferen (Typ Endothyria).

Aus dem Vorhergehenden kann man schliessen, das die Transgression des Devons im Südteil des Mährischen Karstes später begann als im Norden, doch ist der Zeitunterschied unbedeutend.

Die Sedimente des Devons im Gebiete des Mährischen Karstes sind zumeist Seichtwasserablagerungen und führen neritische Faunen mit Tetrakorallen und Tabulaten. Nur das Oberdevon in der Umgebung von Brünn, das teilweise reich an Cephalopoden ist, muss zu den Ablagerungen des tieferen Meeres gerechnet werden. Die Cypridinenschiefer sind marine Bildungen. Die Ansicht Z a p l e t a l's (1926), dass es sich hier um lagunäre Sedimente handle, ist nicht begründet. Das Fehlen der höchsten Horizonte des Famenne steht in Zusammenhang mit dem Beginn der tektonischen Vorgänge an der Grenze Devon-Unterkarbon (bretonische Phase). Diese Vorgänge verursachten nach der Ansicht K e t t n e r s die

Entstehung liegender Falten mit östlicher Vergenz. Mit dieser Faltung wurde die devonische Hülle des Brünner Massivs in östlicher Richtung auf das Devon in Drahaner Fazies aufgeschoben (K e t t n e r 1949). Die Bewegung begann bereits vor dem Unterkarbon und wiederholte sich später, so dass stellenweise Devon des Mährischen Karstes auf Unterkarbon aufgeschoben erscheint.

Devon in Seichtwasserentwicklung finden wir an vielen Stellen auch in Nordmähren und zwar in der Umgebung von Přerov (Prerau) und Olomouc (Olmütz). Die bekannteste Örtlichkeit dieser Devonentwicklung ist bei Čelechovice (K e t t n e r, 1919, 1939 c, 1937). Die dortige Schichtserie lässt sich folgendermassen gliedern:

1. E i f e l o d e r U n t e r d e v o n

An der Basis Quarzkonglomerate und Quarzite

2. G i v e t

a) feinkörnige, dichte Kalke, dunkelgrau bis schwarz, im Hangenden in Breccienkalke übergehend,

b) dunkler Kalk mit Stringocephalus burtini und Spirifer inflatus,

c) dunkle, feinkörnige Kalke, bedeutend umkristallisiert, mit Amphipora ramosa (=Kalk mit A. ramosa des Mährischen Karstes),

d) Stromatoporenkalk; vorherrschend ist die Art Stromatopora concentrica; Tabulata und Rugosa sind nicht sehr zahlreich, selten tritt Amphipora ramosa auf.

e) Rote, mergelige korallenführende Schichten; es sind schieferige Mergelkalke, lichtgrau, oft ins Rötliche spielend oder schwach lila gefärbt. Sie enthalten Knollen oder Platten eines festen, lichten oder dunklen Kalkes mit roter Patina und ungewöhnlichem Reichtum an Tabulaten, Rugosen, Bryozoen, Brachiopoden und Trilobiten (Syringoporella moravica, Aulopora emergens, Remesia tabulosa, Dibunophyllum leptoseptatum, Ceriophyllum tabulatum, Coenites remesi, Polypora moravica). Sie enthalten die Koralle Calceola sandalina westfalica, die im oberen Givet des rheinischen Devons ausstirbt.

3. O b e r d e v o n

a) massiger, feinkörniger dunkelgrauer Kalk mit Coenites remesi und Korallen;

b) dunkle, blaugraue bis graue, feinkörnige bis dichte, dünnbankige Bänderkalke von Hautfarbe ohne Versteinerungen;

c) Kalkschiefer von Hautfarbe, gelbgrauer bis rosenroter Farbe.

In den übrigen Devonvorkommen Nordmährens bei Hnevotín, Grygov (Grügau) und in der Umgebung von Přerov (Prerau) ist die Schichtenfolge mehr oder weniger derjenigen von Čelechovice ähnlich, nur der Horizont 2e, fehlt. Der Horizont 3 c ist bei Grygov (Grügau) ähnlich wie in der Drahaner Entwicklung als gelblicher Tonschiefer mit Radiolarit-(Lydit)-Bänken ausgebildet. Über diesen Tonschiefern liegen gelbgraue bis schokoladenbraune Tonschiefer mit Kalklagen (H o m o l a 1951, b, S. 254) und höher Schiefer, die dem höchsten Devon angehören dürften, mit Ptychocyathus (= Schiefer bei Konice), Sandsteinlagen und

| Allgemeine Gliederung | | | Marine Stufen | Leitfossilien | Ostalpen | Nichtmarine Stufen | | Faltung |
|---|---|---|---|---|---|---|---|---|
| Perm | Zechstein | | Chideru Basleo / Kazan | Cyclolobus, Timorites } Polydiexodina | Bellerophon-Sch. | Tatarische St. | Varistische Faltung | Pfälzische Faltungsphase |
| | | | Sosio / Kungur | Waagenoceras Neoschwagerina | Grödener Schichten | Ufa-St. | | |
| | Rotliegendes | | Artinsk | Perrinites Parafusilina; { Viel Callipteris und Walchia | Trogkofel Kalk | Autun | Unter. mittel ober. Rotliegendes | — Saalische Faltungsphase |
| | | | Sakmara | Properrinites Pseudoschwagerina | Rattendorf. Schichten | | | |
| Karbon | Oberes (Produktives) Karbon v. Westeuropa | Oberkarb. v. Osteur. ($C_3$) | Ural-„Stufe“: Orenburg, Gschel, Kasimov | Schistoceras; Pecopteris; Callipteridium pteridium; arborescens | Auering-Schichten | Stefna { C B A | | — Asturische Faltungsphase |
| | | Mittelkarbon von Osteuropa ($C_2$) | Moskau Stufe: Miatschkov, Podolsk, Kaschira, Vereja | Gastrioceras: Wellerites, Owenoceras, Paralegoceras; Neuropteris ovata; Fusuulinella; Neuropt. rarinervis | | Westfa { D C B A | | |
| | | | Baschkirische (= Kajalische Stufe) | Gastr. circum nodosum, G. subcrenatum; Sphaenopt. hoenninghausi | | | | |
| | | | Namur | Reticuloceras, Homoceras, Eumorphoceras; Millerella; { Neuropteris schlehani, Mariopteris acuta; Sph. adiantoides | | Namur { C B A | | |
| | Unterkarbon von Westeuropa | Unterkarbon von Osteuropa ($C_1$) | Dinant („Kulm“): Visé | III. Goniatites (Glyphioceras) { $III_\gamma$ G. granosus, $III_\beta$ G. striatus, $III_\alpha$ Goniat crenistria; Prod. giganteus, Pr. pinguis, Pr. productus, Pr. cora | Sch. v. Nötsch | | | — Sudetische Faltungsphase |
| | | | | II. Pericyclus { $II_\gamma$ P. kochi, $II_\beta$ P. plicatilis, $II_\alpha$ P. princeps; Pr. corvugatus, Pr. sublaevis, Spir. konincki | | | | Bretonische Faltungsphase: — Selkische Phase |
| | | | Tournai | I. Gattendorfia u. Protocanites; Spir. tornacensis | | | | — Nassauer Phase |
| Devon | | | Étroeungt | 6. Woclumeria; Sp. struntanus | | | | — Marsische Phase |

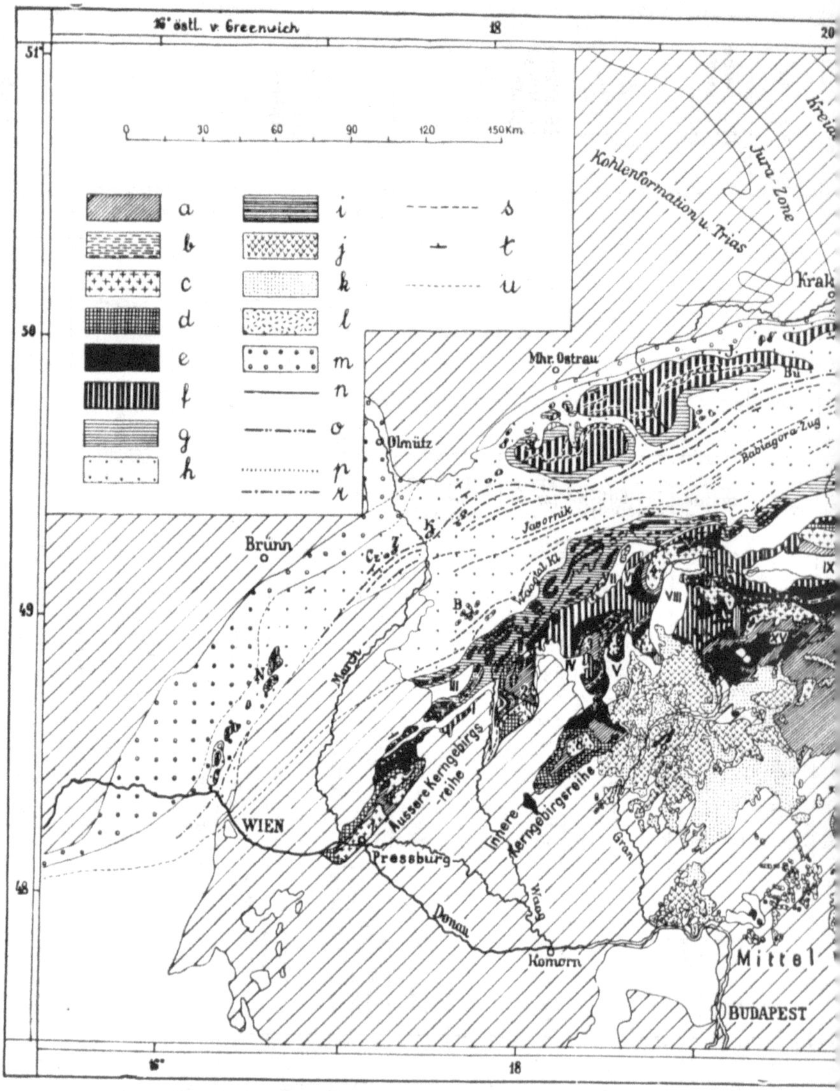


*Abb. 16.* Tektonische Kartenskizze der Karpaten (nach V. Uhlig; aus der Gesamtsk
birge, Urgebirge, metamorphe Schiefer, Porphyroide, Grünsteinschiefer usw. b) Bil
Perm, Untertrias, Lias und Jura. e) Subtatrische Entwicklung, im Bereiche der Ke
**Untere und Mittlere Kreide, im Bereiche der Kerngebirge:** Austönungszonen (Titho
berger Kalk), Untere Kreide, und Godulasandstein. Bei Mikulov und Cetechovice (
i) Transgressionsrelikte der 2. Mediterranstufe im Bereiche der Sandsteinzone. (Die
sind nicht besonders ausgeschieden). j) Tertiäre Eruptivgesteine, Andesite, Dacite,
(Wurden im Nitrabecken, im Turieckessel und in der Niederung der Orava und bei
der Karte von Uhlig ist dieses Gebilde bezeichnet, aber nicht erläutert). n) Hauptdis
senrande der Sandsteinzone (Antiklinale der Molasse). p) Aufbruchszonen nur in der
**q) Nordgrenze des Magurasandsteins („Marchsandsteins").** r) Generales Streichen vo
dungen. — Die weissgelassenen Flächen der inneren Karpatenzonen entsprechen w
I. Váhbucht. II. Niederung von Turňa. III. Eocänbucht von Brezová. IV. Unter
und Žilina-Kessel. VIII. Kessel des Turiec. IX. Kessel des Liptov und des Spiš. X. Or
Becken der Svinka. XIII. Vikarticer Bucht. XIV. Eocän bei der Dobšinská ľadová ja
čol und Malá Fatra. 5. Vysoké Tatry (Hohe Tatra). 6. Ľubochňagebirge, 7. Žiar. 8.
Spišsko-gemerské Rudohorie (Zips-Gömörer Erzgebirge). 13. Zemplíner Insel. N. Klip
Inwald, Andrzychów und Roczyny. W. Węngierka. K. Kurovice. Rz. Rzegocina. B
R. Ropianka. (Die Erläuterungen sind etwas verkürzt, es sind die heute gültigen
einer Erläuterung der

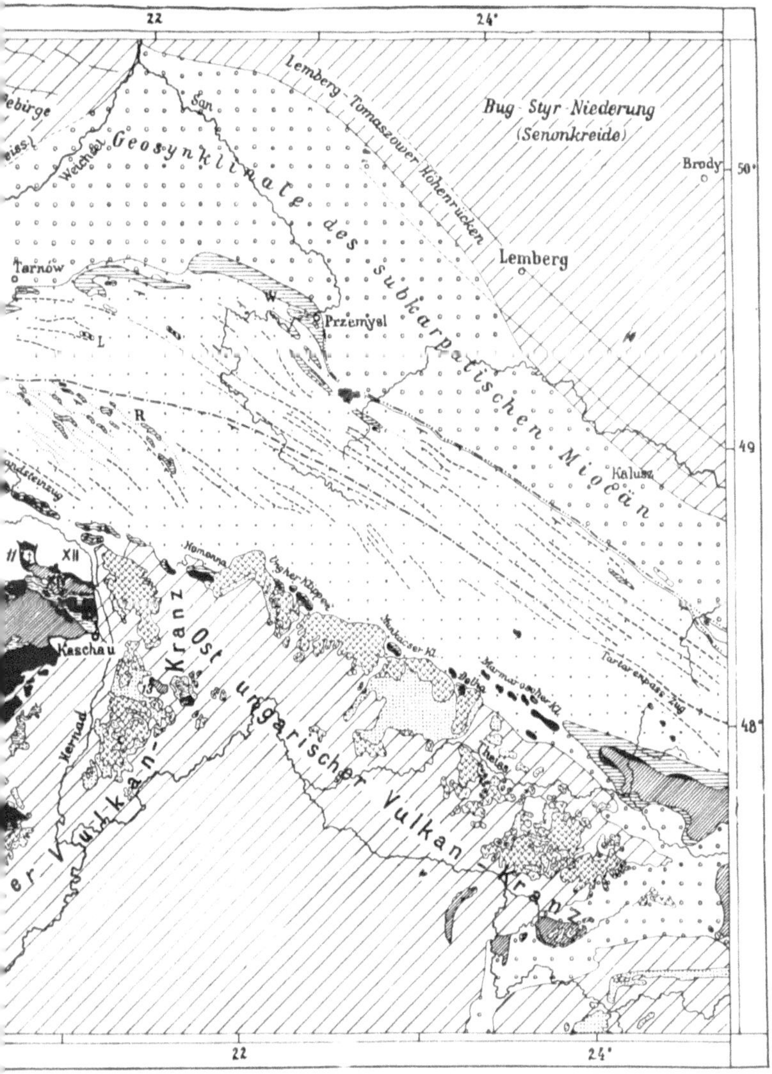


r der Westkarpatenteil auf der Abbildung dargestellt). a) Präpermisches Ge-
lenformation. c) Granit, im Tribeč-Quarzdiorit. d) Hochtatrische Entwicklung:
ı, Trias und Jura, in der Klippenzone: Trias, Jura und Neokom. f) Tithon,
enmergel und Choċdolomit), im Bereiche der Sandsteinzone: Tithon (Stram-
iefere Horizonte des Malm. g) Oberkreide. h) Sandsteinzone, gefaltete Region.
relikte im Bereiche der inneren Zonen z. B. im Váhtal oder der Hronbucht
uffe derselben Gesteine. l) Pontische und levantische Süsswasserbildungen.
r Deutlichkeit halber weggelassen.) m) Miocän der Karpatischen Vortiefe (auf
ıdbrüche, Überschiebungen, Querbrüche). o) Miocäne Faltungsregionen am Aus-
in den Kerngebirgen gestattet der kleine Massstab diese Ausscheidung nicht.
chtköpfen. s) Fallen und Streichen der Schichten. t) Hypothetische Verbin-
, ungefaltetem und selbst horizontal liegendem Eocän (Eocäne Transgression).
ı. V. Oberes Nitrabecken. VI. Kessel von Rajec. VII. Domaniža Bucht
, Podhale und Spišská Magura. XI. Levoča und Ľubovna Hügelland. XII.
Karpaty (Kleine Karpaten). 2. Inovec. 3. Suchý und Malá Magura. 4. Min-
ıvnicer Insel. 10. Nízke Tatry (Niedere Tatra). 11. Branisko. 12. Vepor und
ov (Nickolsburg). CZ. Cetechovice. Z. Klippe von Zdounky. J. Tithon von
e von Banov. Bu. Granit von Bugaj. L. Livocz (Neokom). St. Štramberk.
ı Namen angegeben. Wegen der Kompliziertheit der Karte, musste man von
ngen absehen.)

Konglomeraten (K e t t n e r 1923), die teils aus Quarz, teils aus Kalkbruchstücken bestehen.

Der östlichste Aufschluss des mährischen Devons findet sich bei Hranice (Mähr. Weisskirchen; vgl. H o m o l a 1950) im Tale der Bečva. Teilweise tritt er unter paläogenen Bildungen karpatischer Entwicklung auf. Dieses Vorkommen kann bereits zu den Westkarpaten gezählt werden. Der Untergrund dieses Devons ist

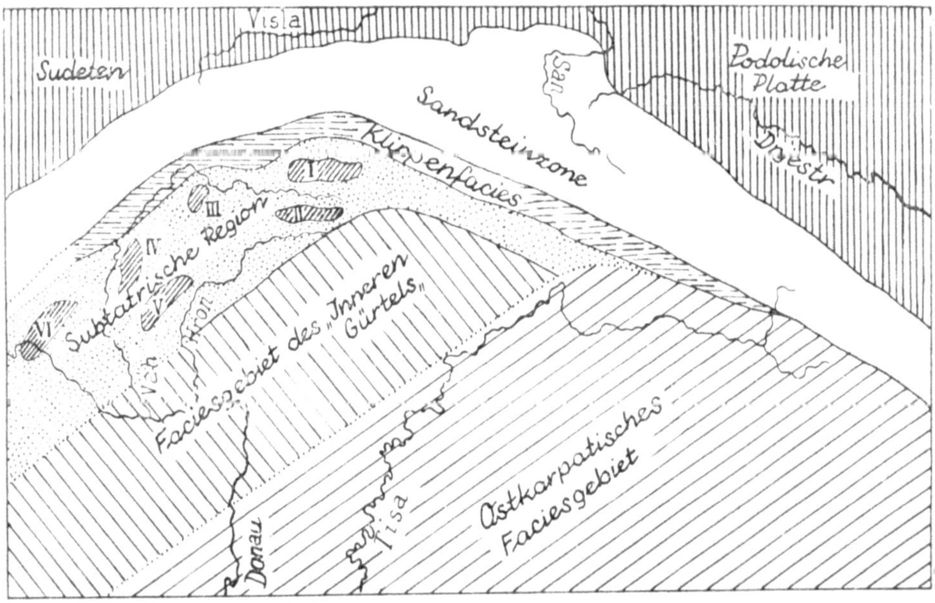


*Abb. 17.* **Faziesgebiete der Karpaten (nach V. Uhlig 1903). Die schräg schraffierten Partien im Bereiche der subtatrischen Region entsprechen den hochtatrischen Enklaven (I. Tatra, II. Nízke Tatry, III. Malá Fatra, IV. Inovec, V. Tribeč, VI. Malé Karpaty).**

nicht bekannt. Die devonische Serie lässt sich folgendermassen gliedern (vgl. Abb. 29):

1. U n t e r - b i s M i t t e l d e v o n

Quarzite (nach T a u s c h)

2. M i t t e l d e v o n

a) U n t e r e s G i v e t

Graue bis lichtgraue massige Korallenkalke mit Bruchstücken von Alveolites, Brachiopoden und Crinoiden, stellenweise mit Brecciencharakter; dunkelgraue bankige Kalke, dicht, mit vereinzelten Rugosen. Sie dürften den Kalken mit Stringocephalus burtini, d. h. dem Givet, entsprechen; lichte Kalkbank mit Amphipora (entspricht den Amphiporenkalken des Mährischen Karstes);

d) massige, graue Kalke mit Bruchstücken von Tabulaten, Stromatoporen und Rugosen, die im nordwestlichen Teil des Devongebietes in bankige Kalke mit

Rugosen und Tabulaten übergehen. Diese Schichtfolge entspricht den givetischen Korallenkalken des Mährischen Karstes;

e) darüber folgen graue Kalke und graue bankige Kalke mit Amphiporen und Rugosen.

3. Oberdevon

a) Graue, bankige Kalke mit Einlagerungen mergeliger Schiefer oder Kalke mit Lagen oder Linsen schwarzer Hornsteine;

b) knollige bis breccienartige, dunkelgraue und feinkörnige Mergelkalke (die Knollenkalke bezeichnet Homola, 1950, S. 89, als „Kramenzlkalke"). Die Schichten a)—c) betrachtet er ohne paläontologische Beweise für Frasne;

d) körnige Crinoidenkalke oder Bänderkalke mit klastischen Hornsteinen und Foraminiferen;

e) graue, bituminöse Kalke mit Foraminiferen, Mergelkalke und Kalkmergel, an deren Basis Breccienkalke und eine Sandsteinlage erscheinen. Die Schichten c)—d) zählt Homola zum unteren Famenne. Der höchste Teil der Kalke gehört aber schon dem Unterkarbon an, das hier in Kohlenkalkfazies entwickelt ist (vgl. O. Kodym sen. in „Tektonicky vývoj..." 1961, S. 133). Über den angeführten Schichten liegt diskordant Unterkarbon in Kulmfazies. Diese als bretonisch aufzufassende orogene Phase bewirkte in der devonischen Schichtfolge kleine Überschiebungen mit südwestlicher Vergenz.

Zum Schluss seien einige Worte dem Krakauer Gebiet gewidmet. Unterdevon ist hier nicht bekannt. Zum mittleren Devon gehören schwarze, bituminöse Dolomite (Eifel), höher erscheinen die dunklen Kalke von Dębnik mit Amphipora ramosa und Atrypa reticularis und Korallenkalke mit Stringocephalus burtini, die dem Givet angehören.

Zur Frasne-Stufe gehören Brachiopodenkalke aus der Umgebung von Dębnik mit Phillipsastraea pentagona, Spirifer archiaci und Manticoceras intumescens. Das untere Famenne ist durch Kalke mit Spirifer murchisoni und Pugnax acuminatus vertreten. Höher liegen Biohermenstromatoporenkalke mit Stromatoporella cracoviense, Productus praelongus und Spirifer verneuilli, die zu den Schichten von Etroeungt gestellt werden. Darüber folgt konkordant Kohlenkalk.

Im allgemeinen lässt sich sagen, dass Devon in Mähren und Polen, abgesehen von der Zugehörigkeit zu einer von den oben angeführten faziellen Zonen, einem einheitlichen Sedimentationszyklus angehört, der mit einer unteren detritischen Serie beginnt, sich in einer Kalkserie fortsetzt und mit einer mehr oder weniger typischen oberen detritischen Serie abschliesst. Im gesamten weist das mährische Devon in den östlich des Moravikums gelegenen Zonen faziell und faunistisch enge Beziehungen zum Devon der nordherzynischen Zone Europas auf, die schon von der kaledonischen Orogenese erfasst wurde.

## B. Jungpaläozoikum am Nordrand der Westkarpaten

Das Jungpaläozoikum am Nordrand der Westkarpaten ist im Gebiet der Boskowitzer Furche westlich von Brünn und im Land zwischen dem Mährischen Karst und dem Krakauer Gebiet entwickelt.

Die Kenntnis des mährischen und schlesischen Jungpaläozoikums ist weit fortgeschritten, da die Kohlenführung dieser Formationsgruppe schon frühzeitig zu einem gründlichen Studium anregte.

Das Jungpaläozoikum wird folgendermassen gegliedert:

### 1. Dinant

Es erscheint am Rande der Westkarpaten sowohl in kalkiger als auch in schiefriger Fazies.

A. Die kalkige Ausbildung ist schon im nördlichen Grenzgebiet der Westkarpaten bei Hranice (Mähr. Weisskirchen) entwickelt, besonders aber im polnischen Anteil bei Krakau. Auf dem paläontologisch gesicherten Oberdevon (Kalke mit Spirifer murchisoni) liegen — vielleicht mit einer kleinen Unterbrechung — Kalke mit Productus praelongus, die dem obersten Devon (Lage von Etroeungt), Wocklumeriastufe (6) angehören dürften. Darüber folgt konkordant eine mächtige Schichtfolge organogener Kalke mit Korallen, Brachiopoden und Bruchstücken von Crinoiden und Bryozoen. In einigen Lagen treten Foraminiferen (Endothyra) und Trilobiten der Gattungen Phillipsia, Griffithides und Branchymetopus auf. In der Umgebung von Dębnik nördlich von Kraków (Krakau) treten an der Basis der unterkarbonischen Kalke (Tournai) hauptsächlich dunkle bituminöse Hornsteinkalke auf, während im oberen Teil (Visé) hauptsächlich lichte Kalke mit Productus giganteus ausgebildet sind. (Eine detaillierte Gliederung der unterkarbonischen Kalke wird bei Księżkiewicz und Samsonowicz [1953] gegeben).

B. Die überwiegend schiefrige Ausbildung (Kulm) wird von Patteisky (1928) und von Beck und Götzinger (1932) als „Grauwackenformation" bezeichnet. Diese Entwicklung besteht aus Tonschiefern, die mit Sandsteinen und Grauwacken wechsellagern. Stellenweise treten Konglomerate auf.

Die Kulmentwicklung entspricht dem varistischen Flysch und ist in ihrer Verbreitung auf die Geosynklinale beschränkt. Auf der vorkarbonischen Plattform geht sie gegen N in die Kohlenkalkfazies über. Der Kulm zeichnet sich durch beträchtliche Mächtigkeit aus. Im Gegensatz zum alpidischen bzw. karpatischen Flysch ist er jedoch relativ fossilreich. Besonders Cephalopoden und Landpflanzen treten häufig auf. Den Ursprung des detritischen Materials des europäischen Kulms sucht man in den südlichen Randgebieten des varistischen Gebirges, vielleicht im Gebiet der böhmischen Plattform, der Sedimente fehlen.

Die Kulmfazies umfasst teilweise die oberen Lagen des Devons, hauptsächlich aber das Dinant. Dabei fehlt jedoch das obere oder das ganze Tournai und das Vise liegt wahrscheinlich diskordant dem Devon und eventuell dem Untertournai auf. Der stratigraphische Umfang der Lücke ist verschieden. Nach Kettner (1949) kam es an der Westgrenze der Kulmregion vorkulmisch (bretonisch) zu orogenetischen Bewegungen, in deren Verlauf das Moldanubikum längs der moravischen Überschiebung gemeinsam mit dem Bittescher Komplex der Tišnower Zone des Moravikums (= innere Phyllite) aufgeschoben wurde. Nach neuen Forschungen geht aber auch in der Umgebung von Brünn Devon ohne Unterbrechung in Karbon über. Das Problem der bretonischen Faltung ist also noch nicht genügend geklärt. Gleichzeitig entstanden im Devon der Brünner Zone zahlreiche liegende Falten und die Brünner Eruptivmasse wurde samt dem Devon auf das Altpaläozoikum der Drahaner Entwicklung aufgeschoben. Die an dieser Linie verlaufenden Bewegungen wiederholen sich in nachkulmischer Zeit.

Die Mächtigkeit des Kulms ist nur annähernd bekannt. Nach der Ansicht Patteiskys (1928) erreicht sie rund 4800 m. V. Bubnoff (1930) hält diese Zahl für zu hoch. Sicher muss jedoch mit einer Mächtigkeit von einigen tausend Metern gerechnet werden, besonders wenn man erwägt, dass die Kulmschichten allein fast ohne Anteil anderer Formationen eine bis 45 km breite Faltenzone bilden.

Nach Patteisky (1928), Beck und Götzinger (1932), Nemejc (1935) und nach älteren Forschungen kann man in der Region des Niederen Gesenkes im Kulm folgende Abteilungen (von unten nach oben) unterscheiden.

1. Schichten von Andělské hory (Engelsberger Schichten)

Hauptsächlich Schiefer mit Einlagerungen von Grauwacken und einer Konglomeratlage an der Basis. An der Basis führen sie eine Fauna von angeblich devonischem Alter (Diese Fauna dürfte teilweise auch dem unteren Tournai angehören).

2. Grauwacke von Horný Benešov (Benischer Grauwacke)

Es handelt sich um eine Serie grüngrauer, grobkörniger Grauwacken mit Einlagerungen grobbankiger Konglomerate. Sie enthalten spärliche Reste terrestrischer Pflanzen: Lepidodendron veltheimii, Asterocalamites scrobicularis. Man stellt sie ins unterste Visé (Kettner 1956).

3. Schichten von Moravice (Mohrtaler Posidonienschiefer), Beck und Götzinger, 1932

Es sind zumeist dunkle Dachschiefer mit zahlreichen Abdrücken von Posidonia becheri. Nach Pattejsky (1928) sind sie bis 2000 m mächtig. Sie enthalten folgende Cephalopodenfauna: Orthoceras striolatum, Glyphioceras crenistria (Zone III des $\alpha$-Dinant), Gl. striatum (Zone III des $\beta$-Dinant), Gl. falcatum, Gl.

intermedium, Nomismoceras intermedium und die terrestrische Flora: Lepidodendron veltheimii, L. acuminatum, Asterocalamites scrobicularis, Adiantites tenuifolius Sphenopteridium dissectum, Gardiopteris frondosa, Alloiopteris quercifolia, Pecopteris u. a.

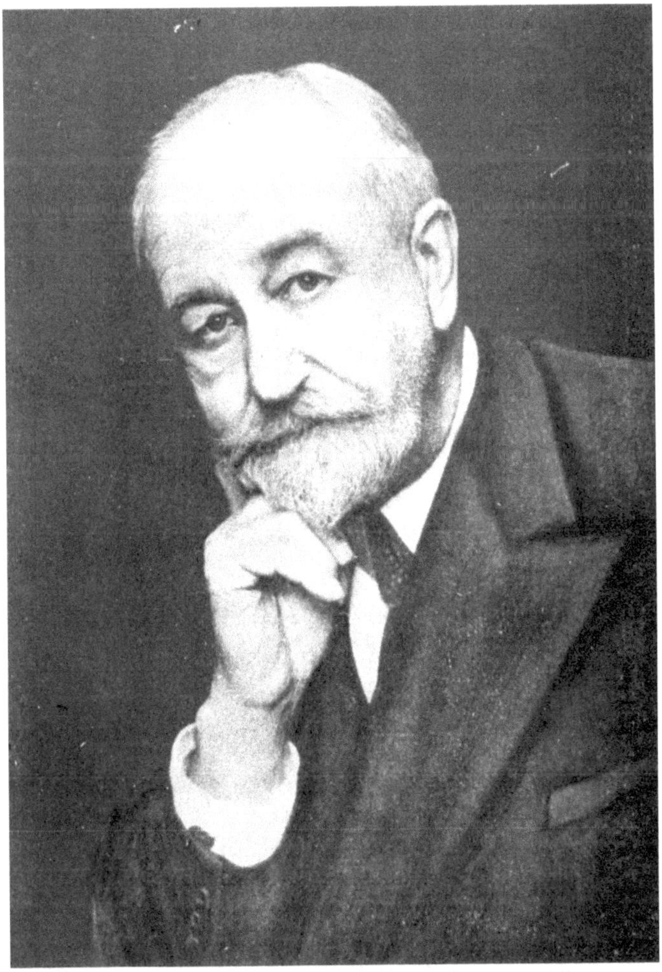

*Abb. 18.* Maurice Lugeon.

4. Grauwacken von Hradec (Grätzer Grauwacken)
Es sind blaugraue und blaugrüne Sandsteine und Grauwacken mit Konglomeratlagen. Sie enthalten Glyphioceras kajlovescense und folgende Pflanzenarten: Lepidodendron veltheimii, Adiantites tenuifolius, Neuropteris antecedens

und Lepidophloios laricinus. Nach P a t t e i s k y (1928) sind sie bis 800 m mächtig. Sie sollen der Zone II des γ-Dinant (Visé) angehören.

5. S c h i c h t e n v o n B í l o v i c e (W a g s t ä t t e r S c h i c h t e n) Es sind hauptsächlich blassgraue bis schwarze Tonsteinschiefer und Tonsteine, örtlich auch Dachschiefer mit Einlagerungen von grauwackenartigen Sandsteinen. Nach P a t t e i s k y (1928) erreichen sie 1200 m Mächtigkeit. Die Fauna und Flora der Wagstätter Schichten weist auf den Übergang zwischen Visé (III-γ) und Namur hin. Die für Namur typischen Formen erscheinen hauptsächlich im

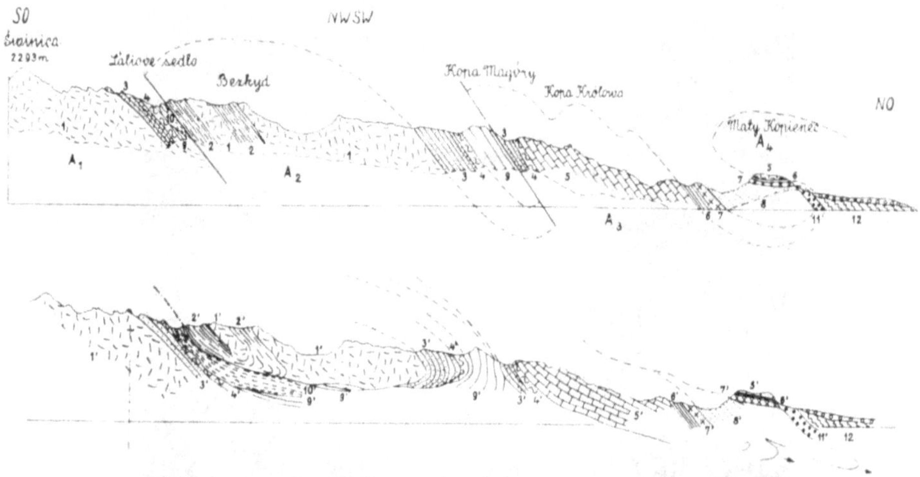


*Abb. 19.* Die von M. L u g e o n durchgeführte Umdeutung der U h l i g s Auffassung der Tektonik der Nordabdachung der Hohen Tatra. Profil Svinica — Kopa Magury — Maly Kopienec. Unten die Interpretation L u g e o n s (1903) der den Aufbau durch die Existenz liegender Falten und Decken, mit nördlicher Vergenz, die über den kristallinen Kern der Hohen Tatra überschoben wurden, annahm. 1. Granit. 2. Kristalline Schiefer, Gneise, Amphibolschiefer, 3. Perm (nach den heutigen Anschauungen untere Trias). 4. Mittlere Trias. 6. Keuper. 7. Rät. 8. Unterlias. 9. Kalke des Lias und Jura der hochtatrischen Serie (nach den heutigen Ansichten mittlere Trias, Jura und Urgon der hochtatrischen Zone). 10. Oberkreide. 11. Mitteleozäner Nummulitenkalk und Konglomerat. 12. und 13. Oberes Eozän und Oligozän — Schiefer mit Sandsteinbänken.

oberen Teil der Schichtfolge. Gemeinsame, auch in den liegenden Schichten vorkommende Formen sind Adiatites machaneki und Archaeopteridium tschermaki, Lepidodendron veltheimii und L. volkmannianum. In der unteren Abteilung dieser Schichten [untere Wagstätter Schichten (von Budišovice und von Výškovice)] finden sich: Goniatites granosus (Zone III-γ), Sudeticeras vilczeki, S. hoeferi, Dimorphoceras, Orthoceras und Brachiopoden (Productus). Bemerkenswert ist in dieser Zone das Fehlen von Lyginopteris fragilis, einer für Namur typischen Form. Dafür tritt hier Eleutherophyllum mirabile auf. In der oberen Abteilung (obere Wagstätter Schichten, Schichten von Kyjovice) enthalten diese Schichten folgende Formen: Sudeticeras stolbergi, Orthoceras undatum, Nucula gibbosa, Posidonia corrugata. Die Flora enthält einige typische unterkarbonische Formen (Archaeopteridium tschermaki, Rhacopteris transitorius). Sehr häufig sind die Formen: Eleuthorophyllum mirabile, Lyginopteris fragilis, L. diksonioides u. a.

Am Drahaner Plateau ist der Kulm nur lückenhaft entwickelt. Es wurden festgestellt (K e t t n e r, 1956): Engelsberger Schichten, Bennischer Grauwacke, Mohrtaler Posidonienschiefer (ohne Dachschieferlagen) und nur stellenweise Äquivalente der Grätzer Grauwacken. Die höchste Abteilung des Kulms hat im südlichen Teil des Drahaner Plateaus eine gesonderte Entwicklung. Sie besteht aus Grauwacken, Tonschiefern und sehr grobblockigen (bis 3 m Gerölldurchmesser) Konglomeraten. Es handelt sich um moldanubische Gneise und Gneise des Gebietes von Kutná Hora (Kuttenberg), sowie um Granite, Aplite, Granitgneise und Quarzporphyre unsicherer Herkunft. Es fehlen Gesteine der Brünner Eruptivmasse. Gerölle devonischer Kalke kommen selten vor. Diese Konglomeratserie (von Račice) könnte man auf Grund der Fossilführung der Schieferlagen in das höchste Visé oder das untere Namur stellen. Es wurde die Ansicht ausgesprochen (H r o m a d a 1951, K e t t n e r 1954), dass die Račicer Serie ein grosser Schwemmlandkegel sei, in welchem sich das aus den inneren Teilen der Böhmischen Plattform zugeführte Material sammelte. Diese Bildung würde somit ein karbonisches Äquivalent der alpinen Molasse darstellen. Die Serie (ähnlich den alpidischen Vorgängen) sei allmählich an der äusseren Seite des in Hebung begriffenen varistischen Gebirges entstanden.

### 2. N a m u r u n d M i t t e l k a r b o n (Westfal s. I.)

Der Übergang vom Unter- zum Mittelkarbon ist auf tschechoslowakischem Gebiet nach den meisten Autoren ein allmählicher. In neuerer Zeit verzeichnet hier nur V. Š u s t a (1928) eine stratigraphische Lücke. Diese Lücke dürfte auch auf polnischem Gebiet entwickelt sein (vgl. K s i ą ż k i e w i c z and S a m s o n o w i c z 1953). Sie würde etwa einer Faltung zwischen Visé und Namur (sudetische Phase) entsprechen. Dem Namur, soweit sein unterer Teil nicht schon in den Schichten von Kyjovice vertreten ist, gehören die Schichten von Hlučin (Hultschin) und ein Teil der Schichtenfolge des oberschlesischen Beckens an. Im ganzen wird die höhere Abteilung des Karbons folgendermassen gegliedert:

1. D i e S c h i c h t e n v o n H l u č í n (H u l t s c h i n)

Es sind überwiegend Sandsteine mit Einlagerungen dunkelgrauer Schiefer. Im oberen Teil erscheinen Zwischenlagen von Kohle autochthonen Charakters. Die Mächtigkeit der Schichten von Hlučin (Hultschin) wird auf 400 m geschätzt. Die in ihnen enthaltene Fauna besteht aus folgenden Formen: Orthoceras undatum, Sudeticeras sp., Posidonia radiata, Chonetes buchiana; die Flora enthält: Lepidodendron obovatum, Lyginopteris fragilis.

2. D i e k o h l e n f ü h r e n d e S c h i c h t f o l g e d e s o b e r s c h l e s i s c h e n B e c k e n s

Es handelt sich um eine ungewöhnlich mächtige, im Westen bis 6900 m, im Osten 2700 m Mächtigkeit erreichende Schichtfolge grauer, bis dunkelgrauer, Glimmerschüppchen und Quarzkörner enthaltender Letten, die in bituminöse Schiefer und Brennschiefer übergeht. Häufig erscheinen feldspatführende Sandsteine als Zwischenlagen. Sie zeigen Kreuzschichtung und lassen Rippelmarken erkennen.

Die kohlenführende Serie des oberschlesischen Beckens zerfällt in zwei Schichtfolgen und zwar:

1. die ältere kohlenführende Schichtfolge (in der deutschen Literatur auch als „Randgruppe" bezeichnet).

Hierher gehören auf tschechoslowakischem Gebiet die Ostrauer Schichten mit Einlagerungen mariner Fauna. Stratigraphisch gehören sie sicher dem Unteren Namur an, wobei es nicht ausgeschlossen ist, dass sie bis ins Untere Westfal reichen.

Die ältere kohleführende Schichtfolge wird auf tschechoslowakischem Gebiet in vier Zonen gegliedert:

Zone von Petřkovice (Petershofen). Bis 1000 m mächtig, mit 18 bis 22 mehr oder weniger abbauwürdigen Flözen und 8 marinen Bänken.

Zone von Hrušov (Hruschau). Bis 1200 m mächtig mit 26—29 abbauwürdigen Flözen und 5—6 marinen Bänken.

Zone von Jaklovec (Jaklowetz). Bis 350 m mächtig, mit 18 abbauwürdigen Flözen, aber ohne marine Bänke.

Zone von Poruba (Peterswald). Bis 880 m mächtig, mit 26—29 Flözen und 10—11 marinen Bänken; im unteren Teil mit einer Lage mächtiger Konglomerate („Schlosskonglomerate").

Die marine Fauna der Ostrauer Schichten ist sehr reich. Die Hauptformen sind folgende: Lingula mytiloides, Productus longispinus, Orthis resupinata, Nucula gibbosa, Nucula attenuata, Posidonella laevis, Bellerophon urei, Euomphalus catillus, Orthoceras undatum, Cyrthoceras rugosum, Anthracoceras discum, Gastrioceras sp., Sudeticeras sp., Phillipsia eichwaldi und Griffithides acuminatus. In den beiden obersten marinen Einlagen, und zwar in der oberen Roemer-Bank und in der Gaebler-Bank treten nach H. Schmidt (1924) die Formen: Gastrioceras circumnodosum und G. macrocephalum auf. Sie werden als typische Formen für das untere Westfal s. s. (A.) betrachtet. Eine typische namurische Flora finden wir jedoch noch unmittelbar unter der Roemer-Bank.

Die Süsswasserfauna zeichnet sich hauptsächlich durch das Vorkommen von Lamellibranchiaten aus und zwar: Anthracomya modiolaris, A. minima, Carbonicola nucularis, C. carbonaria u. a.

Die terrestrische Flora der Ostrauer Schichten enthält in den unteren Zonen nur kulmische Elemente, die gegen das Hangende allmählich verschwinden. Es kommen hauptsächlich folgende Formen vor: Sphenopteridium dawsoni, Rhodea stachei, Lyginopteris divaricata, L. bermudensiformis, L. dicksonioides, Pecopteris aspera, Alethopteris parva, Neuropteris antecedens, Asterocalamites scrobiculatus, Sphenophyllum cuneifolium, Lepidodendron veltheimii, L. volkmannianum, Sigillaria elegans. Stigmaria ficoides u. a. Nach Němejc weist die Flora auf Namur hin.

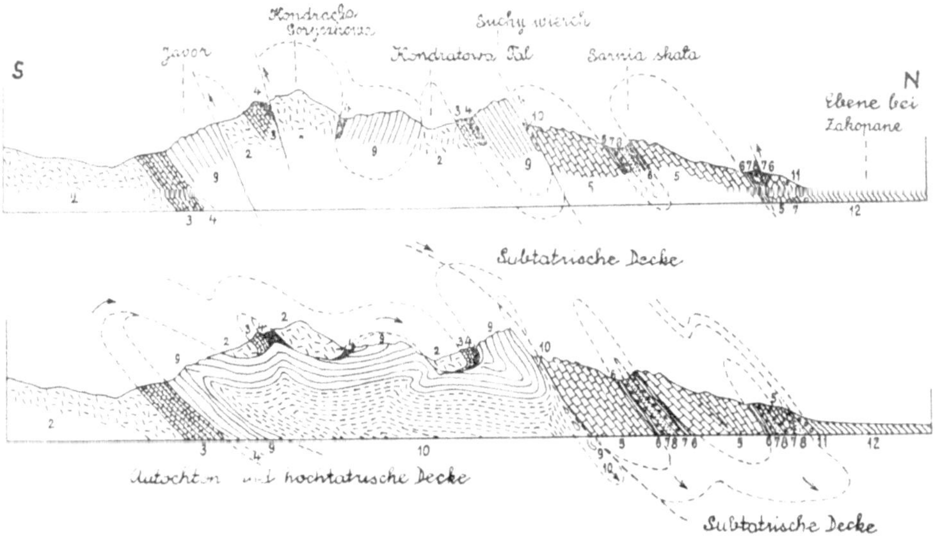


*Abb. 20.* Dasselbe im Profil des Tichá-Tales, der Goryczkowa und des Giewont. 1. Granit 2. Perm (Unterwerfen). 3. Werfenerschichten.. 4. Kalksteine und Dolomite der Mitteltrias. 5. Keuper. 6. Rät. 7. Unterlias. 8. Hochtatrischer Lias-Jurakalk. 9. „Oberkreide". 10. Mitteleozäner Nummulitenkalk und Konglomerat. 11. Obereozän und Oligozän.

2. Die jüngere kohlenführende Schichtfolge (in der deutschen Literatur „Muldengruppe" oder „Binnengruppe") enthält keine marinen Einlagerungen. Sie ist weniger mächtig als die Ostrauer Schichten und gehört nach ihrer Flora dem oberen Namur und dem Westfal an. Auf tschechoslowakischem Gebiet ist nur der untere Teil dieser Schichtfolge (800 bis 850 m Mächtigkeit) entwickelt und wird als Schichten von Karviná (Karwiner Schichten) bezeichnet. Der untere Teil dieser Schichtenserie trägt den Namen „Sattelgruppe". In der höchsten Abteilung unterscheidet man die Zonen von Suchá (Suchau) und Doubrava (Dobrau).

A. Die Sattelgruppe ist nur 150—200 m (evtl. auch mehr) mächtig und enthält 6—7 abbauwürdige Flöze, die im Ganzen 24 m mächtig sind (vgl. Němejc, 1953). Lithologisch sind diese Schichten durch das Vorkommen grobklastischer Gesteine, wie Konglomerate, grobkörnige Sandsteine und sandige Schiefer gekennzeichnet. Stratigraphisch stellt man diese Zone auf Grund ihrer Flora jetzt zum Oberen Namur (vgl. Němejc, 1933, Seite 73), keineswegs wie vordem zum Westfal (Šusta 1928). In der Sattelgruppe tritt eine Flora von teilweise neuem Typus auf (Lyginopteris bäumleri, Sphenopteris michaeliana, Neuropteris heterophylla, Pecopteris plumosa, Mariopteris neglecta, Sigillaria schlotheimi). Daneben treten noch Vertreter aus den älteren Schichtenfolgen wie Pecopteris aspera, Calamites suckowi, C. cisti auf.

B. Die Gruppe von Suchá (Suchau) ist 370 bis 400 m mächtig. Im Vergleich zu den Gesteinen der Sattelgruppe ist ihre Lithofazies feinklastischer (Sandsteine, sandige und tonige Schiefer). Sie enthält 20 abbauwürdige Kohlenflöze. Němejc rechnet die Schichtenfolge auf Grund der Flora zum Westfal A. Die Flora hat folgende Zusammensetzung: Eusphenopteris obtusiloba, Lyginopteris hoeninghausi, Zeileria frenzli, Pecopteris aspera, Neuropteris gigantea, Mixoneura obliqua, Calamites suckowi, Asterophyllites equisetiformis, Lepidodendron obovatum, Ulodendron majus, Cordaites palmaeformis, Psygmophyllum delvali u. a.

C. Die Gruppe von Doubrava (Dobrau) ist bis 260 bzw. 280 m mächtig. Sie hat ähnlich lithologische Zusammenstellung wie die vorher genannten Gruppen und enthält 12 bis 16 abbauwürdige Flöze. Šusta (1928) rechnet diese Zone dem Westfal B. zu. F. Němejc (1953) vermutet, dass es sich um den Übergang zwischen Westfal A und Westfal B handeln dürfte. Nach seiner Feststellung kommen in dieser Zone folgende neuen Arten vor: Lonchopteris rugosa, L. silesiaca, Alethopteris serlii. Pecopteris ophiodermatica, Sigillaria boblayi.

Im nordwestlichen, nördlichen und mittleren Teil des oberschlesischen Bekkens — also auf polnischem Gebiet — ist im Hangenden der Sattelgruppe inen kohlenführende Schichtenfolge entwickelt (Rudauer und Nikolaier Gruppe), die dem Westfal A und B angehört.

Im östlichen Teil des Beckens (also ebenfalls in Polen) ist Namur in Form der kohlenfreien, sogen. Golonoger Schichten entwickelt. Ihnen liegt nach einer Lücke, die der erzgebirgischen Phase entsprechen dürfte, eine kohlenführende Serie auf, die zum Westfal B, C und D gerechnet wird (vgl. Sedlecki 1954). Die kohlenführende Serie des oberschlesischen Beckens wurde nach dem Westfal und vor dem Stefan gefaltet. Das Stefan liegt diskordant (allerdings nur im Krakauer Gebiet).

### 3. Oberkarbon (Stefanstufe) und Perm

Diese Abteilungen des Jungpaläozoikums schliessen sich nicht unmittelbar an den Karpatenrand an. Wir finden sie einerseits in der Boskowitzer Furche, andererseits im Krakauer Gebiet, d. h. auf einem nahe des Randes der Vortiefe liegenden Gebiete. In der Furche von Boskovice (Boskowitz) kommt nach Němejc (1953) das Stefan nur im südlichen Teil (Becken von Rosice—Oslavany, Rossitz—Oslawan) vor. Zuunterst erscheinen aus dem Material des Unter-

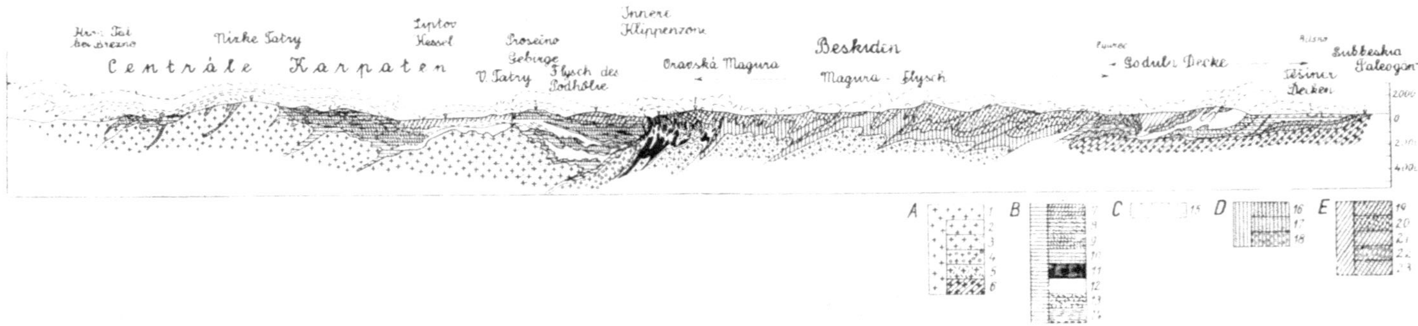


*Abb. 21.* Schematisches Profil durch die Westkarpaten von Bielsko über Żiwiec, Hohe und Niedere Tatra ins obere Hrontal in der Auffassung D. Andrusov's (in Kettner 1930, S. 399). A. 1. Subtatrisches Kristallin (in der heutigen Auffassung Veporzone). 2. Kristallin, bzw. Paläozoikum (ausser Perm) der tektonischen Zonen der inneren und mittleren Reihe der Kerngebirge (hauptsächlich der tektonischen Gruppe der Nied. Tatra). 3. Kristallin der tektonischen Zone der äusseren Reihe der Kerngebirge (hochtatrische Zone). 4. Kristallin — Perm der tektonischen Zone der Orava-Váh-Exotika. 5. Kristallin, event. auch älteres Mesozoikum der inneren Klippenzone im Untergrund der Magura-Zone. 6. Autochthones Kristallin und Paläozoikum. B. 7. Mesozoikum der mittleren subtatrischen Decke (Mittel- und Obertrias). 9. Mesozoikum der unteren subtatrischen Decke (untere Trias — Alb.), 10. Perm und Mesozoikum (Trias — untere Kreide) der tektonischen Einheiten der Kerngebirge. 11. Mesozoikum (Trias — Neokom) der Klippen pieninischer Entwicklung. 12. Mesozoikum (Jura) der Klippen der Czorsztyner Entwicklung. 13. Mesozoikum (Jura bis Unterkreide) der Godula-Decke. 14. Mesozoikum (Jura bis Unterkreide) der Těšíner Decken. C. 15. Mittelkreide der hochtatrischen und Klippenzone. D. 16. Oberkreide in Púchover Entwicklung. 17. Oberkreide in Inoceramenentwicklung. 18. Oberkreide in Istbnaer Entwicklung (in der Godula-Decke). E. 19. Paläogen der Zentralkarpaten (Liptov-Becken, Podhale-Flysch). 20. Paläogen der Klippenzone und der Magura-Zone. 21. Paläogen der Godula-Decke. 22. Paläogen der Těšíner Decken. 23. Autochthones („subbeskidisches") Paläogen.

grundes bestehende Konglomerate, die man als Baliner-Konglomerat bezeichnet. Am Ostrand der Furche entsprechen ihnen die Rokytná-Konglomerate, deren Gerölle aus dem Gebiet der Brünner Masse stammen. Über den Konglomeraten ist eine kohleführende Serie entwickelt, die aus Arkosen, Sandsteinen, Letten und Konglomeratbänken und drei Kohleflözen besteht. Die Schichtfolge ist nicht sehr mächtig. Die Kohlenflöze sind limnischer Entstehung. Es handelt sich um ein Becken von epikontinentalem Typus, subsidenter Entstehung.

Die kohlenführende Schichtfolge rechnet N ě m e j c (1953) zur jüngeren Zone des o b e r e n S t e f a n. Die hier gesammelte Flora hat folgende Zusammensetzung: Sphenopteris matheti, Pecopteris polypodioides, Alethopteris bohemica, Linopteris germari, Odontopteris minor, Taeniopteris jejunata, Mixoneura auriculata u. a. In den herabgespülten Gesteinbrocken enthaltenden Letteneinlagen erscheinen die Formen: Walchia (Lebachia) piniformis, Sphenopteris germanica und Callipteriden.

Die hangende p e r m i s c h e S c h i c h t e n f o l g e ist mit dem Stefan durch allmähliche Übergänge verbunden und hat grössere Verbreitung. Sie erstreckt sich über die ganze Boskowitzer Furche. Die Schichtenfolge besteht aus roten Letten und einigen wenigen Konglomeratbänken. Letztere sind am Ostrand zahlreicher und haben den Charakter der Rokytna Konglomerate. Im unteren Teil der Schichtserie erscheinen Einlagerungen bituminöser Brennschiefer, die von Bänken bituminöser Kalke, kalkig-mergeliger oder toniger Letten begleitet werden. Die Flora bzw. Fauna setzt sich wie folgt zusammen: Calamites gigas, Pecopteris feminaeformis, Taeniopteris multinervis, Callipteris conferta, C. neumanni, Walchia (Lebachia) piniformis, W. (L.) filiciformis, Samaropsis moravica, Anthracomya remesi, Palaeanodonta castor, Acanthodes gracilis bendai, Amblypterus sp., Moraverpeton remesi, Discosauriscus pulcherrimus, Discosauriscus potamides, Letonerpeton moravicus, L. austriacum u. a. (vgl. A u g u s t a 1947, Š p i n a r 1953). N ě m e j c weist darauf hin, dass die Pflanzenassoziation für Unterperm typisch ist.

Ungefähr die gleiche Schichtenfolge ist im Krakauer Gebiet entwickelt. Sie liegt dort dem asturisch gefalteten Westfal diskordant auf. (Vgl. S e d l e c k i, 1954).

Das O b e r k a r b o n des K r a k a u e r G e b i e t e s beginnt mit Arkosen, die als Kwaczaler Arkosen bezeichnet werden. Sie haben gelbliche bis rötliche Farbe, sind unregelmässig geschichtet und enthalten aus Granit-, Gneis- und Kieselschiefergeröll bestehende Schotterlinsen und Einlagerungen roter Tone. Einige Gerölle sind als Windkanter ausgebildet. An Fossilien sind verkieselte Stämme — Araucarioxylon schrollianus — bekannt geworden. Es handelt sich demnach um terrestrische Ablagerungen, wahrscheinlich um ein System von Schwemmlandkegeln, deren Material aus dem Untergrund der heutigen Karpaten stammen dürfte. Die Ablagerungen entstanden im warmen und trockenen Klima

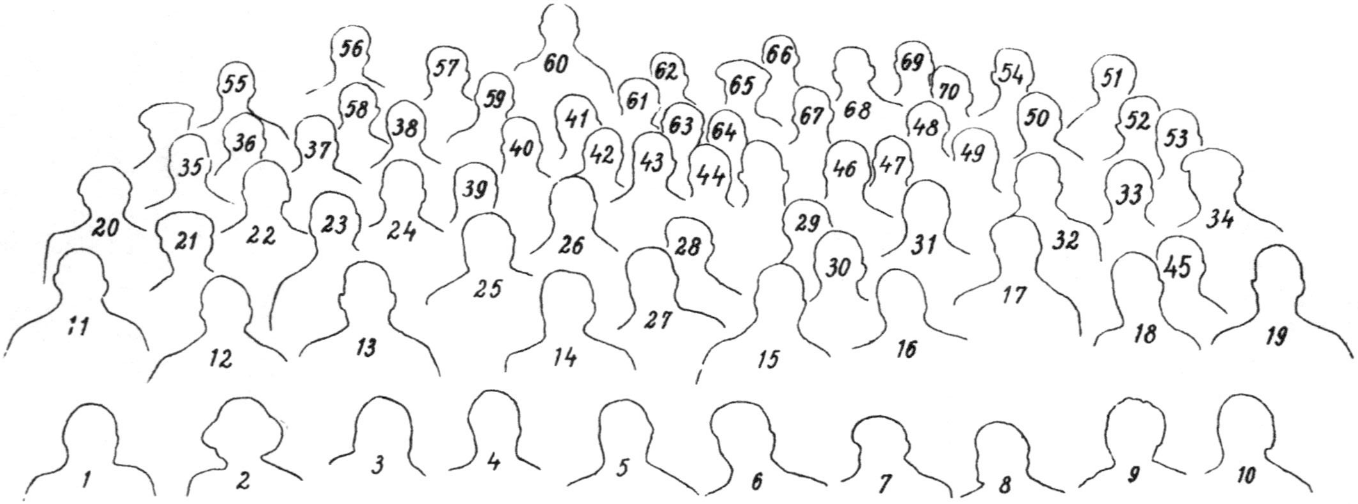


1 M Zárubová, 2. M. Cizancourt, 3. C. Macovei, 4. K. Lunn, 5. C. Purkyně, 6. V. Petković, 7. K. Bohdanowicz, 8. O. Pazdrowa, 9. K. Skoczylas-Ciszewska, 10. H. Zárubová, 11. J Volko-Starohorský, 12. J. Nowak, 13. J. Popescu-Vojteşti. 14. G. Macovei, 15. J. Dinu, 16. M. Ilie. 17. M. Paucă, 18. G. Rakusz, 19. T Lunn, 20. M. Książkiewicz, 21. J. Hromádka, 22. S. Sokołowski, 23. J. Atanasiu, 24. D. Andrusov 25. H. Bökh, 26. D. Stefanescu. 27 D. Preda, 28. M. Filipescu. 29. P. Michot, 30. V. Šťastný, 31. W. Goetel, 32. Z. Pazdro, 33. L. Čepek, 34. R Kettner. 35. H. Cizancourt, 36. K. Petković, 37. A Matějka, 38. V. Petráň, 39. S. Mateescu, 40. N. Gherasi, 41. S. Ghika-Budeşti, 42. E. Bedercke. 43. H Brouwer. 44. M Savul, 45. F Šuklie, 46. J. Zwierzicki, 47. E. Spengler, 48. B. Stočes, 49. O. Kodym, 50. B. Świderski. 51 A Grosjean, 52. F. Fiala, 53. O. Záruba. 54. B. Jantský, 55. A. Streckeisen, 56. J. Stejskal. 57. F. Ulrich, 58. J. Koutek, 59. M. Kaveckis, 60. M. Pavlović. 61. Th. Kräutner, 62. J. Baštýř. 63. G. Murgeanu. 64. A. Codarcea, 65. L. Urbánek. 66. V. Zoubek, 67. K. Urban. 68. J. Vachtl. 69. J Svoboda. 70. V Procházka.

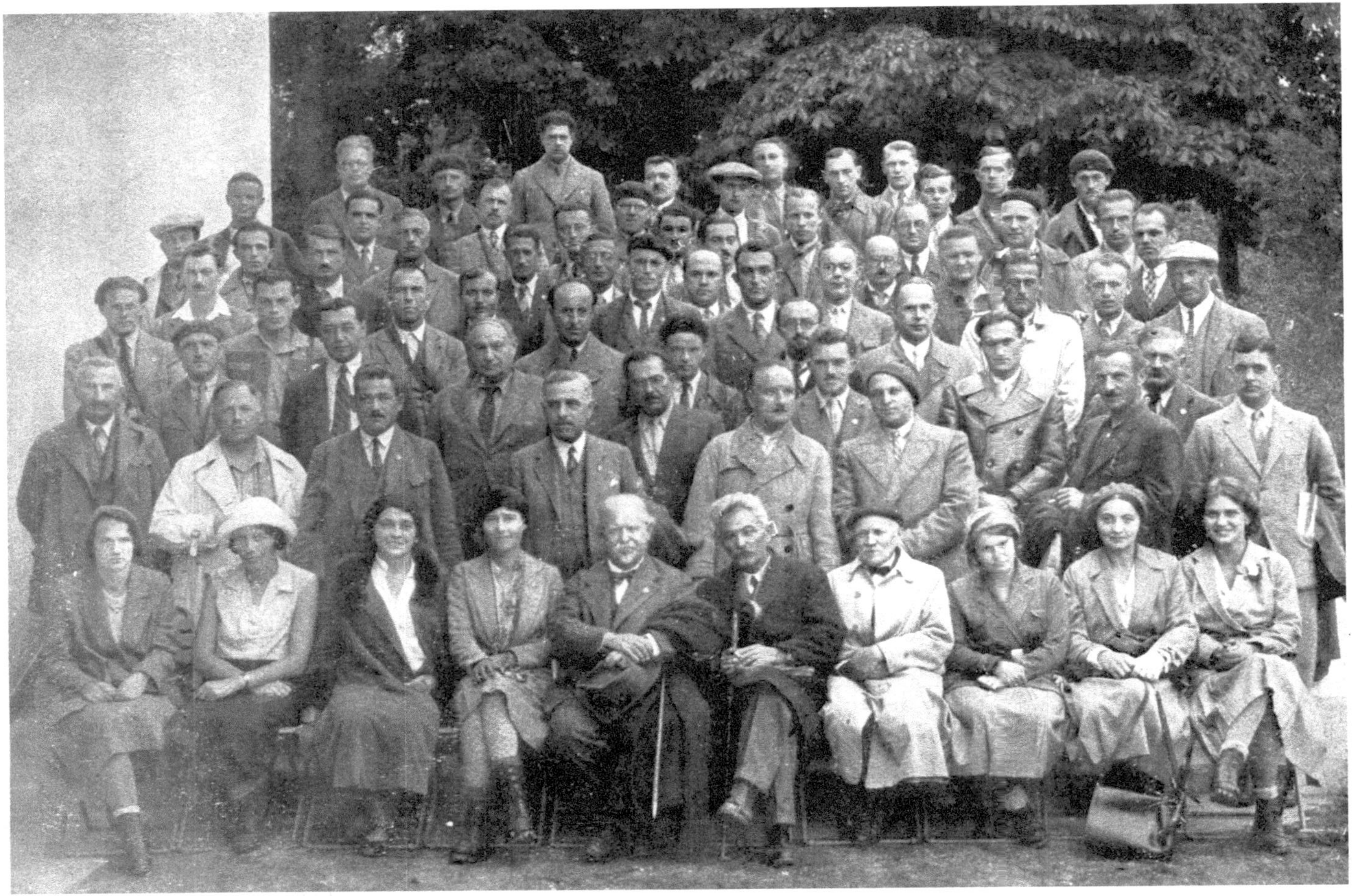

*Abb. 22.* Die Teilnehmer der III. Versammlung der Geologischen Karpatenassoziation in Sliač, 1931.

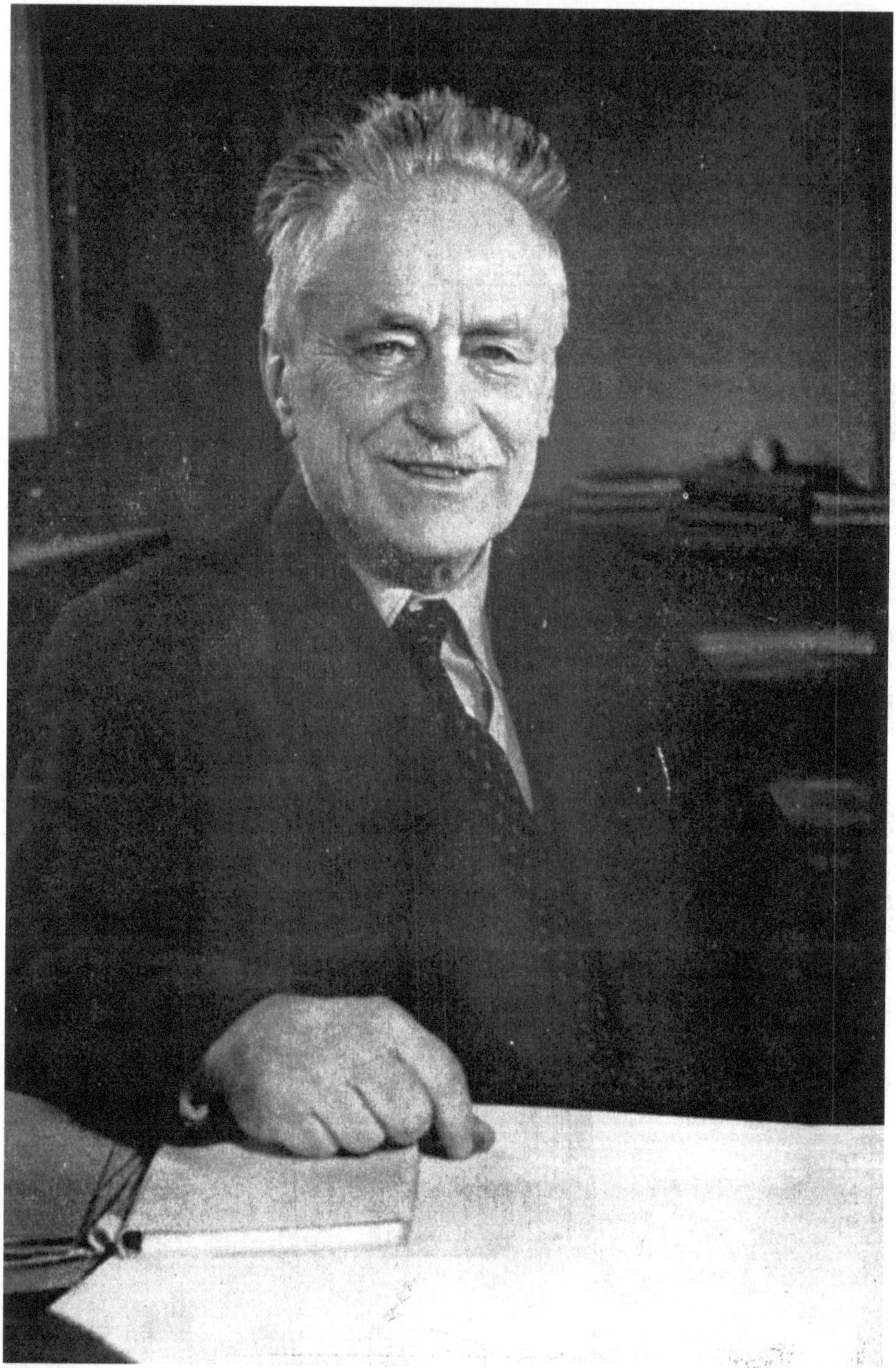

*Abb. 23.* František Slavík.

unter dem Einfluss periodischer Wasserzuflüsse. Im Liegenden und vielleicht auch im Hangenden geht das Oberkarbon des Krakauer Gebietes in eine Schichtfolge von Letten und Sandsteinen über, die als Karniowicer Sandsteine bezeichnet wird. Es handelt sich ebenfalls um Schwemmsandkegel, deren Material jedoch umgelagerte Kwaczaler Arkosen darstellt (vgl. L y d k a, 1955, S. 141). Im Hangenden dieser Schichtenfolge erscheinen Travertinkalke (der sogenannte „karniowicer Travertin"). Diese Travertine führen Süsswasser- und terrestrische Schnecken (Dendropupa) und folgende Flora: Annularia stellata, Calamites cisti, Pecopteris beyrichi, Cyclocarpus carniovicensis, Tristachys raciborskii. Die Flora weist gewisse Analogien mit der westfälischen auf. Da typische permische Gallipteriden und Walchien fehlen, wird diese Schichtengruppe jetzt in das Stefan gestellt. Im Zusammenhang mit diesen Schichten treten Porphyre, effusive Melaphyre und Gangdiabase auf. Diese Magmatite sind, wie aus Kontakterscheinungen zu erkennen ist, jünger als die Kwaczaler Arkosen.

Im Hangenden des Stephan bzw. des produktiven Karbons und Kohlenkalks liegt diskordant die mächtige Serie der Myślachowicer Konglomerate. Dieses Basalkonglomerat führt Gerölle des Kohlenkalkes, devonischer Kalke und Dolomite und Porphyre. Das Bindemittel ist sandigtonig und hat eine rote Färbung. Seitlich gehen die Konglomerate in rote Letten und Tone, stellenweise mit Gips und Steinsalzspuren über. Diese Serie stellt man gewöhnlich in das Unterperm; es zeigen sich jedoch gewisse Analogien mit den Schichten des Oberperms (Zechstein).

In den Myślachowicer Konglomeraten finden sich Eruptivgesteinsgerölle der Krakauer Höhe (Porphyre), die deren Einstufung in die Zeit vor der Konglomeratbildung gestattet. Den permischen Konglomeraten liegen Porphyrtuffe und -Tuffite, die als Einlagen schon in den liegenden Konglomeraten erscheinen, sowie Melyphyrdecken auf.

Im grossen und ganzen ist die Serie Stefan — Perm am nördlichen Saum der Westkarpaten nachtektonisch. Die Diskordanz entspricht der asturischen Phase, womit diese neben der bretonischen für das betrachtete Gebiet die Hauptphase darstellt. Nur an der westlichen Grenze des karbonischen Sedimentationsraumes lassen sich auch orogenetische Bewegungen zwischen Dinant und Namur (sudetische Phase) erkennen. Im betrachteten Raum fehlen entsprechende Sedimentkomplexe, so dass die Frage nach der Existenz der sudetischen Phase offen bleiben muss.

Wenn man die Abfolge der Sedimentation am Nordrand der Westkarpaten vom Beginn des Devons bis zum Perm einschliesslich als Ganzes betrachtet, kommt man zu der Erkenntnis, dass es sich hier um einen einzigen grossen Zyklus handelt. Im einzelnen ergibt sich folgendes Bild:

Untere detrische Formation (Unterdevon-Eifel);

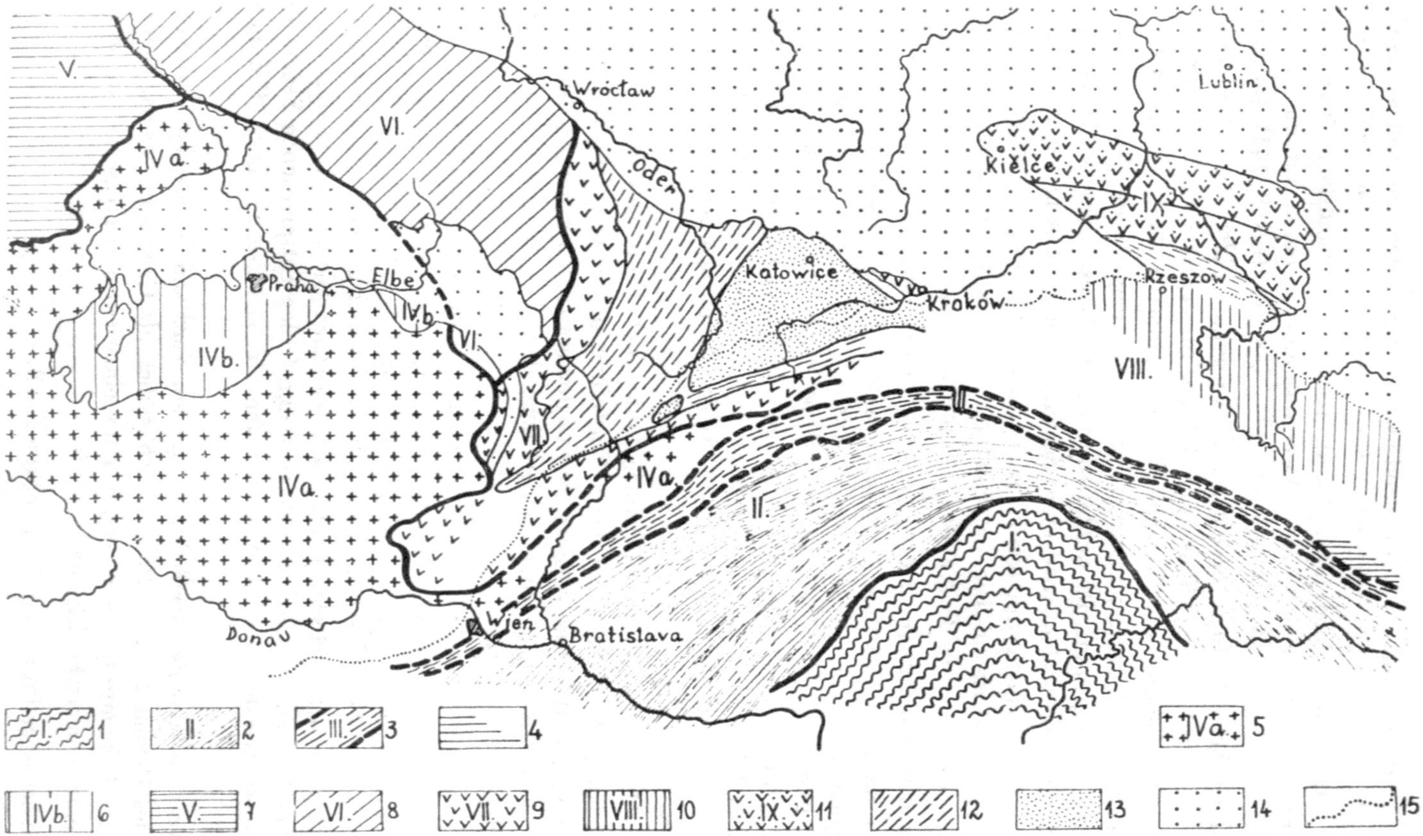


*Abb. 24.* Der Zusammenhang der vortriadischen Faltungssysteme im Gebiet der Westkarpaten. 1. Zone der Gemeriden.. 2. Zone der Tatroveporiden. 3. Pieninische Zone. 4. Marmoroscher Zone. 5. Moldanubikum. 6. Barrandien. 7. Saxothuringische Zone. 8. Westsudetische Zone. 9. Mährisch-Schlesische Zone, 10. Zone am Aussenrande der Ostkarpaten. 11. Zone der Góry Świętokrzyskie. 12. Unterkarbongebiet, 13. Oberschlesisches Kohlenbecken. 14. Kreide-Tertiärablagerungen des Vorlandes der Karpaten. 15. Aussenrand der Karpaten. (Nach Andrusov 1958).

Kalkformation (Mitteldevon, Frasne und evtl. auch Famenne), die im Osten bis in die Dinant-Stufe übergreift;

Obere detritische Formation (im Westen im Oberdevon, im Osten erst im Namur beginnend).

Im Westen besitzt die obere detrische Formation im Dinannt flyschähnlichen Charakter. Im Namur und Westfal ist sie kohlenführend. Im Stefan und Perm entwickelt sich im gesamten Bereich eine Molasseformation mit der Tendenz (im Osten) zum Übergang in lagunäre Bildungen.

## C. Paläozoikum und Kristallin unbekannten Alters im Untergrund des Nordrandes der Westkarpaten

Bisher beschäftigten wir uns mit den Vorkommen der älteren Formationen der Böhmischen Masse im zusammenhängenden Gebiet nördlich des Randes der Westkarpaten. Dabei sei jedoch bemerkt, dass einige von den besprochenen Vorkommen des Paläozoikums — z. B. das Paläozoikum bei Hranice (Mähr. Weisskirchen) — zum grossen Teil unter dem Paläogen des karpatischen Faltensystems liegen und deshalb schon zu den Karpaten gerechnet werden müssen. Ansonsten haben wir über den Charakter des vortriadischen Untergrundes des Karpatennordrandes nur unvollkommene Vorstellung. Einige Anhaltspunkte sind jedoch gegeben. Sie sollen im folgenden kurz charakterisiert werden:

1. Feststellung des Charakters des Untergrundes durch Tiefbohrungen.

Das durch Bohrungen gewonnene Material ist natürlich das Wertvollste. In manchen Abschnitten ist es sehr zahlreich, z. B. in dem südlich des Oberschlesischen Beckens gelegenen Gebiet. Hier wurden Bohrungen niedergebracht, um die Fortsetzung der kohlenführenden Serien unter den Karpaten zu erkunden.

2. Das Auftreten kleiner Klippen in den jüngeren Formationen des Karpatenflysches.

Sie wurden bei der Faltung des Karpatenflysches und bei der Überschiebung der Flyschdecken als tektonische Schürflinge von der Unterlage abgerissen. Sie liefern mitunter ein gutes Material für die Feststellung des Charakters der älteren Formationen. Bei Rückschlüssen ist jedoch zu beachten, dass sie oft zusammen mit dem Flysch von Süden gegen Norden oder NW überschoben wurden.

3. Blöcke und Geröll verschiedener Grösse in den grobklastischen Schichten der verschiedenen Schichtenfolgen des Flysches (vergl. Abb. 24, 25, 26, 27).

Bei der Auswertung der auf Grund eines Geröllbestandes gewonnenen Angaben muss darauf geachtet werden, dass letzterer, ebenso wie im vorhergehenden Fall, zusammen mit den Flysch-Schichten auf grössere Entfernungen überschoben sein kann. Ausserdem können kleinere Gerölle während der Sedimentation durch Wellen und Ströme ebenfalls auf grössere Entfernung verfrachtet werden. Ein Wellentransport grosser Blöcke dürfte auf grössere Entfernungen wohl nicht in

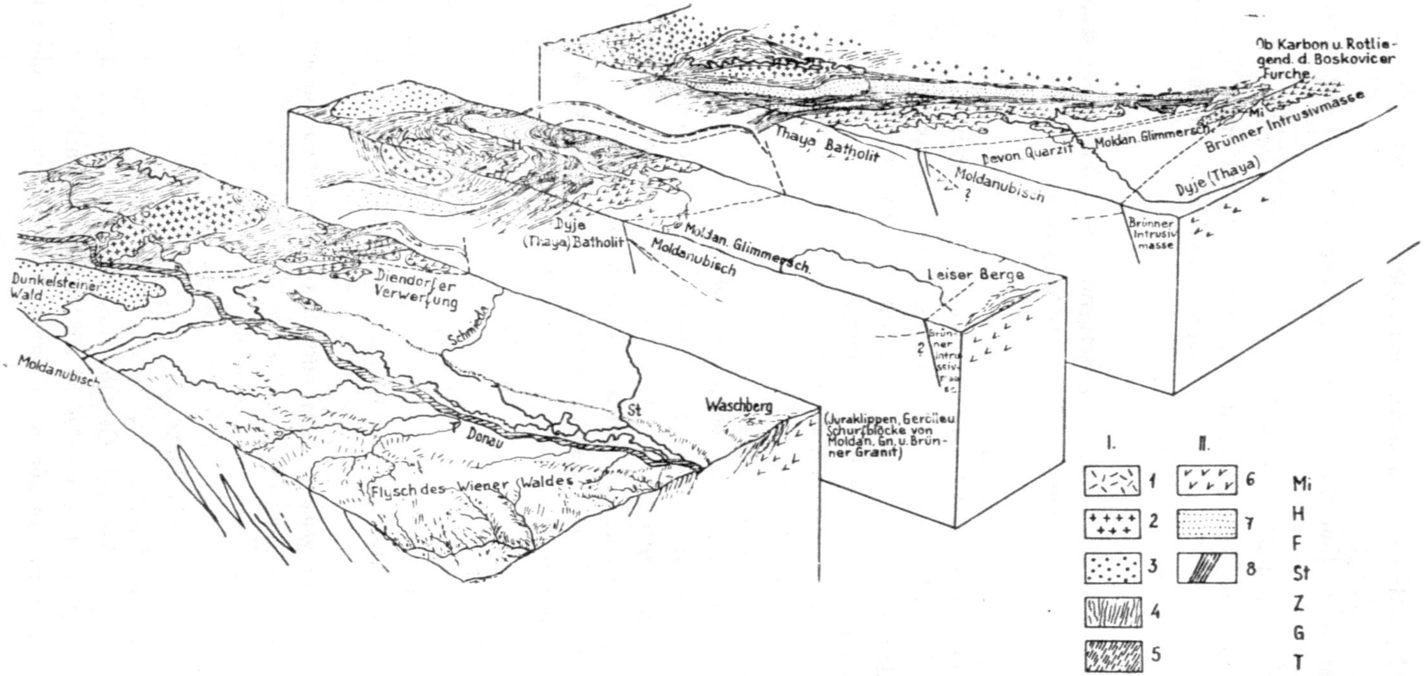


*Abb. 25.* Blockdiagramm der Tektonischen Einheiten im Gebiete des ausseralpinen Wiener-Beckens zwischen Brno und der Donau. Nach F. E. Suess (1926) I. Moldanubikum. 1. Granit, 2. Gföhler Gneis. 3. Granulit. 4. Schiefedgneise, Kalksteine, Amphibolite usw. 5. Moldanubische Glimmerschieferzone. II. Moravikum. 6. Granit. 7. Byteŝer Gneis und andere Orthogneise. 8. Schiefer, Kalksteine usw. Mi. Miroslava, H. Horn. F. Frauendorf, St. Stockerau, Z. Znojmo, G. Gföhl, T. Tulln.

Betracht kommen, vielmehr erlaubt die Verteilung der Blöcke, gewöhnlich in einer Zone von geringer Breite die Annahme, dass sie Felszügen entstammen, die zu der betreffenden Zeit aus dem Meere hervorragten.

1—2. In der nördlichen Randzone des Karpatenflysches wurde auf tschechoslowakischem Boden durch B o h r u n g e n kein Kristallin festgestellt. Nur im Untergrund des Neogens der Karpatenvortiefe Nordmährens (Hornomoravský úval) südwestlich von Přerov (Prerau) bei der Siedlung Chropyně (Abb. 28 V. C í l e k 1955, S. 9) konnte man in einer Bohrung bei einer Teufe von 664,50—673,50 m

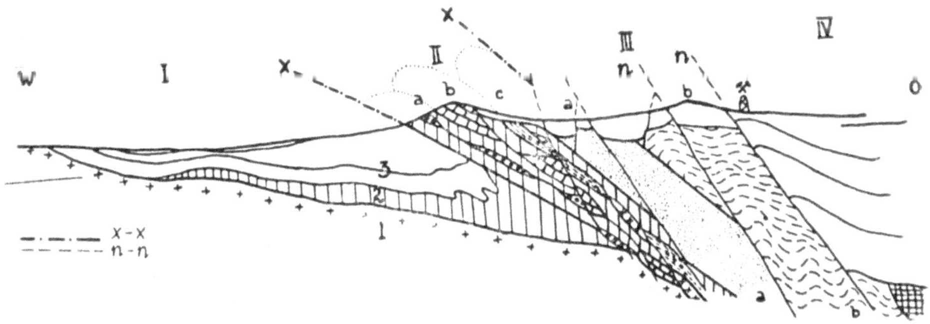


Abb. 26. Schematisches Profil durch den Aussenrand der Westkarpaten nördlich der Donau in Oesterreich. (Nach G l a e s s n e r 1937). I. Böhmische Plattform und Vortiefe: 1. Kristallin, 2. Oligozän, 3. Miozän. II. Waschberg-Mikulov-Zone. a) Äussere Schuppe (Oberkreide Eozän, Oligozän). b) Mittlere Schuppe (Jura, Oberkreide, Oligozän). c) Innere Schuppe (unteres Eozän, Blöcke von Kristallin, Oligozän). III. Flysch-Zone. a) Greifensteiner Zone (Neokom, Obersenon, Untereozän). b) Wiener Wald-Zone (Obersenon, Eozän). IV. Neogen des Wiener Beckens (im Liegenden Flysch und Mesozoikum der Fortsetzung der nördlichen Kalkalpen). X.—X. Überschiebungsflächen. n-n. Brüche.

Chlorit-Sericit-Phyllite (Ektinite) feststellen. Der Phyllit ist reich an kataklastischem Albit und führt akzessorisch Magnetit, Epidot und Turmalin. Das Alter dieses Kristallins ist unbekannt. Es dürfte sich jedoch wahrscheinlich um eine vordevonische Formation handeln. Kristallin unbekannten Alters wurde weiterhin unter dem Flysch und Neogen in Polen bei Rzeszotary (10 km östl. von Krakau) in einer von P e t r a s c h e k (1920) beschriebenen Bohrung in einer Teufe von 830—840 m festgestellt. Nach Kreutz (in J. N o w a k 1927, S. 100) handelt es sich um Granit-Gneise mit rotem Feldspat, Quarz, Muskovit und Albit-Oligoklas. Im Hangenden der Gneise treten dunkle Chloritschiefer mit Einlagerungen kristallinen Kalkes und in Chlorit-Muskovit-Schiefer umgewandelte Amphibolite auf. Der Grad der Metamorphose entspricht dem Übergang von der Mesozone zur Epizone.

In den tektonischen Klippen tritt auf tschechoslowakischem Gebiet kein Kristallin auf. Auf polnischem Gebiet findet man es in kleinen Fetzen in der äusseren Flyschzone (Krosno-Einheit) in Zusammenhang mit den tithonischen Klippen bei

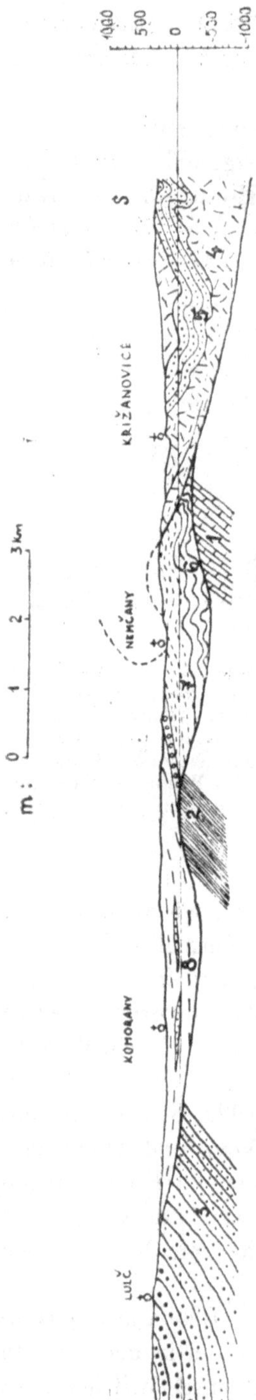


*Abb. 27.* Profil durch die Karpatenvortiefe und den Nordrand der Flyschkarpaten zwischen Slavkov und Vyškov. Nach D l a b a č (1946). 1. Devon. 2. Kulm (Schiefer). 3. Kulm (Grauwacken). 4. Flysch (Němčicer Schichten). Flysch (Ždánizer Schichten). 6. Autochthones Paläogen. 7. Helvet. 8. Torton.

Innwald (Abb. 33, 34), Roczyny und Pánska Góra. Im letztgenannten Vorkommen (vgl. K s i ą ż k i e w i c z 1935) erscheint es als mylonitisierter Granitgneis, der aus kataklastischem Quarz, Oligoklas, Kalifeldspat, Muskovit, Granat und Spuren von Biotit besteht. Die beiden ersten Lokalitäten führen graue oder grünlichgraue Mylonite (vgl. Abb. 33, 34), in denen Quarz, Feldspäte und Chlorit auftreten. Der Charakter des ursprünglichen Gesteins konnte im Falle Roczyny und Pánska Góra nicht ermittelt werden (K s i ą ż k i e w i c z 1935). Ein Granitvorkommen bei dem Dorf Bugaj dürfte auf eine kleine Klippe hinweisen. Der Granit ist grau oder rot und stellenweise porphyrisch. Er führt Orthoklas, Perthit, Mikroklin, Oligoklas, roten Biotit und Quarz. Er weist gewisse Analogien mit sudetischen Graniten auf (vgl. K r e u t z, l. c.).

Viele Bohrungen (die gesamten Bohrungen auf tschechoslowakischem Gebiet), die das Tertiär und evtl. auch das Mesozoikum durchdrangen, stiessen auf paläozoische Schichtenfolgen, und zwar:

1. auf Kalke devonischen Alters, ähnlich denjenigen des Mittel- oder Oberdevons am Nordrande der Karpaten;
2. auf Schichten des Karbons in „Kulm"-Entwicklung;
3. auf kohlenführende Serien, die mit den Serien des oberschlesischen Kohlenbeckens identisch sind.

Auf polnischem Gebiet wurden bei den Bohrungen ausserdem oberkarbonische oder permische Schichten in Molasse-Ausbildung angetroffen. Im einzelnen lässt sich folgendes ergänzen:

Devonische Kalke und Unterkarbon würden bei Slavkov (Austerlitz) in Mähren (vgl. R z e h a k 1915 und P e t r a s c h e k 1921) unter den paläogenen Schichten der Krosno-Einheit angebohrt. In einer Teufe von 305 bzw. 592 m (die Angaben der beiden angeführten Autoren sind nicht gleichlautend) sind eine oder mehrere Schuppen eines blaugrauen, teilweise kristallinen, pyritführenden Kalkes angefahren worden, welche P e t r a š c h e k (1921) mit Bestimmtheit in das Devon stellt. Zwischen den Schuppen treten Lagen vermutlich von Alttertiär auf. Die Bohrung steht bei 366 m bzw. bei 592 m (die Angaben sind nicht gleichlautend) im Unterkarbon mit Kulmfazies.

In den zwischen Slavkov (Austerlitz) und Vyškov (Wischau) liegenden Bohrungen (vgl. D l a b a č 1946) — im Untergrund der Karpatenvortiefe — wurden unter dem Torton bei Dražovice in einer Tiefe von 365 m dunkelgraue Kulmschiefer angetroffen. Der Kulm liegt hier inmitten der Karpatenvortiefe. Der Rand der Karpatenaufschiebung befindet sich östlicher. Offensichtlich bildet der Kulm bei Vyškov den Untergrund der gesamten Vortiefe (vgl. Abb. 27).

Ein ausgedehntes Vorkommen von Devon und Kulm, das wir schon zugehörig zu den Westkarpaten betrachten können, liegt bei Hranice (Mähr. Weisskirchen) östlich und südwestlich des Bečva-Tales (Betschau Tal). Der Charakter dieses Devons wurde oben bereits beschrieben (vgl. Seite 49 und Abb. 29). Der Kulm bildet die Fortsetzung des ostsudetischen Kulms. Er beginnt nach Homola mit der Stufe III-$\beta$, d. h. mit dem oberen Visé. An der Basis sind aus Quarzgeröll und grauen Kalken bestehende Konglomerate ausgebildet, höher liegen schwarze, glimmerführende Tonschiefer mit Nomismoceras vittiger, Sageticeras intracostatum, Posidonia radiata, Archaeocalamites radiatus, Cardiopteris frondosa u. a. Diesen Schiefern liegen Grauwacken und Konglomerate auf, die aus Geröllen von Kulmschiefern, Grauwacken, Quarz, aplitischen Graniten, Sericit-Quarziten, Gneisen und Lyditen zusammengesetzt sind. Die Gerölle stammen aus Südosten. P a t t e i s k y (1929—1936) rechnet diese Schichtenfolge zu den Grätzer Grauwacken (III-$\gamma$). Zwischen Hranice (Mähr. Weisskirchen) und Valašské Meziříčí (Val. Meseritsch) dürfte der Untergrund des Flysches lediglich von Unterkarbon gebildet werden. Die nordwestlich von Valašské Meziříčí (Val. Meseritsch) bei Chorín (Chorin) niedergebrachte Bohrung stiess in einer Teufe von 601 m auf Schichten marinen Unterkarbons in Kulmfazies (vgl. P e t r a s c h e k 1914, S. 149). Weiter gegen Süden bzw. SO sinkt jedoch der kulmische Untergrund bis zu einer beträchtlichen Teufe ab. Die bei der Siedlung Krásna (bei Valašské Meziříčí — Val. Meseritsch) im Paläogen der Krosno-Zone angesetzte Bohrung erreichte bei einer Endteufe von 1011 m den älteren Untergrund nicht (P e t r a s c h e k 1914, 1928; M a t ě j k a 1949, S. 661). Weiter ostwärts wurde das Unterkarbon im Liegenden des Karpatenflysches bei Bohrungen nicht mehr angetroffen. Nur bei Oldřichovice, südlich von Český Těšín (Teschen) wurde in einer Teufe von 1076 m mitteldevonischer Korallenkalk erbohrt (vgl. P e t r a s c h e k 1914; P a t t e i s k y 1928, S. 230).

Im Gebiet von Slavkov (Austerlitz), Hranice (Mähr. Weisskirchen) Chorín und Oldřichovice (Oldrzichowitz) erkennt man deutlich, dass Kulm und Devon unter dem Flysch liegen. Jedoch über das Verhältnis ihres Anteils am Bau des Untergrundes des Westkarpatenrandes kann man keine Rückschlüsse ziehen. Die Zahl der Aufschlussbohrungen ist hierzu nicht ausreichend.

Genauere Daten über den Charakter des älteren Untergrundes lieferten eine Anzahl von Bohrungen zwischen den Tälern der Lubiná (Lubina) und Visla (Weichsel) im Gebiet der Karpatenvortiefe und im Bereich der Überschiebungs-

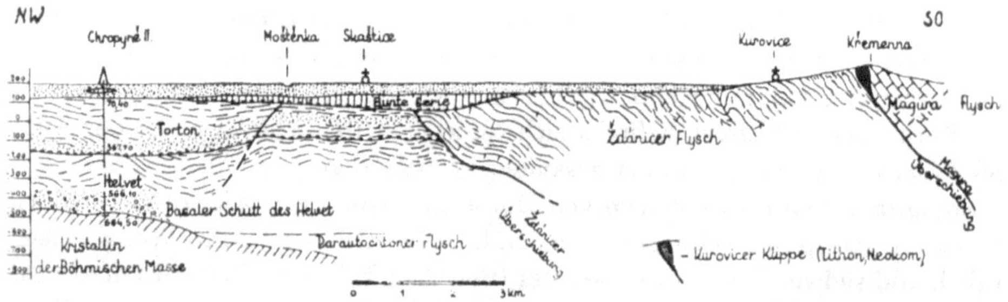


*Abb. 28.* Schematisches Profil durch den Rand der Flyschkarpaten und die Obermährische Senke nach der Linie Chropyně—Kurovice. Nach C í l e k (1955). 1. Kristallin der böhmischen Plattform. 2. Autochthoner Flysch (?). 3. Basale Schuttschichten des Helvet. 4. Helvet. 5. Torton. 6. Überschiebungsfläche des Ždánizer Flysches. 7. Ždánizer Flysch. 8. Magura-Flysch. 9. Überschiebungsfläche des Magura-Flysches.

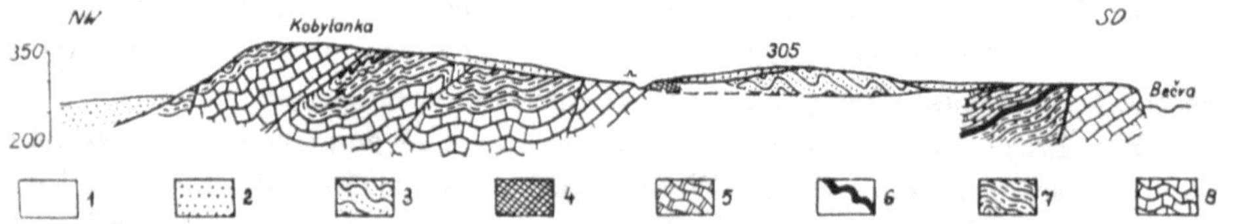


*Abb. 29.* Geologisches Profil durch das Devon bei Hranice. (Nach H o m o l a 1950.) Überhöht 2,5 × 1. Alluvium, 2. Miozän. 3. Paläogen — Menilitschichten, 4. Paläogen — detritischer Černotín-Kalk. 5. Oberdevon. 6. Kalkschiefer und Mergelkalke. 6. Oberdevon - Hornsteinkalke. 7. Mitteldevon - Kramenzlkalke und dunkle bankige Kalke. 8. Mitteldevon - massige Korallenkalke, Amphiporen- und Alveolitenkalke.

decken des Karpatenflysches. Auf der geologischen Karte des Ostrau-Karvinaer Kohlenbeckens und der Westbeskiden, die von B e c k und G ö t z i n g e r im Jahre 1932 herausgegeben wurde, sind alle Bohrungen vermerkt, die in dem erwähnten Gebiet zur Untersuchung der Kohlenführung des tieferen Untergrundes durchgeführt wurden (vgl. Abb. 32). Die Tiefe des angetroffenen karbonischen Untergrundes kann aus den Höhenlinien des unterirdischen Reliefs abgeleitet werden. Die Bohrungen durchteuften, wie aus der gefundenen Flora ersichtlich, verschiedene Stufen der Schichtenfolge von Ostrau und Karviná. Südwestlich von Ostrau — gegen Příbor (Freiberg) und von hier gegen Hradiště (Grodischt) und

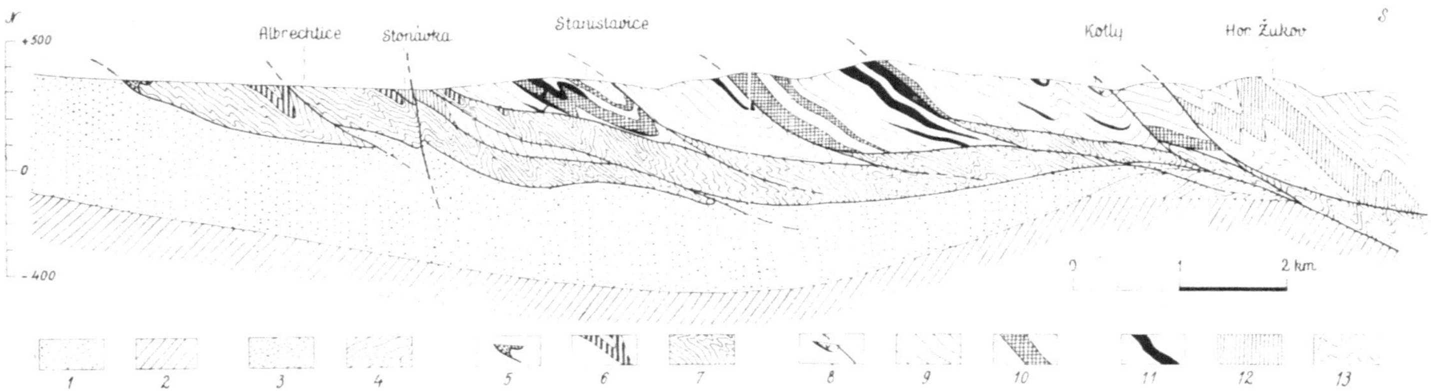


*Abb. 30.* Schematisches Profil durch den Nordrand der Westkarpaten zwischen Albrechtice und Horný Žukov. Nach Homola und Hanzlíková (1954). Autochthon: 1. Torton. 2. Karbon. Äussere Einheit: 3. Paläogen. 4. Unterkreide. „Hrabovka"-Einheit: 5. Torton. 6. Menilitschichten. 7. Unteres Paläogen. Schlesische Decke: 8. Veřovicer Schichten. 9. Schichten von Hradiště und obere Těšíner Schichten. 10. Lagen mächtigerer Sandsteinen von Hradiště. 11. Těšinite und Pikrite. 12. Těšíner Kalke. 13. Untere Těšíner Schichten.

Horný Žukov (Ob. Žuckau) bei Český Těšín (Teschen) lässt sich eine Zone von Ostrauer Schichten verfolgen. Sie streicht zunächst NO—SW und dann W—O. Die Schichten von Karviná wurden in einem Streifen zwischen Pogvizdov und Malé Kunčice südlich von Ostrau erbohrt. Nach den Angaben von Beck und Götzinger (1932, S. 27) verläuft die Grenzlinie zwischen den Ostrauer und Karvinaer Schichten nördlich von Č. Těšín (Teschen) in E—W Richtung bzw. ENE—WSW. Wenn man erwägt, dassa auch das Liegende des kohlenführenden Karbons einen von West bzw. SW nach Ost bzw. NO sich erstreckenden Streifen bildet, gelangt man zu dem bemerkenswerten Schluss, dass das Streichen der älteren Formationen unter dem Flysch und Neogen am Nordrand der Westkarpaten im wesentlichen der Richtung der während der alpinen Faltungsphase entstandenen tektonischen Karpateneinheiten enspricht. Es erscheint wahrscheinlich, dass südlich von Těšín (Teschen) die Grenze zwischen Ostrauer Schichten und Devon verläuft. Aus Gründen, von denen noch die Rede sein wird, ist es jedoch nicht möglich, diese Grenze für die gesamte südliche Verbreitung des kohlenführenden Karbons anzunehmen. Es ist wahrscheinlich, dass das kohlenführende Karbon auch in südlicheren Zonen vorkommt und zwar sowohl in südwestlicher als auch in südöstlicher Richtung weit über die Grenzen des zusammenhängenden Oberschlesischen Kohlenbeckens hinausreicht. Jedoch sinkt südlich von Ostrau und südlich von Hranice (Mähr. Weisskirchen) der ältere Untergrund in grosse Tiefe ab. Die Bohrung bei Svrčinovce, die im Paläogen der Krosno-Zone angesetzt war (vgl. Matějka und Roth 1949 a), erreichte bei 1155,60 m den Untergrund noch nicht.

Die Entwicklung des kohlenführenden Karbons in einer südlicher als die autochthone Zone am Nordrand der Westkarpaten gelegenen Zone geht aus dem Vorkommen einiger kleiner nicht gerundeter Klippen kohleführenden Karbons hervor, die in vergangener Zeit von D. Štúr (1891, S. 4—9) beschrieben wurden. Die Blöcke befanden sich am Hügel Stráž bei Chorín (Chorin) am linken Ufer der Bečva (Betschau) nordwestlich von Val. Meziříčí (Val. Meseritsch). Sie bestanden aus lichten Sandsteinen mit Schiefereinlagerungen. Der grösste von ihnen wurde in einer bis 74 m tiefen Grube mit Hilfe weiterer Grubenarbeiten, die seine Form ermitteln sollten, angefahren. Dieser Block war kantig. Man fand in ihm 1450 t Steinkohle. Auf Grund der in diesem Block von Štúr (1891) gefundenen Flora kann man erkennen, dass es sich um Žacléř-Karvinaer-Schichten (Schatzler-Karvinaer Schichten) handelt, d. h. um Westfal, deren nächst gelegener Ausbiss erst ca. 60 km von Chorín (Chorin) entfernt bekannt ist. Zusammen mit den karbonischen Blöcken finden sich in dem die Krosno-Einheit umgebenden Flysch kleinere Blöcke anderer Gesteine, hauptsächlich Teschinite (das sind basische Gesteine unterkretazischen Alters). Durch bergmännische Schürfarbeiten wurde festgestellt, dass die Klippe in der Tiefe keine Fortsetzung hat. Štúr machte darauf aufmerksam, dass es sich nicht um Blöcke handeln kann, die vom Wasser aus grösserer Entfernung herangeschafft wurden. M. B e r t r a n d (1898, S. 650) sprach als erster die Ansicht aus, dass es sich um Blöcke handle, die bei der Überschiebung der Karpatendecken tektonisch von ihrer Unterlage abgerissen wurden. Die oben erwähnte choriner Bohrung zeigte, dass hier in der Tiefe unter dem Paläogen Kulm entwickelt ist. Daraus kann man schliessen, dass die Blöcke gemeinsam mit dem Paläogen von Süden gegen Norden tektonisch überschoben wurden. S t ú r (1891) machte weiter darauf aufmerksam, dass der erwähnte Block aus einer kohleführenden Schichtenfolge beträchtlicher Mächtigkeit stammt. Es ist also offensichtlich, dass sich entweder das Ostrau-Karvinaer-Becken in südwestlicher Richtung bis in das Bečva-Tal (Betschau-Tal) forsetzte und auch — aus weiter unten angeführten Gründen — weiter gegen Südwesten in die Region von Bystřice pod Hostýnem (Bystritz u. d. Hostein) übergreift, oder dass hier ein selbständiges Becken existiert, dessen Schichten die Unterlage der ursprünglich südlicher gelegenen Flyschformationen der Krosno-Zone bilden.

Wie bereits erwähnt wurde, konnte der paläozoische Untergrund am Nordrand der Westkarpaten in verschiedenen Teufen festgestellt werden. Das Grundgebirge sinkt unter die Karpaten stellenweise steil, mitunter in sanfter Neigung ab. In dem südlich vom Ostrau-Karvinaer-Becken gelegenen Gebiet sinkt der Untergrund zuerst in südlicher Richtung ziemlich plötzlich bis in eine Teufe von 800 m (vgl. Karte von B e c k und G ö t z i n g e r, 1932) ab. Nach dem Profil von H o m o l a und H a n z l í k o v á (1955, Abb. 30), das auf Grund neuerer Bohrungen zusammengestellt wurde und parallel mit dem Tale der Olše (Olsa) in Richtung Albrechtice—Hor. Žukov (Ob. Žuckau) liegt, ist es augenscheinlich, dass der karbonische Untergrund, der bei Hor. Žukov (Ob. Žuckau) bis in eine Höhe von 50 m über den Meeresspiegel aufsteigt, bei Stanislavice (Stanislawitz) in dem nördlicheren Trog auf eine Tiefe von 450 m unter dem Meeresspiegel absinkt (siehe Abb. 30, 31 und 32). Aus dem Isohypsenplan des Untergrundes der beiliegenden Karte geht hervor, dass in der Zone von Český Těšín (Teschen)—Příbor (Freiberg) der Těšín—Příbor-Rücken besteht. Es ist bemerkenswert, dass er in ENE—WSW-Richtung verläuft, d. h. mehr oder weniger parallel mit den Grenzen der karbonischen Schichtenfolge. Über den Ursprung der Rücken und Tröge auf der Oberfläche des Karbons herrschen im wesentlichen zwei Ansichten:

1. Nach der ersten Ansicht würde es sich um ein tertiäres Relief in der karbonischen Unterlage handeln.

2. Nach der zweiten soll es sich um rein tektonische Erscheinungen handeln.

Es ist für das angeführte Problem wichtig zu betonen, dass das Neogen im Gebiet der Karpatenvortiefe überall direkt der paläozoischen Unterlage aufliegt (vgl. Abb. 30). Im Untergrunde des Karpatenaussenrandes würde nach älteren Angaben im allgemeinen Paläogen und Kreide dem Paläzoikum aufliegen und zwar nach Meinung einiger Geologen mehr oder weniger autochthon, nach der Meinung anderer in überschobener Lage. Neue mit Bohrungen verbundene Forschungen zeigen, dass oft bis 20 km vom Flyschrand entfernt Miocän vorhanden ist, welches unter Paläogen und auch Kreide der Stirnteile überschobener Flyschdecken auf Karbon liegt. In der Umgebung von Hor. Žukov (Ob. Žuckau) wurde unter dem Miocän Paläogen und Untere Kreide angetroffen, die nach H o m o l a und

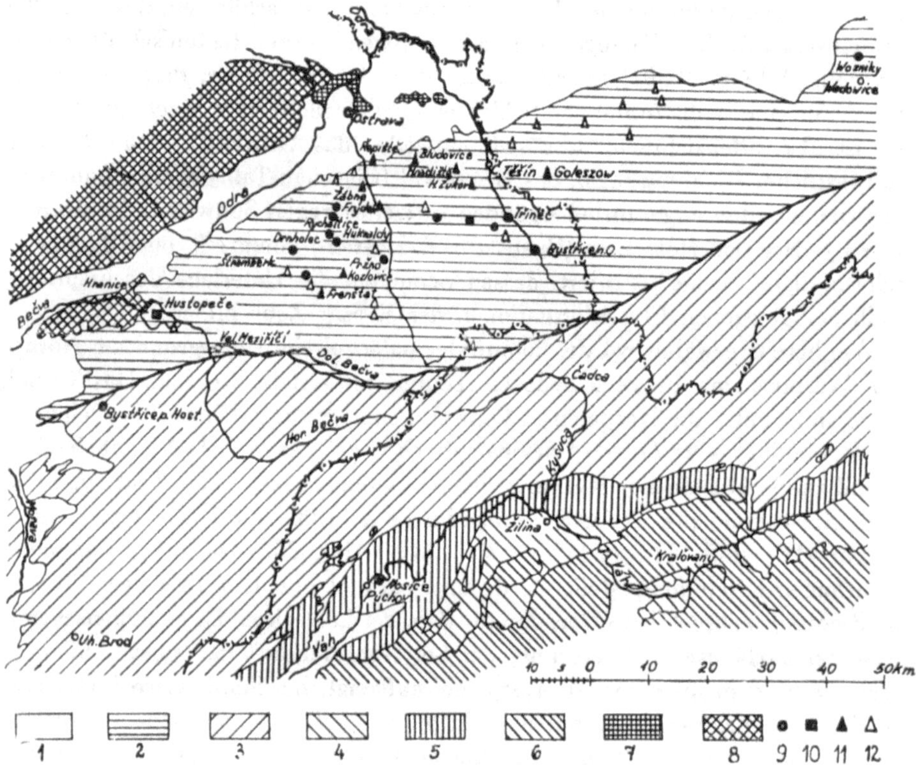


*Abb. 31.* Vorkommen von Steinkohle in den Bohrungen, Geröllen und kleinen Klippen in den Nordwestkarpaten (Nach Šilar 1956, vereinfacht). 1. Neogen und Quartär. 2. Kreide und Paläogen der Krosno-Zone. 3. Magura-Zone. 4. Paläogen der zentralen Westkarpaten. 5. Mesozoikum der Klippenzone. 6. Mesozoikum und ältere Formationen der zentralen Westkarpaten. 7. Produktives Karbon. 8. Kulm und Devon. 9. Vorkommen von Kohlengeröll in jüngeren Sedimenten. 10. Vorkommen tektonischer Linsen des kohleführenden Karbons im Flysch. 11. Bohrungen, die das Karbon antrafen. 12. Bohrungen, die andere Formationen, als das Kohlenführende Karbon antrafen, oder das Liegende des Flysches überhaupt nicht berührten.

H a n z l í k o v á (1955) vor der Transgression des Miocäns direkt dem Karbon aufgeschoben wurden. In vielen Fällen kann jedoch über die Existenz einer erosiv zergliederten Oberfläche des paläozoischen Untergrundes vor der Transgression des Miocäns kein Zweifel bestehen. Es ist aus den neuen Arbeiten jedoch nicht ersichtlich (H o m o l a und H a n z l í k o v á 1955, S. 335; P e t r á n e k 1954), ob das Miocän in den Rinnen eine Tiefseefazies und auf den Kämmen eine Seichtwasserentwicklung anzeigt. Das Miocän ist hier allerdings stellenweise stark tekto-

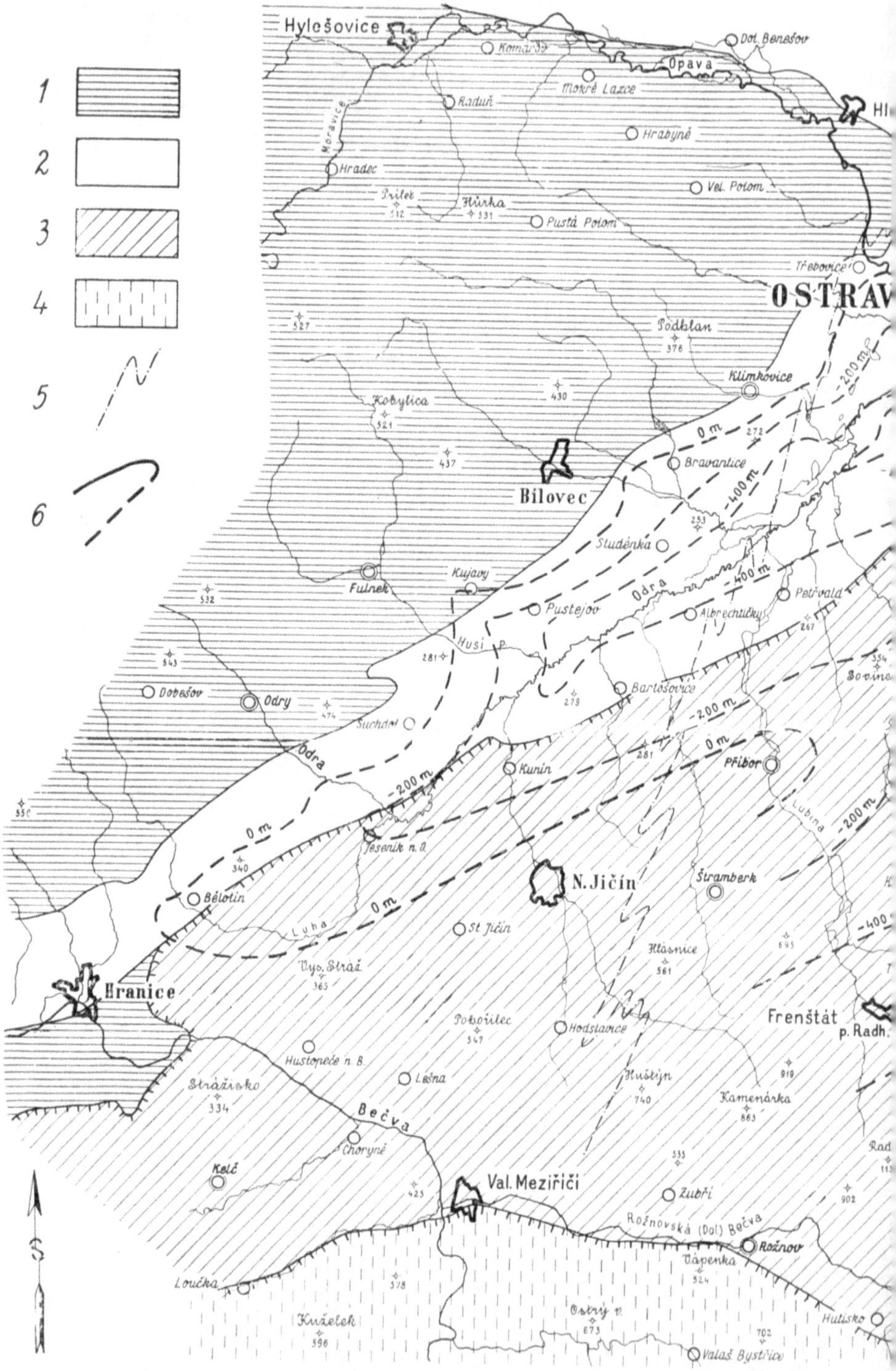


*Abb. 32.* Tektonische Skizze des Nordrandes der Westkarpaten in der Region südlich des Ostra
1. Karbon des Niederen Gesenkes. 2. Miozän der Karpatenvortiefe. 3. Flysch der Krosno-Zone
kohlenführendem Karbon im Liegenden der jüngeren Formationen. 6. Sc

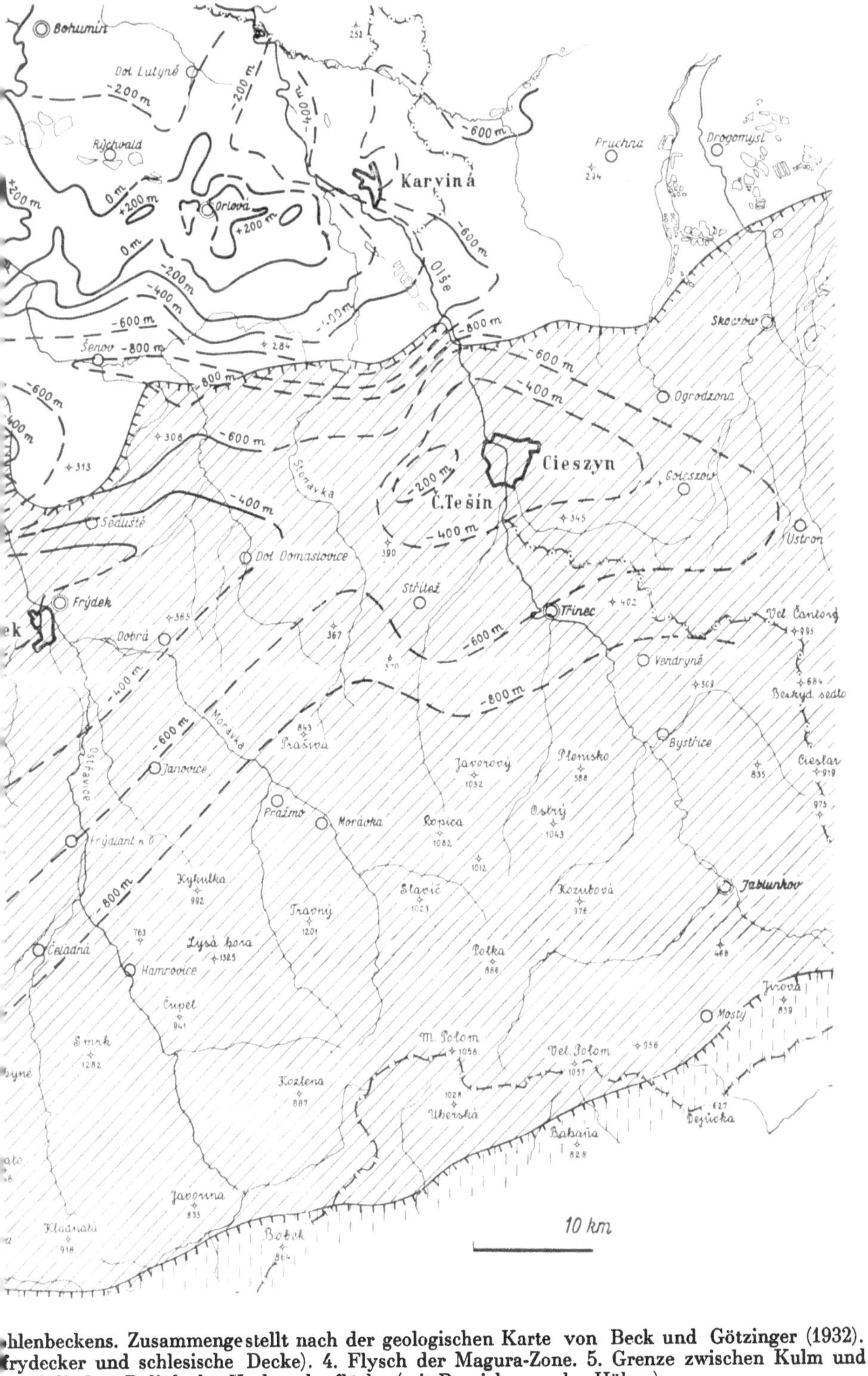


hlenbeckens. Zusammengestellt nach der geologischen Karte von Beck und Götzinger (1932). rydecker und schlesische Decke). 4. Flysch der Magura-Zone. 5. Grenze zwischen Kulm und nterirdischen Reliefs der Karbonoberfläche (mit Bezeichnung der Höhen).

nisch disloziert. Im allgemeinen ist der Prozess der Vortiefenbildung selbstverständlich ein tektonischer. Reliefeinflüsse treten zurück und spielen genetisch keine massgebliche Rolle.

3. Beurteilung des Charakters des vormesozoischen Untergrundes auf Grund des Studiums der Blöcke und Gerölle im Flysch.

Es ist seit langem bekannt, dass in den Schichtfolgen des Karpatenflysches Gerölle von Gesteinen vorkommen, die aus der näheren Umgebung nicht ableitbar sind. Man bezeichnete sie darum als „exotische" Gerölle und Blöcke (der Ausdruck „exotischer Block" wurde das erste Mal von M o r l o t angewendet, vgl. Uhlig, 1903. S. 186). Ausführliche Angaben darüber findet man schon bei H o h e n e g g e r (1855), später werden sie von U h l i g (1903), K r e u t z (in N o w a k, 1927), N o w a k (1927), Z a p l e t a l (1931 u. a.), Z o u b e k (1931 d), K s i ą ż k i e w i c z (1931), P o k o r n ý (1946), W i e s e r (1950), u. a. angeführt.

In den Schichtenfolgen der äusseren Teile der karpatischen Flyschzone (Krosno-Zone) finden sich „exotische" Elemente bemerkenswerter Art bereits auf österreichischem Gebiet und zwar am Waschberg (und nordostwärts davon) und bei Stockerau nördlich der Donau (vgl. Abb. 25). Von hier sind riesige Blöcke und Gerölle aus Granit und kristallinen Schiefern bekannt. Die aus Granit bestehenden Blöcke und Gerölle weisen Ähnlichkeit mit dem Brünner Granit auf (S u e s s, F. E., 1926, S. 197). Neben diesen Graniten sind serizitische, zu Schiefern umgewandelte Granit-Typen vertreten, die mit einigen Graniten des Thaya-Massivs identischen Charakter haben. Bemerkenswert ist das Vorkommen von Amphiboliten und Gneisen, die mit den moldanubischen Typen identisch sind. Heute ist es sicher, dass die Blöcke des Brünner Granits am Waschberg (wie bereits frühere Autoren z. B. G ö t z i n g e r, 1913, S. 438, annahmen) auf sekundärer Lagerstätte im Flysch auftreten, und dass hier der kristalline Untergrund nicht unmittelbar an der Oberfläche erscheint. Da es sich jedoch um grosse Blöcke handelt (vgl. P e t r a s c h e k, 1914), welche die Wellen und Strömungen nicht auf grosse Entfernungen verfrachten konnten, ist es wahrscheinlich, dass im Gebiet des Waschberges der Kontakt zwischen dem Moldanubikum und der Brünner Zone gegen Osten unter den Karpaten verläuft.

Im Gebiete der Gebirge Ždánický les (Steinitzer Wald) und Chřiby (Mars-Geb.) sind Gerölle vormesozoischer Gesteine in den paläogenen Flyschkonglomeraten enthalten. In den Konglomeraten der Krosno-Einheit finden sich Granitgerölle vom Typus der Brünner Masse, teilweise in geschieferter Fazies, Phyllite, devonische Kalke, Schiefer und Kulm-Grauwacken.

In den Konglomeraten des Magura-Flysches des Chřiby-Gebirges treten Granite vom Typus der Brünner Masse, Phyllite, Grauwacken und Melaphyre auf, die Z a p l e t a l für permisch hält (vgl. K e t t n e r 1927, K o d y m und M a t ě j k a 1924, Z a p l e t a l 1930, 1931).

Aus den angeführten Daten geht hervor, dass der vormesozoische Untergrund des Flysches verschiedenartig entwickelt ist. Am Rande der Karpatenvortiefe bei Brünn sind die Gesteine der Brünner Masse und deren devonische Hüllschichten und kulmische Deckschichten vorherrschend. In der Bohrung bei Slavkov (Austerlitz) bildet Kulm die älteste Unterlage. Das Vorkommen einer Menge von kleinen Geröllen aus Graniten und Phylliten im Flysch und zwar nicht nur im Flysch der äusseren Zone, sondern auch der inneren Zonen zeugt davon, dass östlich der

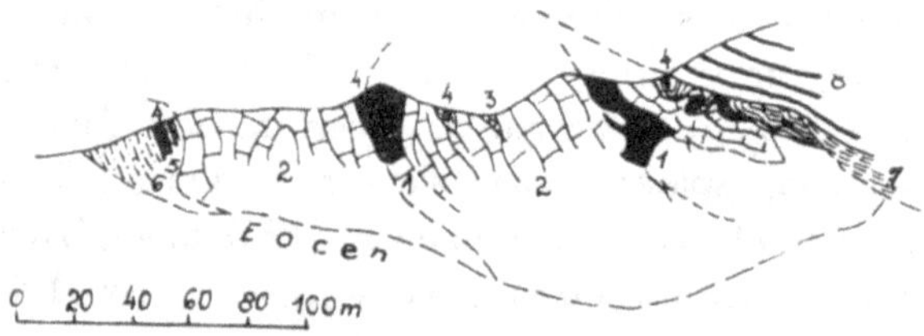


*Abb. 33.* Schematisches Profil durch den Ostteil der Klippe bei Inwald. Nach Książkiewicz (1935). 1. Mylonite. 2. Inwalder Jurakalk. 3.–6. Oberkreide. 3. Konglomerate. 4. Mergel. 5. Sandsteine. Mergelschiefer. 7. Veřovicer Schichten. Lhotka-Schichten.

Kulmzone, welche hier zumeist den Untergrund der Karpatenvortiefe bildete, ein Streifen entwickelt ist, der wiederum aus Gesteinen der Brünner Eruptivmasse und Phylliten bestand. Zwischen ihm und der Kulmzone stehen wenigstens stellenweise devonische Kalke (Slavkov-Bohrung) im Untergrunde an.

Die kompliziertesten Verhältnisse herrschen in der Region der mährisch-schlesien Beskiden, des Vizovicer Hügellandes und des Beskidenvorlandes. Auf tschechoslowakischem Gebiet befinden sich vormesozoische Elemente (von Norden gegen Süden) in den folgenden Zonen: In der autochthonen Zone im Liegenden des Neogens (Ausbisse, Bohrungen), im Flysch der Frýdeker Decke (tektonische Schuppen, Gerölle), im Flysch der schlesischen Decke und in der Stirnregion der Maguradecke (Gerölle). Die angeführten Geröllvorkommen treten in veschiedenen Horizonten auf und das Material verschiedener Horizonte ist nicht gleichartig. In der Frýdeker Decke treten von den älteren Formationen Gerölle chloritisch-serizitischer Phyllite (M a t ě j k a und R o t h 1949 c, S. 308, P a t t e i s k y, 1928, S. 232), Granite (B e c k und G ö t z i n g e r, 1932, S. 43) und Typen eines Amphibol-Granits und Quarz-Glimmer-Diorits auf, von denen Z a p l e t a l annimmt (1930—1933), dass sie Gesteinen der Brünner Masse entsprächen; ferner wurden jüngere Gesteine gefunden: devonische Kalke, Gerölle von Kohlenkalk mit Fauna der Visé-Stufe (vgl. B o u č e k und P ř i b y l 1955), Gerölle aus Gesteinen des produktiven Karbons (maximale Durchmesser 5 m) mit Pflanzenresten und Kohlenblöcken (ihr Gewicht kann 300 kg erreichen). Im allgemeinen herrschen Karbongesteine mengenmässig vor. Viele von den Blöcken haben ein derartiges Ausmass, dass sogar Schächte abgeteuft wurden, um diese Kohle zu gewinnen.

In der Schichtenfolge der schlesischen Decke ist die Geröllnatur teilweise die gleiche wie in der subschlesischen Zone. In den Konglomeraten der Unterkreide (Schichten von Hradište — Grodischt) wurden Gerölle kulmischer Gesteine, sowie Porphyre und Granitporphyre (P e t r a s c h e k, 1928, S. 21) von fleisch- oder ziegelroter Farbe (vgl. P a t t e i s k y, 1928, S. 237) festgestellt. Es dürfte sich um Porphyre permischen Alters handeln, wie sie aus dem Perm des Krakauer

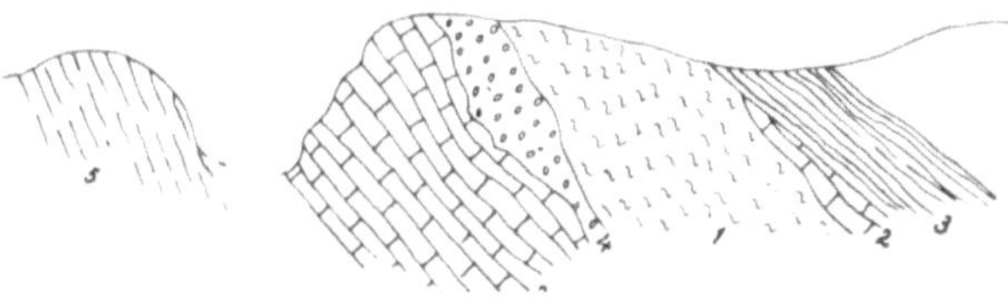


*Abb. 34.* Aufschluss im Steinbruch bei Inwald. 1. Granit-Mylonit. 2. Tithon-Kalk. 3. Lhotka-Schichten. 4. Senonische Konglomerate und Mergel. 5. Obersenon (Maastricht). (Im Sinne mündlicher Erläuterungen von M. Książkiewicz.)

Gebietes bekannt sind. Sicher ist diese Deutung jedoch nicht, da Porphyre schon in den Kulm-Konglomeraten bei Brünn vorkommen. Es werden auch Gerölle von Quarz und „Urschiefern" (P e t r a s c h e k 1921, S. 265) angeführt.

Eine grosse Zahl vormesozoischer Gesteine wurde in den Konglomeraten der Oberkreide (Istebnaer Schichten der Goduladecke) festgestellt. K o u t e k (in Z a h á l k a, 1927, S. 38—39) beschreibt aus diesem Konglomerat (aus der Umgebung von Rožnov pod Radhoštěm) folgende ältere Gesteine: schwachrosenroten biotitischen Granit (ähnlich dem Brünner Granit); grünliche Granitite (eine serizitisierte Varietät des vorher angeführten Granits); aplitische Granite mit geregeltem Gefüge und graue, stark kataklastische Orthogneise mit gut geregeltem Gefüge. In dem sogenannten Chlebovicer Konglomerat sind von den älteren Formationen in den Geröllen Quarz und aplitische Granite (M a t ě j k a und R o t h, 1949 c, S. 295), sowie graugrüne Arkosen mit schwarzen Schieferbruchstücken und wenig Muskovit (typischer Kulm) vertreten. Von den Konglomeraten der Istebnaer Schichten der Umgebung des Jablunkov-Passes führt Z o u b e k (1931, S. 353) folgende Gerölle an: zweiglimmerige Orthogneise mit Mikroklin, Oligoklas und Granat (sie erinnern an die aus der östlichen Umgebung von Brünn bekannten Orthogneise und an den Gneis von Bytcš), Porphyre mit Einsprenglingen saurer Plagioklase, Orthoklase und Quarz und mit einer aus radial angeordneten Aggregaten von Quarz und Feldspäten zusammengesetzten Grundmasse. Z a p l e t a l (1931—1932, S. 159) führt ausserdem aus dem Ostteil der Godula-Zone Granulit an. Die Gerölle der Konglomerate in den Istebnaer Schichten erreichen oft beträchtliche Ausmasse (bis 1 m im Durchmesser).

Im Stirnteil der Magura-Zone in den westlichen tschechoslowakischen Beskiden sind Konglomerate mit grösseren Blöcken (bis 1 m im Durchmesser) besonders im unteren Teil des Paläogens häufig. Mit den exotischen Geröllen aus dem Gebiet von Holešov (Holleschau) — Komarno—Lidečko—Zlín beschäftigte sich eingehend M. P o k o r n ý (1946). Gerölle, die einen Durchmesser von $^3/_4$ m erreichen, weisen keine Anzeichen eines längeren Transportes auf. Von den vorkarbonischen Gesteinen finden sich Tiefengesteine (Granite, Syenite, Diorite), Ganggesteine (undifferenzierte, sowie Aplite und Lamprophyre), kristalline Schiefer (Katagneise, Mesogneise, Epigneise, Glimmerschiefer, graphitische Schiefer, Phyllite, Quarzite, kristalline Kalke, Phyllonite), ferner Granit-, Diorit- und Aplit-Mylonite und devonische Kalke. Aus einer ausführlichen petrographischen Analyse der Gerölle schliesst P o k o r n ý, dass hier Gesteine verschiedener Zonen der älteren Formationen der Böhmischen Masse aus dem Raume Westmährens vertreten sind. Die Tiefengesteine (Biotit-Gneise; porphyrartiger Biotit-Gneis; Hornblende-führende, schwach verquarzte Granite und Diorite) weisen Übereinstimmung mit ähnlichen Gesteinstypen aus der Brünner Eruptivmasse auf. Die epizonalen kristallinen Schiefer zeigen Analogien zu den Gesteinen des westmährischen Moravikums. Es sind Phyllite und Kalke, die an die Gesteine der Zone der „äusseren Phyllite" erinnern, Grünschiefer und Kalke ähnlich den Gesteinen aus der Region der „inneren Phyllite", Quarzite und dunkle Graphitschiefer ähnlich den entsprechenden Gesteinen der Květnica-Serie. Ausserdem kommen Gesteine vom Typus der Bittescher Gneise des westmährischen Moldanubikums vor und Gerölle aus porphyrischem Hornblende-Biotit-führendem Syenit, der an ähnliche Gesteine von Třebíč in Mähren erinnert. Beachtenswert ist das Fehlen von Gesteinen, die den kristallinen Schiefern Nordmährens (chloritische Gneise) — entsprechen und das seltene Vorkommen von Granulitgeröllen. Die Gerölle der Konglomerate haben z. T., wie unter dem Hostýn (Hostein), riesige Ausmasse.

Ausser diesen Konglomeratvorkommen treten im Paläogen sehr häufig Bruchstücke grauer Phyllite auf. Kleine Bruchstücke dieser beiden Gesteinstypen findet man im gesamten nördlichen Teil des Maguraflysches der Westslowakei und Mährens. Nirgends, ausser in der Stirnpartie des Maguraflysches findet man jedoch grosse Blöcke und darum können wir die Möglichkeit zulassen, dass sie aus grösserer Entfernung herangebracht wurden. Der Materialtransport geschah von Norden resp. Nordwesten gegen Süden resp. Südosten. Dies geht aus der allmählichen Kornverkleinerung in der angegebenen Richtung hervor. Im Magura-Flysch westlich von Valašské Meziříči (Val. Meseritsch) bis nach Cetechovice (Cettechowitz) sind (ausser den bereits erwähnten) auch Gerölle kulmischer Gesteine (P e t r a s c h e k, 1928, S. 21) verbreitet. Endlich soll noch erwähnt werden, dass im Gebiet zwischen Valašské Meziříčí (W. Meseritsch), Bystřice pod Hostýnom (Bystritz u. d. Hostein), Holešov (Holleschau) und Fryšták (Freistadtl) in der Stirnpartie des Maguraflysches Bruchstücke von Steinkohle (P etraschek 1908, S. 22, Zapletal 1931, Pokorný 1946) und bei Lukoveček, Gerölle von „Permotrias" mit Kohle (Zapletal, 1931 a) gefunden wurden.

Ein ausführliches Verzeichnis der Gerölle der älteren Gesteine aus dem polnischen Anteil der Krosno- und Magura-Einheit, hauptsächlich aus den Wadowicer Karpaten geben Książkiewicz (1953 a, in „Region. Gol. Polski" I. S. 352) und Wieser (1950), die die älteren Angaben von Kreutz und Nowak (1927) ergänzen. Aus den älteren Lagen des subschlesischen Flysches führen diese Autoren Gerölle von Serizit-Albit-Gneisen (Epigneise), von Amphibol-Biotit-Gneisen (Mesogneise), Zweiglimmer-Granitgneisen, Zweiglimmer-Graniten, Granitporphyren, Quarz-Pyroxen-Porphyriten, Olivin-führenden Augitporphyren und anderen Gesteinen an.

Im schlesischen Flysch treten Marmore, Sericit-Albit-Gneise (Epigneise), Staurolith-Muskovit-, Granat-Muskovit-, zweiglimmerige und Sillimanit-Biotit-Gneise (Mesogneise), Cordierit-Granat-Graphit-, Sillimanit-Graphit-, Orthoklas-Biotit-Gneise (Katagneise), Graphit-Quarzit-Gneise, Granitgneise, Granulite, Migmatite, Zweiglimmergranite, Aplitgranite, Mikroklingranite, Kersantite, Granitporphyre u. a. Gesteine als Gerölle auf.

Ausser Erstarrungs- und metamorphen Gesteinen sind auch sedimentäre Gesteine als Geröllkomponenten bekannt. Im subschlesischen Flysch finden sich in grösserer Menge Gerölle aus Gesteinen des produktiven Karbons und Kohle. In der Těšín-Decke erscheinen ausserdem noch devonische und unterkarbonische Kalke. In der Godula-Decke kommen Gerölle von Quarziten, Lyditen und Kohle vor. Gerölle produktiven Karbons und unterkarbonischer Kalke finden sich in der Krosno-Einheit weit im Osten der Westbeskiden, z. B. in der Umgebung von Krosno.

Książkiewicz (1953) wertet die Geröllanalysen stratigraphisch und faciell aus und betrachtet z. B. das Auftreten von Graniten mit Tonalit-Charakter und von Ergussgesteinen als charakteristisch für die untere Kreide des äusseren Teiles des Flysches der Wadowicer Karpaten. In dieser Assoziation sind kristalline Schiefer weniger vertreten und gehören einer geringer metamorphen Fazies an. Gerölle paläozoischer Gesteine treten stark hervor.

Im Gegensatz dazu machen in der Oberkreide der Schlesischen Decke die für eine stärkere Metamorphose charakteristischen kristallinen Schiefer einen beträchtlichen Anteil aus und auch Gerölle aus paläozoischen Gesteinen sind häufig.

In der Magura-Zone herrschen wieder Gesteinstypen eines niedriger metamorphen Grades vor: Phyllite und Chloritschiefer; jedoch treten daneben stärker metamorphosierte Typen (Muskovitgneise, Orthoklas-Biotit-Gneise) und Granite (Granit mit rotem Feldspat), ausserdem Quarzporphyr und Porphyrit (Nowak, 1927, S. 109) auf. Bezüglich der Granite, die in die metamorphen Gesteine des Untergrundes des Karpatenflysches intrudierten, vertritt Książkiewicz

(1951, S. 353) die Meinung, dass sie — insofern sie den Charakter metamorpher Gesteine tragen — kaledonisch oder älter sind. Für die nicht metamorphen Granite und Effusiva lässt er varistisches Alter gelten.

Eine Überprüfung einiger Geröllvorkommen Mährens (z. B. die vorvaristischen — wahrscheinlich kaledonischen oder älteren — Granite der Brünner Masse, ferner die stark metamorphen Intrusiv-Gesteine, die jetzigen Orthogneise Westmährens — vorvaristischen Alters — wurden in der Oberkreide der schlesischen Decke auch in Polen gefunden) zeigt, dass die Annahmen von K s i ą ż k i e w i c z (1953) nicht als gesichert angesehen werden dürfen. Der alte Untergrund des Flysches gehört nämlich zu mehreren varistischen Zonen. Im mittleren Teil des äusseren Flysches dürfte sich neben der varistischen auch die kaledonische Faltung geltend gemacht haben und überall kann man hier vorvaristische (wahrscheinlich kaledonische oder ältere) Granite finden, die auch in der südlichsten Zone (Magura-Zone) als grosse Gerölle bekannt sind.

Aus der angeführten Verbreitung der Gerölle und aus den Untersuchungsergebnissen der Bohrungen und Klippen kann wiederum geschlossen werden, dass südlich des Niederen Gesenkes, des Oberschlesischen Kohlenbeckens und des Krakauer Gebietes der vormesozoische Untergrund des Flysches sehr verschiedenartig war. Unmöglich kann man voraussetzen, dass Gerölle und Blöcke nur aus den benachbarten paläozoischen Gebieten an den Karpatenrand gebracht wurden, denn die Mehrzahl der Gerölle aus den etwas südlicher gelegenen Zonen gehört Gesteinen an, die im betreffenden Abschnitt des Karpatenvorlandes nicht auftreten. V. U h l i g (1903, S. 837) setzte voraus, dass die Blöcke im Flysch der Westkarpaten aus der „sudetischen Küstenzone" stammen. Er war sich jedoch dessen bewusst, dass das Gebiet, aus dem die Blöcke in den Flysch gelangten, heute unter einer Deckschicht von Miozän oder Karpatensandstein begraben sein kann. P a u l und T i e t z e (1879) vermuteten die Existenz einer alten „Gebirgsschwelle" am Nordrand der Karpaten, aus welcher die exotischen Gerölle in den Flysch gelangt sein könnten. J. N o w a k (1927) gab der Meinung Ausdruck, dass die Blöcke und Gerölle Gebirgsrücken entstammen, die zur Zeit der Flyschbildung über das Meeresniveau hervorragten, heute aber unter den Flyschbildungen begraben sind.

Das in den Geröllen des äusseren Teiles des Flysches (einschliesslich der Stirnpartie des Magura-Flysches) vorgefundene Devon und Karbon hat eine übereinstimmende Entwicklung mit den betreffenden Formationen im angrenzenden Teil der Böhmischen Masse und des Krakauer Gebietes. Diese beiden Formationen weisen charakteristische Merkmale paläozoischer Entwicklung der äusseren varistischen Zone Mittel- und Westeuropas auf.

Kristalline Schiefer unbekannten Alters bilden wahrscheinlich den Grossteil der Unterlage des Krosno-Flysches in Polen; daneben muss aber mit Stefan und Perm (Rzeszotary) gerechnet werden. Unter dem südlich des Oberschlesischen

Beckens auftretenden Flysch liegen Devon, Kulm und Kohlenkalk, vielleicht auch kleine Perminseln (Porphyre), sowie Gebiete, die aus Gesteinen, welche jenen der Byteŝer Zone Mährens ähnlich sind und aus Graniten vom Typus der Brünner Masse bestehen, die von Phylliten begleitet werden. In dieser Zone, westlich von Valašské Meziříčí (Wallachisch Meseritsch), dürfte ein kleines Kohlenbecken entwickelt sein: Chorín (Chorin) — Bystřice pod Hostýnom (Bystritz u. d. Hostein) —, welches möglicherweise irgendwie mit dem Ostrau-Karvinaer Becken in Verbindung stand. Südlich des Oberschlesischen Beckens geht das Unterkarbon in Kulmentwicklung allmählich in die Fazies des Kohlenkalkes, über ebenso wie am nördlichen Saum des Beckens. In den Hostýn—Vsetín Beskiden, westlich von Hostýn, besteht das Karbon auch im Liegenden des Flysches ausschliesslich aus Kulm.

Eine grosse Bedeutung im Bau des Flyschuntergrundes, besonders des Magura-flysches, hat die Fortsetzung der Brünner Masse (vgl. Z a p l e t a l, 1931 a). Es ist wahrscheinlich, dass der Granit hier in Gestalt verschiedener kleinerer oder grösserer, von anderen Gesteinen umgebener Massive auftritt. Anders kann die Mannigfaltigkeit der Grölle- und Block-Zusammensetzung kaum erklärt werden. Es ist sicher, dass von Südwesten vom Waschberg aus, eine breite Zone von Gesteinen, die mit den Gesteinen aus dem Gebiet der Brünner Masse und der Zone von Byteš Verwandtschaft zeigen, unter die Westkarpaten taucht. Es handelt sich um Brünner Granit, Byteŝer Gneis und Phyllite (die als Phyllite des Moravikums zu betrachten sind). Diese Gesteine bilden eine SW—NO streichende Zone und verlaufen südlich der Devon-Kulm-Zone und des Südrandes des Oberschlesischen Beckens. Die Zone läuft also den Falten des Karpatensystems parallel.

In Polen ist inmitten des Flysches eine Zone entwickelt, in der die als Gerölle auftretenden kristallinen Schiefer unbekannten Alters einen höheren Metamorphosegrad aufweisen. K s i ą ż k i e w i c z (1953 in Reg. geol. Polski) nimmt an, dass hier im Liegenden des Flysches ein altes Gebirge war, das in seinem mittleren Teil aus einem aus Katagesteinen und Graniten zusammengesetzten Massiv aufgebaut war. Diesem lag im Norden marines Devon, Unterkarbon und „produktives Karbon" auf. Im Süden war eine Deckenbildung aus kristallinen Schiefern eines niedrigeren Metamorphosegrades entwickelt. Die Granite und vulkanischen Gesteine sollen überwiegend im nördlichen Teil des Massivs verbreitet gewesen sein. Diese, im ganzen wahrscheinlich richtige Darstellung gilt jedoch keineswegs für das tschechoslowakische Gebiet, wo viele Granite gerade in der südlicheren Zone vorkommen. Ausserdem muss man für diese Zone einen komplizierten Bau des varistischen Gebirges und das gleichzeitige Auftreten von Gesteinen verschiedenen Alters als wahrscheinlich annehmen, was sich mit dem erwähnten Schema nicht vereinbaren lässt.

Die tektonischen Vorgänge, die den Charakter des älteren Gebirges unter dem

Flysch bedingen, waren in erster Linie kaledonische oder noch ältere, erst in zweiter Linie varistische, vor allem solche der bretonischen Phase. Mit der ersten varistischen Phase setzten wahrscheinlich die letzten regionalmetamorphen Vorgänge ein.

Über die Zusammensetzung der exotischen Gerölle im Karpatenflysch der Ostslowakei haben wir nur wenige Angaben. Im Magura-Flysch bei Humenné (vgl. L e š k o 1953, L e š k o — M a t ě j k a 1953) und in der Richtung gegen Hanušovce enthält der Flysch Gerölle von grauem Gneis, rotem, aplitoidem Granit und Quarz. Auf polnischem Gebiet bei Krynica sind im Magura-Flysch Albitgneise, Oligoklas-Gneise und Granit (vgl. K r e u t z in N o w a k 1927, S. 104) als Gerölle bekannt. In der Dukla-Einheit, und zwar in der Umgebung von Habura fand der Vf. sehr vereinzelt Bruchstücke grauen Phyllits. Das geologische Profil durch die Karpaten zeigt in diesem und in östlicheren Abschnitten bedeutende Veränderungen in der vortriadischen Unterlage des Flysches. Hier ist am äusseren Karpatenrand, im Liegenden des Flysches eine Zone alter Gesteine entwickelt, die weiter westlich unbekannt ist. Der darauf zurückzuführende Unterschied in der Zusammensetzung des Geröllbestandes am Karpatenrand, im Westen und im Osten (östlich von Przemysl) ist schon lange bekannt (vgl. U h l i g, 1903, S. 838). In dieser Zone waren im Liegenden des Flysches und hauptsächlich des Miozäns der Karpatenvortiefe vor allem grüne und rote phyllitische Schiefer, die an die Grünschiefer vorkambrischen oder kambrischen Alters der Dobrudscha erinnern, sowie Quarzite unbekannten Alters entwickelt. Ausserdem finden sich hier in den vortriadischen Gesteinen Gerölle von Granitporphyren, Pegmatiten, Mikropegmatiten, Diabasen und Tuffen. Nach neuen Forschungen sowjetischer Geologen (V i a l o v 1955) wurden bunte Schichten (grüne und rote Schiefer) ähnlichen Aussehens jedoch nicht metamorph in Tiefbohrungen in Moldavien angetroffen. Auf Grund von Sporomorphen wird ihnen ein kambrisches Alter gegeben (vgl. V i a l o v, 1955). In der Vortiefe unter dem Neogen bei Kalusch, in einer Tiefe von 1302 m, wurden metamorphe Quarzite festgestellt. In der Umgebung von Sambor wurden in Flyschkonglomeraten Gerölle eines blaugrauen Schiefers mit Orthoceras und Graptolithen gefunden. Silurische Graptolithenschiefer wurden in der Bohrung bei Tschernovice nördlich des Karpatenrandes unter der ausserkarpatischen Kreide erbohrt. Mit einer Bohrung bei Rava-Ruska wurden in einer Tiefe von 1120 m gefaltete Serien schwarzer Schiefer mit Tentaculiten (Tentaculites ornatus) und Brachiopoden silurischen Alters angetroffen. Die gleichen Formen sind auch aus dem Silur des Dnjester-Ufers bekannt. In letzteren Vorkommen liegt Paläozoikum horizontal. Daraus ist ersichtlich, dass im östlichen Teil des Karpatenrandes eine varistisch und vorher vielleicht auch kaledonisch gefaltete Zone existiert, die ganz andere Zusammensetzung hatte als die südwestlicheren Zonen, denen das Massiv von Marmaroš in den Ostkarpaten und dessen Fortsetzung unter der Flyschzone gegen Westen angehört. Es handelt sich um einen weiteren selbständigen Zweig des varistischen Faltensystems, der die Dobrudscha wahrscheinlich mit dem Heiligkreuz-Gebirge in Polen verband. Es ist der nördlichste Zweig der paläozoischen Faltensysteme in der Region der Ostkarpaten, denn weiter am Dnjester und bei Lvov (Lemberg) und Tschernowice liegt das Silur schon in ungestörter Lage. Es ist also wahrscheinlich, dass das varistische Faltensystem auch als zusammenhängende Unterlage des Ostzweiges der Karpaten entwickelt ist. Sein nördlicher Rand lag etwas nördlicher als der Rand des alpinen Faltensystems. Im mittleren Teil des Flysches der Ostkarpaten, im Gebiet der sogenannten zentralkarpatischen Depression, verlief die südöstliche Grenze dieser Zone in NW—SO-Richtung. Südwestlich von ihr waren ältere Gesteine im Liegenden des Flysches entwickelt, die einen anderen Charakter haben. Diese Zone (vgl. N o w a k, 1927, S. 116) vereinigte sich mit dem Kristallin im westlichen Teil der Krosno-Zone. Einstweilen ist es jedoch unbegründet, im Liegenden des Flysches eingehender gewisse Zonen verfolgen zu wollen, die in Mähren und in der Westslowakei nur sehr annähernd ausgeschieden werden konnten. Vor der Transgression des Mesozoikums wurden die vortriadischen Faltensysteme — es handelt sich hauptsächlich um das varistische — eingeebnet. Da die paläozoische Tektonik an sich schon sehr verwickelt war, kann eine genaue Rekonstruktion des Baues der Unterlage des Flysches nur in Aussnahmefällen gelingen. Da die Trias — mit unbedeutenden Ausnahmen — im Liegenden des Flysches fehlt, liegt hier der Jura fast überall transgressiv auf den älteren Formationen, oft unmittelbar auf Kristallin.

### III. KRISTALLIN UNBEKANNTEN ALTERS UND PALÄOZOIKUM IM UNTERGRUNDE DER KLIPPENZONE

Ausbisse vortriadischer Gesteine kennt man aus dem Gebiet der Klippenzone nicht. Der Untergrund des Mesozoikums ist hier auch durch Bohrungen nicht bekannt geworden. Es bestehen heute begründete Annahmen, dass diese Unterlage in sehr grosser Tiefe liegt.

Eine Vorstellung über den Charakter der älteren Unterlage können wir nur aus der Zusammensetzung der Blöcke und Gerölle gewinnen, die hauptsächlich in den (mittelsenonischen) Kreidekonglomeraten vorkommen. Oft sind es riesige Blöcke, so dass ein Transport aus grösserer Entfernung ausgeschlossen ist. Zur Kreidezeit lag der ältere Untergrund sicher frei und wurde abgetragen. Die Geröllanalyse lässt erkennen, dass die wahrscheinlich paläozoischen und möglicherweise älteren Formationen hier eine andere Entwicklung haben als im Bereich der Böhmischen Masse, unter der Flyschzone und in den zentralen Westkarpaten (vgl. Z o u b e k, 1948, S. 373). Zusammenfassend lässt sich die Situation so präzisieren, dass der Geröllbestand eine Unterlage anzeigt, die von derjenigen der kristallinen Kerne der Tatriden abweicht. Es sind folgende Gesteinstypen bekannt geworden (vgl. Z o u b e k 1931, A n d r u s o v 1953):

1. Kristalline Schiefer: Graue Phyllite und Orthogneise von besonderem Typus. In den letzteren ist der kataklastisch zertrümmerte Quarz blastisch überholt (vgl. Z o u b e k, 1937, S. 313); Kalifeldspäte sind reichlich vertreten, von Glimmern überwiegt Biotit, Muskovit tritt stark zurück. Das schiefrige Gefüge ist durch Linsen von Quarz, saurem Plagioklas und Mikroklin bedingt. Myrmekit ist eine häufige Erscheinung (Z o u b e k, 1931, S. 356).

2. Ausser metamorphen Gesteinen finden sich unter den vortriadischen Geröllkomponenten der Klippenzone häufig Granite, die zweierlei Typen angehören: Die eine Art von Graniten bezeichnet Z o u b e k (1931) als Granite vom Tatrischen Typus. In diesem Granit überwiegen die Plagioklase bedeutend gegenüber den Kalifeldspäten und der Gehalt an Kieselsäure ist kleiner als im zweiten Typus, dagegen ist der Gehalt an Biotit grösser. Der Plagioklas ist ein Oligoklas-Andesin mit Oligoklas 20 % An; der Biotit ist rotbraun. Muskovit tritt stark zurück.

Die chemische Analyse ergab folgende Werte:

$SiO_2$ 69,56 %, $TiO_2$ 0,42, $Al_2O_3$ 14,58, $Fe_2O_3$ 1,63, FeO 1,82, MnO 0,05, CaO 2,11, MgO 1,51, $K_2O$ 1,56, $Na_2O$ 4,70, $H_2O$ (über 105°) 1,17, $H_2O$ (unter 105°) 0,16, $P_2O_5$ 0,62, S 0,06, Cl 0,09, zusammen 100,04 % (V e s e l ý in Z o u b e k 1931 d. S. 354).

Der Granit des zweiten Typus zeichnet sich schon makroskopisch durch seine grünliche Farbe aus. Er enthält eine beträchtliche Menge von stark albitisiertem Kalifeldspat. Die Albitisierung hat auch die Plagioklase erfasst.

Es ist deshalb nicht möglich, die ursprüngliche Zusammensetzung der Plagioklase zu bestimmen. Der Biotit zeigt nur selten eine Braunfärbung, gewöhnlich ist er in eine feinschuppige, grünliche Masse umgewandelt, die aus grünem Biotit und Mineralen der Chloritgruppe besteht.

Die chemische Zusammensetzung dieses zweiten Granittypus ist folgende:

$SiO_2$ 74,23 %, $TiO_2$ 0,13, $Al_2O_3$ 12,96, $Fe_2O_3$ 0,81, FeO 1,09, MnO 0,02, CaO 0,65, MgO 0,30, $K_2O$ 4,76, $Na_2O$ 3,89, $H_2O$ (über 105°) 0,78, $H_2O$ (unter 105°) 0,09, $P_2O_5$ 0,23, S 0,04 (zusammen 99,98 %). Die Analyse zeigt trotz der Albitisierung eine gewisse Kalivormacht. Der Gehalt an $Na_2O$ ist im Vergleich mit dem niedrigen Gehalt an CaO ebenfalls hoch, was wohl als eine Folge der starken Albitisierung der Feldspäte aufzufassen ist.

3. Neben Granit treten zahlreiche saure Eruptiva hypabyssalen Charakters auf (Mikrogranite, Granitporphyre und Quarzporphyre). Ähnlich wie die Orthogneise weisen auch diese Gesteine gewisse Verwandtschaftsbeziehungen zu den Graniten der zweiten Art der Klippenzone auf.

4. Von den ganz wenig oder gar nicht umgewandelten Sedimentgesteinen sollen nur jene Typen erwähnt werden, die möglicherweise der vortriadischen Serie

angehören (vgl. A n d r u s o v 1945): Dunkle, grobkörnige Arkosesandsteine wahrscheinlich karbonischen Alters; dunkle Tonschiefer, wahrscheinlich ebenfalls karbonisch, Kännelkohle (vgl. Š i l á r, 1956 und H a v l e n a, 1956) mit Sporen, von denen einige (Reticulatisportites castaneaeformis, Lagenicula subpilosa, Lycospora auratilis, Lycospora nitida, Laevigatosporites sp.) für die Ostrauer Schichten typisch sind (Zone von Hrušov, unteres Namur). Dem Karbon könnten auch einige graue und rosarote Kalke angehören. Permisches Alter könnten Bruchstücke roter, fester Tonschiefer haben, aber diese Annahme stützt sich nur auf das gleichzeitige massenhafte Vorkommen grüner und roter Quarzporphyre. Letztere könnten gegebenenfalls auch älter als Perm sein, doch erscheint ihre Zugehörigkeit zum Jungpaläozoikum insofern wahrscheinlich, als sie keinerlei Spuren einer Metamorphose erkennen lassen. Da das Altpaläozoikum intensiv varistisch, vielleicht auch kaledonisch gefaltet wurde, sind diese Gesteinstypen (Porphyre) postvaristisch. Die permischen Porphyre der inneren Zonen der Westkarpaten sind in bezug auf die varistischen Hauptvorgänge ebenfalls posttektonisch. Sie liegen uns jedoch heute — mit unbedeutenden Ausnahmen — als Porphyroide vor. Diese Umwandlung ist jedoch in diesen Fällen hauptsächlich eine Folge der alpidischen Faltung. Die als Gerölle vorliegenden Porphyre der Klippenzone entgingen den Wirkungen der alpidischen Tektogenese. Zum Perm stellen wir ebenfalls Gerölle von basischen Ergussgesteinen, die allgemein als Melaphyre bezeichnet werden und die im Perm der Chočdecke massenhaft auftreten. Deren petrographischer Charakter ist stark wechselnd, aber in den selben Grenzen, wie bei den Permmelaphyren der Chočdecke (vergl. S. 211).

Im ganzen kann man sagen, dass in den Geröllen der Kreidekonglomerate der Klippenzone eine Gesellschaft stammverwandter Gesteine auftritt mit Ausnahme der Granite des tatrischen Typus, die man einer selbständigen varistischen Zone zuteilen muss.

Auf Grund der Geröllführung kann man vermuten, dass es sich um die Unterlage der mesozoischen pieninischen Serie (vgl. A n d r u s o v, 1938 c, S. 19) bzw. überhaupt um die Pienidenserien (pieninische und czorsztyner Serie) der Klippenzone handelt, die im Cenoman und Senon als Schwelle emporragten und der Abtragung unterlagen. Diese Schwelle soll als Pieniden-Schwelle bezeichnet werden. Es ist nötig die tatriden Granite als ein Element zu betrachten, das der Unterlage der mesozoischen Serien der Region der Zentralkarpaten entstammt. Über den Ursprung der namurischen Kohle kann vorläufig nichts Näheres gesagt werden, es ist jedoch sicher, dass sie nicht aus dem Ostrauer Becken stammt.

Das Vorkommen von Bruchstücken namurischer Kohle im Senon der Klippenzone ist eine neue Entdeckung und weist auf den komplizierten Bau der vortriadischen Unterlage unter dem Flysch und der Klippenzone hin.

Die Gerölle vormesozoischen Alters, die in den Kreidekonglomeraten der Klippenzone vorherrschend sind, haben in der Klippenzone der Karpaten und auch der Alpen allgemeine Verbreitung. Sie beginnen im Osten in der Ukraine und enden im Westen in den Alpen im Ennstal. Über das Alter der Granite herrscht noch Unklarheit. Vorläufig sollen sie als varistisch (posttektonisch bzw. spättektonisch) angesehen werden. Die Porphyre sind vermutlich subsequente, saure, jungpaläozoische Effusiva.

Der Geröllbestand zeigt, dass die vormesozoische Unterlage der Klippenzone einen Gürtel bildet, dessen lithofazielle Ausbildung von den älteren Serien der Unterlage des Flysches (auch im Gebiet der zentralen Westkarpaten) abweichend ist. Die Existenz dieser abweichenden Zone legt die Annahme nahe, dass sich die vormesozoischen Einheiten, die im Gebiet der böhmischen Masse die Unterlage des Flysches bilden, nicht weiter nach Süden fortsetzen (vgl. Z o u b e k, 1948). Die varistischen Einheiten im Liegenden der Klippenzone verlaufen also offensichtlich parallel zu den in den Karpaten und Alpen während der alpidischen Faltung entstandenen Einheiten.

Es wäre unter dieser Annahme unberechtigt, im Kristallin der zentralen Westkarpaten und vielleicht auch im mittleren Teil der Ostalpen die unmittelbare Fortsetzung der varistischen Einheiten der Böhmischen Masse zu suchen.

Im Geröllbestand ist das Fehlen typischer devonischer und karbonischer Gesteine in Kulmfazies zu betonen, die aus den nördlicheren Zonen und aus dem Gebiet der Brünner Masse bekannt sind. Man kann daraus schliessen, dass die betreffenden Entwicklungen nicht ins Innere der Karpaten hineinreichten.

## IV. VORTRIADISCHE FORMATIONEN DER TATROVEPORIDEN UND GEMERIDEN

### A. Einleitung

Im Gebiet der Kerngebirge der Slowakei haben vortriadische Gesteine bedeutende Verbreitung. Sie erscheinen zumeist im Zentrum der Kerngebirge und bauen deren morphologisch stark hervorragenden Teil auf. Sie gehören der als Tatriden bezeichneten Einheit an. Die Hülle der kristallinen Kerne wird von mesozoischen und tertiären Sedimenten gebildet. Im Gebiet des Vepor und des Zips-Gömörer Erzgebirges wiegen die oft beträchtlich metamorphen vortriadischen Formationen so stark vor, dass das Mesozoikum nur lokal in Form einzelner Streifen vertreten ist.

Die z. T. metamorphen und von granitoiden Tiefengesteinen begleiteten vortriadischen Formationen der Tatriden treten vor allem in folgenden Kerngebirgen auf: Kleine Karpaten, Považský Inovec (Inovecgebirge), Malá Fatra (Fatra-Krivangebirge bei Uhlig), Vysoké Tatry (Hohe Tatra), Branisko (Braniszko) und Čierna Hora (Czernohora), Suchý und Malá Magura (Suchy u. Kleine Magura), Žiar (Zjargebirge), Velká Fatra (Grosse Fatra), Ľubochňa Massiv (Lubochniagebirge bei Uhlig), Tribeč (Tribečgebirge), Massiv des Ďumbier in den Nízke Tatry (Niedere Tatra) und die sogen. „Zemplinerinsel". Im Gebiet des Vepor bilden die vortriadischen Einheiten — hauptsächlich kristalline Schiefer — Längszonen, die voneinander durch bedeutende Störungen bzw. Streifen mesozoischer Gesteine getrennt sind. Diese Zonen sollen auf Grund der Arbeiten von Z o u b e k (1931, 1937; vgl. auch A n d r u s o v 1934, S. 25) von NW gegen SE wie folgt bezeichnet werden: Zone von Ľubietová, Zone von Kraklová, Zone der Kráľova hoľa, Zone von Tisovec (Zone des Kohút von Z o u b e k). Die zweite und dritte Zone sind nicht nur im Gebiet des Vepor entwickelt, sondern überschreiten das obere Hron-Tal und bauen den östlichen Teil des Kammes der Niederen Tatra, östlich des Sattels Čertovica. auf.

Die Zusammensetzung der vortriadischen Einheiten ist im behandelten Gebiet recht mannigfaltig.

In den Tatroveporiden und Gemeriden können deutlich drei Hauptkomplexe ungleichen Alters unterschieden werden:

1. Vorkarbonische Formationen verschiedenen Umwandlungsgrades,
2. Karbon.
3. Perm.

## B. Vorkarbonische Formationen der Tatroveporiden

Die Entwicklung der vorkarbonischen Formationen (möglicherweise einschliesslich Unterkarbon) weist in den Kerngebirgen in den Veporiden und Gemeriden Unterschiede auf, die einerseits auf die verschiedene ursprüngliche Zusammensetzung der älteren Serien, andererseits auf den ungleichen Verlauf der metamorphen Vorgänge zurückgehen.

Der Hauptteil der vorkarbonischen Formationen liegt heute entweder in Form polymetamorpher z. T. granitisierter, katazonaler bzw. mesozonaler Metamorphite vor, oder in Form von Serien, die höchstens epizonal metamorphosiert sind. Während in den Gemeriden nur Serien des zweiten Typs entwickelt sind, herrschen in der Zone der Tatroveporiden die katazonal umgewandelten Typen vor. Lokal treten jedoch auch hier epizonal umgewandelte Typen auf, die laterale Übergänge in die katazonal umgewandelten aufweisen. In diesen Fällen (z. B. in den Kleinen Karpaten) sind die katazonal und epizonal umgewandelten Serien wenigstens teilweise gleichaltrig. Mineralfaziell gehören die Gesteine der Tatroveporiden hauptsächlich zur Gneis-Fazies; Gesteine der Glimmerschieferfazies und der Phyllit-Fazies (vgl. Z o u b e k, 1957) erscheinen nur untergeordnet in den Randpartien der Tatroveporidenzone. Die vorkarbonischen (epizonal umgewandelten) Komplexe hatte man (vergl. F u s a n, M á š k a, Z o u b e k, 1955) in der Gemerideneinheit in einige Serien vermutlich verschiedenen Alters unterteilt. Biostratigraphische Beweise dafür fehlen aber noch. Eine Altersfestsetzung der wenig metamorphen und stark metamorphen Serien der Tatroveporiden ist. z. Z. ebenfalls unmöglich, vor allem deshalb, weil paläontologisch fixierte Hangendschichten hier fast ganz fehlen.

In Verbindung mit den wenig bzw. katazonal umgewandelten kristallinen Schiefern der Tatroveporiden und Gemeriden treten granitoide Gesteine (Granite, Granodiorite u. ähnl.) auf. In den Tatroveporiden haben diese Tiefengesteine — wie bereits erwähnt — beträchtliche Verbreitung; in einigen Kerngebirgen überwiegen sie gegenüber den kristallinen Schiefern und bauen einen beträchtlichen Teil der Gebirge auf. Es handelt sich im wesentlichen um magmatische, synorogene Gesteine (vgl. S. 99). Ein Teil dieser Gesteinstypen ist verhältnismässig älter; sie haben ein orientiertes Gefüge. Es wird angenommen, dass die Gefügebildung auf synorogene Vorgänge zurückzuführen ist. Gleichzeitig soll die Metamorphose einschliesslich der Granitisation erfolgt sein. Die sauren Intrusivgesteine entsprechen also Stilles hochorogenen Typen (Stille, 1940, S. 16). Neben solchen Gesteinen treten im Gebiet der Tatroveporiden in grösserer Menge und in Form grösserer Körper granitoide Gesteine auf, die auf die Endphase vorkarbonischer-tektonischer Vorgänge schliessen lassen. Hierher gehört ein grosser Teil der Körper der Tiefengesteine der Kerngebirge, z. B. das Granitmassiv der Hohen Tatra. Nach Stille (l. c.) sind diese Intrusionen als „spätorogen" („serorogen") zu bezeichnen. Nach Abschluss der metamorphen Vorgänge unterlagen die vorkarbonischen kristallinen Schiefer, ebenso wie die Tiefengesteine zu wiederholten Malen der Einwirkung späterer tektonischer Vorgänge. Dies geschah teilweise noch vor dem Ende des varistischen Orogens hauptsächlich jedoch in der mittleren Kreide, also während der Hauptphase der alpidischen Faltung der Tatroveporiden und Gemeriden. Diese Vorgänge hatten für die metamorphen Serien diaphthoritischen Charakter. Die granitoiden Gesteine erfuhren vorwiegend eine kataklastische bzw. mylonitische Beanspruchung. Die nichtmetamorphen Sedimentkomplexe erfuhren eine schwach epizonale Überprägung.

Aus dem Angeführten ist ersichtlich, dass im Gebiet der Tatroveporiden und Gemeriden, hauptsächlich jedoch in den Tatroveporiden, mit einem komplizierten Polymetamorphismus zu rechnen ist. Der vollständige Verlauf ist etwa folgender:

1. Epizonale, eventuell vielleicht mesozonale Umwandlung der ursprünglichen sedimentären Serien in Gesteine ektinitischen Typus (Paraektinite und Orthoektinite). Diese Metamorphose ging vielleicht teilweise der Faltung voraus.

2. Weitgehende Umwandlungen der metamorphen Typen unter gleichzeitiger Faltung und möglicherweise unter Einwirkung älterer, saurer, synorogener granitoider Intrusionen. Diese Umwandlungen führten zu mesozonalen und katazonalen Ektiniten (Untere Glimmerzone bis Untere Gneiszone), die von Migmatiten, Granitisationsprodukten und hochorogenen granitoiden Gesteinen begleitet sind.

3. Metamorphosen, die durch die spätorogene, vortriadische Intrusion granitoider Gesteine verursacht wurden. Die Intrusion der spätorogenen Körper er-

zeugte in geringer Teufe eine statische Kontaktmetamorphose, in grösserer Tiefenlage ausserdem eine Granitisation bzw. Migmatitbildung. In einigen Gebieten z. B. in den Gemeriden kam es nach der Regionalmetamorphose (unter 1 und 2 erwähnt) zu einer Kontaktmetamorphose kretazischen Alters, wie sie unter Punkt 3 erwähnt wurde. In der Westtatra und in den Kleinen Karpaten sowie an anderen Orten kam es nach einer Metamorphose (wie unter 1 und 2 beschrieben) zu Granitisationen wie sie unter 3 genannt wurden und zu Kontakt-Umwandlungen. Die unter 1 und 2 erwähnten Metamorphosen können in grossen Teilen der Tatroveporiden nicht voneinander unterschieden werden.

Die Grundzüge und die Genese der metamorphen Serien der Tatroveporiden wurden hauptsächlich durch die Arbeiten von V. Z o u b e k in der Niederen Tatra und dem Veporteil des Slowakischen Erzgebirges geklärt (1931 a, c, 1932, 1936, 1937, 1951, 1956 u. a.). Diese Arbeiten waren bahnbrechend für die Kenntnis der kristallinen Komplexe der Kerngebirge und des Veporteiles des Slowakischen Erzgebirges. Grosse Bedeutung für die Deutung der Granite der Kerngebirge haben die neuen Arbeiten von M i c h a l i k (1952) aus dem Gebiet der Hohen Tatra.

Die vollkommenste Entwicklung und den höchsten Metamorphosegrad weist die v o r k a r b o n i s c h e S e r i e d e r N i e d e r e n T a t r a (Ďumbier) auf, wobei die kristallinen Schiefer zusammen mit den hochtektonischen granitoiden Gesteinen hauptsächlich an der Südabdachung des Ďumbier-Massivs auftreten, während die jüngeren Granite überwiegend den Hauptkamm und dessen Nordabdachung aufbauen.

Die metamorphen Serien bestehen in diesem Gebiet aus Gesteinen, die teils den Charakter von Ektiniten und teils den von Migmatiten haben. Letztere werden von sauren Zweiglimmergraniten begleitet, die Z o u b e k (1937, S. 545, 1951, S. 165) als hochorogene Granite vom Typus Králička bezeichnet. Das Edukt der metamorphen Serie bestand überwiegend aus z. T. mergeligen Tonschiefern, Arkosen und Sandsteinen. Heute liegen diese Gesteine als Paraektinite bzw. Paragneise vor. Es sind dunkle, graue, oder grüngraue, gut geschieferte Gesteine ohne deutliche Spuren einer Granitisation. Sie sind durch mittlere Korngrösse und hohen Glimmergehalt (Biotit, Muskovit) gekennzeichnet. In den biotitischen Paragneisen überwiegt Biotit in den Zweiglimmergneisen Muskovit. Neben Glimmer enthalten sie als Hauptgemengteile Quarz und Plagioklas. Der hohe Gehalt an Glimmer bedingt die dunkle Farbe (Biotit) und die vollkommene Schieferung (vgl. Z o u b e k in A n d r u s o v, K o u t e k und Z o u b e k 1951, S. 10, N e m č o k 1956). Die Struktur der Paragesteine ist granoblastisch bzw. lepidoblastisch. Von. sekundären Mineralen treten Chlorit, Serizit und Leukoxen auf. Manchmal erscheinen ausserdem diopsidischer Pyroxen, vereinzelt Amphibol, Feldspat (Orthoklas, Mikroklin, Andesin), Quarz und akzessorische Mineralien (Apatit, opake Erze und Titanit, vgl. K o u t e k 1931, S. 426). Neben diesen normalen Paragneisen treten quarzitische Typen auf. Zwischen diesen Typen liegen alle Übergänge vor. Die Gesteine haben graugrüne Farbe und zerfallen in würfelförmige, unregelmässige Stücke. Ein weiteres Glied der normalen Paragneisserie sind die Amphibolite. Diese Gesteine zeigen eine grüne oder dunkelgraugrüne Farbe und sind massig bis schwach geschiefert. Unter den Hauptbestandteilen überwiegen Amphibol und Plagioklas (Oligoklas-Andesin). Der Quarzanteil ist klein. An Akzessorien findet man Erze, Titanit und Apatit. In höher metamorphem Zustand führen die Amphibolite neugebildeten Biotit. Solche Biotit-Amphibolite sind unvollkommen geschiefert, haben schwarzgrüne Farbe und granoblastische Struktur. Sie bestehen aus Plagioklas (zumeist Oligoklas bis Oligoklas-Andesin), Biotit, Amphibol, Quarz und akzessorischen Mineralien (Pyrit, Pyrrhotin, Apatit). Sekundär sind entstanden: Pennin, Serizit und Hämatit (vgl. K o u t e k 1931, S. 126). Als Edukte kommen basische Eruptivgesteine (Diabase) in Betracht, die entweder als schwache intrusive Lagergänge vorlagen oder Oberflächenergüsse darstellten. In manchen Fällen kann es sich auch um vulkanische Tuffe handeln.

Die erste und zweite Phase der vorkarbonischen Metamorphose dürften im Massiv des Ďumbier ineinander übergehen. Die ursprünglich sedimentären Gesteine und die basischen Eruptiva unterlagen während dieser Phasen nicht nur der normalen, mehr oder weniger isochemen Umwandlung, sondern es kam auch zur Entstehung von Migmatiten und zu weitgehenden Granitisationsvorgängen. Unter dem Einfluss dieser Veränderungen entstanden aus den ursprün(lichen sedimentären Gliedern nicht nur Paragneise, Quarzitgneise, Quarzite und Amphibolite, sondern auch solche Gesteine, in denen neben dem Paläosom injiziertes aplitisch-pegmatitisches Material an Bedeutung gewinnt. So entsteht eine Serie von Gesteinen, denen migmatitischer Charakter zukommt. Die erste Stufe dieser Serie wird von Gesteinen gebildet (vgl. Z o u b e k, 1951, S. 163), in denen das Paramaterial vorherrscht, während das aplitische zumeist unzusammenhängende Lagen, kleine linsenartige Körper oder Gängchen bildet. Die nächsthöhere Stufe enthält mehr aplitisches Material. Die Paragneis — und aplitische Komponente sind jedoch noch deutlich voneinander getrennt, wobei der Glimmer zusammenhängende Lagen bildet. Diese Gesteine gehen ganz allmählich in Granitgneise oder Migmatite mit vorwiegender Orthokomponente über. Die als Reste des Parageneismaterials betrachteten Glimmer bilden in diesen Migmatiten keine zusammenhängenden Flächen, sondern sind im Gestein verstreut oder bilden spärliche, zusammenhängende Streifen. Die Gesteine sind feinkörnig (Korndurchmesser 1 mm oder weniger) — biotitarm und bilden kleinere Körper in den Migmatiten und Paragneisen. Einem höheren Umwandlungsgrad entsprechen die gröberen Granitgneise (Korndurchmesser 1—2 mm), die manchmal eingestreute Feldspat-, oder Quarz-Feldspat- „Augen“ grösseren Ausmasses (bis einige cm) erkennnen lassen. Die Glimmerlagen verlieren in den stärker granitisierten Typen vollständig den Zusammenhang. Im extremsten Fall überwiegen das aplitische Material und die Glimmer, unter denen Biotit vorherrschend ist und bilden kurze, dicke, blättrige, linsenartige, schlecht orientierte Aggregate. Es entsteht ein Gestein von Granitcharakter (vgl. Zoubek in Andrusov, Koutek und Zoubek 1951). In den meisten Migmatittypen bildet der Glimmer zusammenhanglose Flächenstücke, selten finden sich Partien, in denen das ursprüngliche Paramaterial schlierenartig zerfliesst, so dass Gesteine enstehen, die als Nebulite zu bezeichnen sind. In den stark granitisierten Typen treten örtlich scharfkantige Xenolithe von Paragneisen bzw. biotitreichen Migmatiten auf. Es liegen hier Agmatite vor (vgl. Jung und Roques, 1952, Bubnoff 1954). Mineralfaziell interessant sind die Mengenverhältnisse der Hauptkomponenten der einzelnen Metamorphosestufen. Muskovit überwiegt in den schwach metamorphen Paragneisen, während er in den am stärksten granitisierten Gneisen zurücktritt. Ähnlich ungleichmässig ist die Verbreitung der Feldspäte in verschieden granitisierten Typen. Im allgemeinen überwiegen bzw. findet man nur Plagioklase. Die Kalifeldspäte treten reichlicher in den am stärksten metamorphosierten bzw. granitisierten Gliedern auf. Texturell sei erwähnt, dass neben den schieferungsparallelen Aplittrümern noch jüngere diskordante Gänge von einigen cm bis dm-Mächtigkeit auftreten. Die Salbänder der Trömchen sind teils scharf, teils fliessend (vgl. Zoubek, 1951) ausgebildet. Im Gebiet des Kristallins der Niederer Tatra nimmt der Granitisationsgrad im allgemeinen ungleichmässig von SW nach NE zu (vgl. Pouba und Vejnar 1956, S. 488). Ausser diesen Granitisationstypen erscheinen im Bereich des höchsten Metamorphosegrades (wie bereits oben erwähnt) lichte Zweiglimmergranite, die als Granite vom Typus Kralička (Zoubek 1937, S. 545; 1951, S. 165) bezeichnet werden. Diese Granite weisen einige Eigenheiten auf. Sie führen kleine Sillimanit-Nadeln und daktylische Symplektite von Muskovit und Quarz. Nach den neueren Ansichten (Zoubek in Andrusov, Koutek und Zoubek 1951) befinden sich die Granite vom Typus Kralička in direktem genetischem Zusammenhang mit den aplitischpegmatitischen Gängen, die die Migmatite und Granitgneise durchsetzen und stellen ihre Tiefenfazies dar. Die Granite des genannten Typus bilden ausgedehnte schieferungsparallele linsenartige Körper.

Die Entstehung der katazonal metamorphen und granitisierten Serie der kristallinen Schiefer kann man sich folgendermassen vorstellen (vgl. Zoubek 1937, Zoubek in Andrusov, Koutek und Zoubek 1951): Vorkarbonisch (wahrscheinlich varistisch oder vielleicht auch präkambrisch) bildeten die Edukte des kristallinen Komplexes die Füllung einer Geosynklinale. In diese Schichtserie drangen gegen Ende der Sedimentationsperiode basische Laven (Diabaslaven) in Form von Lagergängen, bzw. handelte es sich um Deckenergüsse oder Tuffe. Diese magmatische Phase entspricht dem initialen Vulkanismus H. Stilles. Während der Sedimentation kam es zu einer Absenkung der Geosynklinale und in ihrem weiteren Verlauf zur Faltung und Metamorphose. Nach der Metamorphose oder auch gleichzeitig mit ihr drangen in die Schichtserie granitoide Magmen von aplitischem Chemismus ein. Sie drangen zuerst konkordant, später diskordant in den Gneiskomplex ein. Die Herkunft des magmatischen Ichors ist unsicher. Im allgemeinen leitet man ihn aus anatektischen Vorgängen ab, deren Substrat die Granite des Kraličká-Typus darstellen sollen (V. Z o u b e k, 1951).

Die zweite wesentliche Komponente des Kristallins des Ďumbier-Massives sind granitoide Gesteine, die in den Komplex der oben beschriebenen kristallinen Schiefer und älteren granitoiden Gesteine spätorogen eindrangen. Diese oft leicht geregelten Gesteine bilden im nördlichen Teil der kristallinen Region des Ďumbier ausgedehnte Körper, die im allgemeinen sowohl schieferungsparallel als auch im Streichen der alpidischen tektonischen Elemente der Ďumbierzone liegen. Sie formen den höchsten Teil des Kammes der Niederen Tatra, hauptsächlich die Berggruppen Ďumbier und Prašivá (vgl. Abb. 35).

Schon seit Beginn des vorigen Jahrhunderts (Z i p s e r 1817, Z e j s z n e r 1852) unterschied man unter den g r a n i t o i d e n G e s t e i n e n der N i e d e r e n T a t r a zwei Typen, die später K o u t e k (1931, S. 432—436) definierte und ausführlich beschrieb. Diese beiden Typen werden als Ďumbier- bzw. Prašivá-Typus bezeichnet. Den Ďumbier-Typ (vgl. K o u t e k 1931, S. 432, K u b í n y 1956) bildet ein lichtes graues Gestein mittleren Kornes, das aus Feldspäten (hauptsächlich Oligoklas und weniger häufigem Orthoklas), Biotit und Quarz besteht. Akzessorisch treten hinzu: Zirkon, Apatit und Magnetit und die sekundären Minerale: Serizit, Chlorit, Kalzit, Albit, Epidot und Rutil (Sagenit). Die Textur pflegt vollkommen richtungslos zu sein, die Struktur ist hypidiomorph körnig, oft mehr oder weniger kataklastisch. Der Chemismus geht aus den Analysen auf S. 100 hervor. Das Gestein wird gewöhnlich als „Granit“ vom Ďumbier bezeichnet, obwohl es nach seinem Mineralbestand die Bezeichnung Granodiorit oder Quarzdiorit verdienen würde. Die mittelkörnigen Typen gehen manchmal in feinkörnige Granodiorite ähnlicher Zusammensetzung über. Der Granit vom Prašivá-Typus ist ein mittel- bis grobkörniger Biotit—Granit mit rosenrotem oder gelbem Kalifeldspat (Mikroklin und Orthoklas) und mit grünem oder grünlichem Plagioklas (Oligoklas). Die Kalifeldspäte sind im Gleichgewicht oder überwiegen gegenüber dem Plagioklas. Die Grösse der Kalifeldspatkristalle ist manchmal beträchtlich (1—2 cm und mehr) und das Gestein nimmt einen porphyrartigen Charakter (vgl. K o u t e k 1931, S. 434) an. Die chemische Analyse des Prašivá-Granits ist auf S. 100 angeführt. Nach den älteren Ansichten (Z o u b e k in A n d r u s o v, K o u t e k und Z o u b e k 1951) gehen beide Typen allmählich ineinander über, obwohl der Prašivá-Granit lokal mit der migmatitischen, am Rande des Ďumbier-Typus entwickelten Zone in Kontakt steht. Neuerdings stellen K u b i n y (1956) und Z o u b e k und K u b i n y (1956) fest, dass der Granit der Prašivá, der sauerer ist und den Charakter eines autometamorphen Tiefengesteins zeigt, mit dem Granit des Ďumbier in scharfem Intru-

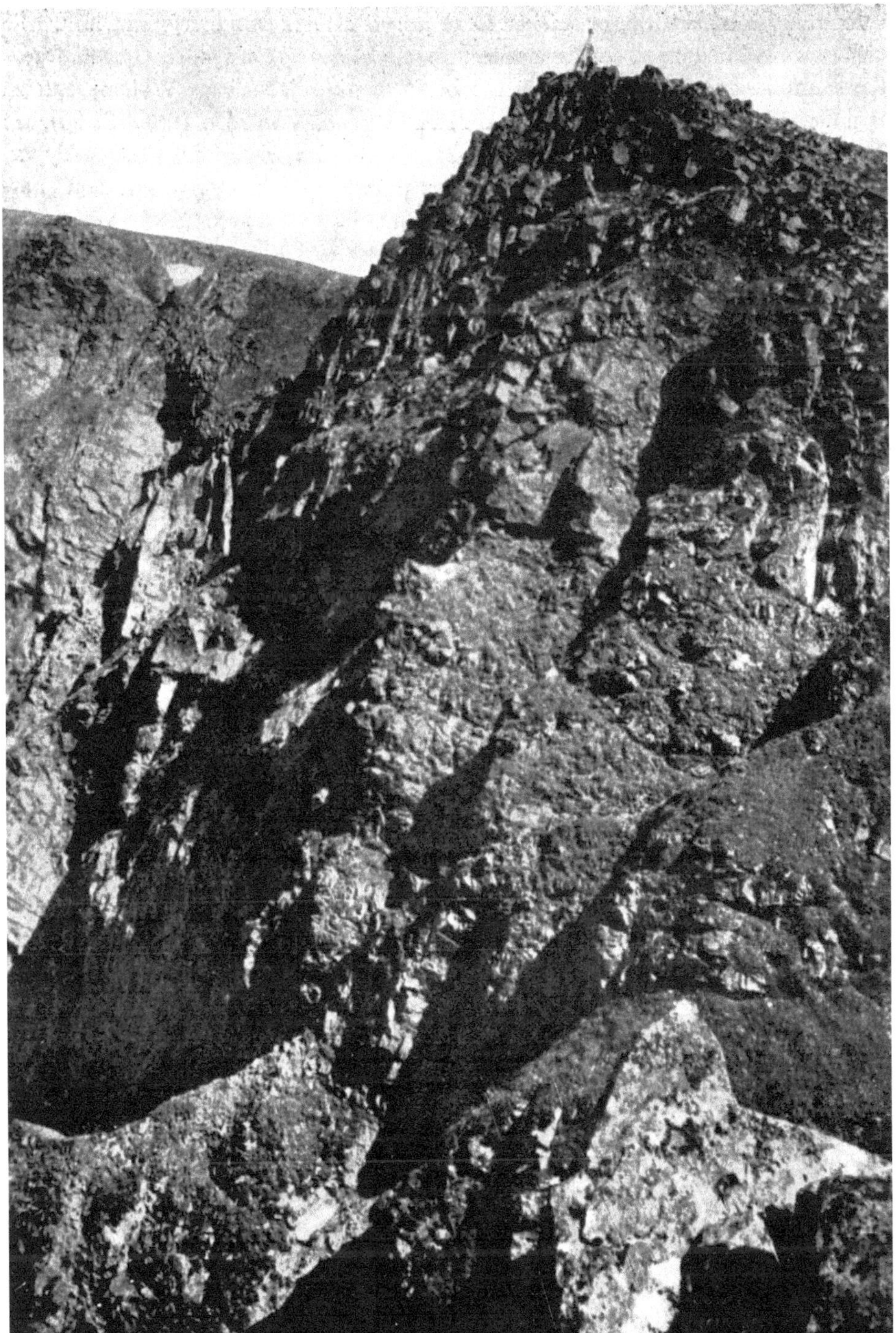

*Abb. 35.* Blick auf den Gipfel des Ďumbier in der Niederen Tatra. Ďumbier-Granodiorit. (Nach einer käuflichen Photographie.)

sivkontakt steht. Nach ihrer Ansicht ist er jünger als der Ďumbiergranit. Es würde sich also um ein jüngeres Differentiationsprodukt des spätorogenen Granitkörpers der Ďumbierzone handeln. Dieser Rückschluss steht jedoch im Widerspruch zu den Verhältnissen, die in der Hohen Tatra festgestellt wurden (siehe S. 99), wo die „autometamorphen", saureren Granite, ähnlich denjenigen des Prašivá-Typus, auch nach den neueren Forschungen durch allmähliche Übergänge mit dem „normalen", dem Ďumbiergranit ähnlichen Granit (M i c h a l i k, 1951) verbunden sind.

In dem Gebiet, wo die Entwicklung der granitartigen Gesteine der Ďumbierzone vorherrschend ist, kommt eine Reihe von Gesteinen vor, die in Form von Gängen oder Körpern unsicherer Gestalt auftreten. Ihre Beziehung zu den sie umgebenden Graniten ist unklar. In erster Linie handelt es sich um Granat-führende Aplite und Pegmatite. Aplitische Mikrogranite ähnlicher Zusammensetzung treten auch als Randfazies des Ďumbiergranites auf. Pegmatite und Aplite konzentrieren sich im nördlichen Teil des Ďumbier-Granit-Massivs (K u b i n y, 1956).

Neben diesen sauren Typen erscheinen solche von basischerem Charakter: Diorite, Peridotite, Hornblendegabbros, Hornblendite, Quarzdiorite und Hornblende-Biotit-Diorite, Hornblende-Quarz-Diorite, Hornblendegabbros mit Biotit, Hornblende-Biotit-Peridotite und Kersantite. Ein Teil dieser Gesteine bildet kleine Gänge in den Graniten, während ein anderer mehr unklar schlierig im Granit erscheint.

Der Kontakt der jüngeren spätorogenen granitoiden Gesteine mit den sie umgebenden kristallinen Schiefern ist migmatitisch. Diese jüngeren Migmatite unterscheiden sich von den älteren, an die hochorogenen Körper gebundenen, durch folgende Merkmale: Sie haben gröberes Korn; die Plagioklase sind vollkommener idiomorph; die vorintrusiven Komponenten sind ungleichmässig in Form von Schollen und Biotit-Schlieren verteilt. Zonen solcher Mischgesteine (hybrider Gesteine) treten z. B. am Süd- und lokal auch am Nordrande des Ďumbiermassivs auf und haben gewöhnlich geringe Breite.

Die Migmatitzone des Ďumbiermassivs lässt eine endo- und eine exogene Zone erkennen (nach K u b i n y, 1956). Die erstere ist grobkörnig, breccienartig nebulitisch mit grossen Plagioklasindividuen und unregelmässig verteilten Relikten der Parakomponenten ausgebildet. Die zweite Zone ist durch unregelmässige Injektionen granitischen oder aplit-pegmatitischen Materials und durch das Auftreten ptygmatitischer Fältelungen charakterisiert. Die letztgenannten Typen (K u b i n y, 1956) weisen Analogien mit den Diadysiten auf. Diese intensive Beeinflussung des Nebengesteins durch die Granite macht sich nur am Südrand des Ďumbiermassivs bemerkbar.

Die Granite des Hauptkammes der Niederen Tatra bilden einen grossen Körper, der früher als „Batholith" betrachtet wurde. Neuerdings stellte Z o u b e k (haupt-

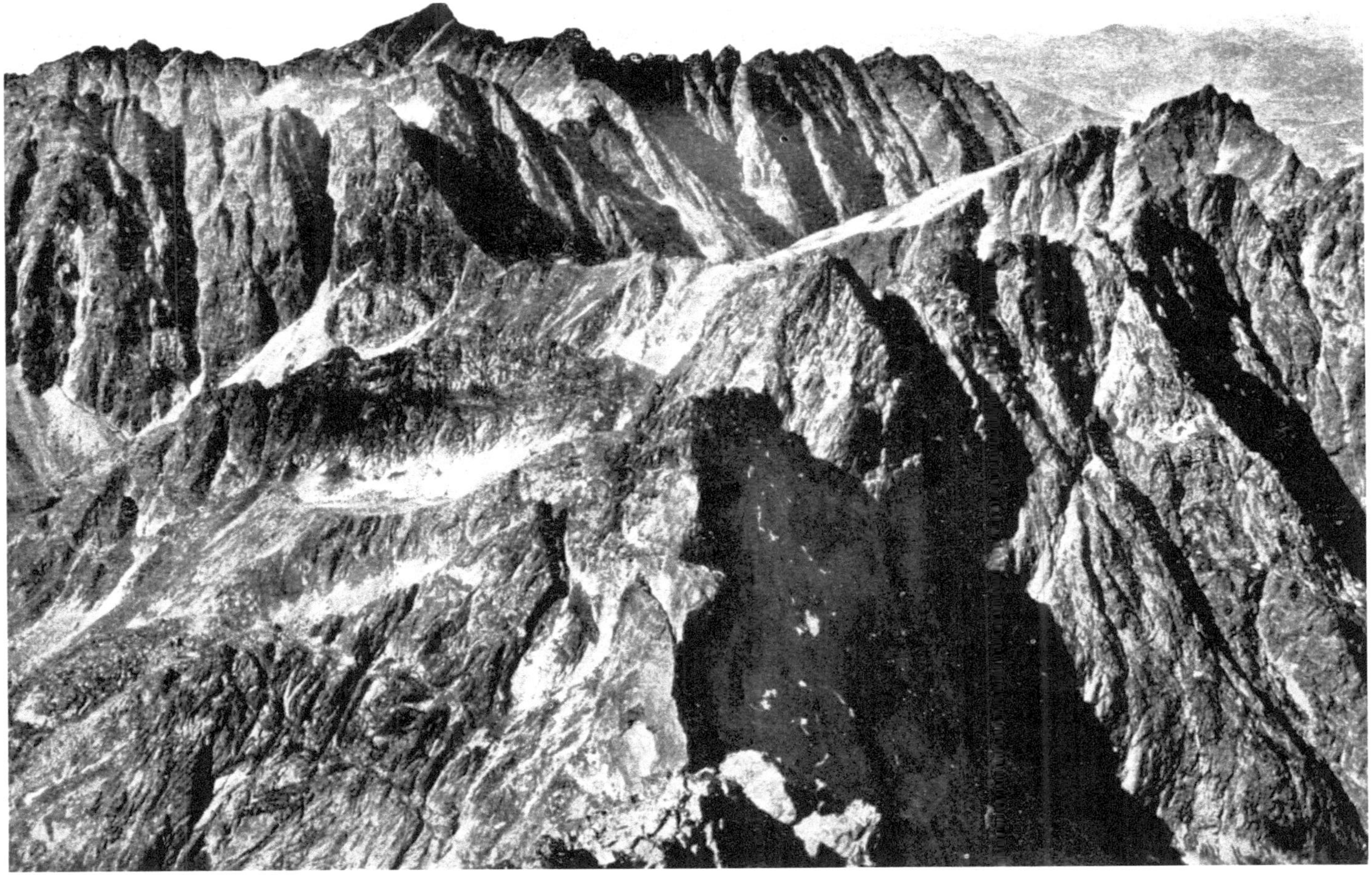

*Abb. 36.* Ansicht auf den Westteil der Hohen Tatra von dem Gipfel der Rysi. Man sieht die Gipfelflur im Gebiet des Tatragranits. (Nach einer käuflichen Photographie.)

sächlich 1953, S. 40) fest, dass diese Granite mit dem Kristallin der Südabdachung der Niederen Tatra im Kontakt stehen und zwar durch eine unter mittlerem, oder sanftem Winkel gegen Norden geneigte Fläche. Südlich von V. Boca taucht der Komplex der kristallinen Schiefer der Ďumbier-Einheit axial in östlicher Richtung unter den Granit unter. Z o u b e k betont, dass der Granit im Ďumbier-Massiv mit den kristallinen Schiefern in tektonischem Kontakt steht und dass an der Grenzfläche eine Mylonitzone entwickelt ist. Der Kontakt des Granites mit den kristallinen Schiefern ist jedoch nicht immer tektonisch, da hier stellenweise Zonen hybrider Gesteine vorkommen. Darum ist es nicht möglich, die Granite der Ďumbiereinheit für eine während der alpidischen Vorgänge enstandene und von Süden über die Einheit mit vorherrschenden Schiefern der Südabdachung des Ďumbiermassivs überschobene Einheit zu betrachten (vgl. Z o u b e k, 1953). Es ist also meines Erachtens kaum eine andere Annahme möglich als die, dass die granitoiden Gesteine der Ďumbierzone einen Körper von zungenförmiger Form bilden.

Auf der Nordabdachung des Ďumbier und der Prašivá befindet sich der breitere Teil dieses Körpers, der in der Tiefe mit ausgedehnteren Granitbildungen zusammenhängt: südwärts wird dieser Körper infolge des Erosionsanschnittes allmählich schmäler. Der heutige Charakter der Wölbung ist alpidisch bedingt. Es ist bemerkenswert, dass sich das zungenartige Eindringen der Granitmassen in nordsüdlicher Richtung abspielte, d. i. in einer Richtung, die der vermuteten Überschiebungsrichtung der Decken der Kerngebirgsregion entgegengesetzt ist.

Es wurde bereits erwähnt, dass die älteren Granite vom Kralička-Typus zur Gruppe der anatexitischen granitoiden Gesteine gerechnet werden müssen und zwar auf Grund ihrer intimen Verknüpfung mit den sie umgebenden Mischtypen der kristallinen Schiefer und auch auf Grund ihres eigenen Charakters. Die jüngeren granitoiden Gesteine der Ďumbierzone sind fast immer allseitig körnig und sie sind nicht so eng mit den benachbarten kristallinen Schiefern verbunden. Diese Merkmale und die Form des Granitkörpers erlauben die Annahme, dass es sich hier um Granite von i n t r u s i v e m T y p u s (vgl. S. 88) handelt. Offensichtlich entstanden nach den gebirgsbildenden Vorgängen und nach der Bildung der katazonal umgewandelten kristallinen Schiefer und anatexitischen Granite in der Erdrinde geschwächte Zonen, in welche die spätorogenen Granite eindrangen. Für die Ansicht, dass die Körper der jüngeren Granite zungenförmige Form haben, sprechen ausser den bereits angeführten Merkmalen auch die sortierten Mischgesteine (hybriden Gesteine) am Ďumbiermassiv. Am Nordrand fehlen die Mischgesteine, wie wir bereits anführten, wahrscheinlich deswegen, weil die kristallinen Schiefer hier geringerer Temperaturerhöhung ausgesetzt waren. Dagegen ist die Migmatitzone am Südhang gut entwickelt, da die Nachbargesteine im Liegenden des Granitkörpers zur Zeit der Intrusion beträchtliche Erwärmung erfuhren. Die aus dem Granit entweichenden leichtflüchtigen Elemente, welche die

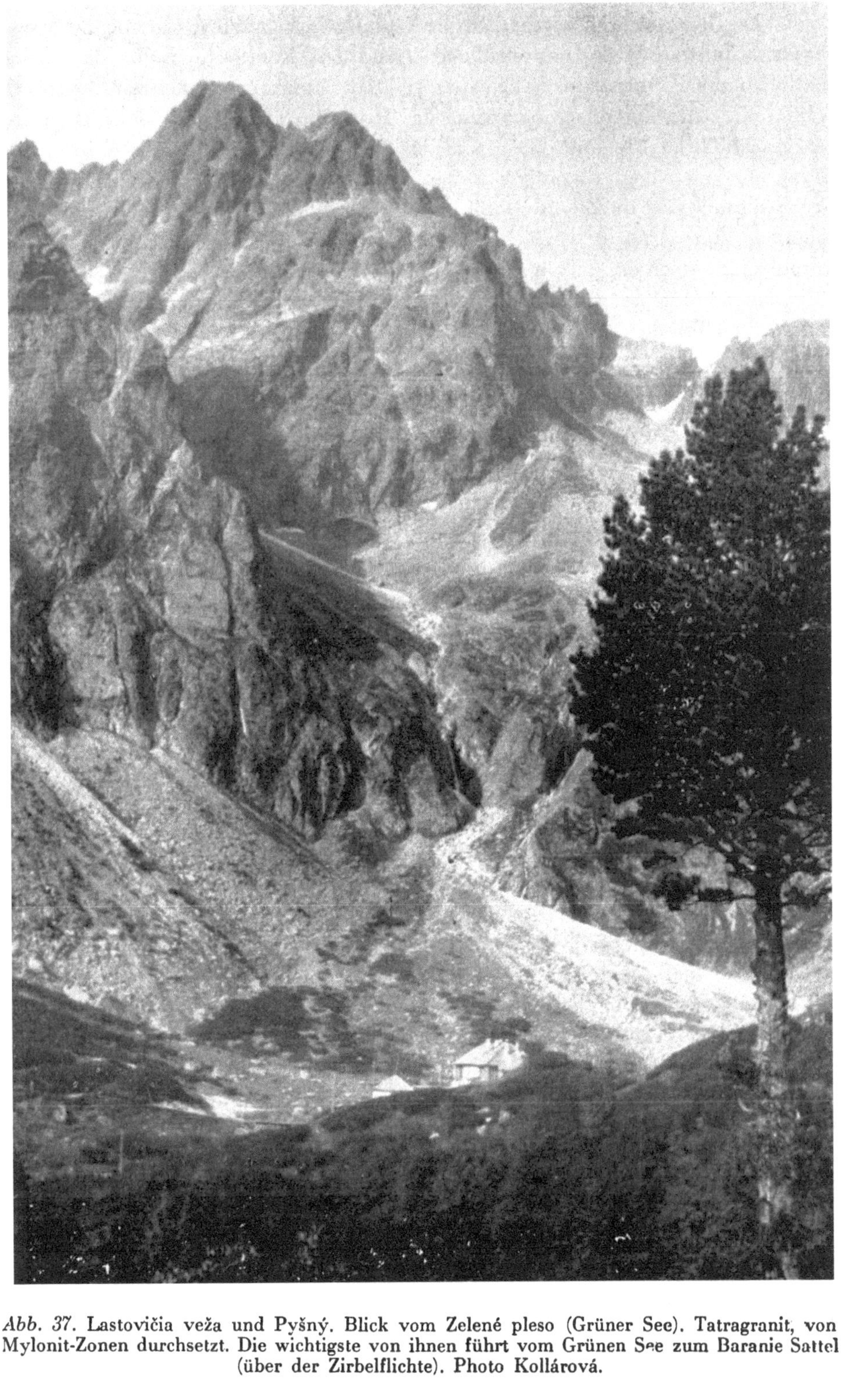

*Abb. 37.* Lastovičia veža und Pyšný. Blick vom Zelené pleso (Grüner See). Tatragranit, von Mylonit-Zonen durchsetzt. Die wichtigste von ihnen führt vom Grünen See zum Baranie Sattel (über der Zirbelflichte). Photo Kollárová.

Entstehung der aplitisch-pegmatitischen Granite hervorriefen, kommen, wie wir bereits anführten, wieder am nördlichen Rand des Granitkörpers vor, da sie sich als flüchtigere Elemente im hangenden Teil des Granitkörpers konzentrierten.

Im Gebiet der Ďumbierzone wurde das Kristallin örtlich nach dem Abschluss der geschilderten Metamorphose und nach Abschluss der intrusiven Vorgänge einer sehr intensiven diaphthoritischen Beanspruchung unterworfen. An diese Bruchtektonik sind die das Kristallin und die Granite durchschlagenden Erzgänge gebunden. Das Alter der Bruchtektonik kann vortriadisch oder alpidisch sein, worauf später noch einmal zurückzukommen sein wird.

Regional betrachtet stellt die Ďumbierzone den am stärksten metamorph beanspruchten Teil der Tatriden dar.

Im kristallinen Komplex des Massivs der Vysoké Tatry (Hohe Tatra) d. h. in der eigentlichen Hohen Tatra (Abb. 36, 37, 38) und in deren westlicher Fortsetzung (Liptovské Tatry — Liptauer Tatra, Liptovské hole — Liptauer Gebirge, Roháče — Westtatra) treten kristalline Schiefer gegenüber spättektonischen Graniten stark zurück.

Von den älteren Autoren, die sich mit dem Tatrakristallin beschäftigten, seien Staszic, Zejszner, Beudant, Boué genannt (siehe ihre geologischen Profile durch die Tatra, Abb, 7, 8, 9). Später beschäftigten sich mit den Graniten der Tatra zahlreiche Petrographen, hauptsächlich Morozewicz (1889, 1914), Pawlica (1914), Tokarski, Kreutz (1930) u. a. Der Charakter der Tatra-Granite auf polnischem Gebiet war in letzter Zeit Gegenstand eingehender Studien von Michalik (1952, 1951 in Region geol. Polski I, 1). Auf dem Gebiet der Slowakei wurde die Kenntnis des Kristallins der West- und der Hohen Tatra in den letzten Jahren durch die Arbeiten von A. Gorek (1954, 1959) und seiner Mitarbeiter (vgl. Klinec, 1955, Lehotsky 1955, Zelman 1956) beträchtlich erweitert.

Die kristallinen Schiefer bauen hauptsächlich den südwestlichen, den südlichen und westlichen Teil der Westtatra auf. Die granitoiden Gesteine bilden im wesentlichen den Hauptkamm. In der eigentlichen Hohen Tatra treten kristalline Schiefer nur vereinzelt, in Form kleinerer Streifen — „Septen“ (Abb. 41) im Granit und stellenweise auch am Nordrand des Massivs auf. Nach Gorek (l. c.) ist das Edukt der kristallinen Serie ein Sedimentkomplex aus Tonschiefern und Sandsteinen mit sporadischer Entwicklung bituminöser Schiefer. Karbonatische Gesteine scheinen zu fehlen. Diese Serie entspricht lithologisch im wesentlichen jener der Ďumbierzone. Auch in letzterer treten bituminöse Schiefer als charakteristisches Schichtglied auf. In diese Serie drangen ähnlich wie in der Ďumbierzone basische Gesteine — „Ophiolithe“, deren Chemismus bald mehr gabbroid bald mehr dioritisch ist. Die Serie unterlag, ebenso wie in der Ďumbierzone, einer Polymetamorphose, die in der Hohen Tatra nicht so vollständig war wie in den Nízké Tatry (Niederen Tatra). Die Serie wurde in meso- bis katazonale Paraektinite und Orthoektinite umgewandelt, deren Charakter im allgemeinen jenen der Ďumbierzone entspricht. Die kristalline Serie wird von dem jüngeren Granitkörper der eigentlichen Tatra durchschlagen. Schon vor längerer Zeit wurde festgestellt, dass der Granitkörper der Hohen Tatra keineswegs aus einem einzigen granitoiden Gestein besteht. sondern aus mehreren, von denen man petrographisch alle als „Granit“ bezeichnen kann. In neuerer Zeit unterschieden M i c h a l i k (1951) und G o r e k (1954) unter den spätorogenen granitoiden Gesteinen der Hohen Tatra hauptsächlich 3 Typen und zwar: 1. „normalen Granit“ mit Biotit-Oligoklas, 2. „autometamorphen“ Granit, 3. pegmatitisch-aplitische Granite der „nördlichen Randzone“ des Granitmassivs. Diese Typen treten im gesamten Massiv der Hohen Tatra mit örtlich wechselndem Anteil auf (vgl. Abb. 36, 37).

1. Der „n o r m a l e G r a n i t“ wird auch als „Granit des kristallinen Kernes“ bezeichnet, da er den Hauptteil des kristallinen Kernes der Hohen Tatra bildet. Es ist ein fein- bis mittelkörniges Gestein; im frischen Zustand lichtgrau, bei beginnender Verwitterung grünlich. Die Struktur ist hypidiomorph körnig, die Textur richtungslos. Wesentliche Bestandteile sind Quarz, der grosse Individuen bildet, Plagioklas (Oligoklas mit An 25—30) in Form idiomorpher isometrischer Kristalle und schwach chloritisierter Biotit. Orthoklas ist selten oder fehlt vollkommen, primärer Muskovit tritt ebenfalls nur untergeordnet auf. An sekundären Mineralien kann man beobachten: Serizit, Chlorit, Muskovit, Epidot und Kalzit. Das Mengenverhältnis der Minerale ist folgendes (nach Gorek, l. c.) Biotit-Chlorit 12,46 %, Plagioklas ($Ab_{80-74}An_{20-23}$)50,15 %, Orthoklas 2,64 %, Quarz 33,34 %, Muskovit und Akzessorien 1,40 %. Die chemische Zusammensetzung ist auf Seite 100 angeführt. Der „normale Granit“ entspricht ungefähr dem „Ďumbier-Granit“ und ist chemisch als Granodiorit bzw. Quarzdiorit zu bezeichnen. In der älteren Literatur wurde er auch als Tonalit (S h a n d 1943), Leukotonalit (T u r n a u — M o r w s k a 1948) oder Tatrit (T o k a r s k ý 1927) geführt.

2. Der a u t o m e t a m o r p h e T y p ist in seiner Zusammensetzung stark wechselnd. M i c h a l i k (1951) und nach ihm G o r e k (1954) unterscheiden hauptsächlich 2 Varietäten: a) Oligoklas-Mikroklin-Granit mit Biotit und b) Oligoklas-Mikroklin-Granit mit rosenrotem Orthoklas.

a) Der Oligoklas-Mikroklingranit mit Biotit der hauptsächlich im Gebiet der Westtatra vertreten ist (G o r e k 1954), besitzt eine graugrüne Farbe und auffällig hohen Quarzgehalt. Das Gefüge entspricht dem des mittelkörnigen Normalgranits. Die Korngrösse schwankt zwischen 0,5 und 2,5 mm. Der Mineralbestand ähnelt im allgemeinen dem der „Normalgranite“, nur ist der Gehalt an Kalifeldspäten grösser. Als Kalifeldspäte erscheint Mikroklin und Orthoklas. Akzessorisch kommen vor: Muskovit, Apatit, Magnetit und Zirkon (im Biotit). Der Biotit ist im Gegensatz zu dem des Normalgranites bronzgefärbt. Gorek gibt folgende Modalwerte an: Plagioklas 42,0—56,26 %, Quarz 26,28—38,26 %, Orthoklas-Mikroklin 8,32—13,90 %, Biotit-Chlorit 6,1—9,22 %, Akzessorien 1,02 bis

*Chemische Analysen der spättektonischen und nachtektonischen Granite der Pieniden, Tatroveporiden und Gemeriden*

| | 1 | 2 | 3 | 4 | 5 | 6 | 7 | 8 | 9 | 10 | 11 | 12 | 13 | 14 | 15 | 16 |
|---|---|---|---|---|---|---|---|---|---|---|---|---|---|---|---|---|
| $SiO_2$ | 74,23 | 67,71 | 69,08 | 67,11 | 63,65 | 64,18 | 70,40 | 63,14 | 66,17 | 65,05 | 68,53 | 72,39 | 67,98 | 75,46 | 73,92 | 76,43 |
| $TiO_2$ | 0,13 | 0,49 | 0,40 | 0,28 | 0,74 | 0,91 | 0,06 | 0,52 | 0,40 | 0,72 | 0,33 | 0,18 | 0,35 | 0,10 | 0,19 | 0,14 |
| $ZrO_2$ | — | — | — | — | — | — | — | — | — | — | 0,02 | — | — | — | — | — |
| $P_2O_5$ | 0,23 | 0,46 | 0,12 | 0,33 | 0,31 | 1,02 | 0,16 | 0,39 | 0,10 | 0,20 | 0,31 | 0,13 | 0,30 | 0,15 | 0,13 | 0,06 |
| $Al_2O_3$ | 12,06 | 15,14 | 16,04 | 16,68 | 16,97 | 15,25 | 15,24 | 16,83 | 17,46 | 16,59 | 16,18 | 14,25 | 17,17 | 12,77 | 12,89 | 14,80 |
| $Fe_2O_3$ | 0,81 | 0,03 | 3,53 | 1,59 | 2,55 | 0,28 | 1,70 | 1,71 | 0,42 | 0,44 | 1,12 | 0,04 | 0,98 | 1,74 | 2,21 | 0,69 |
| FeO | 1,09 | 4,42 | 2,30 | 1,47 | 2,09 | 1,64 | 1,23 | 3,02 | 3,05 | 3,76 | 1,68 | 2,28 | 1,23 | 1,65 | 0,83 | 0,78 |
| MnO | 0,02 | 0,09 | 0,04 | 0,04 | 0,06 | — | 0,67 | 0,06 | 0,06 | 0,08 | 0,06 | 0,04 | 0,03 | 0,05 | 0,04 | — |
| MgO | 0,30 | 2,00 | 0,33 | 0,91 | 1,81 | 2,19 | 0,65 | 2,15 | 1,38 | 1,85 | 0,97 | 0,46 | 0,40 | 0,65 | 0,25 | 0,33 |
| CaO | 0,65 | 2,77 | 3,15 | 2,94 | 3,90 | 3,00 | 2,45 | 4,57 | 3,42 | 2,92 | 1,94 | 1,44 | 2,70 | 1,08 | 1,08 | 0,25 |
| $K_2O$ | 4,76 | 2,95 | 1,04 | 3,02 | 2,50 | 2,77 | 3,73 | 1,28 | 2,13 | 3,20 | 4,42 | 4,70 | 1,79 | 2,19 | 4,47 | 2,95 |
| $Na_2O$ | 3,86 | 3,37 | 2,71 | 4,28 | 4,24 | 4,85 | 2,90 | 3,86 | 5,59 | 3,84 | 3,60 | 3,36 | 3,07 | 1,79 | 2,47 | 2,64 |
| $+ H_2O$ | 0,78 | 0,63 | 0,92 | 0,38 | 1,12 | 1,62 | 0,53 | 1,82 | 0,70 | 1,13 | 0,55 | 0,71 | 3,46 | 1,23 | 0,62 | 0,25 |
| $- H_2O$ | 0,09 | 0,10 | 0,25 | 0,33 | 0,04 | 1,62 | 0,21 | 0,27 | 0,07 | 0,08 | 0,20 | 0,08 | 0,17 | 0,07 | 0,92 | 0,45 |
| S | 0,04 | 0,04 | — | — | — | 0,02 | — | — | — | — | 0,03 | — | — | — | — | — |
| Cl | — | — | — | — | — | — | — | — | — | — | 0,04 | — | — | — | — | — |
| BaO | — | — | — | 0,24 | — | 0,11 | — | — | — | — | — | — | — | — | — | — |
| Summe % | 99,05 | 100,20 | 99,91 | 99,58 | 99,98 | 99,46 | 99,93 | 99,62 | 100,95 | 99,86 | 99,98 | 100,06 | 99,63 | 99,13 | 100,02 | 99,77 |

1. Grüner Granit aus den Kreide-Konglomeraten der Klippenzone (Veselý in Zoubek 1931), 2. Ďumbier-Granit (Veselý in Koutek 1931), 3. Normaler Granit der Hohen Tatra, Baníkov (Lešťák in Gorek 1954), 4. Normaler Granit, Lomnický štít (Lomnitzer Spitze) (vergl. Gorek 1954), 5. Granit vom Sihla-Typus (Veselý in Zoubek 1936), 6. Granit vom Zobor (Nitra) (Radziszewski 1924), 7. Quarzhaltiger Zweiglimmergranodiorit der Kleinen Karpaten (Matherny in Cambel und Valach 1956), 10. Autometamorpher Granodiorit mit rosenroten Feldspäten aus den Malé Karpaty (Jarkovský in Cambel und Valach 1956), 11. Granit von Prašivá (Veselý in Koutek 1931), 12. Granit vom Typus Hrončok (Veselý in Zoubek 1936), 13. Autometamorpher Granit des Massivs der Hohen Tatra — Ostrý Roháč (Lešťák in Gorek 1954), 14. Granitporphyr von Betliar (Jarkovský in Kamenický u. Kamenický 1955), 15. Zweiglimmergranit von Súľová (Jarkovský in Kamenický u. Kamenický 1955), 15. Aplitischer Granit von Miklušovce (Čierna hora) (Jarkovský in Šalát 1953).

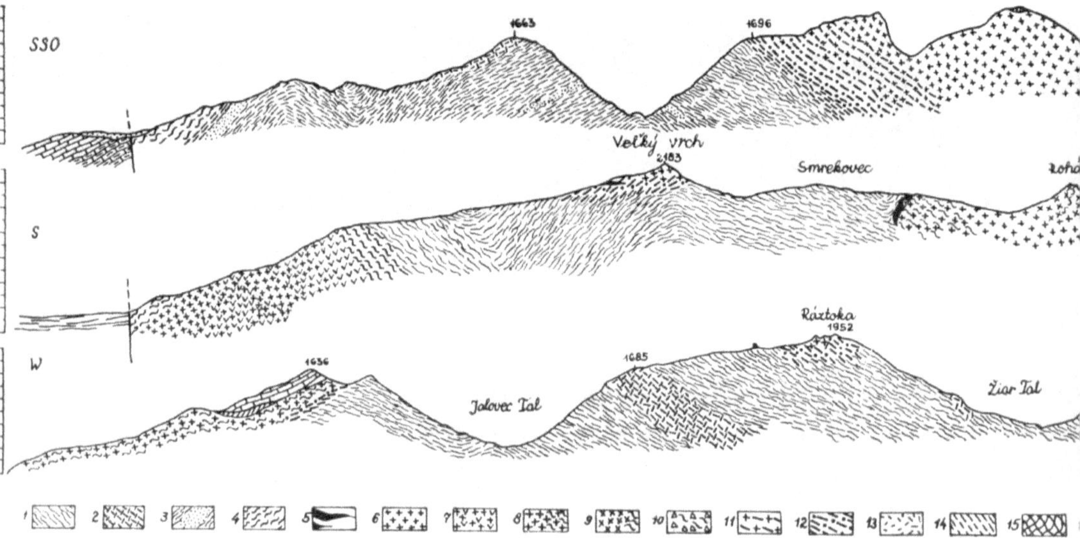


Abb. 38. Geologische Profile durch die Westtatra. (Nach G o r e k 1954). Vortriadische Formationen: Zweiglimmerführende Gne
und Glimmerschiefern enstanden. 5. Amphibolite. 6. Orthogneise. 7. Ältere Migmatite. 8. Spätorogene Biotit-Oligoklas-Granite. 9.
eldspäten und Arterit-Migmatite. Mesozoikum: 13. Quarzite der Unteren Trias. 14. Werfener Schiefer. 15. Dolomite der Mi
ová-Serie der hochtatrischen Kernhülle. 22. Lias. 23. Malm. 22. bis 23. Mesozoikum der Falte der Červené vrchy. 24. Dolomite
29. Dolomite der Mittleren Trias. 30. Reiflinger Kalke. 31. Rät. 29.–31. M

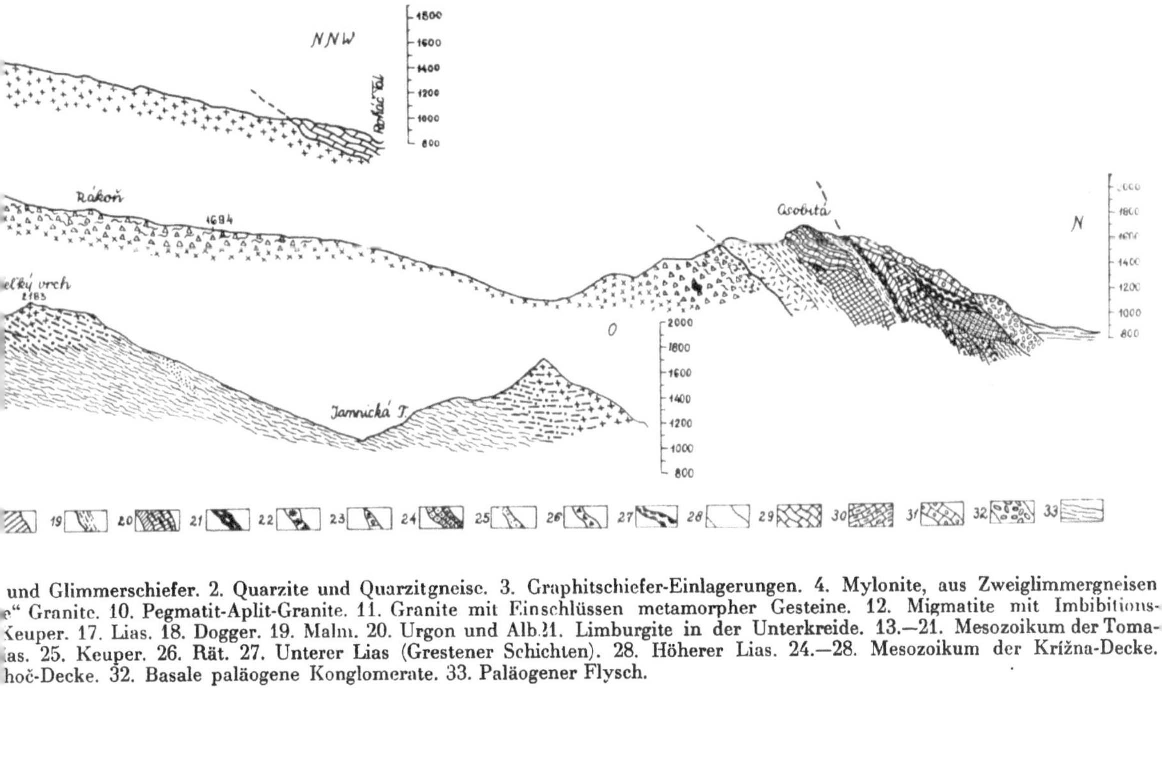


und Glimmerschiefer. 2. Quarzite und Quarzitgneise. 3. Graphitschiefer-Einlagerungen. 4. Mylonite, aus Zweiglimmergneisen e" Granite. 10. Pegmatit-Aplit-Granite. 11. Granite mit Einschlüssen metamorpher Gesteine. 12. Migmatite mit Imbibitions-Keuper. 17. Lias. 18. Dogger. 19. Malm. 20. Urgon und Alb. 21. Limburgite in der Unterkreide. 13.—21. Mesozoikum der Toma-ias. 25. Keuper. 26. Rät. 27. Unterer Lias (Grestener Schichten). 28. Höherer Lias. 24.—28. Mesozoikum der Krížna-Decke. hoč-Decke. 32. Basale paläogene Konglomerate. 33. Paläogener Flysch.

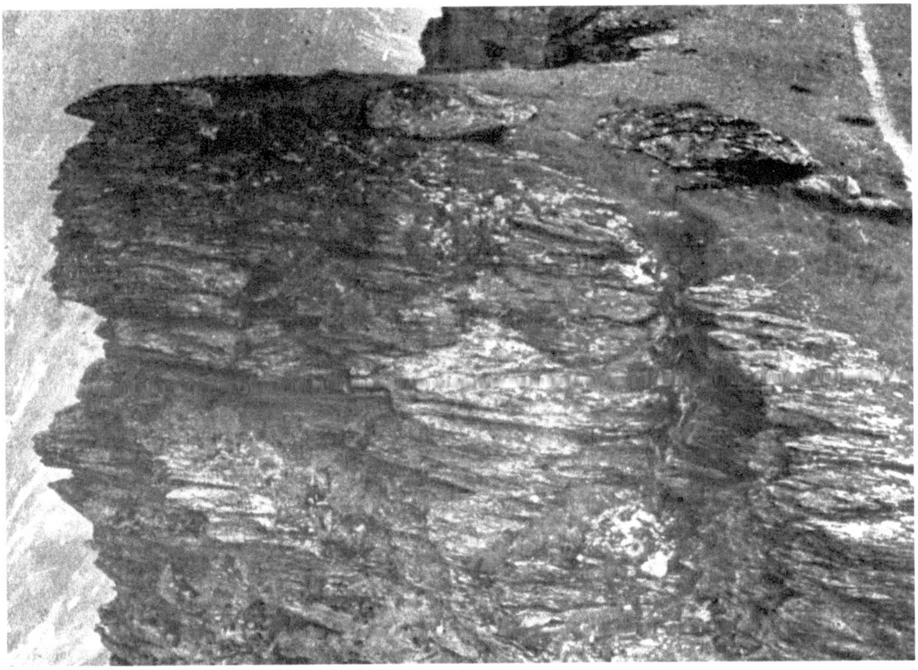

Abb. 39. Mylonitisierter Granit in einer ca 50 m breiten Zone. Nordseite des Plačlivý in der West-Tatra. Photo Gorek.

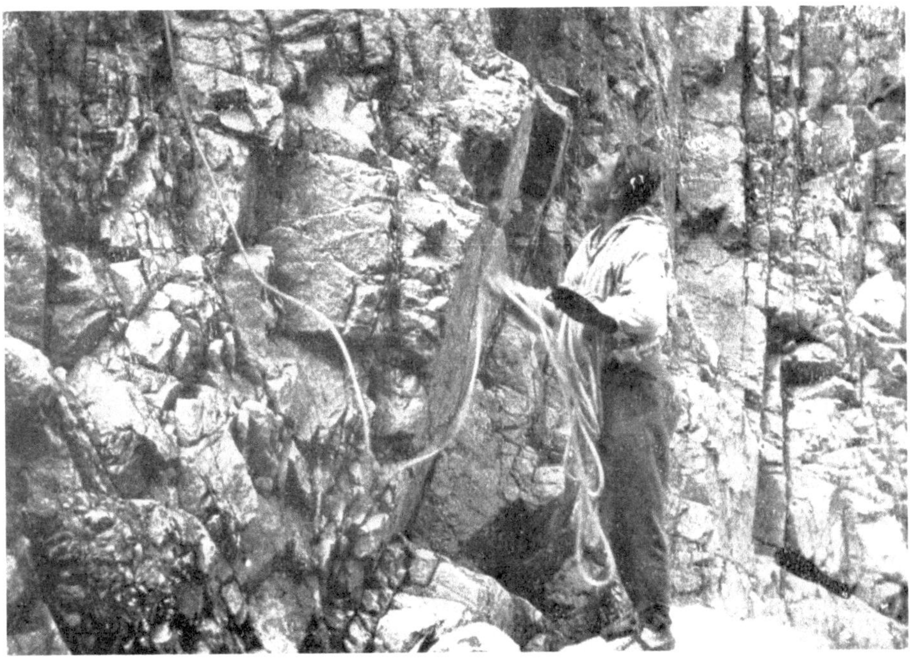

Abb. 40. Spaltensysteme im Tatragranit. Hohe Tatra westlich vom Zelené pleso (Grüner See). Photo Andrusov.

1,56 %. Dieser Typus erinnert lebhaft an den Granit vom Kosistá-Typus in der polnischen Tatra (M i c h a l i k, 1951), wenn er auch nicht bis in alle Einzelheiten mit diesem übereinstimmt. Die chemische Zusammensetzung der Gesteine dieses Typus ist auf Seite 100 angeführt.

b) Der Oligoklas-Mikroklin-Granit mit rötlichem Orthoklas ist ein mittelkörniges graugrünes Gestein mit Einsprenglingen von Kalifeldspäten. Die Plagioklase sind grün gefärbt. Der Gehalt an primärem Biotit ist grösser als bei den vorher beschriebenen Typen. Die Struktur ist körnig oder porphyrisch, die Textur richtungslos. Der Gehalt an perthitischem Mikroklin ist höher als im autometamorphen Typus. Das Verhältnis zwischen den einzelnen Mineralien ist nach Gorek folgendes: Orthoklas-Mikroklin 20,6 %, Plagioklas 40,15 %, Quarz 32,3 %, Biotit-Chlorit 6 %, Muskovit und Akzessorien 1,8 %. Die chemische Zusammensetzung der Gesteine ist auf Seite 100 angeführt. Dieser Granittypus weist eine starke Übereinstimmung mit dem Granit vom Prašivá-Typus der Niederen Tatra auf.

3. Den dritten Typus der granitoiden Gesteine der Hohen Tatra bilden p e g m a t i t i s c h - a p l i t i s c h e G r a n i t e. Sie wurden früher auch als weisse Aplitgranite bezeichnet (K r e u t z, 1930). Sie bauen auf dem Gebiete der Slowakei und Polens die nördlichste Zone des spätorogenen Granitmassivs der Hohen Tatra auf und darum bezeichnet M i c h a l i k (1951) diese Zone auf polnischem Gebiet als „Randzone“. Diese Pegmatit-Aplit-Granite treten nur als Einzelkörper im Kristallinkomplex bzw. in den Granitmassiven auf. G o r e k (1954) unterscheidet in der Westtatra folgende Typen:

1. Rosenroter Pegmatitgranit. Gemengteileü Orthoklas-Mikroklin mit Muskovit,

2. Hellrötlicher Pegmatit aus Orthoklas, Mikroklin und Muskovit bestehend,

3. Weisser aplitischer Granit mit Muskovit,

4. Basische Differentiate im aplitischen Granit, die in ihrer Zusammensetzung einem Biotit-Hornblende-Diorit entsprechen. Im Massiv der Javorinská Široká (Sziroka bei U h l i g 1903, S. 713) werden folgende Typen ausgeschieden (Z e l m a n, 1956): Pegmatitischer Orthoklas-Mikroklin-Zweiglimmer-Granit; lichter, aplitischer, rötlicher Oligoklas-Mikroklin-Zweiglimmergranit; pegmatitischer Mikroklin-Orthoklas-Muskovit-Granit (Pegmatit). Diese Typen bilden zusammen mit den autometamorphen Graniten den Kern der Falten der Široka und des Giewont.

Über die Form des Granitkörpers der Hohen Tatra herrschte früher allgemein die Ansicht, dass es sich um einen typischen „Batholith“ handelt, der in die Serie der kristallinen Schiefer intrudierte und allmählich gegen die Tiefe breiter wird. G o r e k s Arbeiten (l. c.) der letzten Jahre haben jedoch gezeigt, dass der Granitkörper im ganzen eine zungenähnliche Form hat. Das zeigt sich hauptsächlich in der Westtatra, wo neben den spättektonischen granitoiden Gesteinen kristalline Schiefer auftreten. Der Granitkörper liegt hier konkordant unter einem

Mantel kristalliner Schiefer, der am Nordrand des kristallinen Massivs entwickelt ist und auf den kristallinen Schiefern des Südhanges, an die er sich diskordant anschliesst. Im Gebiet des Hauptkammes der Westtatra bildet der Kontakt des Granites mit den liegenden kristallinen Schiefern eine unter 30—50° gegen Norden geneigte Fläche. In südlicher Richtung tritt jedoch der Granit auf den Gipfeln der höchsten Bergspitzen (Ráztoka, Veľký vrch) wieder auf, wobei die Grenzfläche mehr oder weniger horizontal liegt (vgl. Abb. 38). Offensichtlich bildete der Granitkörper auch im Gebiet der Hohen Tatra vor allem in deren nördlichem Teil, eine zusammenhängende Zone, wobei er in grössere Tiefe absinkt. In südlicher Richtung liegt er höher und fast horizontal. Das bedeutet eine vollkommene Analogie mit den Verhältnissen des Ďumbier-Massivs.

In der eigentlichen Hohen Tatra gewinnt das Granitmassiv eine beträchtliche Breite. Die kristallinen Schiefer sind auf der Südabdachung nicht entwickelt und die Südgrenze des Granits wird durch eine tertiäre Störung gebildet. Am Nordrand sind Reste des kristallinen Mantels vorhanden, so dass anzunehmen ist, dass dieses Gebiet dem Hangenden Teil des hochtatrischen, spättektonischen Massivs angehört. Im Einklang mit der Vorstellung einer zungenförmigen Form des Massivs steht auch das Auftreten der verschiedenen, oben erwähnten Typen granitoider Gesteine.

Die Granite vom normalen Typus bauen einen beträchtlichen Teil der eigentlichen Hohen Tatra auf. In der West-Tatra bilden sie offensichtlich den unteren Teil des zungenförmigen Körpers im Hangenden der kristallinen Schiefer der Südabdachung. Die autometamorphen Granite treten sporadisch in kleineren Partien über die ganze Tatra verstreut auf. In der Hohen Tatra bilden sie hauptsächlich den Nordrand des normalen Granites, in der West-Tatra offensichtlich den hangenden Teil des zungenförmigen Körpers über dem Normalgranit. Dort, wo die tektonischen Verhältnisse die Bestimmung der Beziehung der normalen Granite zu den autometamorphen erlauben, sind allmähliche Übergänge zwischen beiden Typen zu beobachten (z. B. im Gebiet der Täler Javorová und Bielovodská). Im Ostteil der Hohen Tatra weisen die „autometamorphen" Granite örtlich Übergänge in die Aplit- und Pegmatit-Granite auf. In der West-Tatra bilden die pegmatitisch-aplitischen Granite den nördlichsten Streifen des Granitkörpers und den höchsten Teil der Zunge. Die späteren komplizierten tektonischen Vorgänge, hauptsächlich die Entwicklung zweier liegender Falten im kristallinen Kern der Nordabdachung der Hohen Tatra, erschweren allerdings die Deutung stark, so dass der oben skizzierten Ansicht über die Lagerungsform nur eine bedingte Sicherheit zukommt.

Wenn man die Vorstellung als richtig annimmt, ergibt sich, dass die „autometamorphen" Granite und mehr noch die pegmatitischen und aplitischen Granite in einem höheren Teil des Massivs und zwar am Kontakt mit den hangenden kristallinen Schiefern auftreten. Michalik (1951) und Gorek (1954) vertreten diese Ansicht.

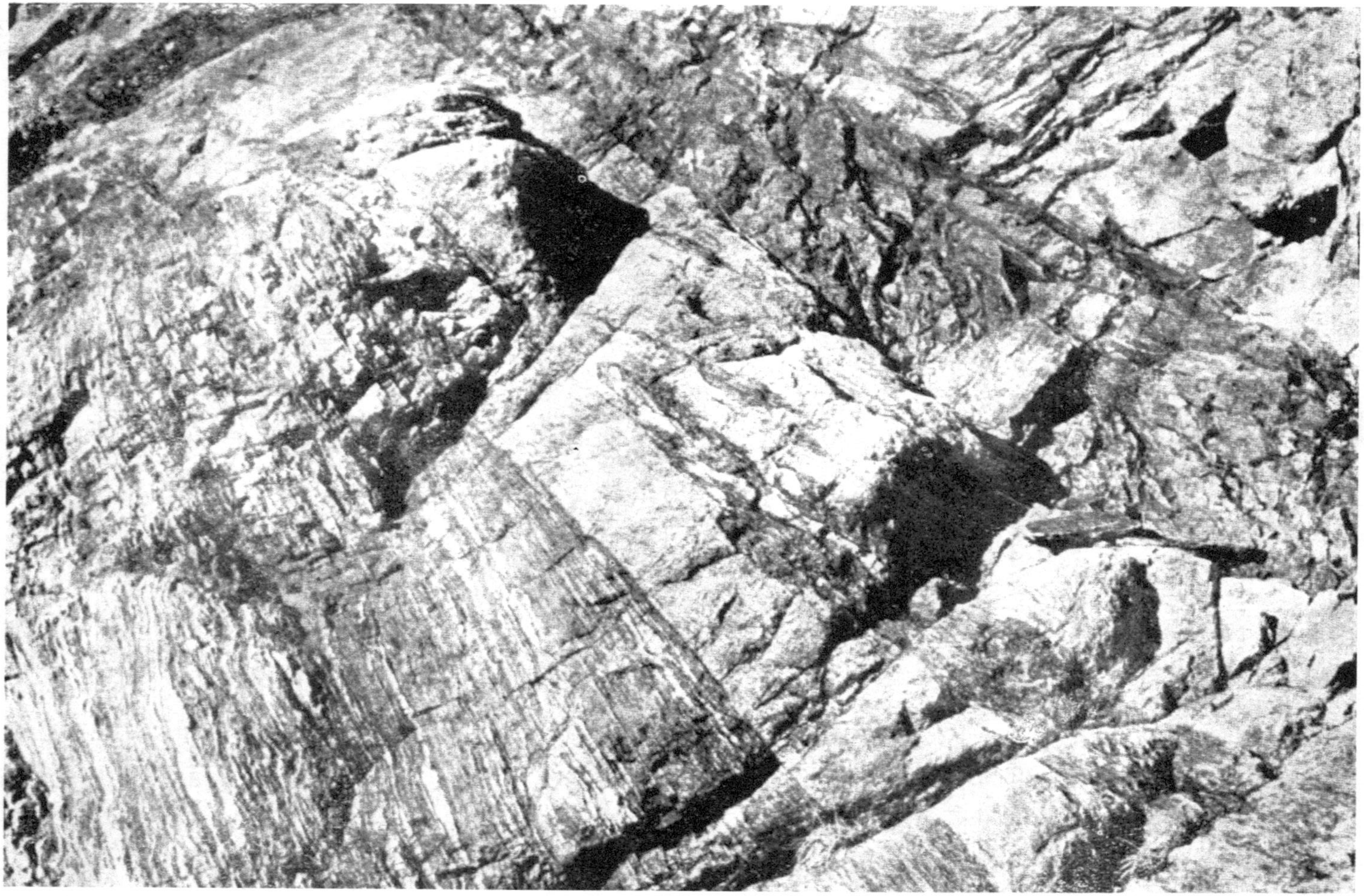

*Abb. 41.* Im Tatragranit versunkene Biotitgneisschollen (Granodiorit). Oben ein Streifen von Quarzitgneisen. Hohe Tatra. Vielická dolina. Photo Gorek.

Sie nehmen dabei an, dass die pegmatitische Fazies nur eine Weiterentwicklung der autometamorphen darstellt. Den Alkalienmangel des „normalen Granits" erklärt G o r e k (1954) durch Entweichen von $Na_2O$ und $K_2O$ in die höheren Teile der Intrusion. Die intrusiven spättektonischen granitoiden Gesteine wirkten bei ihrem Eindringen auf die sie umgebenden kristallinen Schiefer in zweierlei Weise ein: Erstens entwickelte sich eine plutonische Kontaktmetamorphose, wobei es zu einer Zufuhr aplitischen Materials, aber zu keiner Granitisation kam. Umwandlungen dieser Art erscheinen an der nördlichen Grenzfläche des Granitkörpers, der hier mehr oder weniger in konkordantem Verband mit den kristallinen Schiefern steht. Aus diesem Grunde bezeichnet M i c h a l i k (1952) diese Art von Metamorphismus als „konkordant".

Der zweite Umwandlungstyp ist mit Granitisation und der Entstehung von Mischgesteinen vom Typus der Imbibitionsmigmatite, Arterite und anderer Gesteine verbunden (Abb. 47), die dabei entstandenen Gesteine haben unterschiedlichen Charakter. In unmittelbarer Nähe des Granitkontaktes treten schlierenartige hybride Granite auf (vgl. S. 94). In einem vom Granit entfernteren Streifen tritt eine intensive Feldspatblastese auf. Es entwickeln sich dunkelgraue oder grünliche Gesteine mit isometrischen Feldspatporphyroblasten (von 1—25 mm Durchmesser). Manchmal bilden die Feldspäte bis 10 cm grosse Aggregate. Die Porphyroblasten bestehen aus Plagioklasen und Quarz, selten auch aus Kalifeldspat. Die Struktur der Gesteine ist porphyrogranoblastisch bis porphyroblastisch, die Textur schwach schiefrig oder massig. Die Gesteine können als Embrechite (vergleich Abb. 45) bezeichnet werden. In der gleichen Zone kommen auch Gesteinstypen vor, in denen die granitische Komponente ein unregelmässiges, netzartiges Adersystem bildet und Reste der kristallinen Schiefer nur in Form von unregelmässigen Bruchstücken und Partien erscheinen, so dass diese Gesteine den Diadysiten (vgl. S. 94) ähnlich sind. Am weitesten vom Kontakt entfernt tritt eine Zone auf, die aus Arterit-Migmatiten besteht. Die Para- und Orthokomponente sind in ihnen scharf voneinander getrennt und wechseln in schwachen (2—6 mm mächtigen) oft ptygmatischen Lagen. Die Gesteine führen Quarz, Biotit, Albit- Oligoklas und Sillimanit als Altbestand (Abb. 46).

In den kristallinen Schiefern des Südhanges kommen ausgedehnte Lagerkörper hauptsächlich saurer Intrusiva vor, die einer jüngeren, spättektonischen Intrusionsperiode angehören. Es sind Mikroklin- und Biotit-Granite, graue Pegmatite mit stahlgrauen Mikroklinen und Aplite.

Es ist ersichtlich, dass die Granitisation während der älteren „vorgranitischen" Phase im Massiv der Hohen Tatra wenig ausgedehnt war.

Die spättektonische Granitisation war dagegen intensiv und hatte ähnlichen Charakter wie im Dumbiermassiv.

Die Granite und kristallinen Schiefer der Hohen Tatra sind mit Aplit- und Pegmatit-Gängen durchsetzt (vgl. Abb. 42, 43). In der West-Tatra treten die gang-

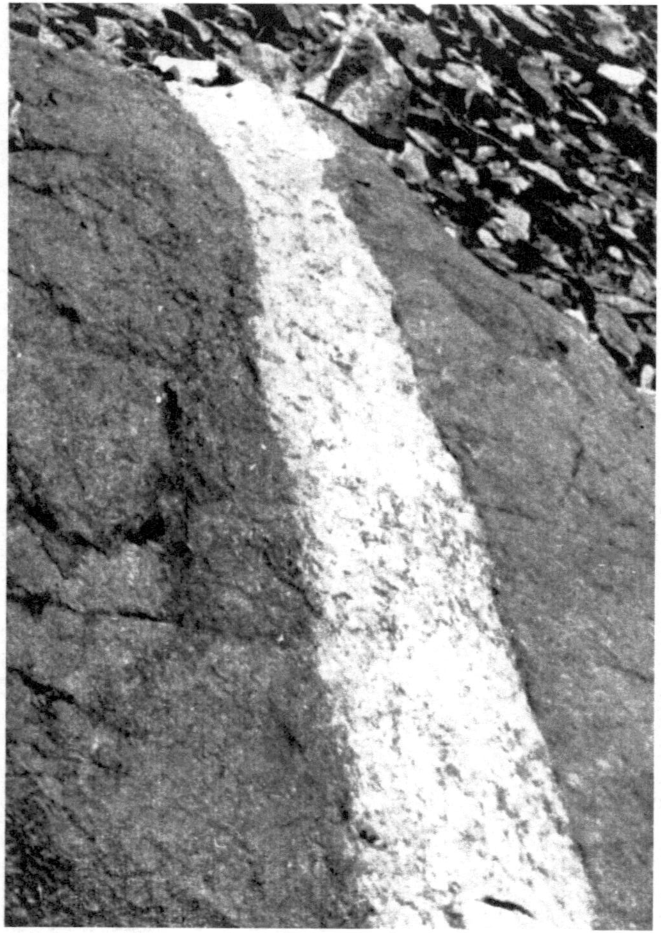

*Abb. 42.* Biotit-Quarzit, durchschnitten, aber nicht umgewandelt durch einen Pegmatit-Gang. Bystrá-Tal in der West-Tatra. Photo Mastihuba.

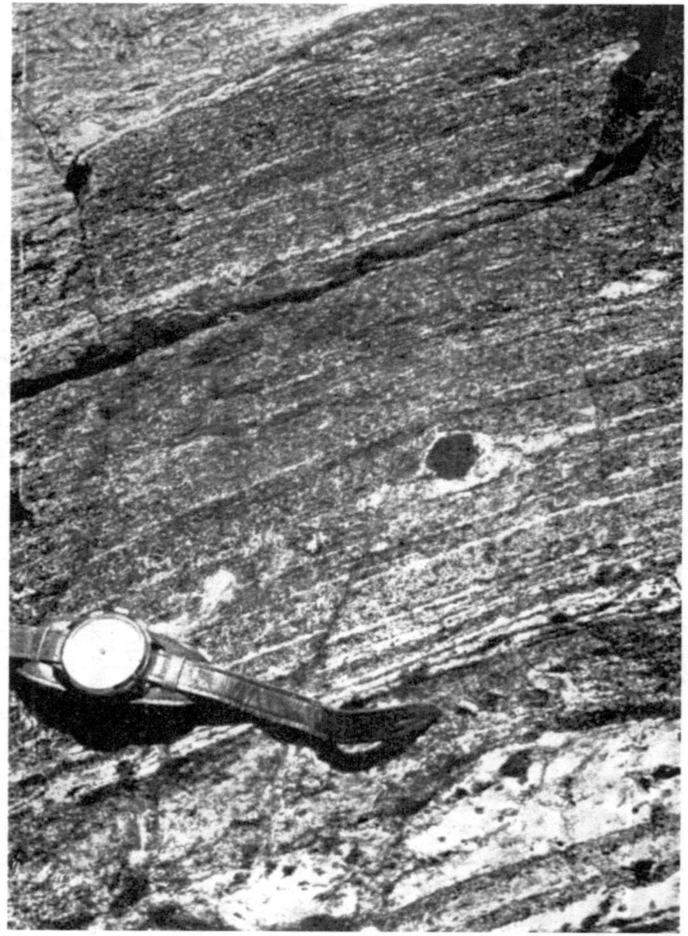

*Abb. 43.* Amphibolit-Migmatit. Žiarska dolina in der West-Tatra. Photo Oswald.

förmigen Pegmatite hauptsächlich im Gebiet des nördlichen Streifens der leukokraten Granite und Pegmatite auf.

Die Wirkungen der jüngeren Bruchtektonik (Abb. 40) einschliesslich der Entwicklung der hydrothermalen Gangsysteme werden in einem späteren Abschnitt besprochen.

In der Veľká Fatra (Grosse Fatra) treten vorkarbonische Formationen bzw. granitoide Gesteine nur in beschränktem Umfange auf. Sie bauen ein begrenztes kristallines Gebiet auf, dass in der geologischen Literatur als „Ľubochňa-Massiv" bezeichnet wird (vgl. Abb. 49). Kristalline Schiefer sind nur vom Ostrand des Massivs bekannt (vgl. K u b í n y 1956). Sie werden in der Hauptsache aus biotitischen, kleinkörnigen Gneisen gebildet. Im übrigen Teil des Massivs sind granitoide Gesteine entwickelt, die der zweiten Entstehungsphase der granitoiden (spättektonischen) Gesteine angehören. Nach K u b í n y überwiegen biotitführende und Zweiglimmer-Granodiorite mit mittelgrossem Korn. Im tieferen Teil des Ľubochňa-Tales, wahrscheinlich unter diesen Gesteinen, treten muskovitreiche Granite auf, die mit den vorhergenannten durch allmähliche Übergänge verbunden sind. Neben diesen Typen treten feinkörnige biotitführende, manchmal plagioklasporphyrische Typen auf, die stofflich mit den „autometamorphen" Graniten aus der Hohen Tatra identisch sind. Ferner erscheinen pegmatitische und aplitische Granite. Im nördlichen und östlichen Teil des Massivs liegen diese offensichtlich den biotitführenden Granodioriten auf. Im südlichen Teil des Massivs dagegen liegt über dem autometamorphen und Pegmatit-Granit von neuem Granodiorit. K u b í n y betrachtet den autometamorphen Granit als einen eigenen jüngeren Körper.

Die Beziehungen zwischen den ausgeschiedenen Granittypen im Ľubochňa-Massiv sind verwickelt, und es ist nicht möglich, die Vorstellungen über die Beziehungen zwischen den granitoiden Gesteinen, wie sie für das Gebiet der Hohen Tatra entwickelt wurden, auf das Ľubochňa-Massiv zu übertragen. In der Malá Fatra (Kleine Fatra) nehmen kristalline Gesteine einen breiten Raum ein (vgl. Abb. 48). In seinem südwestlichen, westlich des Váh (geographisch als Gruppe der Veľká Lúka oder Martinské holé — vgl. A n d r u s o v und K u t h a n 1944 und 1947 oder des Minčol — Minesovgebirge bei Uhlig 1903, Abb. 48 und 49) gelegenen Abschnitt baut das Kristallin den höchsten Teil und die Südabdachung des Gebirges auf. Im östlichen Teil des Gebirges (Fatra-Kriváň-Gruppe, vgl. Abb. 49) tritt Kristallin in der Váh-Enge und auf der Südabdachung des Gebirges bis an das Orava-Tal heran. Das Kristallins besteht hauptsächlich aus granitoiden Gesteinen; eigentliche kristalline Schiefer haben nur am Südosthang der Veľká Lúka grössere Verbreitung.

Auch das K r i s t a l l i n d e r M a l á F a t r a ist polymetamorph und umfasst granitoide Gesteine mehrerer Generationen, jedoch weicht der Charakter der Metamorphose und die Genesis der granitoiden Gesteine von jenen der Hohen Tatra und auch der Niederen Tatra ab. Die vormetamorphe, jetzt in katazonaler

Fazies vorliegende Serie (vgl. I v a n o v und K a m e n i c k ý, L., 1956) bestand, ähnlich wie in den vorher erwähnten Kerngebirgen, aus tonigen, sandigen zurücktretend kalkigen Gesteinen, die während der ersten metamorphen Phasen in Paragneise, dunkle Quarzite und Granit-Sillimanit-Gneise umgewandelt wurden. Neben diesen Para-Typen treten auch Orthogesteine auf. Es handelt sich um Hornblende-

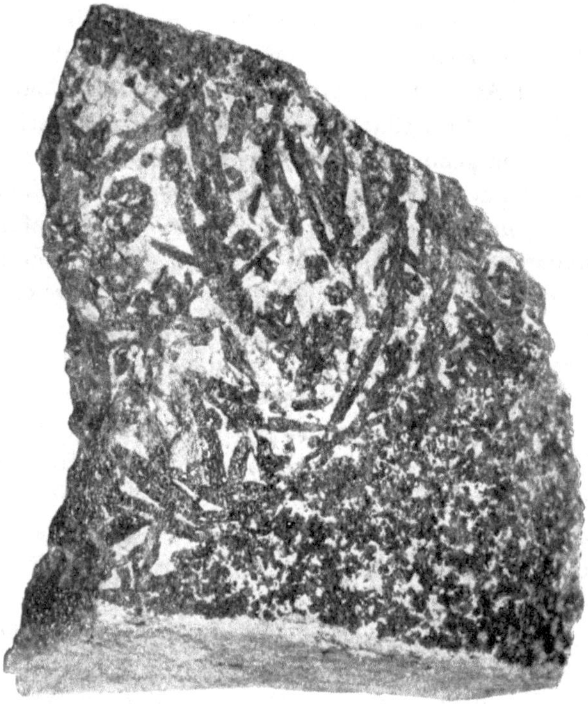

*Abb. 44.* Amphibolit-Diorit. Kamenistá. West-Tatra. Photo Oswald.

führende Peridotite. Es sind wahrscheinlich umgewandelte Ergussformen oder Lagergänge basischer Eruptiva, die bei oder unmittelbar nach der Sedimentation in die sedimentären Serien eindrangen. Neben diesen Para- und Orthoektiniten treten in Form eines schmalen ausgedehnten Körpers Granitgneise auf, die mit der ersten Granitisierungsphase der Niederen Tatra zusammenhängen und Analogien zu dem Granit vom Kraľička-Typus der Niederen Tatra aufweisen. Ihre Bedeutung im Aufbau der Kleinen Fatra ist gering. Die spättektonischen granitoiden Gesteine des Massivs der Malá Fatra (Kleine Fatra) sind jünger. Sie gehören (vgl. I v a n o v und K a m e n i c k ý, L. 1956) hauptsächlich zwei Typen an: einem Oligoklas-Biotit-Granodiorit- und einem Granit vom Magura-Typus. Der Granodiorit bildet einen selbständigen Körper im mittleren Teil des Massivs Veľká

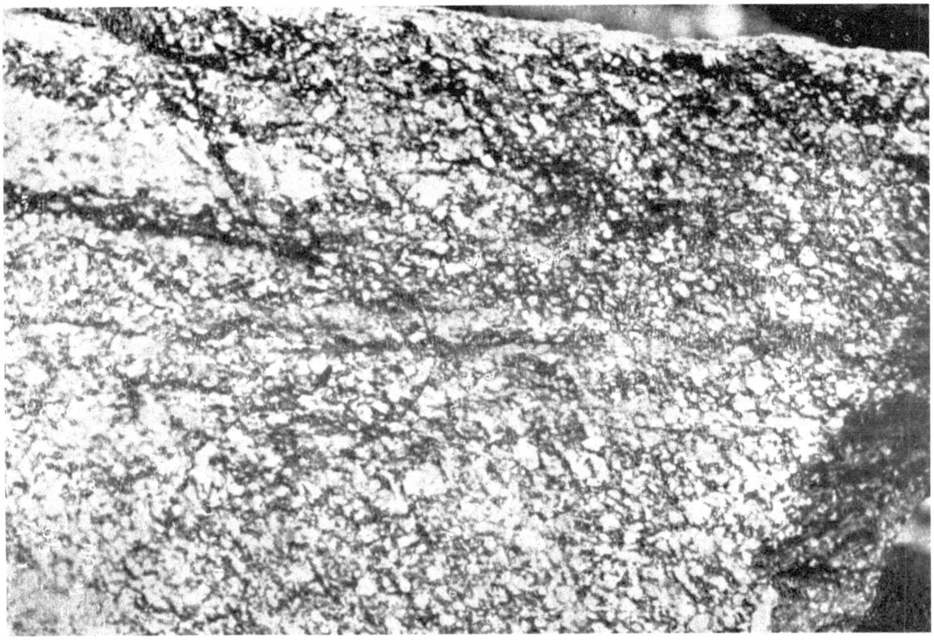

*Abb.* 45. Imbibitionsembreschit (gleichartiger Migmatit). Račkova dolina in der West-Tatra. Photo Gorek.

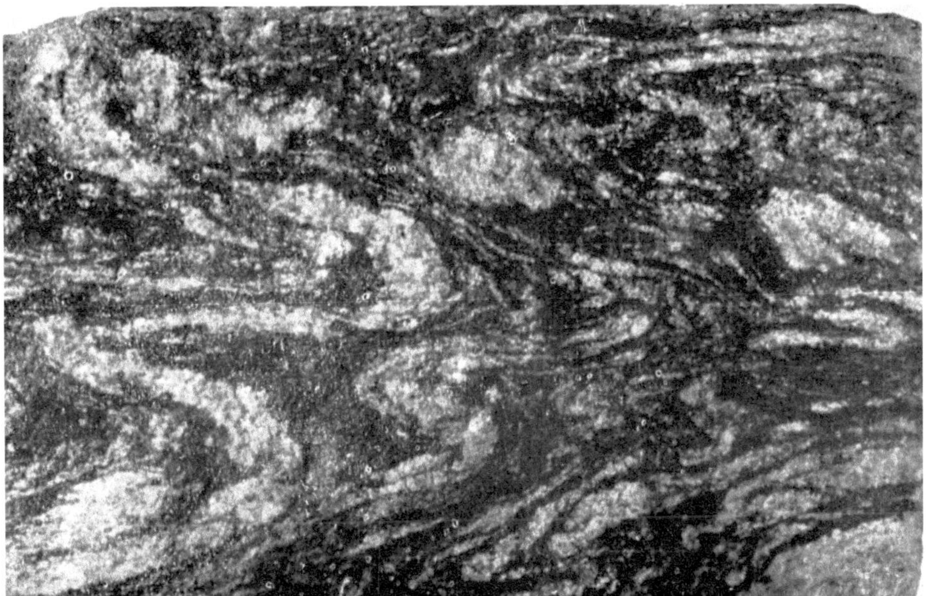

*Abb.* 46. Arterit-Migmatit mit ptygmatischer Fältelung. Račkova dolina in der West-Tatra. Photo Mastihuba.

Lúka. Er ist körnig und besteht aus Plagioklas (Oligoklas-Andesin, Albit-Oligoklas) untergeordnet auftretendem Orthoklas (5—10 %), Quarz, Biotit und den Akzessorien Apatit und Granat. Das Gefüge ist z. T. linear. In Gemeinschaft mit diesen Gesteinen treten solche von ähnlicher Zusammensetzung auf, die jedoch Xenolithe von Gneisen und Migmatiten enthalten und strukturell einen heterogenen Charakter aufweisen. Ivanov und Kamenický, L. nennen diese Gesteine „hybride Granite". Sie betrachten sie als umgeschmolzene präexistierende Gesteine überwiegend sedimentären Ursprungs. Aus der linearen Anordnung der Minerale schliessen sie, dass zur Zeit ihrer Entstehung ein tangentialer Druck herrschte. Die Intrusion dieser granitoiden Gesteine entspricht einer spättektonischen Intrusionsphase der Granite vom Ďumbiertypus in den anderen Kerngebirgen. Gleichzeitig mit der Intrusion des Granodioritkörpers und der Entstehung der hybriden Gesteine entstanden Migmatite, Imbibitionsgneise und ähnliche Typen als zusammenhängende Zone am Südosthang der Veľká Lúka. Die Migmatite sind durch ein veränderliches Verhältnis zwischen der Ortho- und Parakomponente gekennzeichnet. In den Parakomponenten überwiegt Biotit, ausserdem treten Granat, Sillimanit und Quarz auf. In der 300 bis 500 m breiten Zone der Migmatite treten Aplite, Pegmatite und aplitische Granite auf. Die Migmatite gehen einerseits allmählich in hybride Granite und andererseits in Imbibitionsparagneise mit Albit-Oligoklas- oder Oligoklas-Porphyroblasten über. Feldspat-Porphyroblastenbildung ist auch in den amphibolitischen Lagen zu beobachten. Die Blastese wird mit $Na_2O$-Zufuhr in Verbindung gebracht. Die Gesteine, die am besten zu den Embrechiten gerechnet werden können, wurden bereits bei der Besprechung der Verhältnisse in der Hohen Tatra und zwar aus dem Mantel der Biotit-Oligoklas-Granodiorit-Körper erwähnt (vergl. Abb. 48).

Die Granite vom Magura-Typus sind durch grünliche und rosenrote Farbe, gleichmässige Zusammensetzung, höheren Prozentgehalt an Orthoklas, kleineren Gehalt an Biotit und durch das Vorkommen von Muskovit gekennzeichnet. Der Gehalt an Plagioklas (Oligoklas-Andesin) beträgt ungefähr 35 %; Orthoklas tritt in zwei Generationen auf, wobei jene der zweiten durch grössere Ausmasse (—2 cm) und rosenrote Farbe ausgezeichnet sind. Während der Entstehung dieses Granits wirkte der gerichtete Druck nicht mehr. Der Magura-Granit weist Analogien mit dem „autometamorphen" Prašivá-Granit der Hohen Tatra und der Niederen Tatra auf. Er bildet einen selbständigen Intrusionskörper, der jünger ist als die oben beschriebenen granitoiden Gesteine. Der Körper hat eine in E—W gestreckte Form. Am Kontakt der Granitkörper vom Magura-Typus tritt intensive Muskovitisierung auf, bzw. entwickeln sich Zonen saurer Ganggesteine. Der Granitkörper vom Magura-Typus hat zungenförmige Form und ist gegen Norden geneigt.

Vergleicht man den Metamorphosegang der Gesteine der kleinen Fatra mit dem ähnlich aufgebauter Gebiete, so ergibt sich ein starkes Vorherrschen der zweiten

Granitisation, ein Zurücktreten der ersten und des Auftretens „hochorogener" Intrusiva. Während der zweiten Granitisationsphase entstand der überwiegende Teil der Mischgesteine des Kernes. Dies entspricht der Intrusion der spättektonischen granitoiden Gesteine vom Dumbier-Typus; in der Kleinen Fatra macht sich

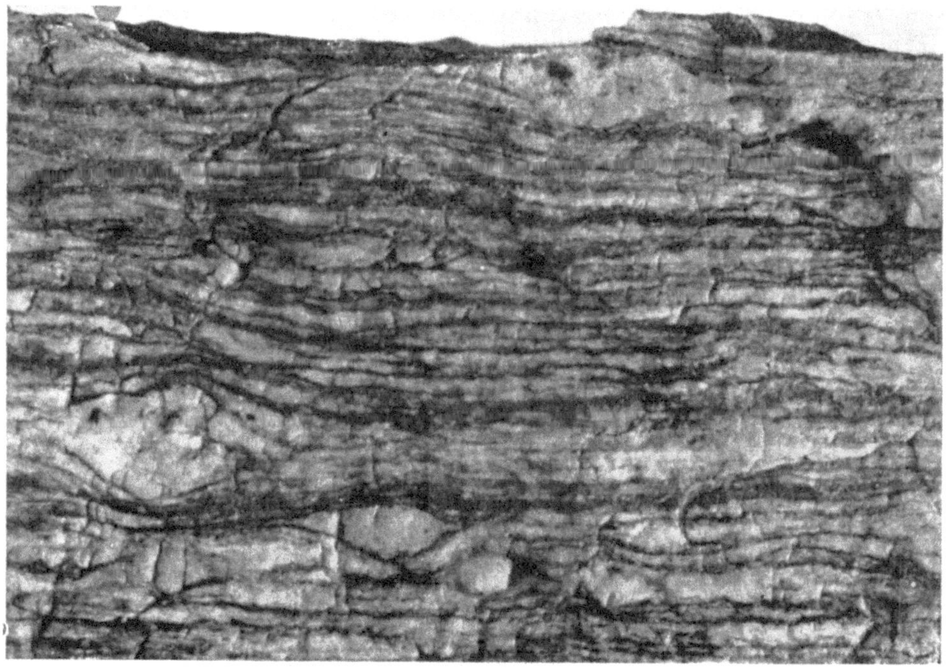

hier, mehr als in der Niederen Tatra, gerichteter Druck bemerkbar. Viele Gründe sprechen dafür, dass die zugehörigen granitoiden Gesteine teilweise durch Anatexis entstanden sind.

Die Intrusion des Magura-Granits, die der jüngsten Phase angehört, entspricht offensichtlich der Intrusion des Prašivá-Granits. Die Analogien zwischen den einzelnen Vorgängen in der Malá Fatra und der Hohen Tatra sind weniger vollkommen. Nach den bisherigen Forschungen bildet der autometamorphe Granit in der Hohen Tatra keine selbständige jüngere Intrusion wie in der Malá Fatra.

Das Kristallin der Kerngebirge des Žiar und Tribeč und das Kristallin des Südteiles des Strážov-Gebirges (d. h. die Massive Suchý und Malá Magura) sind z. Z. nicht so eingehend durchforscht wie die Kerngebirge der Mittelslowakei. Nach den noch nicht abgeschlossenen Arbeiten von Klinec (1956)) und den kurzen Bemerkungen von Zoubek (1936b) treten kristalline

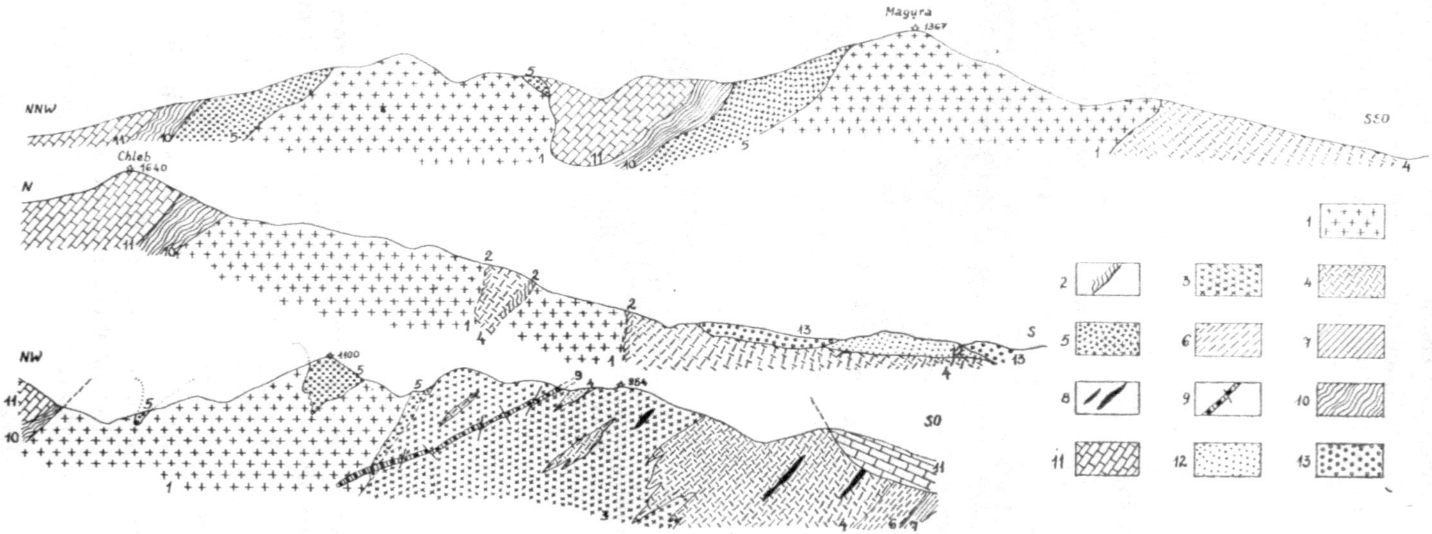


*Abb. 48.* Geologische Profile durch das Massiv der Kleinen Fatra. Nach I v a n o v und L. K a m e n i c k ý (1955). 1. Granit vom Magura-Typus. 2. **Pegmatite**. 3. **Oligoklas-Biotit-Granit**. 4. Hybride Granite, 5. Metasomatisch veränderte Granite. 6. Migmatite mit vorherrschender Orthokomponente. 7. Migmatite mit vorherrschender Parakomponente. 8. **Amphibolite**. 9. Lamprophyre. 10. Untertrias. 11. Mitteltriadische Kalke. 12. Paläogen. 13. Neogen.

Schiefer im Kern des Žiar-Gebirges und im südöstlichen Teil dieses Gebirges auf, bilden aber nur einen kleinen Teil des Gebietes. Granitoide Gesteinstypen überwiegen weitaus. Unter den kristallinen Schiefern herrschen Paragneise vor, die ursprünglich in der Katazone (resp. in der Zone der unteren Gneise nach Jung und Roques) entstanden sind, jedoch stark diaphthoritisiert wurden. Amphibolite treten im Granitkomplex zurück. Äquivalente der älteren hochtektonischen Granitisationsphase und der Granite vom Kralička-Typus wurden hier nicht festgestellt. Die hochorogenen und nachorogenen granitoiden Gesteine lassen sich in mehrere Typen gliedern: Das älteste granitoide Gestein dürfte hier einem dem Ďumbier-Granit ähnlichen Typus angehören. Es ist porphyroblastisch. Die Orthoklas- und Mikroklin-Porphyroblastenbildung ist genetisch wahrscheinlich an die jüngeren granitoiden Intrusionen gebunden. Bei den jüngeren Graniten handelt es sich um einen Gesteinstypus, der den „autometamorphen" Graniten ähnlich ist. Es treten chloritisierter Biotit und eine grössere Anzahl grösserer Feldspatindividuen, und zwar rötlicher Orthoklas und grauer Mikroklin auf. In Verbindung mit diesem jüngeren Granittypus erscheinen lichtere aplitische und pegmatitische Granite mit Biotit und Muskovit.

Alle erwähnten Granittypen treten im kristallinen Gebiet unregelmässig verstreut auf. Der erstgenannte, wahrscheinlich ältere Typus kann als Äquivalent der spättektonischen Granite der übrigen Gebirge betrachtet werden. Der zweite Typus mit sauren Abspaltungen dürfte eine selbständige Intrusion bilden. Die aplitischen Typen bilden ein dichtes Netz von Injektionen in den herrschenden Biotitgneisen. Stellenweise kam es dabei zur Entstehung von Mischgesteinen vom Typus der Nebulite (vgl. S. 91) mit Gneisschlieren, die zumeist parallel mit der Schieferung eingeschlichtet sind.

Im Massiv des Suchý und der Malá Magura, die durch das Tal der Nitrica voneinander getrennt sind, bildet das kristalline Gebiet eine zusammenhängende Fläche. Nach einer kurzen Mitteilung von Zoubek (1936 S. 214) und den neueren noch nicht abgeschlossenen Arbeiten von Ivanov, Klinec und Lehocký (1956) sind die kristallinen Schiefer hauptsächlich im Massiv der Malá Magura verbreitet und herrschen in deren östlicher Hälfte vor. Es sind katafazielle Gesteine, die petrographisch als Biotit- und Biotit-Sillimanit-Paragneise bezeichnet werden können. Amphibolite treten nur untergeordnet auf. Das Streichen der kristallinen Schiefer ist hauptsächlich N—S; im Osten schwenkt es in NE—SW Richtung um und wird unregelmässig. Die hochorogene Granitisationsphase dürfte fehlen.

Die älteren granitoiden Gesteine erinnern wieder an den „Ďumbiertypus". Es sind Biotit-Oligoklas-Gesteine, gleichmässig körnig und richtungslos. Sie sind wahrscheinlich als spättektonisch zu deuten. Die Gesteine enthalten Schlieren von Biotitgranit und entwickeln am Kontakt mit den Gneisen hybride Zonen von migmatitischem bzw. arteritischem Charakter. Das zweite granitoide Gestein bil-

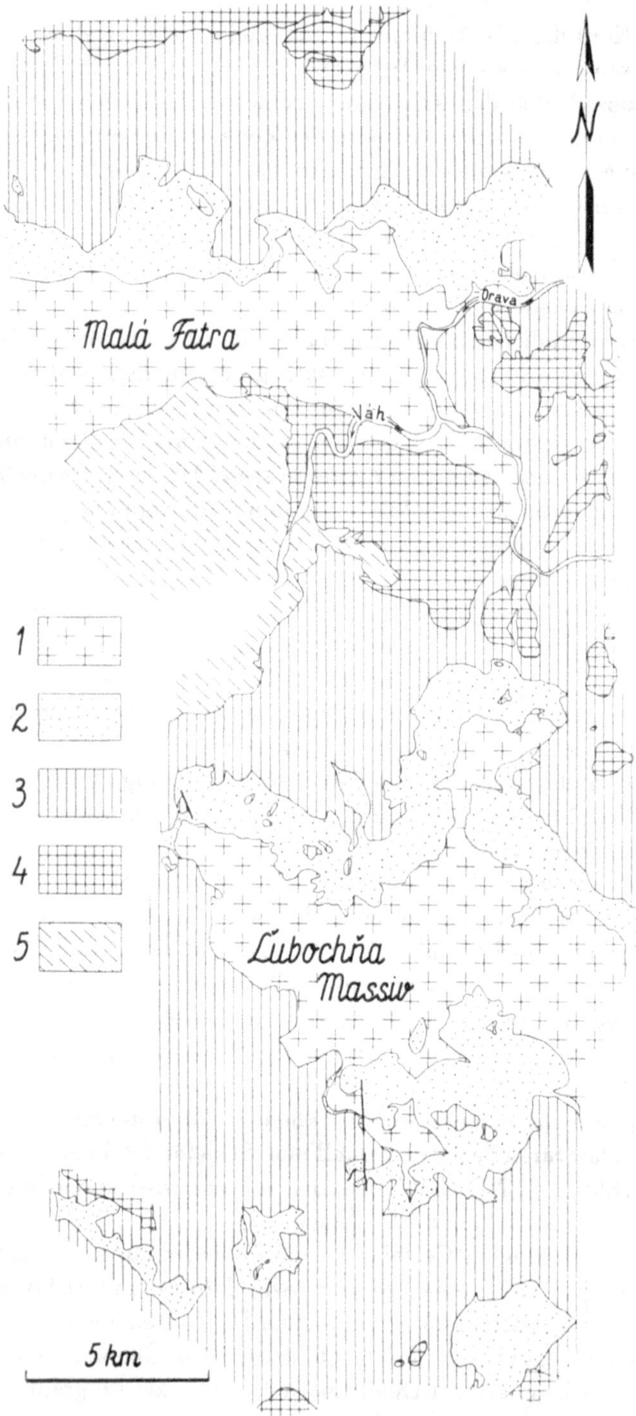


*Abb. 49.* Tektonische Skizze der Grossen und Kleinen Fatra. Nach Bystrický (1956). 1. Kernkristallin der Grossen und Kleinen Fatra. 2. Sedimentäre Serie in der normalen Hülle der kristallinen Kerne (teilweise Šiprúň-Serie). 4. Mesozoikum der Krížna-Decke.

den weisse, grobkörnige, aplitische Granite mit Granat, die von ähnlichen, mittel- bis feinkörnigen Graniten begleitet werden. Sie bilden teilweise selbständige jüngere Körper und sind wahrscheinlich als Differentiate der Granite vom Ďumbiertypus zu deuten. Ihr Anteil an der Zusammensetzung des kristallinen Gebietes ist gross.

In beiden Granittypen finden sich Gneiseinschlüsse, deren Streichen im groben parallel dem der Gneise, d. h. hauptsächlich SSW—NNE ist. Im Gneisgebiet bei Poruba tritt ein Gabbrodioritkörper auf.

Im Massiv des Tribeč kommt das Kristallin in drei selbständigen Regionen vor. Im Südwesten am Südhang des kleinen Zobor-Massivs, im Gebiet des Veľký Tribeč und in dem kleinen Gebiet der Karlova-Dolina östlich des Veľký Tribeč (Tribec-Geb. bei Uhlig). Nach kurzen Berichten von Zoubek (1936 b, S. 214) und den noch nicht beendeten Arbeiten von Krist (1956) sind im kristallinen Gebiet des Trebič Granite vorherrschend. Kristalline Schiefer kommen nur auf einem kleinen Areal im Karltal vor. Dort werden sie durch phyllitische Glimmerschiefer repräsentiert (nach der Klassifikation von Jung und Roques würden sie der Zone der oberen Glimmerschiefer angehören). Zoubek betrachtet sie als Diaphthorite, nach Krist handelt es sich jedoch um Glieder der normalen Serie des sich steigernden Metamorphismus. Stellenweise kommen im Verband mit diesen Gesteinen Amphibolite vor, die alpindiaphthoritisch örtlich in Chloritschiefer umgewandelt sind.

Die Granite des Tribeč haben wiederum den Charakter spättektonischer Biotitführender, grobkörniger, grauer, granitoider Gesteine. An der westlichen Peripherie der Stadt Nitra (Neutra) tritt in Steinbrüchen des Zobor-Massivs ein grauer, grobkörniger Granit auf, der ausser den Akzessorien und den sekundären Mineralien aus Quarz, Oligoklas und Biotit — untergeordnet aus Orthoklas und Mikroklin (vgl. Radzieszewski, 1924, S. 141) — besteht. Es handelt sich also um basischere granitoide Gesteine, die den anderen Biotit-Oligoklas-Tiefengesteinen der Kerngebirge ähnlich sind. Die chemische Analyse ist auf S. 100 angeführt. Autometamorphe Typen wurden bisher nicht gefunden. Die Metamorphose im Bereich des Karltales ist wahrscheinlich an Injektionen seitens des Tribečer Granites gebunden.

Das Gebirgsmassiv des Považský Inovec (Inovec-Geb. bei Uhlig 1903) besteht in seinem höchsten Teil aus Kristallin. Nach den kurzen Berichten von Zoubek (1936 b) und den neuen Forschungen von Kamenický, J. (1956) herrschen in diesem Massiv die kristallinen Schiefer gegenüber den granitoiden Gesteinen, die vor allem im zentralen und östlichen Teil des Gebirges auftreten, stark vor. Die Serie der kristallinen Schiefer des Považský Inovec weist, ähnlich wie in den übrigen Kerngebirgen, polymetamorphe Umwandlungen auf. Es ist hier eine Serie kristalliner Schiefer entwickelt, die während der „vorgranitischen" Phase (1. und 2.) entstanden sind. Diese Phase war weder von einer

Entstehung hochorogener Granite, noch von Granitisation begleitet. Gegen Ende der vorkarbonischen tektonischen Vorgänge entstanden spättektonische Granite, in deren Nähe die vorher metamorphosierten Serien einen höheren Grad der Metamorphose — z. T. Migmatit-Charakter-erhielten.

Im mittleren und nördlichen Teil des Gebirges sind die kristallinen Schiefer hauptsächlich durch graue bis lichtgraue Muskovit-Glimmerschiefer vertreten, die geringmächtige Lagen von Quarz-Glimmerschiefer enthalten. Die Gesteine sind mittelkörnig und deutlich geschiefert. Einerseits gehen sie in Muskovit- (Serizit) Phyllit-Schiefer über. Diese Ektinite sind im wesentlichen als Ergebnis der ersten zwei Phasen der Regionalmetamorphose zu betrachten. Sie entstanden aus einer ursprünglich überwiegend tonigen Serie. Die Umwandlungsintensität entspricht im grossen gesehen der Mesozone (nach der Klassifikation von G r u b e n m a n n und N i g g l i) bzw. der Zone der unteren Glimmerschiefer (hauptsächlich ihrem unteren Teil) oder der Zone der oberen Gneise (in der Klassifikation von J u n g— R o q u e s). Diese Serie geht im südlichen Teil des Gebirges in Biotit-Glimmerschiefer und Schiefergneise über. Die Erhöhung der Metamorphose in katazonale Bereiche geht wahrscheinlich auf die Wirkung des Inovec-Granites zurück.

In der Serie der Paraektinite kommen auch metamorphosierte basische Eruptiva („Ophiolithe") vor, die den Charakter von Amphiboliten, Metadiabasen und z. T. auch noch von Diabas-Porphyriten haben. Sie treten in kleineren Linsen im gesamten Gebiet der kristallinen Schiefer auf. Da bisher Gesteine mit pyroklastischem Gefüge nicht beobachtet wurden, dürfte es sich hauptsächlich um Intrusionen handeln.

Der Inovec-Granit hat einen verhältnismässig einförmigen Charakter. Stark vorherrschend sind mittel- und grobkörnige, stellenweise auch porphyrische muskovitische Varietäten. Am meisten erinnern sie an aplitisch-pegmatitische Granite anderer Kerngebirge z. B. an diejenigen der Hohen Tatra (vgl. S. 102). Untergeordnet sind auch Biotitgranite entwickelt. K a m e n i c k ý rechnet die Inovec-Intrusion zu den spättektonischen Erscheinungen. Die Granite treten nur im südlichen Teil des Inovec und in verstreuten Vorkommen in der Umgebung von Hlohovec auf.

Im Gebiet des Inovec weisen die kristallinen Schiefer — wie bereits erwähnt — einen höheren Grad metamorpher Umwandlung auf. Es sind Mischgesteine entwickelt und zwar hauptsächlich am Nordrand des Granitmassivs nördlich von Podhradie. In den am wenigsten granitisierten Typen überwiegt die Parakomponente. Es sind porphyroblastische Imbibitionsparagneise (Embrechite). Sie gehen in Migmatite vom arteritischen Typus, mit hellen, bis 3 mm dicken Lagen von Orthomaterial über. Zu den mittelgradig granitisierten Typen gehören Gesteine, in denen die Parakomponente und die granitoide Komponente im Gleichgewicht sind. Diese Gesteine sind grobkörniger als die vorhergehenden Typen und enthalten stellenweise bis einige dm dicke Pegmatit-Streifen. Zu den am meisten umgewandelten Typen gehören hybride Granitgneise mit überwiegend granitoider Komponente. Die Parakomponente äussert sich hierbei nur durch erhöhten Gehalt an Biotit und dessen orientierte Anordnung (wahrscheinlich der Rest einer ursprünglichen Schieferung). Die Migmatitisation betraf stellenweise auch die basischen initialen Eruptiva, hauptsächlich die grobkörnigeren Amphibolite, jedoch ist deren Umwandlung schwächer, als jene der tonigen Sedimente.

Das Kristallin des Považský Inovec zeigt im Vergleich mit demjenigen der östlicheren Kerngebirge Unterschiede. Die Mischgesteine entstehen in diesem Gebiet in der Nähe und unter dem Einfluss der aplitisch-pegmatitischen Granite, während sie in den östlicheren Gebieten gewöhnlich in die Nähe und an den Einfluss hauptsächlich der Biotit-Oligoklas-Granodiorite („Ďumbier-Typus") oder der älteren sauren Granitgneise vom Kralička-Typus gebunden sind. Die regionale, vorgranitische Metamorphose, welche die ursprüngliche Serie des Inovec umbildete, war weniger intensiv als in den östlicheren Kerngebirgen und bekam katazonalen Charakter erst in Verbindung mit der Intrusion der spätorogenen Granite.

Im Kerngebirge der Kleinen Karpaten bauen die vorkarbonischen Formationen einen bedeutenden Teil des Hauptkammes und die Südabdachung bei der Ortschaft Dolany im Nordosten bis zur Donau bei Bratislava (Pressburg) im Südwesten (vgl. Abb. 50) auf. Kristallin tritt jedoch auch westlich des Donautales in den Hundsheimer Bergen zu Tage. Im nordöstlichen Teil der Kleinen Karpaten tauchen die älteren Formationen in nordwestlicher Richtung unter das Mesozoikum oder unter das Tertiär unter. Der Aufbau der älteren Formationen der Kleinen Karpaten in der Umgebung von Bratislava (Pressburg) wurde in den grundlegenden Arbeiten von Koutek und Zoubek (1936) festgelegt, der übrige Teil war Gegenstand eingehender Forschungen von Cambel und seinen Mitarbeitern (Cambel 1950 a, 1950 b, 1952, 1954, 1956 — Cambel und Kupčo 1953, Cambel und Böhmer 1955). Im kristallinen Kern der Kleinen Karpaten und auch in den anderen Kerngebirgen treten einerseits vorkarbonische Serien von mehr oder weniger metamorphosierten Gesteinen, andererseits granitoide Gesteine recht verschiedenen Charakters auf (vgl. Abb. 50). Letztere bilden ungefähr $^2/_3$ des ganzen, aus vorkarbonischen Formationen bestehenden Gebietes. Die granitoiden Gesteine kommen nicht in der Mitte des Gebirges vor, sondern bauen seinen südöstlichen Teil auf und bilden dabei zwei selbständige Massive — das Massiv von Bratislava (Pressburg) und das Massiv von Modra (Modern). Die beiden Massive sind, wenigstens an der Erdoberfläche, durch einen 4—6 km breiten Streifen kristalliner Schiefer voneinander getrennt. Letztere bilden einen zusammenhängenden, aber wenig breiten Saum um das Massiv von Bratislava (Pressburg) im Nordwesten, sowie unzusammenhängende Partien an der nordöstlichen Seite des Massivs von Modra (Modern) und dem nördlichen Abschluss des kristallinen Kernes der Kleinen Karpaten.

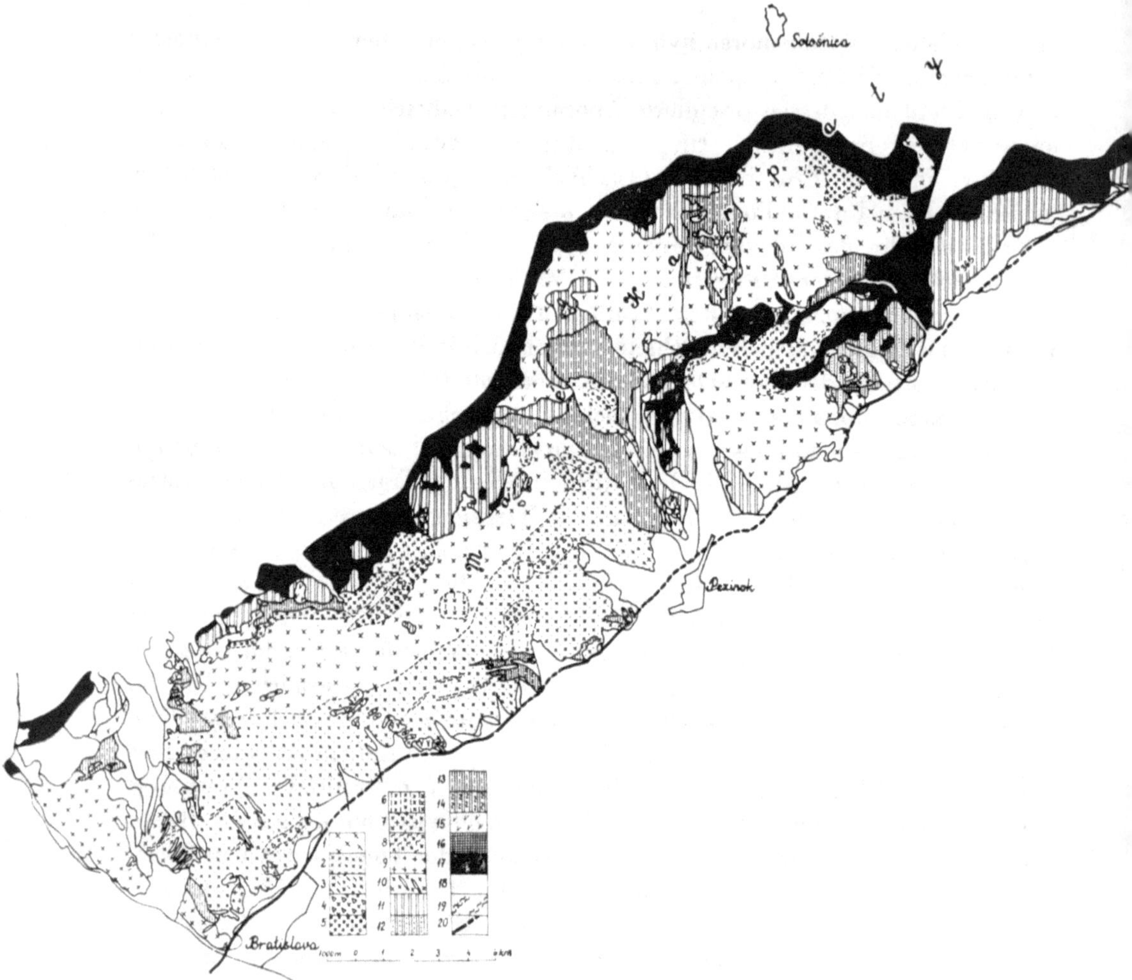


*Abb. 50.* Geologische Karte des kristallinen Massvs der Kleinen Karpaten. Nach C a m b e l und V a l a c h (1956). Granitoide Gesteine: 1. Normale Granitoide. 2. Vorkommen grösserer Mengen von Pegmatiten und Apliten. 3. Porphyrartige Granitoide. 4. Feinkörnige Granitoide. 5. Leukokrate Varietäten der Granodiorite. 6. Zweiglimmergranitoide in der Region des Modraer Biotit-Granodiorits. 7. Autometamorphe Derivate der Granodiorite. 8. Dislokationsmetamorphe Derivate der Granitoide. 9. Dioritische Gesteine in den Granitoiden. 10. Pegmatit- und Aplitgänge. Vorkarbonische superkrustale Serie. 11. Phyllite und Glimmerschiefer, 12. Glimmerschiefergneise. 13. Phyllite der Harmonia-Serie. 14. Migmatite. 15. Amphibolite und andere basische Eruptivgesteine und deren Tuffe. 16. Kontaktmetamorphe Kalke der Harmonia-Serie. 17. Mesozoikum. 18. Neogen und Quartär. 19. Störungszonen und Mylonit-Zonen. 20. Neogener Randbruch an der Südostgrenze der Kleinen Karpaten.

Die vor dem Eindringen der granitoiden Gesteine des Bratislava- und Modra-Massivs entstandenen vorkarbonischen Formationen hatten ursprünglich zumeist den Charakter von Tonschiefern oder tonigpsammitischen Charakter in Flysch-ähnlicher Fazies. In den tonigen Lagen erscheinen reichlich Einlagerungen pyritführender, bituminöser toniger Gesteine. An anderen Stellen wieder kommen in dieser Schichtenfolge mächtigere, überwiegend psammitische Lagen vor. In dieser Sedimentserie kommen örtlich Einlagerungen mergelig-kalkiger und kieselig-kalkiger Schiefer, lyditischer Gesteine und auch Lagen dunkelgrauer, teilweise offensichtlich organogener (Crinoiden) Kalke vor. Sie sind stellenweise ziemlich rein, stellenweise durch bituminöses, toniges oder tuffogenes Material verunreinigt. Neben diesen sedimentären Gliedern erscheinen in den superkrustalen Serien der Kleinen Karpaten stellenweise basische Vulkanite in erheblicher Verbreitung. Ursprünglich waren es gabbroide Gesteine intrusiven (hypoabyssalen) oder submarin extrusiven Charakters. Mandelsteintextur und Pyroklastika sind nachweisbar.

Die Sediment-Serie weist deutliche Analogien mit jenen der anderen Kerngebirge auf. Ein Unterschied besteht jedoch darin, dass in den Kleinen Karpaten die karbonatischen Serien eine gewisse Bedeutung haben, während diese in den anderen fehlen oder rudimentär entwickelt sind. Es bestehen auch andere Unterschiede, die zwar augenfällig, aber nicht wesentlich sind. Die kleinkarpatische Serie ist viel schwächer metamorph als die vorher behandelten Kernserien. Es fehlt hier die hochorogene Ultrametamorphose. Weitere Unterschiede entwickelten sich durch Intrusion der erwähnten Granitoide. Infolge der grösseren Variabilität der Sedimentserie und des ungleichen Verlaufs der Metamorphose ist das heute vorliegende Bild mannigfaltiger als in den anderen Kerngebirgen der Westkarpaten. Ebenso wie dort spielten sich auch in den Kleinen Karpaten die metamorphen Vorgänge in einigen Etappen ab, deren letzte an die alpine Faltung gebunden ist und im wesentlichen den Charakter einer destruktiven Dislokationsmetamorphose hat. Die übrigen Etappen sind vorkarbonisch und der Faltung vorangehend oder in Verbindung (direkt oder indirekt) mit den vorkarbonischen tektonischen Vorgängen zu verstehen, auf deren Alter weiter unten eingegangen werden soll. Von den Etappen der konstruktiven metamorphen Umwandlungen in den Kleinen Karpaten sollen die zwei bedeutendsten hervorgehoben werden:

1. Die vorgranitische Etappe

Die vorgranitische Metamorphose hatte, im Gegensatz zu den Verhältnissen in den anderen Kerngebirgen, nur epizonalen Charakter (obere Glimmerschiefer nach Jung und Roques).

2. Die granitische Etappe

Die unter dem Einfluss der Granitintrusion erfolgte Metamorphose war mannigfaltiger und abhängig von tektonischen, thermischen und chemischen Verhältnissen. Es lassen sich zwei Fälle unterscheiden:

a) Das Nebengestein wurde nur durch Ausläufer der granitoiden Körper oder durch Körper kleineren Ausmasses bei niedrigerer Temperatur beeinflusst und es erfolgte im wesentlichen eine Lit-par-Lit-Injektion. Dann kam es zu Umwandlungen, die hauptsächlich den Charakter einer thermischen Kontaktmetamorphose haben.

b) Im zweiten Fall handelte es sich um Umwandlungen des Nebengesteins unter dem Einfluss einer länger andauernden Kontaktwirkung der granitoiden Gesteine bei höherer Temperatur; das Nebengestein war stärker durchwärmt und befand sich gegenüber den granitoiden Gesteinen in diskordanter Lagerung. Es handelt sich im wesentlichen um plutonische Kontaktumwandlungen, wobei die Gesteine den Charakter regional metamorphosierter meso- bis katazonaler Typen erhalten. (Zone der oberen Glimmerschiefer bis Zone der unteren Gneise). Ausser diesen Gesteinstypen, die den Charakter von isochem entstandenen Para- und auch Orthoektiniten haben, treten in den Kleinen Karpaten in der Nähe des Kontaktes mit Granit auch metasomatische Ektinite auf, an denen $K_2O$-Zufuhr erkennbar ist (vgl. C a m b e l 1956, S. 140). In unmittelbarer Nähe des Kontaktes kam es endlich zur Entstehung von Migmatiten arteritischen Charakters (vgl, K o u t e k und Z o u b e k, 1936, S. 18) und hybrider Gesteine. Letztere kommen selten vor. Es handelt sich hier um Anatexis mit mehr oder weniger vollkommener Assimilation des ursprünglichen Materials.

Die vorgranitische Etappe der Metamorphose entspricht offensichtlich der ersten Etappe der vortektonischen Umwandlungen und den ersten syntektonischen Umwandlungen der anderen Kerngebirge. Dort führten sie jedoch zur Entstehung von Ektiniten der tieferen metamorphen Zonen (bis zur Zone der unteren Gneise) und standen mit einer synorogenen Granitisierung und manchmal (besonders in der Niederen Tatra) mit der Intrusion hochorogener Granite in Verbindung. In den Kleinen Karpaten spielten sich, wie wir bereits anführten, die Umwandlungen während dieser Etappe nur epizonal ab. An einigen Stellen kam es vielleicht auch vor Beginn der Faltung zu einer regionalen Umwandlung, womit die erste vororogene Phase der Metamorphose der anderen Gebiete angedeutet wäre. Die Gesteine, die infolge dieser Umwandlungen entstanden sind, gehen jedoch oft allmählich in während der Kontaktmetamorphose entstandene Ektinite und Kontaktgesteine, die unter dem Einfluss der thermischen Kontaktmetamorphose im weniger durchwärmten Milieu entstanden sind, über. Unter den besonders mannigfaltigen granitoiden Gesteinen der Kleinen Karpaten [vgl. C a m b e l u. V a l a c h (1956)] treten die 3 Haupttypen der anderen Gebirge, nämlich biotitführende und Zweiglimmergranite, Granodiorite, autometamorphe Granite und aplitische und pegmatitische Typen auf. Ähnlich wie in der Hohen Tatra, gehen auch hier diese Typen (bis auf die Aplit- und Pegmatit-Gänge) allmählich ineinander über. Die granitoiden Gesteine haben nach C a m b e l und V a l a c h (1956, S. 125) intrusiven Charakter. Die granitoiden Körper entsprechen offensichtlich den spätorogenen („serorogenen“) granitoiden Gesteinen der übrigen Kerngebirge; an den gleichen Zeitabschnitt ist der periplutonische Metamorphismus der Kleinen Karpaten gebunden (vgl. S. 110). Infolge der Mannigfaltigkeit der Edukte und des wechselnden Charakters der metamorphen Umwandlungen ist es nicht möglich, die einzelnen Etappen der Metamorphose scharf voneinander abzuteilen. Trotzdem sollen die Hauptytpen der metamorphen Gesteine nacheinander besprochen und ihre Entstehung betrachtet werden.

Unter den durch konstruktive Metamorphose entstandenen kristallinen Schiefern der Kleinen Karpaten unterscheidet C a m b e l (1954, S. 10) folgende Gruppen: 1. kristalline Schiefer, die hauptsächlich epizonal umgewandelt wurden und keine stärkeren Granitisationserscheinungen erkennen lassen, 2. die kristallinen Schiefer der Harmonia-„Serie“, 3. stark granitisierte kristalline Schiefer von überwiegend katazonalem Charakter.

1. Die k r i s t a l l i n e n S c h i e f e r d e r e r s t e n G r u p p e überwiegen in der Hülle der granitoiden Körper. Hier treten fein geschieferte Phyllite grünlicher oder grauer Farbe auf. Es gibt serizitische und chlorit-serizitische Typen. Sie bestehen aus lichtem Glimmer, Chlorit, Quarz, akzessorischen Mineralen (Leukoxen, Zirkon, Apatit) und kohliger Substanz. Solche Gesteine müssen als Produkte der vorgranitischen Regionalmetamorphose betrachtet werden. Unter dem Einfluss der Kontaktwirkung des Granits erscheint in ihnen Granat und Biotit.

Mit steigender Wirkung der Kontaktmetamorphose gehen die Phyllite in Serizit-Chlorit-Biotit-Phyllite, Hornfelse und Glimmerschiefer über. In den Phylliten erscheinen örtlich bei Marianka (Mariatal) massige Gesteine, die als kieselige Grauwacken (K o u t e k und Z o u b e k 1936) bezeichnet werden können. Ihr Hauptgemengteil ist Quarz, ausserdem enthalten sie Muskovit und Chlorit. Neben ihnen kommen metamorphosierte Grauwacken-Konglomerate mit Geröllen von Quarz und Phyllit vor. Mit diesen stehen die aus Graphit, Quarz und Serizit bestehenden Graphitschiefer und die graphitischen Quarzite in Zusammenhang.

Im Zusammenhang mit diesen Paraektiniten findet man Produkte basischer Eruptiv-Gesteine. Es sind in erster Linie graugrüne Aktinolithschiefer und chloritisch-aktinolithische Schiefer, die aus Aktinolith, Chlorit, Mineralen der Epidot-Zoisit-Gruppe und aus Plagioklasen bestehen. Zumeist sind es metamorphosierte Pyroklastika. Weiter treten Amphibolite auf. Sie führen Amphibol und Plagioklas (dem Andesin nahestehend), manchmal Biotit und Vertreter der Epidot-Zoisit-Gruppe. Es sind entweder geschieferte oder massige Gesteine von dunkelgrüner Farbe. Sekundär als Geröll oder auch anstehend kommen im Neogen grobkörnige Gabbrodiorite mit primärem Amphibol vor, die unveränderte plutonische Typen der amphibolischen Gesteine der Kleinen Karpaten darstellen. Als Einlagerungen in den Amphiboliten treten stellenweise Kalk-Silikat-Hornfelse auf, die aus Diopsid, Zoisit, Epidot und Amphibol bestehen. Die amphibolitischen Gesteine der Kleinen Karpaten betrachten K o u t e k und Z o u b e k (1936, S. 19) für umgewandelte Gesteine, die ursprünglich den Charakter von „Diabasen“ hatten, die Kalksilikat-Hornfelse betrachten diese Autoren für umgewandelte kalkige Diabastuffe. C a m b e l (1950, S. 177) war ursprünglich der Meinung, dass die amphibolitischen Gesteine ehemals einen ähnlichen Charakter hatten, wie die Gabbrodiorite und betrachtete sie ausschliesslich als Intrusiva. Wahrscheinlicher ist jedoch die neuere Ansicht C a m b e l's, dass es sich sowohl um superkrustale Effusivtypen, als auch um Intrusivtypen handelt. Manchmal sind es auch Tuffe. Es handelt sich wahrscheinlich um Ophiolite.

2. D i e „S e r i e“ v o n H a r m o n i a ist eine einheitliche Schichtenfolge veränderter Schiefer, Kalke und basischer Vulkanite, deren heutiger Metamorphosezustand aus vorgranitischen Elementen und Kontakteinwirkung zu erklären ist. Einige Glieder der Harmoniaserie unterscheiden sich fast nicht von den unter Punkt 1 beschriebenen Typen. Gewisse Eigenheiten und besonders das Vorkommen von karbonatischen Lagen, kalksilikatische Gesteine und superkrustaler eruptiver Glieder ermöglichen es jedoch, die Harmoniaserie als einheitlichen Komplex abzugrenzen. Räumlich ist sie auf einen Streifen begrenzt, der sich nordöstlich des Granitmassivs von Modra hinzieht. Die Harmoniaserie bildet keine selbständige tektonische Serie und kann auch stratigraphisch von den übrigen vorkarbonischen Gliedern nicht vollkommen abgetrennt werden. Es ist wahrscheinlich, dass sie einem höheren Teil der vorkarbonischen Schichtenfolge der Kleinen Karpaten angehört. Sie weist allmähliche Übergänge in andere Schichtenfolgen auf. Die Schiefer der Harmoniaserie haben eine ausdrucksvolle Foliation nach geraden, flachen Flächen, die durch häufige Wechsellagerung dünner, pelitisch-graphitischer Lagen mit psammitischen Schichten hervorgerufen wird. Dieser Flyschcharakter der Harmonia-Serie fehlt in dieser Deutlichkeit den Sedimentserien der anderen Kerngebirge. In grösserer Entfernung vom Granit haben die Schiefer der Harmoniaserie überwiegend den Charakter regionalmetamorpher Gesteine. Der kontaktmetamorphe Einfluss macht sich in ihnen nicht deutlich bemerkbar. In der Umgebung von Harmonia kommt eine zweite Entwicklung vor, die durch schwache Granitisierung und durch starke isochemische thermische Kontaktmetamorphose gekennzeichnet ist. Die Kalke sind dabei in Kalksilikathornfelse (Erlane) umgewandelt. In Gebieten, in denen die Harmoniaserie hauptsächlich regionalmetamorph umgewandelt ist, besteht die ziemlich monotone Folge aus dunklen Serizit-Graphit-Phylliten und lichtgrünlichen, Serizit-Chlorit-Phylliten ohne Graphitpigment. Letztere Gesteine sind weniger verbreitet als die dunklen Phyllite. Aus der Tatsache, dass die Harmoniaserie wenig gefaltet ist, schliesst C a m b e l (1954 b, S. 14), dass die Umwandlung hier schon vor Beginn der Faltung stattgefunden haben könnte. Die Karbonateinlagen in den

Phylliten dieser Entwicklung haben den Charakter kristalliner Kalke. Sie zeigen keine deutlichen Spuren einer Kontaktmetamorphose. Es sei hier betont, dass in diesen Kalken Organismenreste, u. zwar Crinoidenglieder und Durchschnitte durch Organismen, die den von Cuvillier aus dem pyrenäischen Devon (1951, vergl. Abb. 51, 52, 53 und 54) als „Pteropoden" abgebildeten Fossilien ähnlich sind (Tentaculiten), gefunden wurden. Da die Crinoiden in Europa nur vereinzelt im Ordovizium, aber in grosser Menge im Gotland erscheinen, können wir annehmen, dass die Harmoniaserie dem Gotland (oder Ordovizium) oder jüngeren Formationen angehört. Horný und Chlupáč in „Tektonický vývoj Českoslov." 1961, S. 189, glauben, dass es sich um Devon handelt. Die Kalke dieser Entwicklung (Dubová) zeichnen sich ausserdem durch das Vorkommen pyroklastischer Bruchstücke basischer Vulkanite und klastischen Materials (Bruchstücke sandiger Schiefer) aus. Darum bekommen die Kalke manchmal die Fazies kalkiger, tuffogener Breccienkonglomerate (Cambel, 1954, S. 15). Manchmal ist im Gestein das vulkanische Material (Bomben, Lapilli und Asche) vorherrschend und der Kalzit bildet nur kleinere Streifen und Agregate in der tuffogenen Masse. Die kalkigen (und tuffogenen) Lagen haben linsenartige Form. Sie bilden keinen durchgehenden Horizont. Diese Entwicklung der Harmoniaserie hat nahe Beziehungen zu den in der Nähe der granitoiden Massive intensiv metamorphosierten kristallinen Schiefern.

In der zweiten Entwicklung der Harmoniaserie haben Gesteine mit thermischer Kontaktmetamorphose grössere Bedeutung. Am auffallendsten sind „Fleckenschiefer" und „Knotenschiefer", die grösseres Korn haben als die Schiefer der ersten Entwicklung. Stellenweise erscheinen stark graphitische Schiefer und ausserdem Graphit-Lydit-Gesteine mit Sulfidgehalt und Einlagerungen schwarzer Quarzite. Zu betonen ist die Menge von Einlagerungen karbonatischer und kalksilikatischer Gesteine, die in verschiedene Kontaktgesteine umgewandelt sind. Die kalkigen Gesteine und eventuell auch die übrigen Glieder enthalten eine beträchtliche Menge von vulkanischem (pyroklastischem) Material, Ergüsse superkrustaler, poröser, basischer Laven und kleine hypoabyssale Körper gabbroider Gesteine.

Unter dem Einfluss einer kombinierten Regional- und Kontaktmetamorphose wurden die detritischen, tonig-sandigen Glieder der Serie in folgende Gesteine umgewandelt:

1. Blastopsammitische bis blastopelitische serizitisch-biotitische Fleckenschiefer, 2. Hornfelse, 3. Andalusit-Hornfelse, 4. Glimmerhornfelse, 5. Graphitische Quarzite mit einer kleinen Menge Biotit und stellenweise lyditähnlichem Charakter, 6. graphitisch-serizitischer kieseliger Phyllit mit Biotit und Amphibol.

Die Karbonatgesteine haben unter dem Einfluss der Metamorphose folgenden Charakter angenommen: 1. Schwach rekristallisierte Kalke, welche Pyroxene, Amphibole, Feldspäte, Quarz, Biotit, Muskovit, Minerale der Epidot-Zoisit-Gruppe, Titanit, Sulfide und Graphit-Pigment führen. 2. Plagioklas-Diopsidhornfelse. 3. Er-

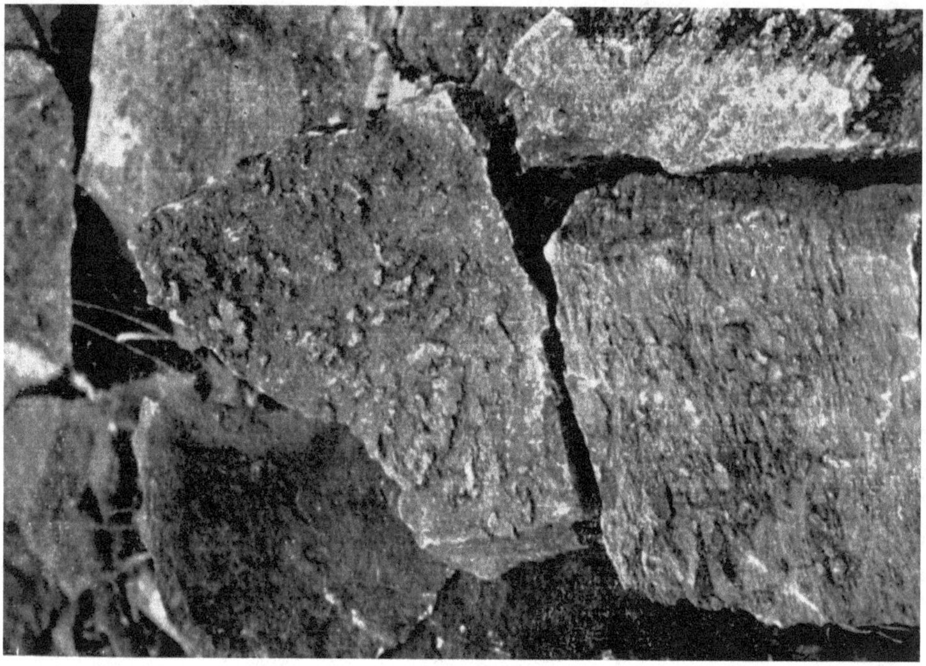

Abb. 51. Oberfläche eines altpaläozoischen Kalkes in der Siedlung Harmónia bei Modra (Kleine Karpaten). Die hertretenden Teile bestehen aus weniger löslichen unreinen Kalken; sie sind als Anfangsstadium bei der Entstehung der Kalk-Silikathornsteine zu betrachten. Photo Cambel.

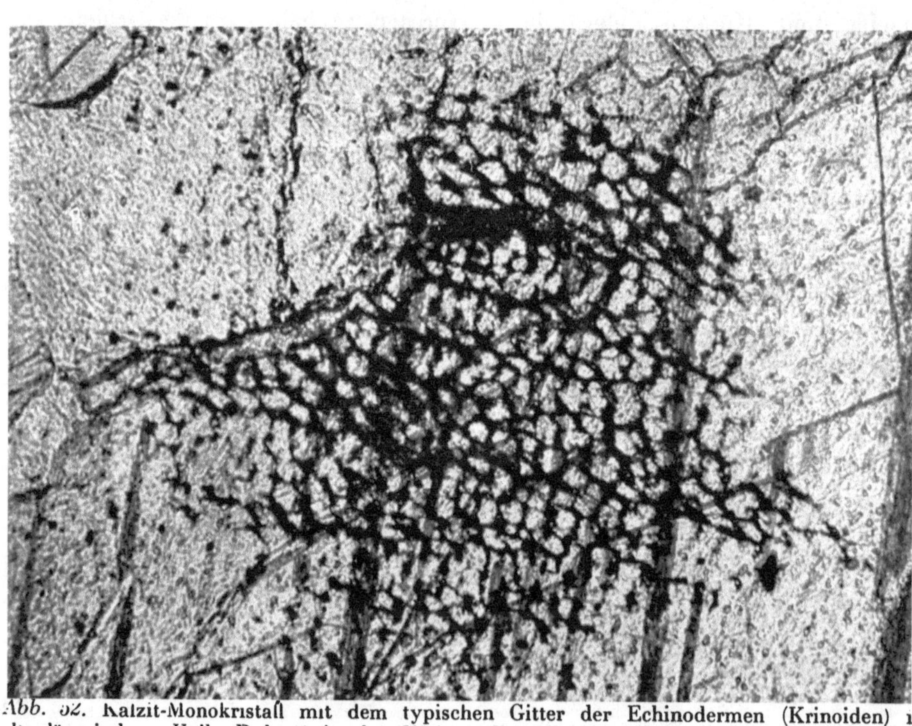

Abb. 52. Kalzit-Monokristall mit dem typischen Gitter der Echinodermen (Krinoiden) in altpaläozoischem Kalk. Dubová in den Kleinen Karpaten. Vergr. ca 130×. Photo Cambel.

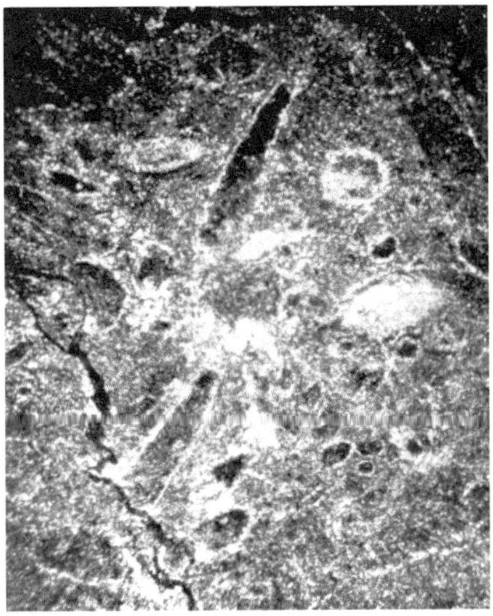

*Abb. 53.* Altpaläozoischer organogener Graphit-Kalk mit Schnitten durch „Pteropoden“. Dubová (Malé Karpaty). Vergr. ca 13×. Photo Cambel.

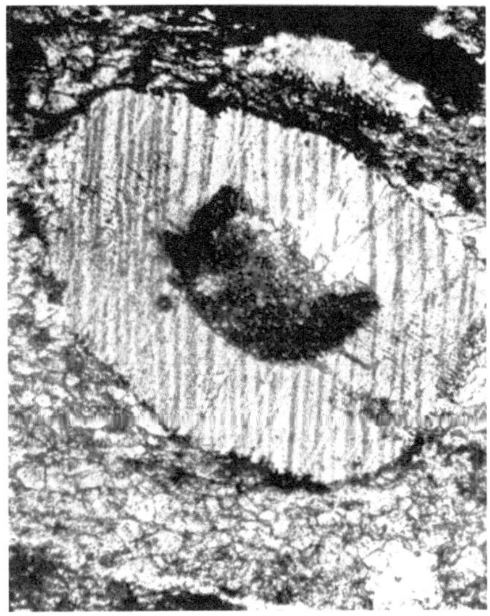

*Abb. 54.* Altpaläozoischer organogener Graphitkalk mit Schnitt durch einen Crinoidenstiel. Dubová in den Kleinen Karpaten. Vergr. ca 13×. Photo Cambel.

lane mit Granat, Vesuvian, Diopsid, Amphibol, Quarz. Feldspat, Titanit, Wollastonit und Apatit. 4. Wollastonit-Vesuvian-führender Diopsid-Granat-Hornfels. 5. Granat-Diopsid-Vesuvian-führender und biotitischer Hornfels u. a.

Die basischen Eruptiva, insofern es sich nicht um pyroklastisches, in den Kalken und in anderen Gesteinen verstreutes Material handelt, haben in der Harmoniaserie einerseits den Charakter von Ergussgesteinen mit Mandelsteinhohlräumen und Lithophysen. Die Gesteine führen Pyroxen, Feldspat (Oligoklas-Andesin) Biotit und Erzpigment; die Mandelsteinhohlräume und Lithophysen sind mit Mineralen der Epidot-Zoisit-Gruppe oder Kalzit ausgefüllt. Anderseits kommen hypoabyssale, intrusive, basische bis ultrabasische, manchmal grobkörnige Gesteine vor. Manche Typen enthalten vorherrschend Hornblende (bis 95 %), dann Magnetit, Pyrrhotin und Biotit. In anderen Typen treten Feldspäte in bedeutender Menge auf. Es gibt auch feinkörnige Typen, die aus Amphibolen (aus der Aktinolith-Gruppe, uralitischer Amphibol), Magnetit, Pyrrhotin und einer kleinen Menge von Zersetzungsprodukten der Feldspäte bestehen.

3. Die dritte Gruppe der kristallinen Schiefer, die beträchtliche Granitisationswirkungen aufweist, wird später behandelt.

Wie bereits ausgeführt wurde, bilden die granitoiden Gesteine der Kleinen Karpaten zwei Massive; das Massiv von Bratislava und das von Modra. Das B r a t i s l a v a e r  M a s s i v ist durch mittel- bis feinkörnige Zweiglimmergranite und Quarzgranodiorite charakterisiert. Das quantitative Verhältnis zwischen

Kalifeldspat und Plagioklas ist schwankend (K o u t e k und Z o u b e k, 1936, S. 22). Die planimetrische Voll-Analyse (C a m b e l und V a l a c h, 1956, S. 164) ergab folgende Werte: Plagioklas 28—38, 65 %; Kalifeldspäte 18,85—25,75 %, Quarz 30,59—34,80 %; Biotit 3,74—6,17 %; prim. Muskovit 1,54—4,19 %; akzessorische Mineralien 0,14—2,44 %. Chemische Analysen siehe auf S. 100 Stellenweise kommen im Bratislavaer Massiv zweiglimmerführende, graue, porphyrische bis pegmatitoide Granite (resp. $SiO_2$-reiche Zweiglimmergranodiorite) vor. Die Einsprenglinge sind Plagioklas, Mikroklin und Orthoklas; Plagioklas ist vorherrschend. Der Modalbestand ist folgender: Plagioklas 21,06—27,36 %; Kalifeldspat 25,75—32,32 %; Quarz 27,12—31,93 %; Biotit 6,82—14,43 %; Muskovit 3,25—4,34 %. Die chemischen Analysen dieses Granittypus sind auf S. 100 angeführt.

Im Verband mit diesem „normalen" Granit treten am Süd- und Südostrand eine leukokrate Randfazies bzw. aplitische Granite auf. Die leukokrate Randfazies besteht aus einem lichten, grobkörnigen Granit mit Quarz, Mikroklin, Plagioklas (Oligoklas mit 12—15 % An) und Muskovit. Die planimetrische Analyse ergab folgendes Verhältnis: Plagioklas 31,18 Vol. %, Kalifeldspat 29,65 %; Quarz 32,61 %; Muskovit 5,90 %; die chemische Analyse ist auf S. 100 angeführt. Die Aplite und Pegmatite werden als Rekristallisate aufgefasst. Die Granitoide des Massivs von Bratislava bilden einen diskordanten kuppelförmigen Körper. Im granitoiden Massiv von Modra überwiegen graugrüne Biotit-Granodiorite. Sie sind basischer als die Zweiglimmergranite, die im Massiv von Bratislava vorherrschen. Sie sind mittel- bis feinkörnig. Die planimetrische Analyse ergab folgendes Verhältnis der einzelnen Mineralien (C a m b e l und V a l a c h, 1956): Plagioklas 38,13—52,56 %; Kalifeldspat 14,45—25,28 %; Quarz 19,65—26,59 %; Biotit 8,42—16,93 %; Hornblende 2,00—4,63 %. Die chemischen Analysen sind auf S. 100 angeführt, Gangförmige Pegmatite und Aplite sind seltener. Dafür sind hier stellenweise Pegmatit- und Aplitzonen entwickelt, die vielleicht durch kombinierte metasomatische und Rekristallisationsvorgänge entstanden sind (C a m b e l und V a l a c h, 1956, S. 121).

Das M a s s i v v o n M o d r a ist weniger mächtig als dasjenige von Bratislava. In der Region von Modra und Harmonia dringt es mit konkordanten Intrusionen in die Schichtfugen ein. In Anbetracht der verhältnismässig kleinen Höhenunterschiede im Gebiet der kleinkarpatischen Granitmassive können wir uns keine klare Vorstellung über die Form der Granitkörper machen.

Die Granite und kristallinen Schiefer der Kleinen Karpaten sind von Gängen leukokrater Granite, Aplite und Pegmatite durchsetzt. Unter den Pegmatiten unterscheidet V a l a c h (1954) vier Typen. Der erste Typus besteht aus einer mittelkörnigen Quarz-Feldspat-Zone oder es ist an den Rändern eine aplitoide Zone und dann eine Quarz-Feldspat-Glimmer-Zone entwickelt. Die Pegmatite des zweiten Typus enthalten ausser den im ersten Typus entwickelten Zonen auch Quarz-Zonen

(Kern). Die Pegmatite des vierten Typus zeichnen sich durch die Entwicklung paragenetischer Typen aus, die auf Metasomatose hinweisen.

In der Nähe der Granite ist das Nebengestein metamorphosiert. Im allgemeinen sind die Umwandlungen verhältnismässig schwach. Stellenweise ist jedoch die metamorphe Wirkung des Granites stärker als die vor der Intrusion der granitoiden Gesteine entstandenen metamorphen Veränderungen. Diese letzteren erreichten, wie bereits angeführt wurde, höchstens den Grad epizonaler Umwandlung. In einigen Regionen — z. B. im Massiv von Modra — kam es nur zu einer thermischen Kontaktumwandlung in geringen Tiefen. Die auf diesem Wege entstandenen Gesteine wurden hier schon behandelt.

Es wurde bereits oben darauf hingewiesen, dass in den Kleinen Karpaten Gesteinstypen auftreten, die einer kombinierten Wirkung von Kontakt- und Regionalmetamorphose ihre Entstehung verdanken. Bei dieser Art der Metamorphose wandeln sich epimetamorphe Gesteine in Kontaktnähe in Hornfelse mit granoblastischer Struktur und massiger Textur um. Wo die Kontaktwirkung einen mehr periplutonischen Charakter besitzt entstehen kristalline Schiefer und zwar Biotit-Phyllite, Biotit-Granat-Glimmerschiefer und Biotit-Granat-Glimmerschiefer-Phyllite, geschieferte Gneise und Schiefergneise. Die Gneise enthalten Biotit, Oligoklas, wenig Muskovit, akzessorisch Granat, Sillimanit, Staurolith, Apatit und Zirkon. Bei abnehmendem Feldspatgehalt gehen sie in Schiefergneise über. Es handelt sich also um Gesteine, die den Charakter von Ektiniten haben und zur Zone der unteren Gneise gehören. Neben Produkten einer isochemischen Umwandlung kommen Gesteine vor, in denen sich an der Zunahme von Feldspat und Biotit eine Zufuhr von Elementen aus dem Granit erkennen lässt. Basische Gesteine — Orthoektinite — erfahren in der Nähe des Granites eine Anreicherung an Biotit auf Kosten von Amphibol.

In anderen Fällen entstehen in der Nähe des Granites homogene Migmatite, Augenembrechite und Migmatite vom Typus der Arterite gegebenenfalls heterogene Migmatite (C a m b e l und V a l a c h, 1956, S. 140).

Die Zone der umgewandelten Gesteine in der Nachbarschaft des Massivs von Bratislava ist manchmal mächtiger als 1000 m; in der Nachbarschaft des Massivs von Modra dagegen hat sie nur 500—600 m Mächtigkeit.

An einigen Stellen treten im Bereich dieser beiden Massive hybride Granitoide auf.

Im Granit der Kleinen Karpaten wurden stellenweise basische Partien festgestellt, die hauptsächlich aus Amphibol, Plagioklas, vereinzelt Orthoklas und Biotit bestehen. Sie haben also den Charakter von Quarzdioriten. Die bekanntesten Vorkommen liegen bei Bratislava (Hlboká cesta). Bis vor kurzem wurden sie als Produkte einer magmatischen Differentiation granitoider Gesteine betrachtet (siehe Z o u b e k, 1936 b). Neuerdings stellten C a m b e l (1950 b) und C a m b e l und V a l a c h (1956) eine Wechsellagerung von Amphiboliten, Gabbrodiorit und

Hornblenditen mit leukokraten Granodiorit- und Granitpartien fest. Diese Autoren schliessen, dass es sich nicht um eine Differentiation handelt, sondern um eine Dioritentstehung durch Hybridisierung basischer Gesteine (Ophiolithe) oder deren Tuffe durch das Granitmagma. Diese Möglichkeit muss bei den Betrachtungen über den Ursprung vieler Diorite in den Karpatengraniten im Auge behalten werden.

In den sedimentären Gliedern des kleinkarpatischen Kristallins und oft im Verband mit Amphiboliten treten Lagerstätten von Pyrit-Pyrrhotin auf (vgl.

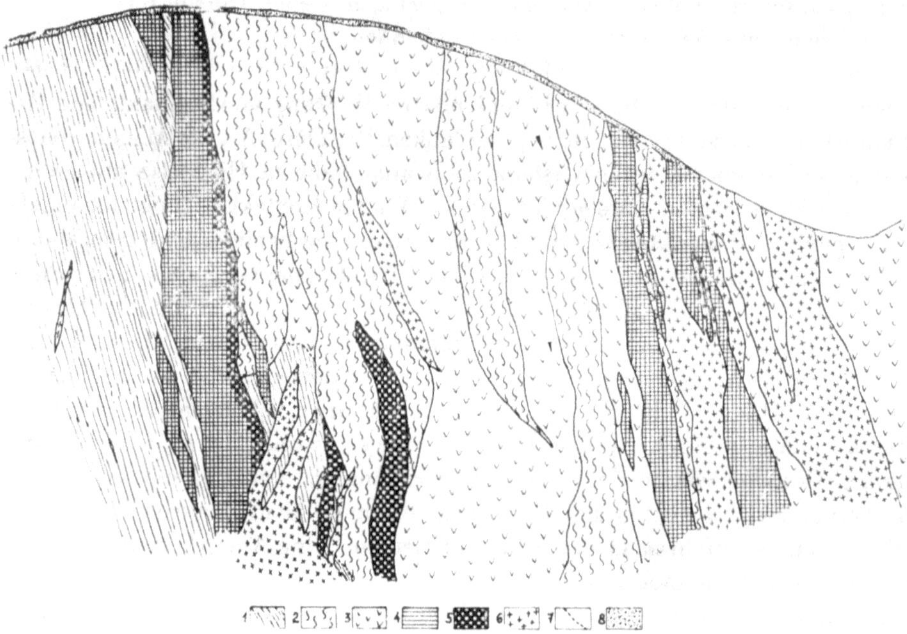

*Abb. 55.* Profil durch das Kristallin bei der Lagerstätte von Cajla. Nach Cambel und Böhmer (1955). 1. Glimmerschiefer. 2. Serizit-Glimmerschiefer. 3. Graphit-Schiefer. 4. Amphibolite. 5. Amphibolite mit Pyrit und Pyrrhotin impraegniert. 6. Granit. 7. Mylonitisierte Zone. 8. Schuttbildung.

Abb. 55. Diese kommen besonders im Gebiet zwischen Pernek (Pernek) und Pezinok (Bösing) vor. Die Lagerstätten bilden in den sedimentären Serien Linsen, unregelmässige Körper und mit Sulfiden imprägnierte Zonen. Viele dieser Vorkommen sind direkt an „ophiolithische" vulkanische Gesteine gebunden. C a m b e l und K u p č o (1953, S. 138) betrachten den Pyrrhotin als älteren magmatischen Gemengteil und den Pyrit als jüngeres magmatisches oder postmagmatisches Element. Die Erzpartien gehen allmählich in Pyrrhotin-reiche Amphibolite über, wobei der Pyrrhotin an den Salbändern der Amphibolit-Lagergänge angereichert erscheint. C a m b e l und K u p č o (l. c.) rechnen die Lagerstätten dieses Typus zu den sogenannten „intrusiven“ Lagerstätten. Dann wären es Lagerstätten von pneumatolytischem bis plutonischem, hydrothermalem Liquationscharakter.

Neben diesen treten Lagerstätten eines zweiten Typus auf. Es sind unregelmässige linsenartige kompakte Sulfidkörper, die sich an Amphibolite als Begleitgesteine anlehnen. Die Erze enthalten ausser Pyrit und Pyrrhotin auch Chalkopyrit und Sphalerit. C a m b e l und K u p č o (1953) halten sie für nachmagmatischepigenetische Ganglagerstätten pneumatolytischen Charakters.

Bei der Diskussion über die Genese der Pyrit-Pyrrhotin-Lagerstätten müssen zwei Momente beachtet werden: 1. ursprüngliche Beschaffenheit, 2. der jetzige Charakter. Ihre jetzige Natur ist nicht nur von ihrem ursprünglichen Charakter, sondern auch von den regionalmetamorphen Vorgängen, von der Wirkung der Granitintrusionen und auch der nachgranitischen Vorgänge hydrothermaler Art abhängig. Darum schlagen C a m b e l und B ö h m e r (1955 C. 8) vor, die Kieslagerstätten dieses Typus als metamorph zu betrachten. Damit ist jedoch die Frage über den ursprünglichen Charakter der Lagerstätten nicht gelöst. P o l á k (1956, S. 41) zeigt, dass die Häufigkeit der Pyrrhotinvorkommen im Zusammenhang mit der Nähe der granitoiden Intrusionen auf Kosten des Pyrits rasch anwächst und dass der Pyrrhotin als jüngeres Mineral aus Pyrit entstanden ist. Er meint, dass die Umwandlung des Pyrit in Pyrrhotin durch „unbekannte nachgranitische Hydrothermen und Exhalationen“ verursacht wurde, d. h. dass die Umwandlungen durch Hydrometamorphose entstanden sind. Man kann jedoch die enge Beziehung einiger Pyrit-Pyrrhotin-Lager einerseits zu den an Graphitmaterial reichen Gesteinen (P o l á k, l. c., S. 41), andererseits — und zwar in grösserem Masse — zu den Ophiolithen, nicht ganz ausser acht lassen. Daher sprechen P o l á k (l. c., S. 43) und Kuthan und Polák (in C a m b e l und B ö h m e r, 1955, S. 8) die Ansicht aus, dass die Pyritlagerstätten der Kleinen Karpaten ursprünglich auf vulkanisch-sedimentogenem Wege entstanden sind. Neuerdings setzt jedoch C a m b e l voraus (1956 b), dass es sich um metamorphe Lagerstätten submarin-exhalativen Ursprungs handelt, die mit dem vorkarbonischen Vulkanismus der Kleinen Karpaten in engem Zusammenhang stehen.

Über die Entstehung der Kataklasite und anderer Tektonite während der jüngeren Phasen, sowie über die nachgranitischen Erzlagerstätten der Kleinen Karpaten soll weiter unten berichtet werden.

Aus den Erläuterungen über das Kristallin der Kleinen Karpaten geht hervor, dass dessen Zusammensetzung von der des Kristallins der übrigen Kerngebirge stark abweicht. Die Unterschiede sollen im folgenden noch einmal hervorgehoben werden:

Im Gegensatz zur Mehrzahl der übrigen Kerngebirge kommt im Gebiet der Kleinen Karpaten regional eine nur epimetamorphe Serie vor, deren Umwandlung wahrscheinlich teilweise vor Beginn der tektonischen Vorgänge erfolgte. Hochorogene Granite sind nicht bekannt, dafür haben aber die spätorogenen Granite eine grosse Bedeutung. Sie drangen in regional schwach metamorphosierte Serien ein und bewirkten eine starke Tiefenkontaktmetamorphose, die örtlich den Charakter einer Regionalmetamorphose annimmt. Die spättektonischen, bzw. nachtektonischen Granite bilden in den Kleinen Karpaten keine selbständigen aufeinanderfolgenden Intrusionen, sondern in dieser Hinsicht ähneln die Verhältnisse jenen der Hohen Tatra. Die granitoiden Gesteine der Kleinen Karpaten werden von Cambel (1956, S. 125) als magmatisch betrachtet.

Die bisher behandelten Kerngebirge lagen westlich des Ďumbier-Massivs. In östlicher Richtung findet sich Kristallin im Kerngebirge des Branisko und in der Zempliner „Insel".

Im Massiv des Branisko treten vortriadische Komplexe nach Mitteilung von L. Kamenicky (unveröff.) im mittleren Teil des Gebirges auf. Sie sind vom südlicheren kristallinen Streifen der Sľubica und Čierna Hora durch einen Streifen von Mesozoikum getrennt. Die vorkarbonischen Formationen sind vorherrschend durch kristalline Schiefer vertreten, die von spättektonischen granitoiden Gesteinen begleitet werden. Die kristallinen Schiefer werden durch Biotit-Muskovit-Paragneise repräsentiert, die der Zone der oberen Gneise angehören. In ihnen ist ein einziger Amphibolitkörper entwickelt. Die granitoiden Gesteine des Branisko-Gebirges gehören einem mittelkörnigen, homophanen Biotit-Oligoklas-Granit (Granodiorit) an. Ausserdem treten helle Granite mit reichlich Kalifeldspat auf, die grössere und kleinere Intrusivkörper im Granit des ersten Typus bilden. Der Granodiorit bewirkt in den benachbarten kristallinen Schiefern eine Granitisierung. Am Kontakt entstehen hybride Granite, Migmatite von Arterittypus und Biotit-Gneise mit Feldspataugen. Die hellen Granite intrudierten etwas später als die Granodiorite und sind wahrscheinlich als nachtektonisch zu betrachten. Der Einfluss dieser Granite auf die benachbarten kristallinen Schiefer ist nur ganz gering. Zoubek (1936 b, S. 214) betrachtet die metamorphe Fazies des Branisko-Kristallins als typisch „tatrisch".

In der Zone Čierna Hora, im Massiv Sľubica führt Rösing (1947) Biotit-Muskovit-Gneise, Glimmerschiefer und andere Gesteine an, die er für Paraschiefer hält. Diese Deutung ist möglich aber nicht sicher. Ausserdem erscheinen Linsen von Amphiboliten und „Orthogneisen" (biotit- oder zweiglimmerführend, eventuell auch glimmerfreie Granitgneise). Die letzteren betrachtet Rösing (1947) für hochorogene Intrusionen.

Im Massiv der Čierna Hora, westlich von Kľuknava, ist das vorkarbonische Kristallin einerseits in Form von Paraektiniten und Orthoektiniten und andererseits in Form von Migmatiten und granitisierten Gesteinen (vgl. Fig. 53) entwikkelt. Zu den Paraektiniten (vgl. Pták 1956, Fusán 1954) müssen auch die Gesteine der Schiefergneisserie gerechnet werden. Hierher gehören:

1. Biotit-führende feinkörnige und gestreifte Paragneise (Mineralbestand:

Albit-Oligoklas, Biotit und untergeordnet Muskovit, an Akzessorien findet man Apatit, Zirkon, Pyrit, Granat, u. a.).

2. Feinkörnige, mitunter auch grobkörnige Schiefergneise mit mehr Muskovit als Biotit und mit Turmalin.

3. In den grobkörnigen Schiefergneisen findet man kieselige Einlagerungen.

4. Die Phyllite bilden nur einige Meter mächtige Zwischenlagen in den Schiefergneisen.

5. Lydite.

Von den Orthoektiniten beschreibt P t á k (1956) örtlich granatführende Amphibolite. Weiter nördlich ist in einem schwächer metamorphen Gebiet eine aus granitisierten und migmatitisierten Gesteinen bestehende Zone entwickelt. Man kann hier feingestreifte bis grobgestreifte deutlich geschieferte Migmatite vom Arterit-Typus beobachten. Ausserdem kommen hier augig entwickelte Granitgneise mit grossen aus Orthoklas bestehenden Porphyroblasten vor. P t á k (1956) bezeichnet dieses Gestein als anatektischen Granit. Die metamorphen Vorgänge, die zur Entstehung der angeführten Gesteine führten, entsprechen offensichtlich der bereits erwähnten 1. und 2. Phase des Metamorphismus (vgl. S. 88).

Unter den vorkarbonischen Gesteinen des Massivs von Čierna Hora zwischen Margecany und Košice spielen spättektonische granitoide Gesteine eine wichtige Rolle. Sie treten in Form einiger grösserer Körper auf, die von einer Serie kleinerer Massive begleitet werden; das grösste von ihnen ist das Bujanová-Massiv (vgl. Abb. 58).

Die granitoiden Gesteine, die in diesen Massiven (zwischen Margecany und Košice — Kaschau) auftreten, gehören nach Š a l á t (1953) folgenden Typen an: 1. Biotit-

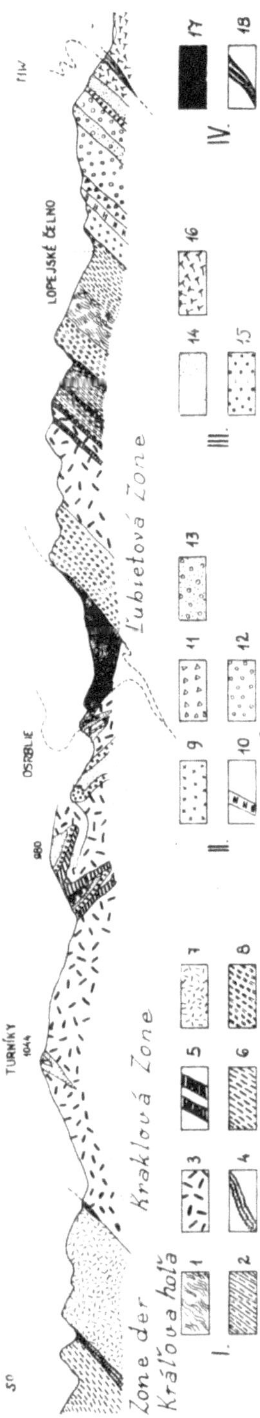


*Abb. 56.* Geologisches Profil durch die veporiden Einheiten südlich des Hron bei Podbrezová. Nach Z o u b e k (1931). Die Erläuterungen sind dem heutigen Stand der Kenntnisse angepasst. I. Kristallin: 1. Paragneise und Migmatite. 2. Übergangszone zwischen Glimmerschiefern und Gneisen. 3. Glimmerschiefer (Diaphthorite). 4. Mylonite. 5. Amphibolite. 6. Orthogneise. 7. Granit. 8. Intrusive Porphyroide. II. Perm: 9. Arkosen. 10. Effusive Porphyroide. 11. Tuffe. 12. Konglomerate. 13. Grauwacken. III. Untere Trias: 14. Quarzite und Konglomerate. 15. Konglomerate. 16. Schiefer. IV. Mittlere und Obere Trias. 17. Dolomite. 18. Dolomit-Breccie.

Granodiorit und Quarzdiorit, die durch ihre Zusammensetzung den Graniten vom Ďumbiertypus (Typ Sihla) nahestehen. 2. Aplitische Gesteine und Pegmatite.

Die granitoiden Gesteine des ersten Typus sind mittel- bis grobkörnig, wobei die grobkörnige Varietät vorwiegt. Die chemischen Analysen sind auf S. 100 angeführt. Unter den aplitischen Gesteinen kann man Oligoklas-Aplit und Muskovit-Aplit unterscheiden. Pegmatite treten am Kontakt der Granitkörper mit dem Nebengestein auf. Die aplitischen Granite bilden örtlich einen selbständigen

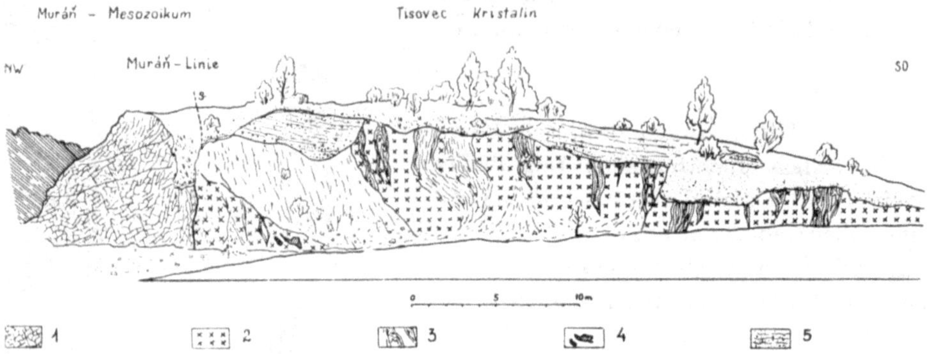


*Abb. 57.* Kontakt des Kristallins der Tisovec-Zone mit dem Muráň-Mesozoikum. Nach Pouba (1951. 1. Dolomit (Trias). 2. Orthogneis. 3. Amphibolit. 4. Quarzlinsen. 5. Zusammengekitteter Schutt.

Körper in den Glimmerschiefern. Die granitoiden Gesteine des Hornádtales sind oft intensiv alpidisch mylonitisiert und in verschiedene Mylonittypen umgewandelt (Mylonitgneise, Kakirite, Mylonite, Ultramylonite u. ä.).

Aus dem angeführten geht hervor, dass sich die Entstehung des kristallinen Massivs von Čierna Hora in mehreren Etappen abspielte. Während der ersten und zweiten Etappe entstanden weniger metamorphosierte, nicht granitisierte kristalline Schiefer und die granitisierten Typen des nordöstlichen Teiles des Massivs. Während der dritten Etappe entstanden spättektonische granitoide Gesteine, die den älteren, basischeren Intrusionen des übrigen Teiles der Tatroveporiden entsprechen. Der (automctamorphe) Prašivá-Typus, der in anderen Gebirgen manchmal selbständige, jüngere Intrusionen bildet, wurde im Gebiet der Čierna Hora bisher nicht beobachtet. Die Beziehung der Granitoide zum vorkarbonen Kristallin ist nicht in allen Fällen klar zu erkennen, da der Kontakt beider oft tektonisch ist bzw. durch transgressiv liegendes Perm verdeckt wird.

Das Gebiet der p a l ä o z o i s c h - m e s o z o i s c h e n Gesteine bei Z e m p l i ň — westlich und nördlich vom Bodrog-Fluss — d. h. die sog. Zempliner Insel — besteht überwiegend aus Gesteinen des Jungpaläozoikums. Ein kleineres

Vorkommen offensichtlich vorkarbonischer kristalliner Schiefer tritt südlich vom Grossen und Kleinen Kazimir auf.

Nach F u s a n (1956, mündliche Mitteilung) handelt es sich hier um Schiefergneise mit Einlagerungen von Serizit-Quarziten, die im allgemeinen denjenigen des Kristallins der Čierna Hora analog sind, und um Sillimanit-Granat-Gneise. Die Gesteine weisen einen höheren Umwandlungsgrad auf als die vorkarbonischen Serien der Gemeriden. Das Kristallin der Zempliner Insel kann als Fortsetzung des tatriden Kristallins der Čierna Hora betrachtet werden.

Im folgenden soll der Charakter der s ü d l i c h d e s Ď u m b i e r - M a s s i v s l i e g e n d e n k r i s t a l l i n e n Z o n e n, die der grossen Einheit der Veporiden angehören, betrachtet werden.

Das Kristallin nimmt hier den Raum des Vepor-Gebirges und den östlichen Teil der Niederen Tatra ein. Es bildet SW—NO verlaufende Streifen, die durch mehr oder weniger zusammenhängende Serien von Mesozoikum und möglicherweise Jungpaläozoikum voneinander getrennt sind. Diese Zonen werden von NW gegen SE wie folgt bezeichnet:

Ľubietová-Zone,
Kraklová-Zone,
Kráľova hoľa-Zone und
Tisovec-Zone.

Die Zonengliederung ist offensichtlich alpidisch bedingt (kretazische Tektonik — vgl. Abb. 57) und ist ohne Bezug zum Aufbau des Kristallins. Trotzdem zeichnet sich jede Zone — wie es schon die älteren Arbeiten von Z o u b e k (1931, d. c. 1935) gezeigt haben — durch gewisse Eigenheiten auch in der Zusammensetzung des Kristallins aus. Daraus kann man schliessen, dass die Dislokationen, die die einzelnen Zonen voneinander trennen, zu der vorkarbonischen Tektonik in Beziehung stehen.

Der grösste Teil des V e p o r k r i s t a l l i n s bildet jedoch im grossen gesehen einen einheitlichen Typus und weist gemeinsame Merkmale mit dem Kristallin der Kerngebirge, vor allem der Tatrideneinheit, auf. Dieser Typus hat auch gemeinsame Merkmale mit jenem Kristallin, das sich, freilich nur vereinzelt, im Liegenden des Mesozoikums und des Jungpaläozoikums der subtatrischen Decken, d. h. genauer gesagt in der unteren (Križná-) Decke an der Scheidelinie zwischen den Gebirgen Veľká Fatra und Niedere Tatra in der Umgebung von Staré Hory, findet. Die letztere Übereinstimmung wird verständlich, wenn man erwägt, dass das Veporkristallin aus verschiedenen Gründen als ursprünglicher Untergrund des subtatrischen Mesozoikums, hauptsächlich der Elemente der unteren subtatrischen (Križná-) Decke betrachtet werden muss (vergl. Abb. 56).

Im Kristallinkomplex der Veporideneinheit kann man zwei Regionen unterscheiden. Die beiden Regionen unterscheiden sich teilweise durch den Charakter.

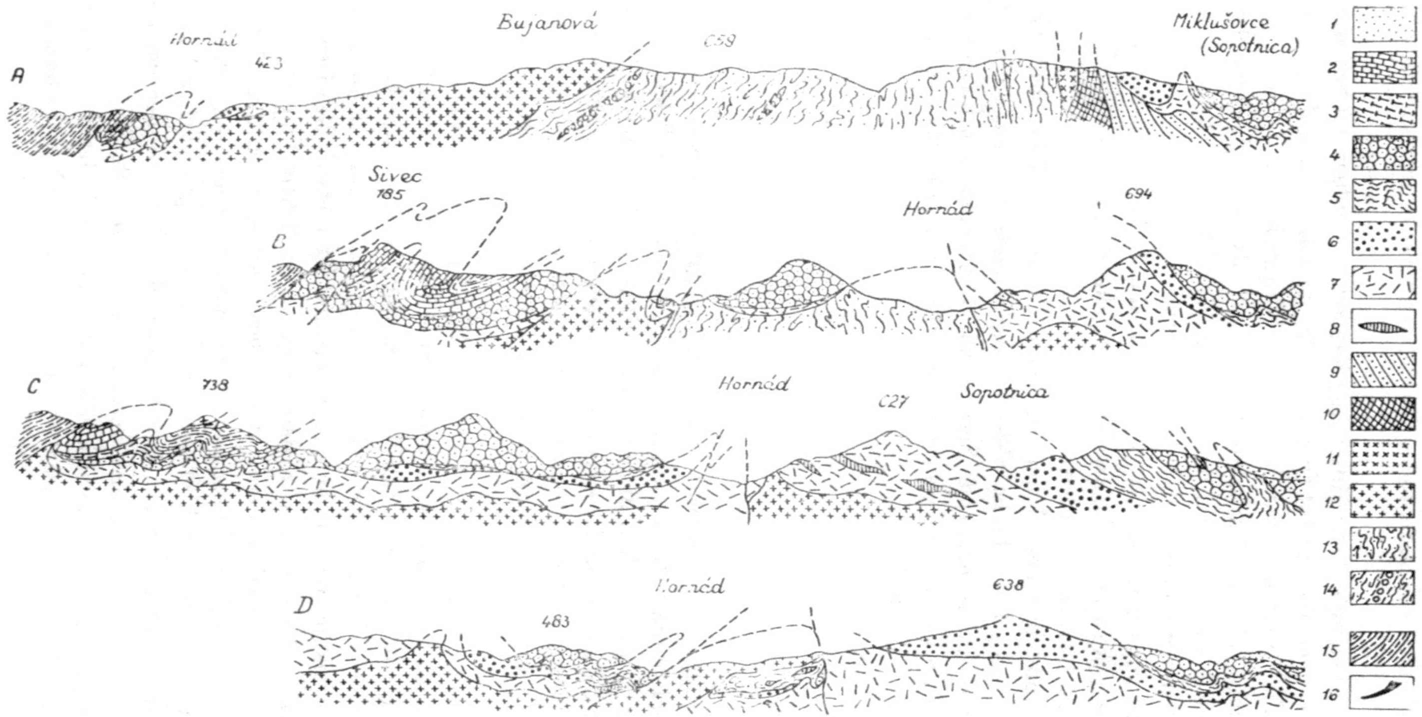


*Abb.* 58. Geologische Profile durch die tatride Zone der Čierna hora bei ihrem Kontakt mit den Gemeriden zwischen Margecany und Kysak. Nach Fusán (in Fusán, Záruba und Hromada 1954). 1. Paläogen-Konglomerate, Sandsteine und Schiefer. Formationen der Zone der Čierna hora: 1. Mesozoikum. 2. und 3. Lias-Dogger (?). 4. Mitteltrias-Dolomite. 5. Bunte Werfener-Schiefer. 6. Werfener-Quarzite. 7. Perm-Konglomerate, Arkosen und bunte Schiefer des Perm. 8. Quarz-porphyre im Perm. 9. Karbon. Phyllite mit Konglomeratlagen. 10. Porphyroide (?). Vorkarbonisches Kristallin. 11. Aplitischer Granit. 12. Granodiorite, Diorite. 13. Glimmerschiefer und Glimmerschiefergneise. 13. Quarzitlagen in Glimmerschiefergneisen. Gemeriden. 15. Karbon-Schiefer, Arkosen, Sandsteine. 16. Rakovec-Serie: Phyllite und Diabase.

des Eduktes, hauptsächlich jedoch durch die Zugehörigkeit zu verschiedenen metamorphen Fazies. Die Grenze der beiden Regionen verläuft in der Mitte der Tisovec-Zone. Sie ist z. T. durch Übergänge gekennzeichnet, z. T. ist sie tektonisch (K u ž v a r t 1956).

In der nördlichen Region finden sich hauptsächlich höhergradige kristalline Schiefer. Hier handelt es sich — ähnlich wie in den benachbarten Tatridenzonen — um katazonale Umwandlungen. Dagegen herrschen in der südöstlichen Region kristalline Schiefer meso- und epizonalen Charakters vor. Im nördlichen Gebiet entstanden die kristallinen Schiefer ebenso wie im Grossteil der Tatrideneinheiten hauptsächlich aus tonig-psammitischen Serien. In der südlichen Zone war die ursprüngliche Zusammensetzung bunter: Es erscheinen hier Kalke und ähnliche Gesteinstypen.

Bei der Besprechung des Tatridenkristallins wurde die retrograde Metamorphose des Kristallins nicht behandelt. Diese diaphthoritischen Vorgänge konnten noch zu vortriadischer Zeit stattgefunden haben, meist stehen sie jedoch mit den alpidischen tektonischen Vorgängen (hauptsächlich während der Kreidezeit) im Zusammenhang. Während dieser Vorgänge kam es zur Bildung von Kataklasiten, Myloniten, Phylloniten usw. In der Tatridenregion haben diese Umwandlungen begrenzte Verbreitung. Sie machen sich zumeist nur in gewissen Streifen bemerkbar und es ist fast überall möglich, den ursprünglichen Charakter der kristallinen Gesteine zu bestimmen (Abb. 39). In der Veporregion sind die Verhältnisse anders. Während der jüngeren tektonischen Vorgänge, besonders der alpidischen, wurden die kristallinen Schiefer und Granite oft in breiten Zonen in Mylonite, Phyllonite, Epigranite usw. umgewandelt. Dieser Umstand erschwert die Untersuchung des ursprünglichen Charakters des Kristallins. Manchmal kann sie nur auf Grund von Relikten durchgeführt werden. Diese Erscheinungen im zentralen Westkarpatengebiet sollen weiter unten (S. 146) genauer behandelt werden. Hier sei nur betont, dass die angeführten Umwandlungen hauptsächlich in der Kraklová- und Kráľova hoľa-Zone zum Ausdruck kommen. In den übrigen Zonen ist, abgesehen von einigen Ausnahmen, das Kristallin von tektonischen Vorgängen weniger betroffen worden.

Die erste, nördliche Region des Veporkristallins, die wir in der Ľubietová-Kraklová- und Kráľova hoľa-Zone, im nördlichen Teil der Tisovec-Zone und auch im Westteil in der Niederen Tatra im normalen Liegenden des Mesozoikums der Krížná-Decke finden, hat einen vom Kristallin der Kerngebirge wenig verschiedenen Charakter (vgl. Z o u b e k 1931 c, 1932, K u b í n y 1954, N e m č o k 1956).

Unter den kristallinen Schiefern haben Biotit-Paragneise, granatführende Zweiglimmer-Paragneise, quarzitische Paragneise (das sind Paraektinittypen, die in der Ďumbierzone vorkommen) sowie Amphibolite und biotitführende Gabbros beträchtliche Verbreitung. Daneben sind alle Übergänge von Paragneisen über arteritische Migmatite zu Migmatiten mit vorherrschender Orthokomponente ver-

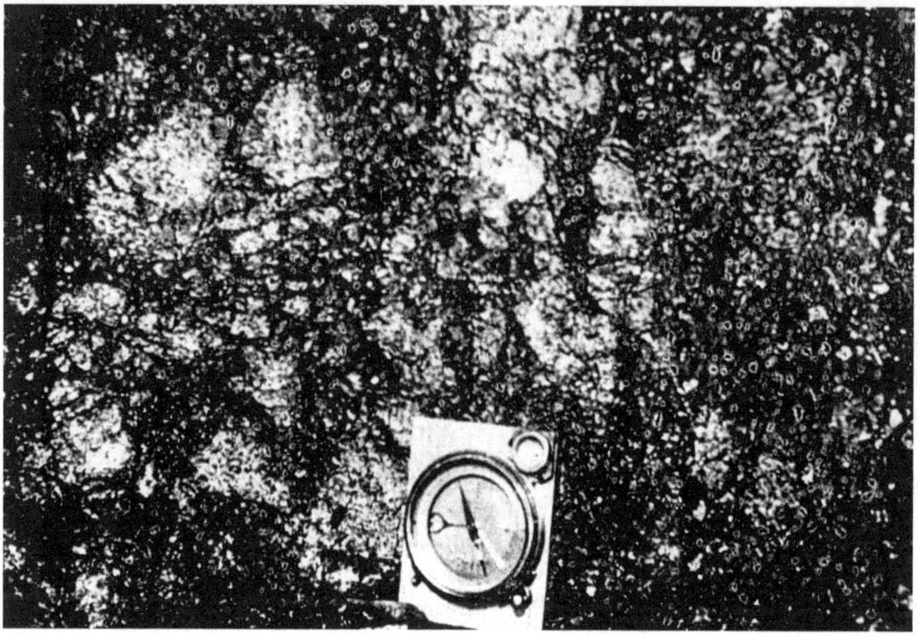

*Abb. 59.* Granitbreccien mit Sideritcement. Nemecké rebriky über dem Zelené pleso in den Vysoké Tatry. Photo D. Andrusov.

treten. In der Umgebung von Heľpa (vgl. Z o u b e k und G o r e k 1953) kommen in einer Serie kristalliner Schiefer interessante Pyrit-Pyrrhotin-Lagerstätten vor. Das Nebengestein wird von diaphtoritischen Chloritgneisen, Glimmerschiefern und Phylliten gebildet. In diesen Gesteinen kommen basische Eruptiva (Diabase, Gabbros) vor, die in Amphibolite umgewandelt wurden; in letzteren treten sulfidische Eisenerzlagerstätten mit sehr unregelmässiger Begrenzung auf. In den Erzkörpern besteht die Gangart aus Feldspat, Granat, Pyroxen, Amphibol, Glimmer, Ilmenit, Titanit und Karbonaten. Der im Erz vorherrschende Pyrrhotin bildet ein Netzwerk zwischen den älteren Quarz- und Silikatkörnern. Es sind auch Lagen mit überwiegendem Pyrrhotin vertreten. Pyrit ist jünger als Pyrrhotin. Z o u b e k und G o r e k (l. c.) sind der Meinung, dass die Lagerstätte liquidmagmatisch-pneumatolytischen Ursprungs und an die in Amphibolite umgewandelten vorkarbonischen Eruptivgesteine gebunden ist. Es würde sich also um Lagerstätten handeln, die den kleinkarpatischen Pyrit-Pyrrhotin-Vorkommen entsprechen. Wie bei letzteren ist auch hier die Genese noch unklar.

In der südlicheren Zone des Veporkristallins (Südteil der Tisovec-Zone) haben die Ektinite überwiegend den Charakter von Biotit-Schiefergneisen, Glimmerschiefern und Phylliten. Im nördlicheren Teil ihres Verbreitungsgebietes besitzen unter den durch Regionalmetamorphose entstandenen Gesteinen granatführende

Glimmerschiefer beträchliche Bedeutung, sodass die entsprechende Zone nach ihnen benannt wurde. In dieser Zone sind neben granatführenden Glimmerschiefern auch biotitführende Schiefergneise und Chlorit-Serizit-Schiefer entwickelt, die das Produkt einer retrograden Metamorphose sind und aus den vorhergehenden Gesteinen durch Überschiebungsdislokation entstanden sind. Die granatführenden Glimmerschiefer sind dünnschiefrige Gesteine (vgl. N e m č o k 1953, S. 596) von grauer bis dunkelgrauer Farbe. In der Umgebung von Hnúšťa und Kokava sind die biotitführenden Schiefergneise (K u ž v a r t 1956) durch allmähliche Übergänge mit Granatglimmerschiefern verbunden. Das sind graue Gesteine, die aus Quarz (40—60 %), Plagioklas (20—30 %), Biotit (10 %), Chlorit und Muskovit bestehen. Manchmal kommen Varietäten mit Granat vor. Ihre Struktur ist lepidogranoblastisch. K u ž v a r t (1956) ist der Meinung, dass schon die ursprünglichen Gesteine, aus denen die Granatglimmerschiefer entstanden sind, gegenüber den Gesteinen, aus denen die biotitführenden Schiefergneise hervorgingen, bedeutende Unterschiede aufwiesen. Die ersteren entstanden aus überwiegend pelitischen Gesteinen, die anderen aus Gesteinen mit höherem Gehalt an klastischem Quarz. Im Verbreitungsgebiet der Granatglimmerschiefer treten bis 2 m mächtige Einlagerungen von Graphit-Quarziten auf. Es sind schwarze Gesteine, mit Serizit auf den Schieferungsflächen und mit Quarzlinsen. Sie bestehen aus Quarz (25 %), Graphit, Muskovit und Serizit.

In den Granatglimmerschiefern treten vereinzelt Linsen von Karbonatgesteinen, z. B. am Ostrá Berg nordöstlich von Klenovec auf (vgl. Š u f, 1939). Es sind in erster Linie feinkörnige, weisse Dolomite mit Serizit und Tremolith. Die Dolomite sind manchmal umkristallisiert. Ausserdem treten hier lichtgrüner bis weisser kristalliner Kalk und grauer Dolomit mit Tremolith, Tremolith-Aktinolith, manchmal auch Quarz, Turmalin und Phlogopit auf. Es handelt sich offensichtlich um normale, sedimentäre, linsenartige Einlagerungen in der ursprünglichen Sedimentserie, ähnlich wie in den entsprechenden Serien der Kleinen Karpaten. Es lässt sich nicht beweisen, dass es sich hier um Riffbildungen handelt, doch ist es wahrscheinlich. In der südlichen Umgebung von Muráň sind am Kontakt der Granatglimmerschiefer der Tisovec-Zone mit den Migmatiten Serpentinitkörper entwickelt, an die Talk- und Topfsteinlagerstätten gebunden sind (K o v á ř í k, K u ž v a r t und P o u b a 1955). Es handelt sich hier um serpentinisierten Pyroxenit (K a n t o r 1956, S. 18). Neben Serpentin treten im Gestein Talk, Karbonate, Chlorit und Magnetit auf. Die Randpartien der Gesteinskörper sind in Talk umgewandelt, der örtlich auch gangförmig in das Gestein eindringt. Am Kontakt mit den Glimmerschiefern treten aktinolithreiche Partien auf. In der Serie der Granatglimmerschiefer finden sich stellenweise auch Orthogneiskörper kleineren Ausmasses. Es sind hellfarbige Gesteine mit undeutlichem Flächengefüge. Die Gesteine bestehen aus Quarz (30—40 %), Orthoklas (30—50 %) und Plagioklas (20—30 %), aus chloritisiertem Biotit und Muskovit, mitunter erscheint

Granat. Sie haben granoblastisches bis granolepidoblastisches Gefüge und dürften paratektonisch und gleichzeitig mit der Metamorphose der Glimmerschieferzone entstanden sein. In den Granatglimmerschiefern kommen auch geringmächtige Amphibolitkörper vor, die auf Diabase und Diabastuffe zurückzuführen sind. Die Granatglimmerschiefer sind an einigen Stellen migmatitisiert.

Die Umwandlung der gesamten metamorphen Serie der Granatglimmerschiefer-Zone kann ähnlich wie die Entstehung der Paragneise und der übrigen metamorphen Gesteine der nördlicheren Zonen auf die Wirkung der zwei ersten metamorphen Phasen die der Entstehung der spättektonischen Granite vorangingen zurückgeführt werden.

Die aus den biotitführenden Schiefergneisen entstandenen Tektonite haben den Charakter von Phylloniten. Sie begleiten in der Umgebung von Hnúšťa einige Talk- und Magnesitlagerstätten. Diese Lagerstätten bilden ein Linsensystem in den kristallinen Schiefern und zwar hauptsächlich in den z. T. diaphthoritisierten Biotitgneisen (Region zwischen Kokava und dem Polom). Die Magnesit-Talk-Linsen sind am häufigsten in der Umgebung von Hnúšťa entwickelt. Der Grossteil der Linsen besteht aus weissem Magnesit von mittlerem Korn. Er enthält teilweise bis 5 % CaO. Zwischen den Magnesitkörnern treten Lamellen von Talk, Chlorit und Limonit auf. Selten kommen auch Chalkopyritkörner von. In den Linsen findet man neben Magnesit nur selten Dolomit. Dieser bildet mitunter bis 1 m-mächtige Lagen im Magnesit. Manchmal treten im Dolomit Lagen eines weissen, kristallinen Kalkes auf. Der Dolomit ist feinkörnig, lichtgrau bis weiss oder braun; auf den Schieferungsflächen kann man Chlorit und Serizit beobachten. Er ist z. T. kalkig, z. T. ankeritisch. Zusammen mit den Karbonaten erscheint Kalk. Er ist weiss oder grünlich, schuppig bzw. dicht und steatitartig. Manchmal enthält er kleinere Beimengungen von Klinochlor (Leuchtenbergit), Rutil und Apatit. Ausserdem treten chloritische Talkschiefer auf, die als „grauer Talk" bezeichnet werden. Sie enthalten mehr Klinochlor, der manchmal gegenüber dem Talk vorherrschend ist und es entstehen Übergänge zu Klinochlorschiefer (sog. „dunkle Glimmer"). In manchen Lagerstätten tritt ein lichtgraues bis weisses kleinklastisches Gemenge von Talk, farblosem Klinochlor und Spuren von Illit (?) auf. Es wird als „lichter Glimmer" bezeichnet. Der Talk tritt im Magnesit manchmal in Form von unregelmässig verstreuten Schüppchen oder bis mehrere dm mächtigen Adern von unregelmässig linsenartigem Verlauf auf. Der „graue Talk" bildet im Magnesit konkordante Einlagerungen in der Magnesit-Talk-Linse. Mitunter umhüllt er die Magnesit-Linse und besitzt einige Meter Mächtigkeit. Zwischen Hülle und Magnesit pflegt eine Talkschicht ausgebildet zu sein. Die Magnesit-Talklinsen können bis 300—400 m Länge und 10—15 m Dicke haben (vgl. Kužvart 1956, S. 155—172). In den chloritischen Talkschiefern, teilweise auch im Talk, sind kieselige Linsen und Gänge mit Pyrit, Pyrrhotin und Chalkopyrit entwickelt.

Über den Ursprung der Talklagerstätten in der Umgebung von Hnúšťa wurden verschiedene Ansichten ausgesprochen. Es ist sicher, dass sie an die Magnesitlagerstätten gebunden sind. Das Vorkommen von Kalken und Dolomiten (teilweise diagenetischen Ursprungs) würde darauf hinweisen, dass die Magnesitkörper durch metasomatische Verdrängungen der Kalke entstanden sind, die hier normale Glieder der ursprünglichen sedimentären Serie darstellen. Das Magnesiumkarbonat wurde in gelöster Form aus der Tiefe zugeführt und je nach den Umständen entstanden entweder reiner Magnesit oder metasomatischer Dolomit. Die Magnesium-Lösungen besassen einen bestimmten Kieselsäureanteil, durch deren Wirkung Talk entstand. Durch Einwirkung von Mg auf die benachbarten Silikatgesteine entstand Klinochlor. Während der gleichen hydrometasomatischen Phase wurden die pelitischen Einlagerungen in den ursprünglichen Kalken in chloritische Talkschiefer umgewandelt. In der nächsten Phase erfolgte eine Zufuhr von $SiO_2$ reichen Thermallösungen. Diese Lösungen hatten die Ausbildung gangförmiger Talke im Magnesit zur Folge. Ausserdem führte die überschüssige Kieselsäre zur Ausbildung von Quarz-Linsen und -Gängen (K u ž v a r t 1956). Über das Alter der metasomatischen Phase und der $SiO_2$-Zufuhr liegen keine Anhaltspunkte vor. Es ist wahrscheinlich, dass die erste metasomatische Phase jünger war als Karbon. Die Entstehungsphase der Talkgänge ist wahrscheinlich gleichen Alters wie die Entstehung der Erzgänge im Zips-Gömörer-Erzgebirge und in den Kerngebirgen. Auf diese Frage soll später näher eingegangen werden.

Die Gesteine der Glimmerschieferzone werden in der südlicheren Zone durch noch schwächer metamorphe Gesteine ersetzt, die hauptsächlich den Charakter von Serizit-Biotit-Schiefern und Chlorit-Phylliten haben (K u ž v a r t 1956). Die Serizit-Biotit-Schiefer sind von grüngrauer Farbe und enthalten Quarz (50 bis 60 %), Chlorit (bis 20 %), Serizit (bis 40 %), Limonit, chloritisierten Biotit und Plagioklas (Albit-Oligoklas). Die Struktur ist granolepidoblastisch. In der älteren Literatur wurden diese Gesteine als Phyllite bezeichnet (s. Šuf 1937). In diesen Gesteinen kommen Einlagerungen grobkörnigerer Gesteine vor, die reich an Feldspat (50 %) und Quarz (25 %) sind. Sie haben granoblastische und manchmal porphyroblastische Struktur. Sie wurden als sandiger Phyllit bezeichnet (Š u f 1937). Noch weniger metamorphe Gesteine stellen die Chlorit-Phyllite mit porphyroblastischer Struktur dar. Die Porphyroblasten werden von serizitisiertem Albit-Oligoklas und Quarz gebildet. In der Grundmasse sind Chlorit, Serizit, kleine Körner von Feldspat und Quarz zu beobachten. In diesen wenig metamorphen Serien kommen stellenweise Lyditlagen vor (A n d r u s o v und Z o u b e k 1953). Die Gesteine der südlichsten Teile der Tisovec-Zone gehören der Zone der unteren Glimmerschiefer bzw. der oberen Glimmerschiefer an.

Im s ü d l i c h e n T e i l d e r T i s o v e c - Z o n e, d. i. in der Zone der Granat-Glimmerschiefer und in den südlicheren Zonen, fehlen — bis auf unbedeutende Ausnahmen — Andeutungen einer Granitisation während der ersten zwei metamorphen Phasen, obwohl die Wirkungen der Regionalmetamorphose an die ersten

Umwandlungsphasen, die der Intrusion der spättektonischen Granite vorangingen, gebunden sind. Die Wirkungen dieses Metamorphismus verringern sich im allgemeinen in der Richtung von der Ďumbierzone der Tatriden bis zur Südgrenze der Veporiden, d. h. in der Richtung gegen die Aufschiebungslinie der südlicheren Einheit — der Gemeriden — auf die Veporiden. Diese Linie soll als Ľubeník-Margecany-Linie (Zipser Aufschiebung von K u ž v a r t 1954, Ľubeniker Linie von Z o u b e k 1955, S. 209) bezeichnet werden.

Die Beziehungen zwischen dem nördlichen Migmatitstreifen der Tisovec-Zone, der Zone der Granat-Glimmerschiefer in ihrem mittleren Teil und der Zone der wenig metamorphen Gesteine im südlicheren Teil der Tisovec-Zone ist nicht vollkommen geklärt. Z o u b e k (1955) neigt zur Annahme der Existenz einer tektonischen Überschiebungsfläche zwischen den beiden ersten Zonen. Es würde sich um eine während der alpidischen Faltung stattgefundene Überschiebung handeln. Jedoch wechseln in der Umgebung von Muráň und Tisovec (vgl. A n d r u s o v und K u t h a n 1940, K o v a ř í k, K u ž v a r t und P o u b a 1955) die Granat-Glimmerschiefer wiederholt mit Migmatitbändern ab. Dieser Umstand lässt sich mit der Anschauung über die Existenz einer einheitlichen Aufschiebung (Z o u b e k 1955, S. 208) nicht vereinbaren. Stellenweise besteht hier zwischen den Migmatiten und Glimmerschiefern ein allmählicher Übergang. Zwischen der Zone der Granatglimmerschiefer und dem südlichsten Streifen der Tisovec-Zone, bei Hnúšťa und Polom, ist eine Verwerfung vorhanden. Diese ist jedoch nicht überall und in der nordöstlichen Region wahrscheinlich gar nicht entwickelt.

Zur Fortsetzung der nördlicheren Zonen des Veporkristallins gehören wahrscheinlich die kristallinen Schiefer, die in kleinen Vorkommen in dem jungvulkanischen Štiavnicaer Gebirge auftreten. Sie erscheinen hier in Karbon und Mesozoikum in Form kleiner Inseln. Nach Š a l á t (1954, S. 60) liegen bei Vyhne in dem früher als „Insel von Štiavnica" (Schemnitzer Insel) — vgl. U h l i g 1903, S. 110 — bezeichneten Gebiet injizierte Gneise und Glimmerschiefer. Š a l á t (1954) nimmt an, dass sie dem Karbon angehören, doch handelt es sich wahrscheinlich um vorkarbones Kristallin. Zur Fortsetzung des südlichen Teiles der Tisovec-Zone gehören wahrscheinlich die kleineren Vorkommen vorkarbonischer Gesteine in der Umgebung von Ipeľské Šahy in der Südslowakei. Es handelt sich um Chlorit-Muskovit-Granat-Glimmerschiefer (vgl. B u d a y 1937), in denen sich Amphibolitlagen finden.

Die granitoiden Gesteine der spättektonischen und nachtektonischen Phase sind in den Einheiten des Vepor stark aber ziemlich ungleichmässig verbreitet. Im Gebiet zwischen der Aufschiebung der Veporiden auf die Tatriden (d. i. zwischen der Čertovica-Linie, Z o u b e k 1956, S. 29) und der Kontaktlinie der Tisovec-Zone mit der Kráľova hoľa-Zone — bzw. mit dem Mesozoikum der Muráň-Scholle (d. i. die Muráň-Linie, vgl. Abb. 57) treten sie hauptsächlich in der Kráľova hoľa-Zone auf. Kristalline Schiefer kommen hier nur untergeordnet vor. Die

Granite wurden hier in weitem Umfang durch die alpine Tektonik zerquetscht und bekamen gneisartigen Charakter. Sie unterscheiden sich deshalb nicht von den kristallinen Schiefern, die während der alpidischen tektonischen Vorgänge ebenfalls stark zerrüttet wurden. Die granitoiden Gesteine in der Kráľova hoľa-Zone gehören jedoch zu den grössten Massiven dieser Art in der Slowakei. Die spättektonischen Granite haben auch in der Tisovec-Zone erhebliche Bedeutung. In ihrem nordöstlichen Teil liegt das grosse Granitmassiv des Kohút, das hier fast die ganze Breite der Tisovec-Zone einnimt. Gegen Südwesten taucht dieses Massiv unter. Dafür tritt im südlicheren Streifen, im Gebiet der wenig metamorphen Glimmerschiefer bzw. Phyllite (bei Hnúšťa), ein weiteres Massiv granitoider oft sehr zerquetschter Gesteine auf, das als Sinica-Massiv bezeichnet wird. Neben diesen Hauptmassiven treten in der Tisovec-Zone viele kleinere Massive, „Apophysen" usw. auf.

Die granitoiden Gesteine des Veporgebirges, besonders in der Kráľova hoľa-Zone, gehören hauptsächlich zwei Typen an: Der erste Typus, den Zoubek (1936) als Granit vom Sihla-Typus bezeichnet, ist ein basischerer hauptsächlich Oligoklas-haltiger-Biotit-reicher Granodiorit. Er besteht hauptsächlich aus saurem Plagioklas, Quarz, Biotit und einer geringen Menge primären Muskovits. Der Plagioklas ist z. T. in Muskovit und Epidot-Zoisit umgewandelt, z. T. albitisiert. Der Quarz ist stark kataklastisch; der Biotit teilweise chloritisiert. Akzessorisch erscheinen Apatit, Magnetit und Titanit. Die chemische Analyse ist auf S. 100 angeführt. Dieser Granit gleicht im ursprünglichen Zustand vollkommen dem Ďumbier-Granit der Niederen Tatra und dem Normal-Granit der Hohen Tatra. Der zweite Typus, den Zoubek (1936 b) als Granit vom Hrončok-Typus bezeichnet, ist sauerer, lichter und ärmer an Biotit. Er ist oft durch rosenrote oder rote Feldspateinsprenglinge porphyrisch. Die Kalifeldspäte überwiegen gegenüber den Plagioklasen. Der Plagioklas pflegt in ein Gemenge von Albit, Muskovit und Zoisit-Epidot umgewandelt zu sein. Biotit ist häufiger als Muskovit. Ferner treten Granat und viele sekundäre Mineralien auf. Das prozentuale Verhältnis der einzelnen Mineralien im Granit vom Hrončok-Typus ist (nach der planimetrischen Analyse von Pouba, 1951) folgendes: Quarz 32,5 %, Orthoklas 37,1 %, Plagioklas 16,8 %, Muskovit 6,4 %, Biotit 5,0 %, Apatit 1,2 %. Die chemische Analyse ist auf S. 100 angeführt. Dieser Granit steht dem Typus des Prašivá-Granits der Niederen Tatra und den „autometamorphen Typen" der Hohen Tatra und anderer Kerngebirge nahe.

Nördlich des Muráňer Karstes fanden Kovařík, Kužvart und Pouba (1955) im Kristallin der Kráľova hoľa-Zone hauptsächlich grobkörnige Muskovit-Epigranite mit blastophyrischer Struktur und stärker deformierte Gesteinstypen, die aus spättektonischen Graniten entstanden sind. In den sauren Graniten treten stellenweise Aplite in Form von Gängen oder diffusen Schlieren auf. Weiterhin sind Xenolithe von Paragneisen und Migmatiten häufig zu beobachten (Zoubek

1950). Neben den Grundtypen treten stellenweise dioritische Gesteine auf, die als Differentiationsprodukte in situ betrachtet werden.

Unter den granitoiden Gesteinen des Kohút-Massivs (P ô b i š 1955) kann man folgende vier Typen unterscheiden:

1. Grobkörniger Biotitgranit von lichter oder rosenroter Farbe.

2. An den Rändern des Kohút-Massivs ist als Randfazies ein fein körniger gestreckter Typus entwickelt.

3. Gegen die Massivmitte (Stolica, Kohút) geht der Granitgneis in porphyrartigen etwas flasrigen Granit über. Die Feldspatporphyroblasten erreichen bis 2 cm Grösse.

4. Dieser Typ geht in grobkörnigen Zweiglimmergranit von grauer Farbe und massiger Textur über.

Der Amphiboldiorit bei Čierna Lehota wird als Differentiat des Granits betrachtet.

Die Granite des Kohút-Massivs (vgl. Z o u b e k und S n o p k o 1954) wurden während der jüngeren tektonischen Vorgänge verschieden stark beansprucht. Man findet alle Übergänge von massigen Graniten über mittelschieferige Epigranite bis zu Phylloniten (vgl. S. 146). Im Granit erscheinen stellenweise Xenolithe feinkörniger Biotit-Paragneise, die als Reste des Granitmantels aufgefasst werden können. Linsenartige, gedehnte Paragneisschollen findet man besonders reichlich am Rand des Granitmassivs zwischen Grlica und Ratkovská Zdychava (vgl. N e m č o k 1953).

Südwestlich von Hnúšťa machen sich die granitoiden Gesteine im südlichen Teil der Tisovec-Zone, im Gebiet der am schwächsten metamorphosierten Gesteine stark geltend. Wenn die granitoiden Gesteine nicht durch jüngere tektonische Vorgänge zerquetscht sind, haben sie zumeist den Charakter leukokrater Quarzdiorite. Es sind massige mittelkörnige Gesteine von lichtgrauer Farbe. Sie bestehen aus Albit und Albit-Oligoklas (50 %), Quarz (42 %), Muskovit (6 %), Biotit, Chlorit und Granat (2 %). Diese Granite gleichen den Biotit-Oligoklas-Granodioriten des Ďumbiertypus (Typ Sihla), doch ist ihr Biotitgehalt kleiner und der Feldspat gehört nicht dem basischen Oligoklas an sondern hat mehr saueren Charakter; die Gesteine sind Orthoklas-frei. Bei allmählichem Zurücktreten des Biotits erlangt das Gestein ein aplitisches Aussehen.

Im Massiv des Sinec kommen ausser den erwähnten Typen granitoider Gesteine Biotit-Quarzdiorite und Biotit-Amphibol-Quarzdiorite vor. Hauptsächlich sind im Massiv des Sinec die leukokraten Quarzdiorite sehr intensiv mylonitisiert und erlangen das Aussehen von Porphyroiden (Š u f 1937), die in Serizitschiefer übergehen.

In Apophysen der grossen Granitkörper wird die Textur flasrig, so dass Orthogneis-ähnliche Gesteinstypen entstehen. Sie werden als Epigranite (M i š í k 1953, S. 561) bezeichnet.

Ausser im zusammenhängenden Gebiet des Veporidenkristallins treten granitoide Gesteine, wahrscheinlich vom gleichen Typus in der schon erwähnten „Schemnitzer Insel“ (Insel von Štiavnica-Schemnitz) auf (vgl. S. 140). Nach Š a l á t (1954 a) sind hier Plutonite verschiedenen Charakters und wahrscheinlich auch verschiedenen Alters entwickelt. Viele von ihnen (z. B. der Granodiorit und Diorit von Hodruša) führen Xenolithe triadischer Gesteine und sind demnach nachtriadisch.

Zum vorkarbonischen Kristallin muss ausser den bereits erwähnten kristallinen Schiefern (vgl. S. 140) auch der kataklastische Granit von Vyhne (vgl. Š a l á t l. c., S. 64) gerechnet werden. Er ist älter als der Diorit und Granodiorit und erinnert am meisten an den bereits erwähnten Granit vom Hrončok-Typus (vgl. S. 141) in den Veporiden. Es handelt sich wahrscheinlich um ein tektonisch beanspruchtes spättektonisches Gestein in der Fortsetzung des nördlichen Streifens der Veporzone.

Am Kontakt der spättektonischen Granite kommt es zu metamorphen Veränderungen. In den verschiedenen Teilen der Veporiden-Einheit sind diese Umwandlungen verschieden.

Granitisierungswirkungen an spättektonischen Graniten machten sich in der nördlichen metamorphen Zone der Veporiden geltend. Die Migmatitisierung der Gesteine des nördlichen Teiles der Tisovec-Zone („Migmatit-Zone“, Z o u b e k 1932) wäre nach Zoubek ein vorgranitischer Vorgang, d. h. er ginge dem Eindringen spättektonischer Gesteine granitoider Zusammensetzung voran. Stellenweise kam es jedoch — auch bei dem Eindringen der spättektonischen Granitkörper — zu einer Migmatitisation und Umwandlung bei hoher Temperatur, die fast katazonalen Charakter besitzt (Z o u b e k und N e m č o k 1951). Diese Umwandlung — örtlich gesteigert bis zu Resorptionserscheinungen (Z o u b e k und S n o p k o 1955, S. 212) — macht sich auch an den grossen Schollen von Biotitparagneis geltend, die in den granitoiden Gesteinen, z. B. im Gebiet des Kohút-Massivs, zu finden sind (vgl. Z o u b e k 1955 b, 205).

Im südlichen Teil der Veporiden, im Gebiet der wenig metamorphen kristallinen Schiefer, zeigen sich in der Umgebung der granitoiden Körper schmale Zonen rein thermischer Kontaktumwandlungen. Am Glimmerschieferkontakt des Granits des Kohút-Massivs entstehen Biotit oder Zweiglimmergneise mit Granat. Manchmal sind in diesen Gesteinen Adern einer Quarz-Feldspatmasse sichtbar, die eine beginnende Migmatitisierung anzeigen (N e m č o k 1953, S. 597). Im Gebiet des Massivs von Sinec bei Hnúšťa sind Migmatite stark verbreitet, die unter dem Einfluss der spättektonischen granitoiden Gesteine des angeführten Massivs entstanden sind; doch bilden die Migmatite keine zusammenhängende Zone. Andererseits findet man im Gebiet der schwachmetamorphen Paraektinite der südlichsten Zone der Veporiden oft typische Fruchtschiefer. Trotz dieser Erscheinungen kommt den Kontakthöfen bei den Graniten dieser Zone keineswegs die Bedeutung zu, die ihnen früher zugeschrieben wurde.

Im allgemeinen kann man feststellen, dass auch für das Veporidenkristallin Polymetamorphismus eine erhebliche Rolle spielt. Während der 1. und 2. Phase entstanden kristalline Schiefer verschiedenen Grades und zwar eines höheren in den nördlichen und eines niedrigeren in den südlichen Streifen. Während der 2. Phase war der Metamorphismus in den nördlicheren Streifen durch Granitisation und Eindringen von Orthogneisen begleitet (hochtektonische Phase). Die spättektonischen Granite hatten z. T. eine plutonische kontaktmetamorphe Wirkung und diese führte bis zur Ausbildung von Migmatiten; z. T. erfolgte eine thermische Kontaktwirkung in geringer Tiefe. Die alpidische Tektonik wirkte sich in den Veporiden stärker aus als in den südlicheren Zonen (siehe S. 135).

Im Gebiet der schwächer metamorphen kristallinen Schiefer (Schiefergneise, Glimmerschiefer u. ä.) bei Kokava n. R. tritt eine interessante Magnetitlagerstätte auf (vgl. Zoubek und Nemčok 1951). Sie befindet sich in einem Streifen von granat-führendem Biotit-Plagioklas-Paragneis und graphitischen Quarziten. Diese Gesteine selbst sind wenig migmatitisiert, jedoch von Granitadern durchsetzt. Eingeschlossen aber ist dieser Streifen auf beiden Seiten von stark granitisierten Migmatiten, unter denen sich Gneise mit Imbibitionsfeldspäten, Arterite und Migmatite vom Typus der Orthogneise und andere granitoide Gesteine (Biotitdiorit) finden. Pegmatite sind nicht selten. Das Erz besteht aus kleinen Magnetitkristallen, die von Granat in überwiegender Menge, Biotit und Apatit begleitet werden. Der Almandin-Anteil im Granat beträgt 92—92,5 %, daneben 4,5 % bis 5 % Andradit oder Grossular und 3 % Spessartin (vgl. Zorkovský 1953). Ausserdem tritt Quarz und stellenweise auch Tremolith auf. Unabhängig vom Erz kommen Gesteinsstreifen vor, die hauptsächlich aus Biotit mit Beimengungen von Apatit und Granat bestehen. Diese Gesteine werden als Biotitfelse bezeichnet. Ausserdem treten stellenweise Magnetit-freie Granatfelse auf. Es handelt sich also um eine Lagerstätte vom sog. „Skarn“-Typus. Bemerkenswert ist der Mangel an eisenreichen Amphibolen und Feldspäten. Das Erz hat folgenden Chemismus: $SiO_2$ 28,60—36,60 %, Fe 33,50—39,70 %, Mn 0,54—0,75 %, S 0,24—1,07 %, CaO 1,90—3,50 %, MgO 0,05—0,10 %.

Die Entstehung der Skarnlagerstätte von Kokava ist, ähnlich wie die Entstehung aller Skarnlagerstätten, ein bisher ungelöstes Problem. Die sedimentäre Serie, in der die Lagerstätte liegt, unterlag einer mesozonalen Regionalmetamorphose und dann drangen in die Serie Intrusionen granitoider Gesteine ein, die die Migmatitisierung in der Umgebung von Kokava bedingten und der Serie katazonalen Charakter verliehen. Es kann sich bei den Skarnen also um ein Produkt einer regionalen, metamorphen Umwandlung sedimentärer Eisenerze handeln. Nach einer anderen Deutung könnte es sich um metasomatische Verdrängungen von Kalken der ursprünglich sedimentären Serie handeln. Gegen die letztere Erklärung spricht das vollkommene Fehlen von Relikten karbonatischer Gesteine in der Lagerstätte selbst. Die Entstehung der Biotitfelse (Z o u b e k und N e m č o k 1951) könnte durch Kalizufuhr in den Skarn unter Granitisation (Migmatitisation) der Paragneisserie erklärt werden. Die Entstehung des Apatits im Skarn lässt sich entweder von sedimentärem Phosphor ableiten oder durch eine epigenetische von Metasomatose begleitete Zufuhr. Die zweite Erklärung ist wahrscheinlicher. Die Skarnlinsen sind verhältnismässig kurz, ihre maximale Mächtigkeit beträgt 10—15 m.

Im Osten bzw. Nordosten endet das Veporidenkristallin an einer Überschiebung, die als Ľubeník—Margecany-Linie bekannt ist. Diese Linie verläuft zwischen Lovinobaňa und Ľubeník in SW—NE-Richtung, dann ändert sie die Richtung und verläuft gegen Čuntava von Süd nach Nord. In diesem Gebiet befindet sich das Kristallin bzw. auch das Jungpaläozoikum und Mesozoikum der Veporiden im Kontakt mit den vorkarbonischen Formationen, dem Jungpaläozoikum und eventuell auch dem Mesozoikum der Gemeriden. Nordöstlich der Gemeriden stehen im Hornád-Tal dieselben Glieder der Gemeriden von neuem in tektonischem Kontakt mit den vorkarbonischen, jungpaläozoischen und mesozoischen Gliedern der Čierna hora-Zone. Wir betrachten sie als Fortsetzung der inneren Tatriden-Zonen. Da im Gebiet zwischen Sp. Vlachy und dem oberen Hron-Tal (Horehronie) der Zusammenhang zwischen den kristallinen Streifen der Čierna hora und dem Kristallin des Horehronie und des Vepor unter dem Mesozoikum und Tertiär verborgen ist, kann man die Verbindung der Kristallin-Streifen beider Gebiete nicht mit Sicherheit feststellen. Im Gebiet des Massivs Sľubica und Čierna hora kann man von Norden nach Süden bzw. von Nordosten nach Südwesten in den vorkarbonischen Formationen den Übergang vom Katakristallin zu weniger umgewandeltem Kristallin beobachten. Ein ähnlicher Übergang ist aus der Veporiden-Zone bekannt. Dort erfolgt er aus der Katafazies in die Epifazies. Wenn die Annahme richtig ist, dass das Kristallin der Čierna hora den Tatriden angehört, bedeutet das, dass das Veporkristallin gegen Osten vollkommen auskeilt.

Das absolute Alter der Tatriden-Intrusionen wurde durch K a n t o r (1958) bestimmt. Die hochorogenen Granite (Kralička-Typus) der Niederen Tatra sind nach K a n t o r (unveröffentlichte Mitteilung) 360 Mill. Jahre alt, die Granite der Hohen Tatra haben dagegen nach K a n t o r (1959) ein Alter von etwa 226 Mill. Jahren. Das Alter der Pegmatite verschiedener Kerngebirge schwankt zwischen 330 und 252 Mill. Jahren. Das beweist ebenfalls, dass es sich um varistische, hauptsächlich karbonische Granite handelt. Die Ausführungen Máškas (1959), der die Tatra-Granite als vorkambrisch bezeichnet, sind vorläufig unbedingt als verfehlt zu betrachten. Auch die Biotitbildung in den Paragneisen der Hohen Tatra ist nach K a n t o r (l. c.) ein Ereignis, welches zur Zeit der varistischen Orogenese stattfand (264 Mill. Jahre). Die Bildung der Paragneise der

Kleinen Magura fand (nach Kantor, unveröff.) vor 300—290 Mill. Jahren, die der Migmatite der Niederen Tatra vor 260 Mill. Jahren statt. Wir werden zu diesen Fragen nochmals zurückkommen (S. 230).

In den Abschnitten über das Kristallin der einzelnen Gebiete der zentralen Westkarpaten wurde erwähnt, dass die kristallinen Gesteine später oft tektonischen Einflüssen ausgesetzt waren, so dass Kataklasite und mehr oder weniger ausgedehnte Trümmerzonen entstanden. Eine allgemeine Klassifikation der Karpatenkataklasite wurde bisher nicht vorgeschlagen. Die aus den granitoiden Gesteinen der Malé Karpaty (Kleine Karpaten) entstandenen Kataklasite wurden von Cambel (1956 a, b) charakterisiert und gegliedert. Kataklasite verschiedener Art entstanden in den Westkarpaten hauptsächlich in der Epizone, manchmal auch in der Mesozone. Ein häufiges Produkt der Diaphthorese sind die Phyllonite. Untersuchungen über die Verbreitung dieser Gesteinstypen führten in den Westkarpaten zu interessanten Ergebnissen. In den meisten Kerngebirgen und auch in einem gewissen Teil der Veporidenzonen erscheinen sie sozusagen rhythmisch und sind durch mehr oder weniger breite Zonen unzerrütteter Gesteine voneinander abgeteilt. Breite Diaphthoritzonen kommen hier nur stellenweise vor, z. B. am Kontakt der subtatrischen Decken mit dem Südrande des Kristallins der Ďumbierzone. Breite Zerrüttungszonen finden sich auch in den nördlichen Zügen der Veporiden, z. B. Kráľova hoľa-Zone. Der Verlauf dieser Zone ist im wesentlichen parallel zur Richtung der alpidischen Falten.

In der Hohen Tatra und in einigen anderen Kerngebirgen kennt man zwei Systeme solcher tektonischer Zonen. In der Westtatra hat das erste System die Richtung NW—SE (NW 46—60°), das zweite N—S bis NE 15°. In der Hohen Tatra hat das erste System die Richtung NE—SW und das zweite NW—SE oder N—S. Gewöhnlich streichen die Zonen — hauptsächlich in den granitoiden Gesteinen — parallel zu der Streichrichtung der Hauptspaltensysteme.

Die Entstehung des grössten Teils der tektonischen Zonen kann nicht nur auf Bewegungen zurückgeführt werden, die kurz nach dem Abschluss der Metamorphose der vorkarbonischen Westkarpatenserien bzw. nach den Intrusionen der granitoiden Gesteine einsetzten. Die meisten tektonischen Zonen sind jünger und werden als alpidisch aufgefasst. Es besteht selbstverständlich die Möglichkeit, dass sie vortriadisch sind und zum Varistikum gehören. Die Messung des absoluten Alters hat Kantor (unveröff. Mitt.) zur Überzeugung geführt, dass ein Teil der Diaphthorite 260—275 Mill. Jahre alt ist, also etwa zur mittelvaristischen Faltungsphase gehört. In den detritischen Ablagerungen der Untertrias sind kataklastische Quarzkörner bekannt. Man könnte auch darin einen Hinweis sehen, dass einige tektonische Zonen vortriadisch sind. Die in den Graniten und kristallinen Schiefern auftretenden Klüfte müssen sogar vorkarbonisch angesetzt werden. Ohne eine eingehende Klufttektonische Analyse im regionalen Massstab ist keine Klarheit in dieser Frage zu gewinnen. Sicher ist jedoch schon heute, dass

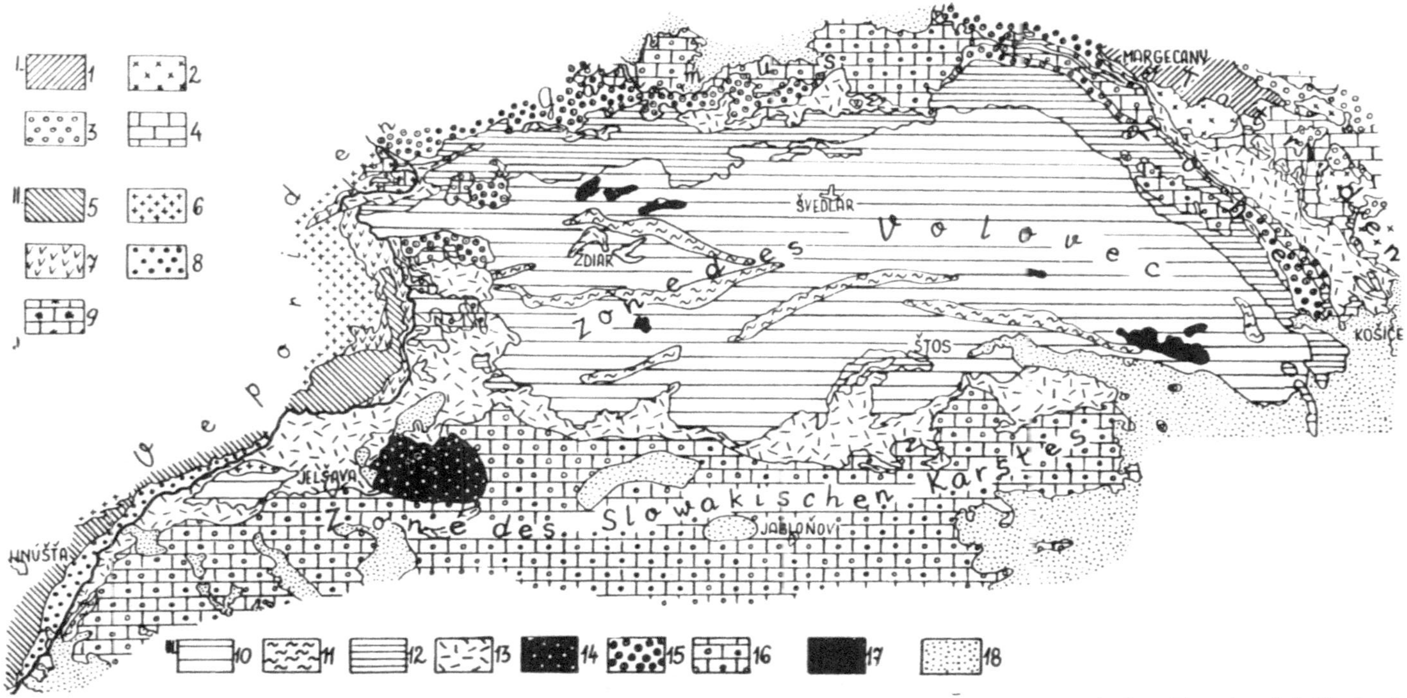


*Abb. 60.* Schema des geologischen Baues des Spišsko-Gemerské rudohorie. (Nach der Karte von B y s t r i c k ý, F u s á n und M a h e ľ 1956.) I. Tatriden: 1. Glimmerschiefer (vorkarbonisch). 2. Spättektonische granitoide Gesteine. 3. Perm. 4. Mesozoikum. II. Veporiden: 5. Glimmerschiefer (vorkarbonisch). 6. Spättektonische granitoide Gesteine (Masiv des Kohút). 7. Karbon. 8. Perm. 9. Mesozoikum. III. Gemeriden: 10. Schichten von Vlachovo und von Uhorná der Gelnica Serie. 11. Volovec Schichten. 12. Rakovec Serie. 13. Karbon. 14. Marines Perm. 15. Perm in kontinentaler Entwicklung. 16. Mesozoikum. 17. Gemeride Granite. 18. Tertiär.

der alpidischen Tektonik massgebender Einfluss in bezug auf die Ausbildung tektonischer Zonen zukommt. K a n t o r (unveröff. Mitt.) hat bestimmt, dass ein gewisser Teil der Diaphthorite etwa 100—140 Mill. Jahre alt ist. Sie haben also ein nachvaristisches Alter. In vielen tektonischen Zonen der Westkarpaten, namentlich in den Veporiden und in der Ďumbier-Zone, tritt Turmalin auf (vgl. Z o u b e k 1928). Der Turmalin ist in den Graniten und Orthogneisen der angeführten Gebiete selten, bzw. fehlt vollständig.

Die Enstehung dieses Minerals in den tektonischen Zonen erklärt Z o u b e k durch die Aussscheidung des in den Graniten in Spuren anwesenden $B_2O_3$. Eine Zufuhr, die aus einer unbekannten eruptiven Masse, wird von Z o u b e k (l. c.) abgelehnt.

Das Problem der tektonisch zerrütteten Zonen wurde an dieser Stelle eingeflochten, da deren Entstehungszeitpunkt noch ungeklärt ist und vortriadisches bzw. vorkarbonisches Alter nicht in allen Fällen ausgeschlossen werden kann.

## C. Die vorkarbonischen Formationen der Gemeriden

Die letzte tektonische Einheit der Westkarpaten, in der vorkarbonische Formationen entwickelt sind, stellen die Gemeriden dar. In dieser Einheit unterscheidet man einen nördlichen, hauptsächlich mesozoischen Zug, der als Galmus-Zone bezeichnet wird, einen südlichen, mesozoischen Zug oder Zone des slowakischen Karstes und einen mittleren, überwiegend aus vortriadischen Gesteinen zusammengesetzten Zug, der in Übereinstimmung mit Z o u b e k (1956) als Volovec-Zone bezeichnet werden soll (vergl. Abb. 60).

In den vortriadischen Zonen der Gemeriden und zwar hauptsächlich in der Volovec-Zone, lässt sich fast überall Perm und zumeist auch Karbon abgrenzen. Letzteres ist teilweise durch Fossilien belegt und liegt oft deutlich transgressiv und diskordant den älteren Formationen auf (vgl. Abb. 64).

Die Existenz vorkarbonischer Formationen in den Gemeriden ist schon lange bekannt. Die reichen Erzlagerstätten des Zips-Gömörer-Erzgebirges hatten schon frühzeitig zu geologischen Studien angeregt und bereits U h l i g (1903, S. 692 u. w.) erkannte die vorkarbonischen Komplexe des Zips-Gömörer Erzgebirges und bezeichnete sie als „erzführende Serie". Das Altpaläozoikum bildet den Grossteil der Volovec-Zone und tritt in einem Streifen auf, der in der Umgebung von Košice beginnt und im Westen an der tektonischen Linie Ľubeník—Margecany, zwischen Dobšiná und Slavošovce, endet (Abb. 60). Sporadisch trit es jedoch auch weiter westlich (z. B. bei Železnik) auf. Die nördliche Begrenzung von vorkarbonischen Formationen können wir annähernd durch die Linie Košice (Koschau)—Jaklovec—Krompachy (Krompach), Nálepkovo, nördliche Umgebung von Dobšina (Dobschau) bezeichnen. Die Südgrenze verläuft längs der Linie Rudnik—Vyšný Medzev—Rožňavské kúpele—Nižná Slaná. Die Kenntnisse über die vorkarbonischen Formationen der angeführten Gebiete haben sich in der letzten Zeit besonders durch die Arbeiten von Fusán und anderer (Kamenický, Kantor, Máška, Mišík, Nemčok, Zoubek) stark vertieft. Auf Grund dieser neueren Arbeiten stellten Bystrický, Fusán und Mahel' (1956) eine neue geologische Übersichtskarte des Zips-Gömörer-Erzgebirges zusammen, wobei unter anderem auch die einzelnen Glieder der vorkarbonischen Serie abgegrenzt wurden (vgl. Abb. 60).

Die vorkarbonischen Serien der Gemeriden bilden einen Komplex von wenig, zumeist nur epizonal metamorphen Gesteinen. Im allgemeinen überwiegen in der Serie neben grobklastischen Gliedern Gesteine, die aus Tonschiefern enstanden sind. Zu ihnen gesellen sich andere Schichtglieder wie Graphit-Schiefer, Lydite, Kalke sowie saure und basische Magmatite. In dieser Serie wurden schon früher zwei selbständige stratigraphische Komplexe unterschieden, die man — von unten nach oben — als: 1. Gelnica-Serie (Nach der Stadt Gelnica) (Göllnitz) und 2. Rakovec-Serie (nach dem Dorfe Rakovec bei Mlýnky) bezeichnet.

1. Die Gelnica-Serie (Zelenka und Matějka in Matějka und Andrusov 1931, S. 80) wurde auch als „porphyroide Zone" (Woldřich 1913) oder -Serie (Rozlozsnik 1935) bezeichnet. Diese Bezeichnung kann nicht empfohlen werden, da Porphyroide nicht in der ganzen Serie entwickelt sind. Die Bezeichnung „kambrosilurische Serie" (Fusán, Máška und Zoubek 1955) ist nicht tragbar, weil ihr kambrosilurisches Alter — wenn auch wahrscheinlich — paläontologisch nicht belegt ist.

Die Gelnica-Serie, die einen wesentlichen Teil der Volovec-Zone und zwar deren ganzen zentralen und südlichen Teil (vgl. Abb. 60) bildet, umfasst einen mächtigen Komplex sedimentärer und magmatischer Gesteine. Die magmatischen Gesteine der Gelnica Serie haben zumeist superkrustalen Charakter. Im mittleren Teil überwiegen Porphyroide.

Den eigenartigen Charakter dieser Gesteine erkannte als erster Stur (1896) der sie als „Karpatengneis" bezeichnete. Ihre Zugehörigkeit zu tektonisch veränderten Gesteinen aus der Gruppe der Porphyre erkannte Schafarzik (1902). Zoubek (1936 b, S. 217) nimmt an, dass alle Porphyroide im westlichen Teil der Westkarpaten permisch sein könnten und das auch die Porphyroide der Volovec-Zone möglicherweise nur intrusive Formen der permischen Ergussgesteine darstellen. Vachtl (1938, S. 81) nimmt an, dass der grössere Teil der Porphyroide altersmässig zwischen Westfal und Perm zu liegen kommt.

Weitere Angaben über die Porphyroide finden wir bei Böckh (1906), Ahlburg (1913), Rozlosznik (1935) u. a. Kuthan (1950) stellte fest, dass die Porphyroide der Gelnica Serie einerseits umgewandelte superkrustale saure Effusiva und deren Tuffe, andererseits intrusive Gesteine sind. In neuer Zeit erkannte man, dass in der Gelnica-Serie, und zwar in ihrem höchsten Teil neben sauren magmatischen Gesteinen auch basische Gesteine entwickelt sind, die der Gruppe der Diabase angehören.

Die vorherrschenden sedimentären Glieder der Gelnica-Serie sind schwach metamorphe, aus Tonschiefern entstandene Gesteine. Sie wurden in Chlorit-, Chlorit-Serizit,-Serizit-Quarz-, Serizit-Graphit-Schiefer, Serizit-Phyllite, sogen. Bänderphyllitschiefer und Phyllite umgewandelt (vgl. Kamenický, J., 1956, Rozlozsnik, 1935, S. 26). Die Phyllite sind feinkörnige, schieferige Gesteine. Die Graphit-Phyllite sind dunkelgrau bis schwarz und enthalten oft Pyritkörner. Die Serizitphyllite sind grünlich oder gelblich, manchmal gebändert (Odehnal 1949). Die durch Umwandlung ursprünglich toniger Glieder entstandenen Lagen wechsellagern örtlich mit Bänken grober detritischer Gesteine, unreiner Quarzite, oft feinlaminierter Sandsteine u. ä. (vgl. Fusán, Máška, Zoubek 1955, — Fusán 1956). Diese Gesteine sind im allgemeinen grobkörnig, schwach bankig oder massig und von graubrauner, grünlicher oder dunkelgrauer Farbe. Gewöhnlich finden sich in ihnen grössere klastische Quarzkörner, die in eine aus Quarz und Serizit bestende Masse eingebettet sind. Ausser diesen Hauptgemengteilen treten Chlorit, Muskovit, Turmalin, Zirkon, Titanit und Rutil (Odehnal 1949) auf. Die aus den angeführten Gliedern bestehende sedimentäre Serie weist eine wiederholte Wechsellagerung von Bänken pelitischer und psammitischer Gesteine auf und ist 2000—3000 m mächtig. Die erwähnten lithologischen Merkmale machen es wahrscheinlich, dass es sich um eine Flyschfazies handelt. In der Gelnica-Serie wurden weiterhin Lagen schwarzer Lydite gefunden. Sie kommen in Form von Einlagerungen in der aus den oben beschriebenen Gesteinen bestehenden Serie, besonders in den Graphitphylliten, vor. Es sind dichte, unvollkommen geschieferte Gesteine von grauer bis schwarzer Farbe, die mit weissen Adern sekundären Quarzes durchsetzt sind. Unter dem Mikroskop zeigen sie eine feine aus Quarzkörnern bestehende Pflaster-Struktur und eine starke Einstäubung von Graphit. Am Kontakt mit den benachbarten Phylliten enthalten sie feine Schuppen von Serizit und Chlorit. Die Radiolarien gehören den Spumellarien von sphaeroidem Typus an. Unter dem Mikroskop erscheinen sie als ausschliesslich aus $SiO_2$ bestehende, mit Graphit durchsetzte Partien. In den Graphitphylliten mit Lyditeinlagerungen im Bystrý-Bach südwestlich von Švedlár, unweit des Kontaktes der angeführten Phyllite mit serizitischen und Quarz-führenden Phylliten tritt die Pyritlagerstätte „Alžbeta“ auf. Sie bildet (vgl. Fusán und Kantor 1953) eine kurze Linse, die teilweise aus Pyriterzen ohne andere Sulfide und teilweise aus Erzmineralen folgender Zusammensetzung gebildet ist: Pyrit, Magnetkies, Kupferkies, Bleiglanz und sporadisch auftretendem Zinnstein, Zinnwaldit, Apatit, Tetraedrit, ged. Gold u. a. Der Pyrit hat z. T. die Form der sog. „vererzten Schwefelbakterien“. Auf Grund dieser Erscheinung wurden die betreffenden Lagerstätten für syngenetisch sedimentär gehalten. Die Grösse der aus Sulfiden bestehenden Sphäroide schwankt zwischen 5 und 70 $\mu$, was den Ausmassen einiger rezenter Schwefelbakterien entspricht (vgl. Abb. 86 und 91). Weitaus die Mehrzahl der Sulfide ist jedoch als epigenetisch anzusehen. Fusán und Kantor (1953) nehmen an, dass auch die Sphäroide anorganischen Ursprungs sind und die Pyritsphäroide auf hydrothermalem Wege als Vorgänger der späteren Sulfide von polymetallischem Typus (vgl. Abb. 85, 86) entstanden. Nach den angeführten Autoren handelt es sich also um eine Lagerstätte epigenetischer Entste-

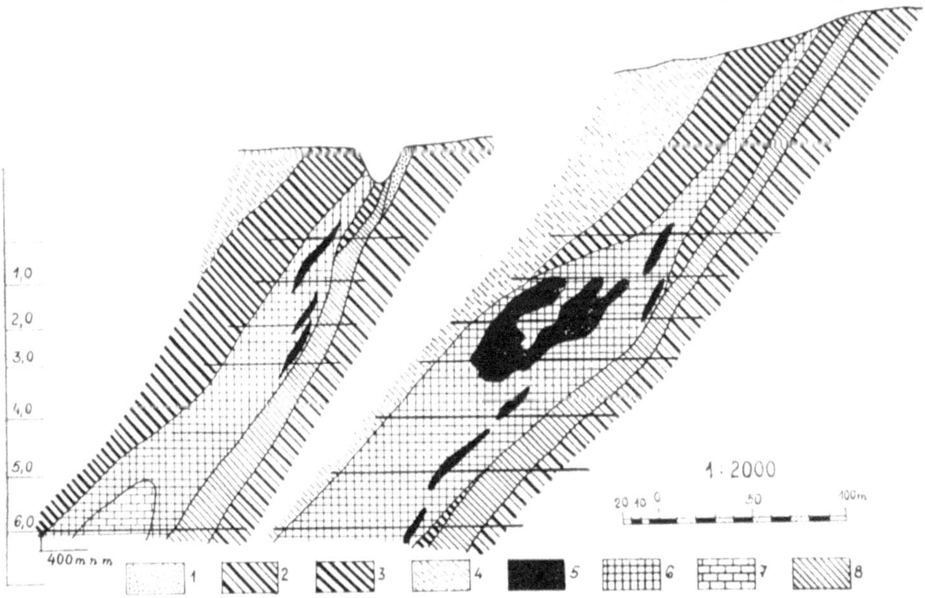


*Abb. 61.* Profil durch die Siderit-Ankerit-Lagerstätte in den Volovec-Schichten der Gelnica-Serie bei Nižná Slaná. Nach Odehnal (1949). 1. Metapsammite. 2. Porphyroid. 3. Graphitschiefer. 4. Quarz-Phyllite. 5. Siderit. 6. Ankerit. 7. Kalk. 8. Unterlagernder Phyllit.

hung. Dazu sei jedoch bemerkt, dass in den vorkarbonischen Gliedern der Westkarpaten und auch der Gelnica-Serie an vielen Stellen Pyritkonzentrationen oder auch Pyritlagerstätten in ihrer ursprünglichen Form vorkommen, die sedimentären oder sedimentärvulkanischen Ursprungs sind, also sicher syngenetischen Charakter haben.

In einem höheren Horizont der Gelnica-Serie sind auch linsenartige Körper karbonatischer Gesteine bekannt. Ursprünglich handelte es sich um Kalke, die auf metasomatischem Wege zumeist in Ankerit und stellenweise auch in Siderit umgewandelt wurden. Bei Nižná Slaná — vgl. Abb. 61 — ist der ursprüngliche Kalk weiss, feinkörnig bis mikrokristallin, oft bildet er Bänkchen, die mit Phylliten wechsellagern. Ursprünglich bildete er jedoch eine grosse bis 800 m lange und bis 80 m mächtige Linse. Jetzt besteht die Linse hauptsächlich aus grauem bis schwarzem, feinkörnigem bis mikrokristallinem Ankerit metasomatischen Ursprungs. Zumeist kommt er in kleinen, mit Graphit- und Quarz-Serizit-Phylliten wechsellagernden Bänkchen vor. Im Ankerit treten kleinere Sideritlinsen auf, die auch als metasomatisch zu deuten sind. Der Siderit ist feinkörnig, grau bis schwarz, mit bläulichem Farbton. Die ursprünglich aus Kalk bestehenden Karbonatlinsen erscheinen im Volovec-Massiv in mehreren Horizonten übereinander, mehrere Bänder bildend. Sie kommen auch westlicher in der Umgebung von Železnik vor. Hier sind in einer aus Chlorit- und Serizit-Phylliten, Graphit-Schiefern und ev. Radiolariten zusammengesetzten Serie Lagen lichter serizitischer und dunkler graphitischer Kalke entwickelt (vgl. K a t y k und Š e v č í k 1951). An den Stellen, wo die graphitischen Kalke von der auslaugenden Wirkung der Wässer verschont blieben, haben sie den Charakter lichter, graugrüner, kristalliner, stellenweise sehr stark verkieselter (bis 50 % $SiO_2$) dünnbankiger bis massiger Kalke. Einige Lagen sind rein weiss. In einzelnen Kalklagen treten Einlagerungen chloritischer Phyllite auf, die im Streichen oft die Kalke vertreten. Lithofaziell mag es sich bei den Kalken um Bioherme handeln. In den Kalken der Gelnica-Serie bei Železnik sind die bekannten metasomatischen Sideritlagerstätten entwickelt. Siderit verdrängt hier Serizitkalke und dunkle Graphitkalke. Die Erzkörper haben die Form gedehnter Linsen, von denen einige bis in beträchtliche Tiefen reichen, andere schon in geringer Tiefe auskeilen. Die Linsen erreichen Mächtigkeiten bis zu 45 m. Die an die Graphitkalke gebundenen Siderite sind grau bis schwarz gefärbt, oft breccienartig ausgebildet, mit Graphit und einem grösseren Gehalt an Pyrit verbunden. In den serizitischen u. z. T. auch in den graphitischen Kalken treten lichtere, gelbliche, breccienartige Siderite auf. Die Siderite haben folgende Durchschnittsgehalte an Fe: 33,67—36,93 %, Mn: 3,27—4,11 %, $SiO_2$: 3,69—6,63 %. Neben dem Siderit wurde in den Serizitkalken auch metasomatischer Ankerit gebildet. Die Ankeritkörper haben oft Formen, die am ehesten durch tektonische Einflüsse zu erklären sind. Die Ankerite enthalten durchschnittlich 7,36—11,60 % (ausnahmsweise 27,8 %) Fe; 0,32—0,60 % Mn; 0,14—18,65 % $SiO_2$. In der Oxydationszone der Lagerstätte entstanden aus den Sideriten Limonite und aus den Ankeriten verschiedene Ocker (vgl. K a t y k und Š e v č í k 1951).

Die Kalke und die mit ihnen verknüpften Eisenerzlagerstätten bei Železnik rechnet man heute zur Gelnica-Serie. Diese Ansicht vertreten Š u f (1936) und neuerdings F u s á n (1956). B ö c k h (1905) und später M a h e ľ (1956) sehen in dieser Serie Karbon. Maheľ grenzt dabei eine Schichtfolge von Phylliten mit Lyditen und Kalken ab, die er „schieferige Serie" nennt und in das Unterkarbon stellt.

Das Vorkommen von Kalklinsen ist eine Erscheinung, die in der vorkarbonen Serie der Gemeriden Einheit nicht vereinzelt dasteht. Wir fanden sie in den Kleinen Karpaten und in der südlichsten Zone der Veporiden.

Neben sedimentären Gliedern treten in der Gelnica-Serie — wie bereits angeführt wurde — saure und basische Magmatite in reichlichem Umfange auf. Die ursprünglichen Gesteine der ersten Gruppe sollen nach J. K a m e n i c k ý (1956 a) Quarzporphyre, feine Aschentuffe, Kristalltuffe mit Porphyroklasten und Tuffite mit deutlicher Wechsellagerung vulkanischer und sedimentärer Lagen sein. Die Vulkanite unterlagen schon bei der Erstarrung der Autometamorphose und wurden dann durch intensive regionale Dynamometamorphose umgewandelt. Kamenický verlegt diese Metamorphose in die Zeit der varistischen Orogenese. Die Metamorphose macht sich durch intensive Kataklase, Kristallisationsschieferung, Serizitisierung der Feldspäte und Chloritisierung des Biotits geltend.

Kamenický unterscheidet folgende metamorphe Produkte:

Normale Porphyroide, tuffogene Porphyroide und Klastoporphyroide. In einzelnen Fällen ist die metamorphe Umprägung so stark, dass die Natur des Edukts nicht mehr erkannt werden kann. Neben Porphyroiden treten dunkle Gesteinstypen mit reichlichem Graphitpigment auf, die wahrscheinlich auf sedimentäre Gesteinstypen zurückgeführt werden müssen. R o z l o z s n i k (1935, S. 27) unterscheidet Orthoklasporphyroide mit Einsprenglingen von korrodiertem Quarz, teilweise serizitisiertem Orthoklas, Serizit-Quarz-Pseudomorphosen nach Biotit mit Mikrolithen von Rutil in einer schwach umkristallisierten Grundmasse aus Quarz und Serizit, Plagioklasporphyroide mit Einsprenlingen von Quarz und Plagioklas in einer Grundmasse aus Serizit, Quarz, Chlorit und Albit, sowie dunkle Porphyroide mit Einsprenglingen von Albit und Quarz.

Die chemische Zusammensetzung der Porphyroide aus der Umgebung von Mlynky ist nach W o l d ř i c h (1912) folgende: $SiO_2$ 59,30 %, $Al_2O_3$ 16,52 %, $Fe_2O_3$ 3,88 %, FeO 3,56 %, MgO 30,7 %, CaO 1,43 %, $K_2O$ 1,43 %, $Na_2O$ 4,82 %, $H_2O$ 1,89 %; Summe 99,42 %.

Ausser den sauren vulkanischen Gesteinen kommen in der Gelnica-Serie — und zwar in ihrem höheren Teil — mehr oder weniger umgewandelte Diabastuffe und Diabase vor (F u s á n 1956). Sie liegen jetzt als Grünschiefer vor.

In den sedimentären und vulkanogenen Komplexen der Gelnica-Serie treten neben den bereits erwähnten jüngeren epigenetischen Pyrit-Siderit- und Ankerit-Lagerstätten syngenetische Erzlager auf, denen mit Sicherheit vorkarbonisches Alter zukommt. Es handelt sich um die Magnetitlagerstätten von Švedlár, Smolnik und Kojšov, die im engsten Verbande mit Porphyroiden und Porphyroidtuffen auftreten. I l a v s k ý (1956) fasst sie als regionalmetamorph überprägt auf. Mit den Porphyroiden sind auch die Vorkommen von Hämatit-Magnetit-Quarziten bei Hýľov (vgl. M a h e ľ 1954) verknüpft. Hämatit und Magnetit tritt hier in den Quarziten im Verhältnis 1:9 auf. Der $SiO_2$-Gehalt schwankt von 74,10 % bis 87,70 % und der Fe-Gehalt von 6,72 bis 19,45 %. Die Porphyroide werden als Quelle des Eisens betrachtet. Nach M a h e ľ gehören diese Quarzite dem Jaspilit-Typus an.

In den kristallinen Kalken der Gelnica-Serie des mittleren Teiles des Zips-Gömörer-Erzgebirges treten Imprägnationen von Magnetit auf (vgl. I l a v s k ý

1956). Neben Magnetit findet man auch feinverteilte Manganerze (vgl. K a n t o r 1954). Vorkommen dieser Art sind bei Betliar, Čučma und in Tale des Bystra-Baches bei Švedlár bekannt. Die Erze bilden Nester und Linsen in den Kalken. Der Mineralbestand der Linsen ist etwa folgender: Rhodonit, Rhodochrosit, Spessartin, Pyrit, Chalkopyrit, Magnetkies, Hämatit, Psilomelan, Pyrolusit, Manganokalzit, Kalzit, Tremolith, Muskovit, Quarz, Chlorit, Sphalerit, Galenit, Baryt, Magnetit, Rutil, Zirkon u. a. In der Nachbarschaft der so veränderten Kalke sind häufig metamorphe Diabastuffe entwickelt. Die Tuffe haben einen merklich erhöhten Mg-Gehalt und zeigen blastisch entwickelten Granat. Auf Grund dieser Paragenese fasst K a n t o r (1954) diese Lagerstätten als metamorph aber genetisch an den basischen Vulkanismus der Gelnica-Serie gebunden auf. I l a v s k ý (1956) stellt dagegen diese Lagerstätten zum Lahn-Dill-Typ oder fasst sie als rein sedimentären Typus auf. Der Mn-Gehalt wird von ihm durch eine spätere Mn-Metasomatose erklärt und die heutige Fazies als varistisch metamorph angesehen. Beiden Auffassungen ist gemeinsam, dass die Vererzung altpaläozoisch ist.

Nach diesen allgemeinen Bemerkungen soll auf die Gliederung der Gelnica-Serie eingegangen werden. Den ersten diesbezüglichen Versuch machte K u t h a n (1950, S. 8). Als Grundlage zur Gliederung diente ihm die — für einen bedeutenden Teil des Zips-Gömörer-Erzgebirges richtige — Beobachtung, dass im unteren Teil der Gelnica-Serie keine vulkanischen Gesteine der Porphyroid-Gruppe entwickelt sind, dagegen im höheren vorherrschen. Auf Grund dieses Unterschiedes teilt er die Gelnica-Serie in zwei Abteilungen: 1. die ältere oder Serie von Drnava besteht hauptsächlich aus Quarziten und Sandsteinen, grauen Phylliten, Graphit-Phylliten, Lyditlagen und Linsen kristalliner Kalke. 2. Die jüngere oder Serie von Uhorna wird hauptsächlich durch effusive Quarzporphyre, deren Tuffe und vulkanische Breccien gebildet. Sie enthalten dünne Zwischenlagen serizitischer Tonschiefer. Das relativ junge Alter der Uhorna-Serie wird einerseits durch die Kontaktwirkung der Quarzporphyre auf die Gesteine der Drnava-Serie, andererseits durch das Vorkommen von Einschlüssen grauer Quarzite in den porphyrischen Gesteinen bewiesen. Später wurde jedoch festgestellt, dass das Vorkommen von Porphyroiden für die Abgrenzung einer eigenen stratigraphischen Serie nicht allgemein andwendbar ist und zwar deshalb, weil diese Gesteine in der gesamten Gelnica-Serie fehlen können und die Serie dann ausschliesslich oder überwiegend durch sedimentäre Glieder vertreten ist (F u s á n, K a m e n i c k ý, K u t h a n 1953; I l a v s k ý 1953; A n d r u s o v 1953; M a h e ľ 1954). Die Schwierigkeiten bei der Abgrenzung zweier unabhängiger Schichtenfolgen in der Gelnica-Serie haben ihre Ursache in dem komplizierten Bau des Volovec-Massivs, in dem sie hauptsächlich vertreten ist. Einerseits muss mit der Existenz mehrerer übereinandergestapelter liegender Falten gerechnet werden (vgl. F u s á n 1950), andererseits wurde die Vermutung ausgesprochen, dass ein Teil der Schichtenfolge nicht der Gelnica-Serie angehört, sondern jünger ist. Es wurde erwähnt, dass einige Glieder der Serie, z. B. die Kalke und Diabas-Gesteine, nur im oberen Teil der Gelnica-Serie vorkommen; andere Glieder, z. B. die Graphitphyllite, sind in diesem Teil viel mehr entwickelt als in deren Liegendem. Diese Umstände führten Fusán, Máška und Zoubek (1955) zur Aufstellung einer neuen Stratigraphie der Gelnica-Serie. In dieser Serie (die als kambrosilurische Serie bezeichnet wird; vgl. S. 176) unterscheiden die Autoren drei Glieder. Auf Grund dieser Gliederung und unter Berücksichtigung der Arbeiten von L. Snopko (1957 a) soll hier folgende Gliederung gegeben werden:

1. Untere Abteilung — Schichten von Vlachovo (Snopko, L. 1957). Diese Abteilung wurde von Fusán, Máška und Zoubek als detritische Schichtenfolge bezeichnet. Sie entspricht einem Teil der Drnava-Serie Kuthans, die aber noch jünger sein könnte. Zuunterst sind in diesen Schichten sandige Serizit-Chlorit-Phyllite von heller Farbe mit vereinzelten Lagen dunkler Chloritphyllite entwickelt. Oft beobachtet man eine Wechsellagerung lichter, sandiger und dunkler, pelitischer Lagen. In der gesamten Schichtenfolge tritt eine grosse Anzahl von Lydit-Linsen auf. Weiter nach oben im Profil ist eine Flyschserie entwickelt, die hauptsächlich aus dunklen Chlorit-Serizit-Phylliten mit Lydit-Linsen besteht, die dünnere Lagen von Porphyroidtuffen enthalten.

2. Zweite Abteilung — Uhorná Schichten. Fusán, Máška und Zoubek (l. c.) bezeichnen diese Abteilung als „vulkanische Schichtenfolge". Sie entspricht der Uhorna-Serie Kuthans einschliesslich der mächtigen Magmatitfreien Zwischenfolge. Diese Abteilung kann nicht überall abgetrennt werden. Sie ist mit der ersten Schichtenfolge durch allmähliche Übergänge verbunden. Starke Bedeutung haben in dieser Schichtenfolge Porphyroide, Quarzporphyre und deren pyroklastischen Glieder (Tuffe und Tuffite; siehe S. 153). Mit den Vulkaniten wechsellagern dünnere und dickere Lagen von Tonschiefern und Phylliten (Ilavský, 1953, S. 102). Es ist sicher, dass die mittlere Abteilung der Gelnica-Serie, die zum grössten Teil aus saueren Gesteinen besteht, stellenweise in eine ausschliesslich oder fast ausschliesslich sedimentäre Fazies übergeht.

3. Dritte Abteilung — Volovecer Schichten.

Es handelt sich um eine Schichtenfolge, die Fusán, Máška und Zoubek (1955) als „organogen" bezeichnen. Sie besteht teilweise aus den gleichen phyllitischen Gesteinen, wie die vorhergehende, jedoch führen die Phyllitlagen Pyrit-Konkretionen und Graphitschiefer. Lydite sind reichlicher vertreten als im Liegenden.

Die oben beschriebenen Manganhaltigen, metasomatisch-karbonatischen Glieder erscheinen in der Gelnica-Serie ausschliesslich in der dritten Abteilung.

Zum Unterschied von den beiden unteren Abteilungen der Gelnica-Serie, die eine Mächtigkeit von mehr als 2000 m erreichen, sind die Volovecer Schichten maximal einige Zehner von Metern (rd. 100—150 Meter) mächtig.

Zu den Gliedern der oberen Abteilung der Gelnica-Serie muss man auch die bereits erwähnten Diabastuffe und Diabase rechnen. Zur Zeit ist nicht ganz sicher, ob in der oberen Abteilung der Gelnica-Serie neben den basischen vulkanischen Gesteinen auch saure entwickelt sind. J. Kamenický (1956 a) führt ein Vorkommen porphyroider Tuffe in den Kalken der Gelnica-Serie bei Železnik an. Dies dürfte jedoch eine Ausnahme sein. Ein weiteres ungelöstes Problem ist die Beziehung der oberen Abteilungen zur mittleren. Die meisten Autoren stimmen in der Ansicht überein, dass zwischen ihnen ein allmählicher Übergang besteht. Ilavský (1956) vertritt die wenig wahrscheinliche Meinung, dass die dritte Abteilung der Gelnica-Serie in der Umgebung von Smolnik diskordant der zweiten auflagert. In der Gegend zwischen Smolnik und Drnava unterscheidet Máška („Tektonický vývoj" 1961, S. 188) eine Serie von Sandsteinen, Quarziten, Schiefern und Porphyroiden (Serie von Pipitka), die er am ehesten zum Devon rechnet. Fusán (unveröff. Bericht) betrachtet diese Schichtenfolge als oberstes Glied der Gelnica-Serie.

Die beiden unteren Abteilungen der Gelnica-Serie umfassen Seichtwasserablagerungen, die unter stetem Sinken und Schwanken des Meeresbodens gebildet wurden. Das Absinken des Meeresbodens wurde stets durch die Sedimentation und vielleicht auch durch porphyrische Ergüsse kompensiert. Bei der Entstehung der oberen Abteilung ist das Absinken ein allmählicher Vorgang. Fusán, Máška und Zoubek bezeichnen die obere Abteilung als Tiefseebildung. Das Vorkommen grösserer Mengen von Graphit-Schiefern kann als Stütze für diese Annahme angesehen werden. In dieser Schichtenfolge treten jedoch auch Kalke auf, deren biohermer Charakter — wie bereits erwähnt wurde — nicht ausgeschlossen werden kann. Übrigens wurden die in den detritischen Serien vorkommenden Lydite, trotz ihres Radiolariengehaltes, schon von jeher nicht als Tiefseebildungen betrachtet (Lapparent 1923). Daher bleibt die Frage der batymetrischen Verhältnisse bei der Entstehung der einzelnen Glieder der Gelnica-Serie offen. Das Vorkommen von Radiolarien und der Gesamtcharakter der Serie sprechen zu Gunsten der Ansicht, dass es sich um eine flyschähnliche Bildung handelt. Im höheren Teil der Schichtenfolge wird die Sedimentation von Ergüssen und Tuffen saurer und basischer Vulkanite begleitet.

Für die Alterseinstufung der Gelnica-Serie bestehen nur wenige Anhaltspunkte. Die Radiolarien genügen dazu nicht, abgesehen davon, dass deren Bearbeitung noch aussteht. Es ist sicher, dass die Serie älter ist als Mittelkarbon, das der Gelnica-Serie diskordant aufliegt. Im Vergleich mit der Schichtenserie der Grauwackenzone der Ostalpen sprachen schon Rozlozsnik (1935, S. 110) und dann Andrusov (1937 b) die Ansicht aus, dass es sich um eine Serie kambrischen und silurischen Alters handeln könnte. Auch Fusán, Máška und Zoubek (1955) ziehen die untere und mittlere Abteilung der Gelnica-Serie zum „Kambroordovizium" und den oberen Teil zum Gotland (Silur). Der Vergleich der Gelnica-Serie mit ähnlichen Serien der Ostalpen stösst auf beträchtliche

Schwierigkeiten, da einmal die zum Vergleich herangezogenen Schichtenserien in verschiedenen Teilen der Ostalpen sehr mannigfaltig sind und zum anderen deren Fossilführung gering und gewöhnlich an Schichtglieder gebunden ist, deren fazielle Entwicklung beträchtlich vom Normaltypus abweicht. Doch ist auch unter diesen Umständen die oben vorgeschlagene Parallelisierung am wahrscheinlichsten. Die dritte Abteilung der Gelnica-Serie bildet in der Volovec-Zone einige Bänder in einer vorwiegend aus der unteren und mittleren Abteilung bestehenden Region. Sie streichen ungefähr von Ost nach West (vgl. Abb. 60). Wahrscheinlich sind es synklinale Bänder, die schon vor dem Absatz der Serie von Rakovec entstanden sind.

2. Die R a k o v e c - S e r i e (in der älteren Literatur wird sie als Phyllit-Serie, Z e l e n k a 1927 b; „Phyllit-Diabas-Serie", A n d r u s o v und M a t ě j k a 1931; „Grünschiefergruppe", R o z l o z s n i k 1935, S. 29; „Phyllit-Diabas-Serie", F u s á n, M á š k a und Z o u b e k 1955 bezeichnet).

Diese Serie besteht wiederum aus sedimentären und vulkanischen Gliedern. Die sedimentären Glieder bestehen vorwiegend aus Tonschiefern. Während der varistischen Orogenese wurden sie in epimetamorphe Gesteine, hauptsächlich in Chlorit- und Serizit-Phyllite umgewandelt. Stellenweise sind dünne Lagen grauer bis dunkelgrauer, manchmal violettfarbener Phyllite eingeschaltet (F u s á n 1956). Als Edukte kommen Pelite und Psammite in Betracht, wobei die psammitischen Typen im basalen Teil, die pelitischen in den höheren Horizonten entwickelt sind. Diese Gesteine haben bräunliche, graue oder grauviolette Farbe. Ihr Chemismus weist auf ihre ursprüngliche Zugehörigkeit zu typisch tonigen Sedimenten hin. Die gröber klastischen Typen sind durch Gesteine vertreten, die den Charakter von Quarz-Phylliten und Quarziten haben. Letztere sind massige Gesteine von lichtgrüngrauer Farbe. Sie führen bis 2 mm grosse Quarzkörner, die durch ein Bindelmittel aus kleineren Quarzkörnern (0,035 mm), vereinzeltem Serizit, Chlorit, Resten von Feldspatkörnern u. ä. verkittet sind.

Die chloritreichen Gesteine haben grüne bis graue Farbe und sind oft gebändert. Sie treten vorwiegend in den höheren Horizonten der Rakovec-Serie auf. Vereinzelt finden sich in dieser Serie Lagen weisser kristalliner Kalke (vgl. F u s á n 1956). Sie bilden Bänke von maximal 50 cm Mächtigkeit.

Grössere Mannigfaltigkeit weisen die V u l k a n i t e auf. Sie gehören verschiedenen Typen basischer und mittelsaurer Gesteine an. Sie sind zum Teil superkrustale Bildungen und bilden Lavadecken, begleitet von Tuffen und Tuffiten. Letztere zeigen Übergänge zu rein sedimentären Gliedern. Ein Teil der Vulkanite ist intrusiv. Es lassen sich Lagergänge, echte Gänge, enge Schlote, Lakkolithen und auch grössere Intrusivkörper plutonischen Charakters nachweisen. Die plutonischen Körper sind näher untersucht (vgl. K a m e n i c k ý und M a r k o v á l. c.) und lassen sich folgendermassen gliedern:

1. G a b b r o d i o r i t e und Hornblende-Gabbros.

Es sind grüngraue bis grünschwarze Gesteine von ungleicher Korngrösse (0,05—0,6 cm Durchmesser). Sie bestehen aus grüner Hornblende, Feldspat (ursprünglich basisch, wahrscheinlich dem Labrador zugehörend, durch metamorphe Einflüsse in Albit und weitere sekundäre Minerale umgewandelt) und verschiedenen Akzessorien und sekundären Mineralien wie Apatit, Chlorit, Zoisit und Epidot. Das ursprüngliche Gefüge war hypidiomorph, jetzt liegt es in blastomylonitischer Fazies vor. Die feinkörnigen Typen zeigen Paralleltextur (Fluidaltextur) mit Merkmalen einer sekundären postmagmatischen Schieferung, die nach L. Kamenický und Marková (l. c.) infolge Erstarrung unter der Einwirkung eines orientierten Druckes entstanden sein soll. Für alle beobachteten Strukturen ist eine Blastese als letzter Prozess gemeinsam.

2. Die Gabbrodiorite bilden einen sehr verbreiteten Typus der Intrusivgesteine in der Rakovec-Zone. Es sind feinkörnige, schwach epimetamorphe, hornblendeführende Gesteine mit primärer Paralleltextur. Sie werden von sauren Differentiaten in Form grosser Körper und Gänge, Differentiaten mittlerer Basizität und solchen basischer Typen begleitet. Der Grundtypus ist graugrün und schwach flaserig bis massig. Der Mineralbestand ist folgender: Grüne Hornblende, saussuritisierter oder serizitisierter Plagioklas, primärer und sekundärer Quarz und Akzessorien wie Apatit, Rutil, Titanit und Hämatit. An sekundären Mineralien kann man beobachten: Chlorit, Epidot und Zoisit. Granat ist eine metamorph bedingte blastische Neubildung. Einige saurere Differentiate haben den Charakter von Quarzdioriten. Die chemische Analyse ist auf S. 159 angeführt.

3. Diorite sind besonders bei Dobšina verbreitet, wo sie in Gesellschaft basischerer Typen auftreten. Im allgemeinen sind sie massig bei blastogranitischer Struktur. Örtlich ist eine Kataklase überlagert. In anderen Fällen haben ähnliche, in Form von Lakkolithen auftretende Gesteine blastoporphyrisches Gefüge bei einer mikrolepidogranoblastischen Grundmasse. Diese Gesteinstypen haben folgenden Mineralbestand: Grüne Hornblende, primärer Biotit, Plagioklas (teilweise in Serizit und Albit umgewandelt), Akzessorien (Titanit, Apatit, Zirkon, Pyrit, Ilmenit und Magnetit) und sekundäre Mineralien (Chlorit, Serizit). Örtlich sind Übergänge in basischere Gesteine, die als melanokrate Gabbrodiorite bezeichnet werden, zu beobachten. Die chemische Analyse der Gesteine dieser Gruppe ist auf S. 159 gegeben.

Von Vulkaniten wurden folgende Typen festgestellt (vgl. Kamenický, L. und Marková l. c.).

1. Körnige Diabase, örtlich von Dynamometamorphose betroffen. Sie haben blastogabbrointersertale, blastophitische, gabbroide u. ä. Strukturen. An primären Mineralien treten auf: Plagioklas, Amphibol, Zoisit, Apatit, Ilmenit, möglicherweise rekristallisiertes Glas; im veränderten Zustand erscheinen zusätzlich Albit, Epidot, Zoisit, Kalzit, Quarz, Aktinolith, Chlorit u. Leukoxen. Ihre chemische Zusammensetzung ist auf S. 159 wiedergegeben.

2. D i a b a s p o r p h y r i t e mit porphyrischer Textur und Diabas-Struktur, die durch intersertale, granolepidoblastische, allseitige, an anderen Stellen durch schon primär gerichtete Struktur der Grundmasse gekennzeichnet sind; manchmal haben sie unter dem Einfluss der Dynamometamorphose ausgeprägte Augenstruktur. Die Einsprenglinge sind Albit-Oligoklase, umgewandelte Hornblenden oder Ilmenite. Die Gesteine zeigen eine violettgraue oder grüne Farbe und sind mitunter fleckig.

3. Feinkörnige und dichte D i a b a s e, die durch Übergänge mit den vorhergehenden Typen verbunden sind, haben dunkel- oder lichtgrüne und gelbliche Farbe. Meist sind sie schiefrig und bilden den Rand von Diabasdecken. Die grösste Verbreitung unter den basischen Gesteinen haben Typen mit primärem Brecciencharakter. Örtlich treten Mandelsteine auf. Die Mandelfüllung besteht aus Kalzit, Chlorit, Epidot und Albit.

Chemische Analysen der vulkanischen Glieder der Rakovec-Serie

| | I. | II. | III. | IV. | V. | VI. |
|---|---|---|---|---|---|---|
| $SiO_2$ | 47,96 | 47,85 | 56,82 | 59,99 | 42,13 | 50,21 |
| $TiO_2$ | 0,96 | 1,08 | 1,23 | 0,68 | 1,67 | 0,4 |
| $Al_2O_3$ | 15,20 | 13,13 | 15,71 | 16.77 | 25,99 | 15,834 |
| FeO | 6,59 | 6,93 | 0,86 | 1,54 | 3,59 | 7,39 |
| $Fe_2O_3$ | 3,46 | 4,35 | 6,68 | 5,76 | 5,75 | 2,418 |
| MnO | 0,15 | | 0,13 | 0,13 | 0.19 | 0,138 |
| MgO | 6,86 | 8,92 | 4,47 | 3,44 | 3,29 | 6,608 |
| CaO | 11,49 | 8,95 | 4,70 | 3,44 | 11,27 | 4,925 |
| $Na_2O$ | 2,96 | 3,82 | 3,08 | 3,12 | 2,29 | 5,531 |
| $K_2O$ | 0,27 | 1,46 | 1,08 | 1,50 | 0,26 | 0,423 |
| $P_2O_5$ | 0,17 | | 0,25 | 0,09 | 0,14 | 0,14 |
| S | | | 0,81 | | | |
| $CO_2$ | | | | | | 1,68 |
| $H_2O+$ | 2,97 | 2,90 | 3,82 | 2,80 | 4,02 | 3,58 |
| $H_2O-$ | 0,04 | 0,09 | 0,23 | | 0,02 | 0,13 |
| | 99,08 | 99,48 | 99,87 | 99,26 | 100,61 | 99,407 |

I. Hornblende Gabbrodiorit, Smolnik (nach Jarkovský)
II. Hornblende-Gabro, Vyšný Klatov (Šulcová)
III. Amphibol-Biotit-Diorit (Dvônč)
IV. Quarzdiorit, Dobšina (Emezt)
V. Diabas, Ráztoky (Dvônč)
VI. Diabas-Tuffit, Poráč (Rapošová)

Übernommen aus Kamenický L. und Marková (1955)

Diese Diabase erscheinen in Form von Decken, Lakkolithen u. ä. Die mineralogische Zusammensetzung entspricht im allgemeinen dem vorhergehenden Typus, doch sind die sekundären Minerale vorherrschend. Der Plagioklas ist Albit und Albit-Ologoklas. Das Gefüge ist lepidogranoblastisch, granonematoblastisch, granoblastisch, poikilitisch oder divergentstrahlig. Die Gesteine sind fluidal, massig, brecciös oder amygdaloid. Die chemischen Analysen werden auf S. 159 wiedergegeben.

In vielen Vulkaniten der Rakovec-Serie lassen sich deutlich zwei verschiedenartige Umwandlungen erkennen. Erstens solche, die sich sogleich nach der Entstehung der betreffenden Gesteine abspielen und die den Charakter einer Autometamorphose tragen; dabei kam es im wesentlichen zur Albitisierung der Plagioklase. Die zweite, spätere Art der Umwandlung hatte den Charakter einer vorvaristischen Regionalmetamorphose. Letztere macht sich besonders durch die Entwicklung einer Kristallisationsschieferung bemerkbar und führte zur Entstehung von Amphiboliten. Unter dem Einfluss des Meerwassers erlitt das pyrogene Material Zerfall und Zersetzung (Halmyrolyse).

4. Die T u f f e zeichnen sich durch lichtgrüne Farbe aus. Es kommen unter ihnen ungeschichtete sowie gebänderte, schichtige, schiefrige und porphyrosterische Varietäten vor. Die Tuffe bilden keine mächtigen oder weit aushaltenden Lagen, sondern befinden sich nur in der Nähe der Effusiv-Körper. Sie bestehen hauptsächlich aus Albit, Epidot, Aktinolith, Chlorit, Erzpigment, manchmal erscheint Quarz und Rutil. Die ebenfalls auftretenden Pyroklastika zeigen eine grosse Mannigfaltigkeit in bezug auf die Zusammensetzung der Bruchstücke und des Bindemittels. Die gestreiften Varietäten weisen Ubergänge zu Tuffiten auf. Einflüsse dynamometamorpher Überprägung sind häufig zu beobachten.

5. Die T u f f i t e sind durch regelmässige Schichtung, Feinheit und Gleichmässigkeit des Kornes und durch das wechselnde Auftreten pyrogener und sedimentogener Lagen gekennzeichnet. Das Sedimentmaterial besteht hauptsächlich aus Quarz, Kalzit, und Serizit. Die chemische Zusammensetzung der Tuffite ist auf S. 159 angeführt. Nach dem Chemismus bilden sie einen Übergang zwischen Tuffen und Ton, worauf der höhere Gehalt an $SiO_2$ und $K_2O$ hindeutet. Sie haben graue, grünliche, ins Violett spielende Farbe und sind oft geschiefert. Charakteristische Mineralien der Tuffite sind; Quarz, Serizit, Albit und Chlorit, kennzeichnend ist manchmal der hohe Fe-Gehalt (die Summe Fe + Mn beträgt mitunter 20 %). Die Struktur ist gewöhnlich parallel-schichtig.

Unter den Tuffiten der Rakovec-Serie kommen besonders in den stratigraphisch höheren Teilen manchmal solche mit höherem Hämatitgehalt vor. Sie gehen in Hämatit-Quarzite bzw. Erze vom Lahn-Dill-Typus über. Die Mächtigkeit dieser Gesteine erreicht manchmal 50 cm. Sie treten oft in Begleitung chloritischer Tuffite und Hämatit- und Magnetit-Phyllite auf.

Einige Autoren halten einen Teil der intrusiven basischen Gesteine für älter als die effusiven Typen. F u s á n, K a m e n i c k ý und K u t h a n (1953, S. 169) halten z. B. den Quarzdiorit- und Gabbrodioritkörper bei Dobšina (Dobschau) für das älteste Intrusivgestein der Gemeriden. Zu dieser Ansicht führte sie die Tatsache, dass dieser Körper Anzeichen starker Schieferung und Umwandlung aufweist. M a t ě j k a und A n d r u s o v (1931) dagegen sprachen die Meinung aus, dass die intrusiven Glieder der basischen Eruptiva etwas später als die superkrustale Rakovec-Serie entstanden sind. Am wahrscheinlichsten ist die Annahme, dass die intrusiven und extrusiven Gesteine der Rakovec-Serie nur verschiedene Formen ein und derselben Phase sind und stratigraphisch in ihren Sedimentverband gehören. Kleintektonische Beobachtungen (F u s á n, M á š k a und Z o u b e k 1955) scheinen für diese Ansicht zu sprechen.

Die Beziehung der Rakovec-Serie zu ihrem Liegenden wurde in der Vergangenheit verschieden gedeutet. Zumeist war man der Meinung (vgl. z. B. Andrusov 1953), dass die Rakovec-Serie mit der liegenden Gelnica-Serie durch allmähliche Übergänge verbunden ist. Gewöhnlich ist die Grenze gegen die Gelnica-Serie nicht mit Sicherheit festzulegen; man kann die Schichten mit dem Einsetzen der grünlichen und violettgefärbten Phyllite zur Rakovec-Serie rechnen. Eine Diskordanz ist nirgends deutlich zu beobachten. Es ist jedoch bemerkenswert, dass die Basis der Rakovec-Serie nirgends der obersten Abteilung der Gelnica-Serie auflagert, sondern stets stratigraphisch tiefer liegt. Die Existenz einer verborgenen Diskordanz zwischen den beiden Serien wird somit wahrscheinlich. Eine solche Diskordanz wurde auch durch die struktur-analytischen Untersuchungen bestätigt (F u s á n, M á š k a, Z o u b e k 1955). Sie zeigen, dass die Gelnica-Serie eine intensive Faltung erfuhr und einer Schwachen epimetamorphen Umwandlung unterlag. Diese Faltungsphase wurde von den erwähnten Autoren als z i p s e r P h a s e bezeichnet.

Das A l t e r der Rakovec-Serie ist unbekannt. Für die Gelnica-Serie finden sich in den Ostalpen ziemlich genaue Äquivalente, deren Alter einigermassen bekannt ist (vergl. S c h a f f e r 1951), aber für die Rakovec-Serie konnten sichere Äquivalente in der Grauwackenzone der Ostalpen nicht gefunden werden. An basischen Eruptivgesteinen reiche Serien erscheinen nach älteren Angaben in den Ostalpen im Ordovizium. Daraus entstand die Ansicht (A n d r u s o v 1953), dass die Rakovec-Serie dem Ordovizium angehört. Da die neue Einstufung die Gelnica-Serie, bzw. ihr jüngstes Glied, in das Silur verweist, ist die oben angeführte Ansicht unhaltbar geworden. Die Rakovec-Serie könnte jünger als Gotland (Silur) sein und zwar dem Unterkarbon (F u s á n, K a m e n i c k ý und K u t h a n 1953, S. 176) oder — was wahrscheinlicher ist — dem Devon angehören (vgl. H a u e r 1869, W o l d ř i c h 1913, M a t ě j k a und A n d r u s o v 1931, S. 80; F u s á n, M á š k a und Z o u b e k 1955, S. 8). Für die letztere Ansicht spricht das häufige Auftreten von Diabasen im Devon des europäischen Varistikums. Paläontologische Beweise für diese Ansicht liegen jedoch zur Zeit noch nicht vor.

Die Rakovec-Serie ist recht mächtig, hat vorwiegend detritischen Charakter und stellenweise eine lithofazielle Entwicklung, die an den Flysch erinnert. Es ist fast sicher, dass es sich um eine Serie marinen Ursprungs handelt, da in ihr keine spezifischen Merkmale terrestricher oder lakustrer Bildungen vorhanden sind. Es handelt sich um eine varistische Geosynklinalserie, die unter starkem subsidenten Sinken des Meeresbodens entstanden ist. Die Diabase sind als initiale Vulkanite zu deuten. Wenn die Rakovec-Serie dem Devon angehören sollte, müsste man annehmen, dass sich in den Gemeriden die Hauptphase der kaledonischen Faltung zwischen Silur und Devon geltend gemacht hat. Gegen diese Annahme spricht der Vergleich mit den Ostalpen, wo sich nämlich in der Grauwackenzone im oberen Teil des Silurs und auch im Devon Kalke absetzten und zwischen den angeführten stratigraphischen Gliedern gar keine Faltung festgestellt wurde.

Auf der Rakovec-Serie, und zwar im Gebiet ihrer Haupt-verbreitung (nördliches Randgebiet der Volovec-Zone) liegt stellenweise transgressiv und diskordant Mittelkarbon (vgl. Abb. 64). Die Basiskonglomerate enthalten Gesteine der Rakovec-Serie (vgl. S. 178).

Es ist also sicher, dass die Rakovec-Serie älter ist als Mittelkarbon. Im südlichen Teil des Volovec-Massivs ist die Rakovec-Serie rudimentär und nur lokal entwickelt.

Im vorhergehenden Abschnitt wurde eine Übersicht der vormittelkarbonischen Gemeridenformationen gegeben, woraus mit entsprechender Wahrscheinlichkeit ihre Zugehörigkeit zum Altpaläozoikum hervorgeht. Im folgenden Abschnitt soll der allgemeine Charakter dieser Serien besprochen werden.

Es ist wahrscheinlich, dass in den Gemeriden mehr oder weniger das ganze Altpaläozoikum in geosynklinaler Entwicklung vertreten ist, wobei detritische Serien vorherrschend sind. Man kann zwei Komplexe unterscheiden: es ist erstens der dem unteren Teil des Altpaläozoikums (wahrscheinlich Kambrium und Silur) entsprechende und zweitens der dem oberen Teil zugehörige (Devon).

Der Untergrund der unteren Schichtenfolge ist unbekannt. Die tiefere Schichtengruppe hat Flyschcharakter, aber man kann nicht behaupten, dass es sich hier um die obere detritische Formation handelt. Eher könnte man in ihr die untere detritische Formation sehen, der die karbonatische Formation in rudimentärer Entwicklung aufliegt. Gegen diese Deutung spricht das Vorkommen einer Menge saurer Eruptivgesteine in dieser ganzen-Serie. Diese dürften dem subsequenten Vulkanismus im Sinne Stilles angehören. Es liegen jedoch keine hochorogenen oder spätorogenen Intrusiva vor, die diesem Vulkanismus entsprechen würden. Man kann die Vulkanite auch als sauren initialen Vulkanismus betrachten. Aus dem Angeführten ist ersichtlich, dass die Vorstellung über die Sukzession der Formationen und über die Nacheinanderfolge der Eruptiva keineswegs klar ist. Die Rakovec-Serie entspricht wohl im allgemeinen dem Anfang des geosynklinalen, von intensivem initialem Vulkanismus begleiteten Senkungsvorgang. Die Serie hat den Charakter der unteren detritischen Formation, ohne ausdrücklich flyschartig entwickelt zu sein.

Die Entwicklung dieses unteren Komplexes hat in den Nachbargebieten der Gemeriden keine Fortsetzung. Es ist wahrscheinlich, dass es nach dem Absatz dieser Serie in den den Gemeriden nahestehenden Regionen zur Entstehung granitoider Körper kam. Äquivalente dieser Granitoide finden sich in den karbonischen Konglomeraten in Form von Geröllen; in der Region der Gemeriden sind Granite jedoch nicht in situ bekannt (vgl. S. 185). Im Gebiet der Gemeriden und zwar im Altpaläozoikum sind wohl granitoide Körper vorhanden, doch haben wir Grund zur Behauptung, dass sie nicht vortriadisch sind.

Abschliessend kann man feststellen, dass die vorkarbonischen Formationen der Tatroveporiden und Gemeriden einen Komplex mit sehr komplizierter Gliederung und mannigfaltiger Zusammensetzung darstellen. Fast alle vorkarbonischen Glieder der sedimentären Schichtenfolgen beider Gebiete haben fein- bis mitteldetritischen Charakter. Man könnte auf Grund dieser Tatsache die Zugehörigkeit aller vorkarbonischen Glieder der Tatroveporiden und Gemeriden zur gleichen Formation in Erwägung ziehen.

Auf diese Tatsache wies in seinen Arbeiten besonders V. Z o u b e k hin (siehe hauptsächlich 1936 und 1937 a).

Aus dem Gesagten geht hervor, dass das Problem der Parallelisierung der vorkarbonischen Serien der einzelnen Zonen und Gebiete der Westkarpaten sehr kompliziert ist. Die detaillierteste Gliederung der vorkarbonischen Serien erlauben die Gemeriden. Von den hier abgegrenzten Schichtenfolgen finden sich einige annähernd in der gleichen Entwicklung auch in den Tatroveporiden. Die Volovec-Schichten mit Linsen karbonatischer Gesteine haben im wesentlichen die gleiche Entwicklung wie einige Glieder im südlichen Teil der Tisovec-Zone der Veporiden bei Hnúšťa. Hier fehlen jedoch die basischen Vulkanite. Man könnte auch mit einer Paralellisierung der an Kalklinsen und basischen Vulkaniten reichen Glieder der Harmonia-Serie in den Kleinen Karpaten denken, die alle wesentlichen Merkmale der Volovec-Schichten der Gemeriden aufweisen. Die hier vorgefundenen Crinoiden weisen auf paläozoisches Alter hin.

Die Rakovec-Serie mit ihren basichen Eruptivgesteinen könnte man mit einigen Gliedern der metamorphen Serie der Tatroveporiden gleichstellen, wo Amphibolite, Aktinolithschiefer u. a. aus Tiefengesteinen oder basischen Ergussgesteinen oder deren Tuffen stammende Gesteine stark in Erscheinung treten, wobei es sich hauptsächlich um die im mittleren Teil des kristallinen Massivs, der Kleinen Karpaten — zwischen Pezinok und Pernek — entwickelte Serie handelt. Schon Z o u b e k (1936 b, 1937 b) verglich diese Serie mit der Rakovec-Serie. Eine beträchtliche Menge von Amphiboliten charakterisiert den nordwestlichen Teil der Kraklová-Zone der Niederen Tatra (vgl. Z o u b e k 1935, S. 21 und Profil, Abb. 56 auf S. 131). Es muss allerdings bemerkt werden, dass die vermutlichen

Äquivalente sowohl der Volovec-, als auch der Rakovec-Serie in den Tatroveporiden nur untergeordnet auftreten. Andererseits sei darauf aufmerksam gemacht, dass die Rakovec-Serie in den Gemeriden einen selbständigen Zyklus bildet, der im Gebiet der Tatroveporiden primär fehlen kann und dass die Volovec-Schichten das höchste Glied im Liegenden der Rakovec-Serie bilden, also nach dem Absatz der Gelnica-Serie stellenweise auch abgetragen sein können.

Das lokale Vorkommen der Äquivalente der Volovec-Schichten in den Tatraveporiden führt zur Vermutung, dass in dieser Zone auch Äquivalente der übrigen Glieder der Gelnica-Serie vorkommen. In den Tatroveporiden wurden jedoch bisher keine Gesteine gefunden, die man möglicherweise als katazonal umgewandelte Porphyroide ansprechen könnte. Weiterhin sind in den kristallinen Schiefern der Tatroveporiden häufig dünne Amphibolitlagen entwickelt, die aus basischen Eruptiva entstanden sind. Diese Gesteine fehlen in der gesamten Gelnica-Serie, mit Ausnahme der Volovec-Schichten. Obwohl also zwischen der vorkarbonischen Serie der Gemeriden und der der Tatroveporiden gewisse Analogien in der ursprünglichen Zusammensetzung bestehen, ist eine genaue Parallelisierung nicht möglich, da es sich auch um Serien verschiedenen Alters handeln kann. Das Vorkommen einiger Schichtfolgen, die den Volovec-Schichten und der Rakovec-Serie ähnlich sind, spricht zugunsten der Ansicht, dass wenigstens ein Teil des Kristallins der Tatroveporiden altpaläozoischen Alters ist; doch können auch ältere Glieder vertreten sein.

Die m e t a m o r p h e  Ü b e r p r ä g u n g sämtlicher Zonen erschwert weitestgehend die Möglichkeit eines Vergleiches. In den Tatroveporiden äussert sich der höchste Grad der Metamorphose und der Granitisierung in der Ďumbierzone der Tatriden. Von hier aus sinkt der Grad der Umwandlung und Granitisierung sowohl quer durch das Gebirge, als auch in seiner Längsrichtung, wenn auch nicht immer im gleichen Masse ab. Diese Erscheinung könnte man durch den Charakter und die Stärke der geosynklinalen Absenkung der Tatroveporidenzone erklären. Die Senkung und die dadurch bedingte Metamorphose wäre dann in der Mitte der Geosynklinale, also in der Ďumbierzone, besonders intensiv.

Nach einer zweiten Erklärung wird der höhere Grad der Metamorphose dadurch hervorgerufen, dass in der Mitte des vorkarbonischen Faltensystems — besonders im Gebiet des Ďumbiermassivs — ältere Massive auftreten, die bei der Faltung in tiefere Zonen der Erdrinde gerieten. Das in Betracht kommende Gebiet entspräche dann der Mitte des vorkarbonischen Antiklinoriums. Da das Alter der einzelnen Kristallinkomplexe unbekannt ist, fällt es sehr schwer, das aufgeworfene Problem zu lösen. Sicherlich gibt es viele Argumente, die gegen die erste Lösung sprechen, andere wieder gegen die zweite. Wenn die Mitte der Geosynklinale im Ďumbiermassiv gewesen wäre, müsste die Serie offensichtlichen Tiefseecharakter und grössere Mächtigkeit haben. Das trifft jedoch nicht zu, wenigstens fehlen Beweise in dieser Richtung. Wenn es sich um die Mitte eines Antiklinoriums handeln würde, müssten hier ältere Schichtenfolgen vertreten sein als an den Rändern. Wenn es auch nicht möglich war, diese Behauptung zu widerlegen, liegen jedenfalls auch keine klaren Beweise zugunsten der letzteren Ansicht vor. Die Beobachtungen sprechen dafür, dass im mittleren Teil des vorkarbonischen Faltensystems der Tatroveporiden annähernd die gleichen Glieder auftreten wie an der Peripherie. Ihr Alter dürfte hauptsächlich altpaläozoisch sein. Sie gerieten in beträchtliche Tiefen, da hier die Falten als mächtiges Paket übereinandergestapelt wurden. Da das Kristallin der Tatroveporiden später, während der alpidischen Orogenese, erneut intensiv gefaltet wurde, ist die Rekonstruktion der ursprünglichen tektonischen Elemente im Kristallin freilich nicht möglich, aber es kann stellenweise ein bedeutenderer Faltenwurf nicht ausgeschlossen werden. Falls man die Ansicht vertritt, dass in der Zone der Tatroveporiden und Gemeriden der Hauptteil der Glieder der vorkarbonischen Serie altpaläozoisches Alter hat, kann man annehmen, dass die Achse des varistischen Gebirges der Westkarpaten in den Tatriden, d. i. in einer Zone, wo auch während der älteren alpidischen Faltungsphasen der Deckenschub am intensivsten war, lag. In dieser Zone macht sich auch während des Mesozoikums eine Hebungstendenz geltend.

Die Analyse der Entwicklung der tektonomagmatischen und sedimentären Verhältnisse der vorkarbonischen Serien der Tatroveporiden und Gemeriden wird durch den Mangel an stratigraphischen Stützen sehr erschwert. Fast die gesamte vorkarbonische Serie der Tatroveporiden erscheint als ursprünglich einheitliche Schichtfolge von detritischem, mehr oder weniger flyschähnlichem Charakter mit einem zumeist schwachen initialen basischen Vulkanismus, der nur in einigen Streifen intensiver wird.

Im Gebiet der Gemeriden haben die beiden unteren Glieder der Gelnica-Serie detritischen Charakter, während die Linsen der karbonatischen Gesteine in den Volovec-Schichten als rudimentäre Entwicklung der karbonatischen Formation betrachtet werden können. Die Interpretation der sedimentogen-tektonischen Stellung der Gelnica-Serie wird jedoch durch den Umstand erschwert, dass deren Untergrund unbekannt ist. Ferner ist der Vulkanismus zur Zeit ihrer Ablagerung, die offensichtlich unter geosynklinalen Bedingungen stattfand, nur im oberen Teil der Serie basisch, während er im mittleren Teil sauren Charakter hat. Diese Tatsache führte J. Kamenický (1956 a) zur Überzeugung, dass es sich nicht um einen initialen, sondern um einen subsequenten Vulkanismus des kaledonischen Zyklus handelt. Einige Granite, die in den karbonischen Konglomeraten von Veľký Folkmár gefunden wurden, betrachtet J. Kamenický in diesem Zusammenhange als wahrscheinlich kaledonisch. Diese Granite gingen der subsequenten vulkanischen Tätigkeit der Gelnica-Serie voraus. Mit dieser Interpretation stimmt der Autor nicht überein. Der saure subsequente Vulkanismus der Gelnica-Serie dürfte am ehesten dem Zeitpunkt zwischen Kambrium und Ordovizium entsprechen und könnte die „sardische Phase" begleiten; oder es wäre ein subsequenter Vulkanismus, der nach der jungalgonkischen Faltungsphase folgte; oder er könnte einem sauren initialen Vulkanismus entsprechen. Die Faltung könnte von einem sauren, plutonischen Magmatismus begleitet gewesen sein, doch ist es fraglich, ob die Granite aus dem Geröllbestand bei Veľký Folkmár an diese Faltung gebunden sind.

Die Sedimentation der Rakovec-Serie hat geosynklinalen Charakter und der sich in ihr offenbarende basische initiale Vulkanismus steht damit in gutem Einklang. Wenn die Rakovec-Serie Devon vertritt, müsste die Faltungsphase zwischen der Rakovec- und Gelnica-Serie als kaledonisch betrachtet werden. Es bestehen jedoch keine Anzeichen dafür, dass während dieser Faltung granitoide Gesteine entstanden wären. Da sich nach der Faltung die geosynklinale Senkung erneuerte, konnte es nicht zur Entstehung von Gesteinen subsequenten Charakters kommen, sondern es erneuerte sich der initiale Vulkanismus. Die Wahrscheinlichkeit des Vorkommens von Äquivalenten der Rakovec-Serie in den Tatroveporiden, wo die spättektonischen granitoiden Intrusiva jünger sind als die angeführten Äquivalente, lässt es möglich erscheinen, dass die spättektonischen Tatroveporidengranite nach dem Absatz der Rakovec-Serie eingedrungen sind. Soweit diese Serie dem Devon angehört, könnte es sich um varistische Intrusiva handeln. Diese Ansicht findet eine gewisse Bestätigung durch physikalische Altersbestimmungen an Pegmatiten der Kleinen Karpaten (vgl. S. 145 und Graniten der Hohen Tatra (K a n t o r 1959).

Die Frage nach dem Alter der metamorphen Serien, der Metamorphose und der granitoiden Intrusionen der Tatroveporiden wurde in den letzten Jahren von einem teilweise ganz anderen Standpunkte aus von M á š k a (1959) u. M á š k a und Z o u b e k (in „Tektonic Developement“ 1960 und in „Tektonický vývoj“ . . . 1961) betrachtet. Diese Autoren leugneten anfangs die Wichtigkeit der Bestimmung des absoluten Alters der Gesteine durch die Methoden des radioaktiven Zerfalls (l. c. 1958, 1960). Das führte sie zur Konstruktion eines wenig begründeten Schemas des Alters der vorkarbonischen Serien in den Tatroveporiden und Gemeriden. Die älteste metamorphe Serie des Gebietes der Kerngebirge, das „Tatrikum“, ist nach den genannten Autoren alt- bis mittelproterozoisch. Es wurde intraproterozoisch gefaltet. Im südlichen Teil der Veporzone, ebenso wie in den Kleinen Karpaten erscheint eine jüngere Serie teilweise mit Kalksteineinlagerungen, die jungproterozoisch wäre. Diese Serie wurde assyntisch gefaltet und dabei mesozonal metamorphosiert. Alle diese mehr oder weniger metamorphen Serien sind älter als das Altpaläozoikum der Gemeriden. M á š k a und Z o u b e k hatten (vergl. l. c. 1960, S. 166) anfangs auch die spättektonischen granitoiden Massive der Tatra usw. als vorkambrisch oder kaledonisch aufgefasst. In der späteren Zusammenfassung von M á š k a und Z o u b e k (1961) wurde das Schema der Alterseinteilung des Karpatenkristallins wesentlich geändert und dem Standpunkte, den wir oben vertreten haben, genähert. Da das Altpaläozoikum der Gemeriden sicher tektonisch mit dem Kata- bis Mesokristallin der Tatroveporiden zusammenstösst, ist das vorpaläozoische Alter des letzteren durch diesen Kontakt durchaus nicht bewiesen. Andererseits ist es richtig, dass die genannten Autoren auf den ursprünglich eigenartigen Charakter der kata- bis mesometamorphen Serien der Tatroveporiden hinweisen, was auch von unserem Standpunkt aus zutrifft. Diese einförmige, ursprünglich tonig-psammitische Serie mit einer grösseren oder kleineren Menge von basischen eruptiven Gesteinen kann wahrscheinlich nach der Fazies nicht mit dem Altpaläozoikum der Karpaten vereinigt werden. Es ist somit sehr wahrscheinlich, dass es sich um eine vorkambrische Serie handelt. Wie wir aber schon gesagt haben, sind alle, auch die ältesten granitoiden Intrusivgesteine und die letzte konstruktive Metamorphose der kristallinen Serien varistisch. Die Altersfrage nach den sich sicher mehrmals wiederholenden Faltungsereignissen und der Metamorphose von verschiedener Art muss man daher vorläufig mit grossem Vorbehalt betrachten, was wir in den vorigen Kapiteln auch versucht haben. Das Alter der wenig metamorphen Serien mit Kalkeinlagerungen des Südteiles der Veporiden ist z. B. zur Zeit völlig problematisch.

## D. Karbon

In den zum Karbon gerechneten Schichtfolgen muss man zwei Faziesgebiete unterscheiden, die jedoch nicht scharf voneinander getrennt werden können:

1. Das n ö r d l i c h e Faziesgebiet entspricht den Tatroveporiden und ist durch den Mangel an Einlagerungen oder Linsen karbonatischer Gesteine gekennzeichnet.

2. Das s ü d l i c h e Faziesgebiet entspricht der Gemeridenregion. Es zeichnet sich durch eine wechselnde Menge eingelagerter karbonatischer Gesteine aus. Sie weist auch ein lokales Vorkommen von Konglomeraten (mit Geröllmaterial teilweise unbekannten Ursprungs) auf; ausserdem tritt ein intensiver basischer Vulkanismus in Erscheinung.

In beiden genannten Gebieten liegt Karbon diskordant den vorkarbonischen Formationen auf. Diese Diskordanz ist nicht immer deutlich sichtbar, da basale Konglomerate nur lokal entwickelt sind. Ins Auge fallend ist jedoch die Diskordanz im Gebiet der Tatroveporiden, da hier die vorkarbonischen Komplexe intensiv regionalmetamorph umgewandelt (katazonal, evtl. mesozonal) und oft auch granitisiert sind, während das Karbon selbst weder stark metamorph, noch granitisiert oder thermisch beeinflusst ist. Das Karbon ist örtlich epizonal verformt. Im Gebiet der Gemeriden ist die diskordante Auflagerung des Karbons besonders an den Stellen deutlich, an denen ein basales Konglomerat entwickelt ist (vgl. Abb. 64). Eine genaue Abtrennung des Karbons von den älteren Serien, wie auch die Feststellung einer Diskordanz an der Basis des Karbons, ist jedoch in vielen Fällen schwierig.

## 1. Das Karbon der Tatroveporiden

Im Gebiet der Kerngebirge sind ebenso wie in den Veporideneinheiten die dem Karbon angehörenden Schichten nur lokal entwickelt. Gewöhnlich liegt hier direkt auf dem Kristallin vorkarbonischen Alters Perm oder, was noch häufiger vorkommt, transgredierende Trias, manchmal auch Lias (Kleine Karpaten). Die lokale Entwicklung des Karbons kann in den erwähnten Gebieten entweder durch eine erosive Entfernung oder durch primäre lokale Ablagerung in getrennten Becken gedeutet werden. Die fazielle Entwicklung des Karbons erlaubt es nicht, diese Frage zu lösen, doch ist die Deutung als Erosionsrest wahrscheinlicher. Es ist anzunehmen, dass ursprünglich nicht das ganze Gebiet der Tatroveporiden von Karbonsedimenten bedeckt war.

In der tatriden Hülle der Kerngebirge der Hohen Tatra, des Lubochna-Massivs, der Niederen Tatra und der Gebirge Žiar, Tribeč und der Kleinen Karpaten sind keine dem Karbon einreihbaren Formationen bekannt. Im Massiv des Suchý und der Malá Magura nördlich des Ortes Poruba sind dunkle Konglomerate mit Quarzgeröllen entwickelt, die nach Ivanov, Klinec und Lehotský (1956) dem Karbon angehören dürften.

Im Gebirge Považský Inovec ist nur am westlichen Rande Karbon entwickelt (J. Kamenický, 1956) und zwar zwischen den Tälern Hradecká und Kalnica. Zum Karbon rechnet man auch die Schichtenfolge grauer bis dunkelgrauer Grauwacken, die stellenweise in Grauwackenkonglomerate und Konglomerate übergehen, wobei die Gerölle aus Muskovit- und Quarz-Glimmerschiefern bestehen. Das sind Gesteine vom gleichen Typus wie die entsprechenden Gesteine des Inovec-Kristallins. Zwischen den grobdetritischen Schichten finden sich stellenweise Einlagerungen von Graphit-Schiefern. Ausserdem ist im Massiv des Inovec eine Schichtfolge pelitischen Charakters entwickelt; sie wird durch graue bis dunkelgraue Chlorit-Serizit-Schiefer und dunkelgraue bis schwarze Graphitschiefer mit Graphitlagen gebildet. Das Alter der angeführten Schichten wurde bisher paläontologisch nicht festgelegt, doch weist die erwähnte Schichtenfolge starke Analogien zu der detritischen Entwicklung des Karbons im Zips-Gömörer Erzgebirge auf. Da sich in den Konglomeraten Gesteinsgerölle aus dem Inovec-Kristallin befinden, ist es offensichtlich, dass es sich um einen jüngeren, vom Kristallin durch eine stratigraphische Lücke getrennten Komplex handelt. Andererseits ist jedoch die Schichtenfolge des vermutlichen Karbons schwach (epizonal) metamorphosiert und es treten örtlich basische Vulkanite auf, die den ophiolitischen Gesteinen des Altpaläozoikums gleichen.

Im Massiv der Malá Fatra ist Karbon an der nördlichen Abdachung der Gebirgsgruppe Veľká Lúka (südlich von Stranany) bekannt; es wird durch schwarze bis dunkelgraue Graphitphyllite repräsentiert. Ein weiteres Karbonvorkommen tritt am Nordhang des Branisko-Massivs (vgl. Rösing 1947, S. 11) auf. Dieses Karbon ist ein Glied der normalen tatriden Hülle dieses Massivs. Es besteht aus schwarzen Schiefern mit zahlreichen kleinen Limonitkonkretionen. Stellenweise sind diese Schiefer schwach mergelig. Das Karbon erscheint im Liegenden des vermutlichen Perms.

Auch aus dem Massiv Čierna Hora ist Karbon bekannt geworden (vgl. Fusán, Záruba und Hromada 1954, S. 5). Es ist hier in der Hülle des tatriden Kristallins der Čierna Hora in Form von schwarzen Phylliten und dunklen Konglomeraten entwickelt. Letztere führen als Gerölle hauptsächlich Gangquarz. Im Hangenden der Schichtenserie erscheint Perm oder untere Trias.

Das bekannteste Karbonvorkommen im Gebiet der Tatroveporiden liegt in der sog. Zemplin-Insel. Hier ist das Karbon-Alter floristisch belegt. Neben sicherem Karbon tritt in der Zemplin-Insel ein Komplex auf, der zum Perm gerechnet wird. Die Schichtenfolge wurde als „Permokarbon" bezeichnet (vgl. Frenczi 1943). Přibyl und Bouček (1953, S. 91) teilten die jungpaläozoische Schichtfolge der Zemplin-Insel in drei stratigraphische Glieder auf, die sie folgendermassen bezeichnen:

1. Trňa Schichten.
2. Kašover Schichten.
3. Cejkover Schichten.

Die erste Schichtenfolge kann man mit Sicherheit für karbonisch halten, während die dritte auf Grund der lithologischen Entwicklung wahrscheinlich permisch ist. Bei der zweiten steht die genaue Einstufung noch aus.

1. Die Trňa-Schichten bilden eine mächtige Schichtfolge aus dunkelgrauen bis graubraunen Glimmersandsteinen und schwarzen Schiefern. Stellenweise treten Konglomeratlagen, arkoseartige Sandsteine und Schwarzkohlenflöze auf. Letztere wurden bei Veľká Trňa abgebaut. Nach Čechovič (1949) sind drei Flöze entwickelt: Das unterste ist 70—120 cm, das mittlere 40—150 cm und das dritte 40 cm mächtig. Die Flöze sind z. T. reich an Zwischenmittel. Tektonische Flözverdrückungen sind nicht selten. Die Kohle hat nur stellenweise eine gute Qualität (6375 Cal. bei 11,16 % Asche). Die Durchschnittsanalyse der Kohle aller 3 Flöze zeigt jedoch eine niedrigere Heizkraft (4988 Cal. bei 29 % Asche). Die Kohle ist arm an leichtflüchtigen Bestandteilen und hat somit anthrazitischen Charakter. Die Kohlenflöze treten im unteren Teil der Trňa-Schichten auf. Ob es sich um ein Grundflöz handelt, ist nicht zu entscheiden, da der Kontakt des Karbons mit dem vorkarbonischen Kristallin tektonisch ist (Čechovič l. c.). Die Kohle wird von schwarzen, glimmerhaltigen, pflanzenführenden Schiefern begleitet.

Nach Němejc (1948 S. 23) und Němejc und Šetlik (1950) gehören die bei Malá und Veľká Trňa gefundenen Pflanzenreste folgenden Arten an: Annularia pseudostellata, Asterophyllites equisetiformis, Sphenophyllum oblongifolium, S. longifolium, S. emarginatum, Sphenopteris ? ohmanniana, Sph. hymenophyllites, Asterotheca arborescens, Ptychocarpus unitus, Linopteris cf. obliqua, Alethopteris bohemica, Pecopteridium cf. costei.

Die Pflanzenreste wurden zum ersten Mal von W o l f (1869) gefunden und von S t ú r bestimmt. Dann schenkten ihnen zahlreiche Fachleute ihre Aufmerksamkeit, unter anderem H i r m e r (vgl. F e r e n c z i 1943, S. 46), der die Schichten auf Grund der Flora in das höhere Westfal oder untere Stefan stellte. N ĕ m e j c rechnet sie mit einigem Vorbehalt zum unteren Stefan.

2. Die K a š o v e r S c h i c h t e n bestehen aus lichtgrauen Arkosen. Nach P ř i b y l und B o u č e k entwickeln sich diese Schichten allmählich aus den liegenden dunklen Sandsteinen der Trňa-Schichten. Sie dürften dem höchsten Stefan angehören.

Die beschriebenen Schichten des Karbons sind gefaltet und streichen vorherrschend NW—SE. Das Perm (Cejkover Schichten) ist vom Karbon durch eine Schichtlücke getrennt. Epizonal metamorphe Phyllite, Sandsteine und Kalksteine wurden vor kurzem (F u s a n, unveröff. Mitt.) in einer Bohrung bei Michalovce in der Ostslowakei in einer Tiefe von etwa 2000 m gefunden. Es handelt sich wahrscheinlich um Karbon der Tatriden.

In der u n t e r e n s u b t a t r i s c h e n (K r i ž n á) D e c k e beginnt die stratigraphische Entwicklung gewöhnlich mit der mittleren Trias. Ältere Glieder, einschliesslich des Jungpaläozoikums, fehlen gewöhnlich an der Basis dieser Serie. Dort, wo an der Basis der Križná-Decke vortriadische Glieder entwickelt sind (z. B. im Staré-Hory-Gebirge oder im westlichsten Teil der Niederen Tatra) liegt dem vorkarbonischen katametamorphen Kristallin diskordant Perm auf. Dieselben Verhältnisse wurden im nördlichen Teil der V e p o r z o n e festgestellt.

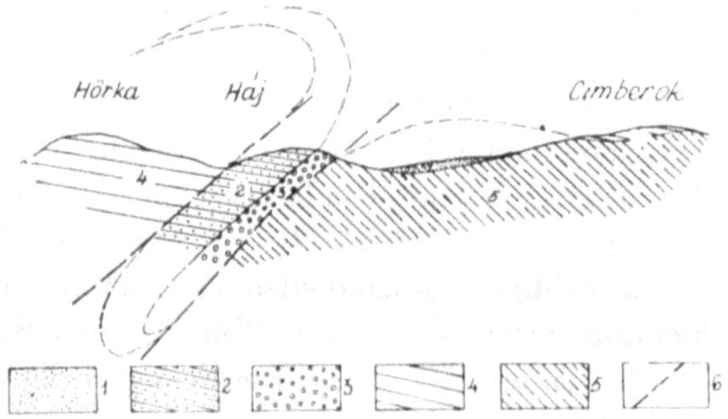


*Abb. 62.* Geologisches Profil durch die Tisovec-Zone in der Umgebung von Čierna Lehota. Nach Poubiš (1955). 1. Lehm und Schutt. 2. Sandige Graphit-Phyllite mit Sandsteinlagen (Karbon der Tisovec-Zone). 3. Quarzkonglomerate (Karbon derselben Zone). 4. Zweiglimmer-Glimmerschiefer und Glimmerschiefer-Phyllite. 5. Grobkörniger Granit vorkarbonischen Alters derselben Zone. 6. Verwerfung.

Hier erscheinen stellenweise Schichtenfolgen, die vielleicht dem Karbon angehören könnten. In der Kráľova-hoľa-Zone, am Westrande des Muráňer Mesozoikums, treten im normalen Hangenden des Kristallins dunkle Phyllitschiefer auf. Sie dürften dem Oberkarbon angehören (Z o u b e k 1955 a, S. 206). In ihrem Hangenden sind permische Arkosen entwickelt. Im nordöstlichen Teil der Tisovec-Zone und zwar in der Region des Kohút-Massivs finden sich Schichtenfolgen, deren Entwicklung ihre Eingliederung ins Karbon erlauben würde. Hier liegen auf älteren Formationen Chlorit-Serizit-führende Sandsteine mit Einlagerungen von Konglomeraten und grauen bis dunkelgrauen Graphit-Phylliten. Z o u b e k und S n o p k o (1955, S. 22) rechnen sie auf Grund ihres lithologischen Charakters zum „Oberkarbon". Zum Karbon rechnen sie auch eine Schichtenfolge (vgl. Abb. 62) bei Čierna Lehota (vgl. P ô b i š 1955, S. 26). Hier liegt dem Granit ein Konglomerat auf, das überwiegend aus Quarzgeröll und vereinzelten Geröllen eines feinkörnigen und grobkörnigen Granits besteht und keine Spur von Kontaktmetamorphose aufweist. Der Granit der Gerölle ist dem in der Tisovec-Zone, bei Muránska Huta entwickelten Granit ähnlich. Die Gerölle haben bis 10 cm Durchmesser. Das Bindemittel besteht aus Quarzkörnern, Muskovit, Serizit, vereinzelt Magnetit, Turmalin, Zirkon und Titanit. Die Konglomerate sind eingeregelt und in ihrem Hangenden ist eine Schichtenfolge lichter Sandsteine und serizitischer Phyllite entwickelt.

An der Südgrenze der Veporzone sind an einigen Stellen, z. B. zwischen Rimavská Baňa und Železnik, Arkosen entwickelt, die als permisch betrachtet werden. Die Arkosen liegen unmittelbar den wenig metamorphen Schiefern der Tisovec-Zone auf. Karbon fehlt hier (vgl. A. N e m č o k 1953, S. 601).

Die Veporzone taucht gegen SW unter die neogenen Vulkanite der Poľana, Javorie und des Kremnica-Štiavnicaer Erzgebirges ein. Ältere, vorkarbonische, karbonische und mesozoische Formationen treten hier ganz vereinzelt als „Inseln" zwischen den neogenen Vulkaniten auf. So tritt Karbon in der sogen. Štiavnicaer Insel bei Hodruša und Vyhne und vielleicht auch bei Pliešovce auf. In der älteren Literatur wird ein Magnesit-Vorkommen bei Pliešovce (V i t á l i s 1915) in einer zum Karbon gerechneten Schichtenfolge erwähnt. Neuere Forschungen zeigten (K e t t n e r 1939), dass hier keine Magnesite auftreten. Zum Karbon können hier dunkle glimmerig-sandige Schiefer gerechnet werden (Z o r k o v s k ý 1955).

Im Gebiet der „Insel" bei H o d r u š a und Vyhne, wo die älteste Formation durch Gneise und gestörte Granite (vgl. S. 143) repräsentiert ist, tritt ein zum Karbon gerechneter Gesteinskomplex auf (vgl. F u s á n und Š a l á t 1953). Es handelt sich um dunkle, sandig-glimmerige Schiefer mit Lagen grauer Tonschiefer und fein- bis grobkörniger Sandsteine, die in Konglomerate übergehen. Die schwach feldspatführenden Sandsteine sind grau und grünlich. Das Bindemittel ist kieselig. Die Gerölle der Konglomerate bestehen aus Quarz und vereinzelt aus kataklastischem Granit und Quarzporphyren. Die Geröllgrösse schwankt um 5 cm.

Die erwähnte Schichtenfolge wurde auf Grund der Analogien mit einigen Karbonentwicklungen der Gemeriden dem Mittelkarbon (F u s á n und Š a l á t l. c.) eingegliedert. Doch fehlen hier die in den Gemeriden charakteristischen karbonatischen Glieder. Da die angeführte Schichtfolge wahrscheinlich dem Katakristallin und den granitoiden Gesteinen normal aufliegt, soll sie, ebenso wie das Vorkommen bei Pliešovce, zur Veporzone gerechnet werden.

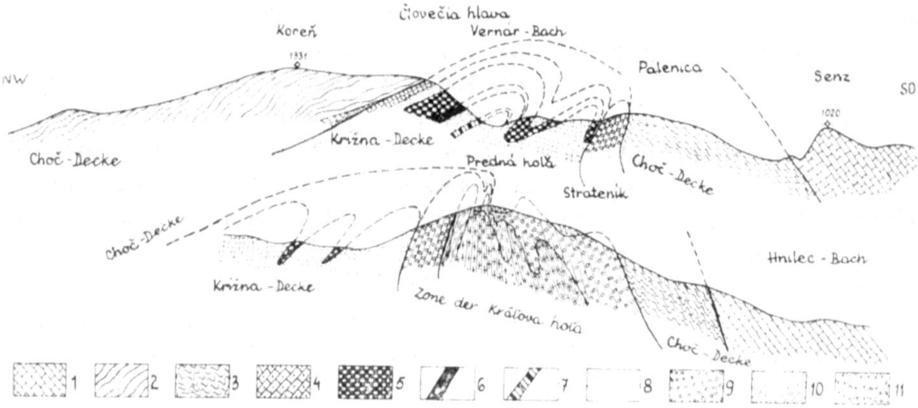


*Abb. 63.* Geologische Profile durch den Nordwestteil der Kráľova hoľa. Nach B i e l y 1955), vereinfacht. Choč-Decke: 1. Triaskalke. 2. Perm mit Melaphyren. 3. Karbon (dunkle Schiefer, Sandsteine, Grauwacken und Arkosen). Krížna-Decke: 4. Neokom. 5. Lias (graue und schwarze Kalke). 6. Obertrias (Keuper). 7. Obertrias (Lunzer Schichten). 8. Mitteltrias-Dolomite, Kráľova hoľa-Zone: 9. Untertriadische Quarzite. 10. Chlorit-Epidot-Schiefer. 11. Migmatite.

Das Karbon hat in einigen Teilen der C h o č - D e c k e, z. B. im östlichen Teil der Niederen Tatra — im Massiv der Kráľova hoľa — bedeutendere Verbreitung. Die vermutlich karbonische Schichtenfolge ist hier dem Mesozoikum der Krížna-Serie aufgeschoben. Wahrscheinlich tritt sie aber auch im normalen Liegenden der unteren Trias mit Melaphyren und des Perm der Choč-Decke auf (vgl. Abb. 63). Sie muss also als basales Glied dieser Decke betrachtet werden. Das Karbon der Choč-Serie (vgl. K e t t n e r 1937, S. 3, B i e l y 1955 b, S. 5) besteht aus grauen bis schwarzen Serizit- und Serizit-Quarzit-Schiefern, die oft phyllitischen Charakter haben. Sie enthalten einige cm dicke Einlagerungen eines feinkörnigen quarzhaltigen Glimmerschiefers. Ferner kommen in dieser Schichtfolge Grauwackenschiefer und Grauwacken vor.

Neben den Grauwacken treten auch Arkosen und Arkosesandsteine auf. Die Arkosen haben weissgraue Farbe und sind mittelkörnig bis grobkörnig (Korndurchmesser bis 4 mm). Ihre Körner bestehen aus undulös auslöschendem Quarz und Feldspäten (sauren Plagioklasen) in wechselndem Mengenverhältnis. Das Bindemittel ist serizitisch-kieselig-hämatitisch. Die Struktur ist psammitisch bis blastopsammitisch, manchmal auch lepidoblastisch. Örtlich treten in den karbonischen Schichtenfolgen grobkörnige Quarzite auf. Einige dieser Quarzite sind den untertriadischen Quarziten sehr ähnlich. Letztere sind feinkörnig und fest. Die Körner bestehen nicht nur aus Quarz, sondern auch aus Feldspäten und in diesem Falle gehen sie in Arkosen über; auf den Schichtflächen tritt Serizit auf. Die Quarzite gehen allmählich in Schiefer über.

Im Verband mit den als karbonisch betrachteten sedimentären Gesteinen treten auch Magmatite auf. Sie sind schiefrig bzw. mehr oder weniger massig, sehr feinkörnig und haben grüne Farbe. Sie bestehen aus Chlorit, Serizit, Epidot, Feldspat, Quarz und Erzmineralien.

Die karbonische Schichtenfolge der südöstlichen Abdachung der Predná Hola am Ostende der Niederen Tatra ist durch den Mangel an Kalkoinlagerungen und eine beträchtliche Vertretung der Feldspäte in gröber-detritischen Gesteinen gekennzeichnet.

Kleinere, zum Karbon gerechnete Gesteinslinsen treten am Nordhang des Veľký Bok (A n d r u s o v, 1936, S. 9) auf. Es handelt sich hier um schwarze Schiefer und Arkosen, die vielleicht im normalen Liegenden des Perms mit Melaphyren der Choč-Decke auftreten.

Im Entwicklungsgebiet der subtatrischen Decken wurde eine wahrscheinlich karbonische Schichtenfolge beschrieben (R ö s i n g, 1947), ebenso im Branisko-Massiv, wo sie angeblich in einer tektonischen Scholle auftritt, die der Križna-Decke aufliegt (R ö s i n g s „Branisko-Decke"). Die dem „Oberkarbon" zugesprochene Schichtfolge besteht hier vorwiegend aus Konglomeraten, die grössere Gerölle von Arkosen und Arkosesandsteinen enthalten; stellenweise kommen auch Einlagerungen schwarzer Schiefer vor. R ö s i n g betrachtet die Scholle der „Branisko-Decke", die an der Südgrenze des kristallinen Kernes des Branisko-Massivs auftritt, als gemerides Element und betont die Analogie zwischen dem Karbon der erwähnten Scholle und dem Karbon der Gemeriden. Dieser Zusammenhang ist jedoch unsicher. Faziell unterscheidet sich das Karbon der erwähnten Scholle vom Karbon der Gemeriden durch den Mangel an karbonatischen Gliedern.

Im allgemeinen kann man feststellen, dass das Karbon der Tatroveporiden nur in gewissen Zügen entwickelt ist. Seine Mächtigkeit dürfte nirgends 400 m übersteigen. Kennzeichnend ist die detritische, oft grobdetritische Entwicklung, manchmal mit Geröllen der liegenden, stark umgewandelten kristallinen Schiefer. Manchmal treten auch Gerölle spätorogener Granite der Tatroveporiden auf. Auffallend ist der hohe Feldspatgehalt der detritischen Glieder. Alle diese Umstände zeugen davon, dass vor der Sedimentation des Karbons intensive tektonische Vorgänge mit gleichzeitig sich abspielender Metamorphose und Intrusionen granitoider Gesteine stattfanden. Das bedeutende Übergewicht an ursprünglich tonigen Gliedern in der zum Karbon gerechneten Schichtfolge kann nur dadurch erklärt werden, dass das vorkarbonische Faltensystem nach der vor dem Karbon stattgefundenen Faltung und Intrusion grösstenteils eingeebenet wurde. Das Alter der zum Karbon gerechneten Schichten in der Tatroveporiden-Region wurde an einer einzigen Stelle paläontologisch gesichert und als oberkarbonisch (Stefan) erkannt. Die Möglichkeit des Auftretens von Westfal bleibt offen. Es ist schwierig, die karbonischen Schichtenfolgen faziell zu bewerten.

Ähnliche Sedimentfolgen können sowohl flachmarin als auch lakustrisch sein. Marine Merkmale sind bisher nicht bekannt geworden. Mit Ausnahme der Serie der Zemplin-Insel fehlen aber auch sichere Hinweise aus Süsswasser-Bildungen. Z o u b e k (1955, S. 206) betrachtet die dunklen Phyllite der Kráľova-hoľa-Zone im Vepor-Gebirge (wahrscheinlich karbonischen Alters) als Süsswassersedimente und als „tonige Ablagerungen lokaler Tiefebenen am jungpaläozoischen, morphologisch nicht differenzierten Peneplain senilen Charakters".

## 2. Das Karbon der Gemeriden

Das Gemeridenkarbon ist durch seine Fossilführung besser bekannt als das Karbon der Tatroveporiden. Es scheint, dass das Karbon der Gemeriden stratigraphisch vollständiger ist, als jenes der Tatroveporiden. Die Mächtigkeit der Karbonserie der Gemeriden beträgt örtlich nur 80—100 m, doch kann an anderen Stellen ihre Mächtigkeit auch 1000 m erreichen.

Das Gemeridenkarbon besteht vorwiegend aus tonigen Schichtenfolgen, die jetzt den Charakter von schwachmetamorphen Schiefern oder von Phylliten haben. Oft tritt eine Wechsellagerung mit Grauwacken, Sandsteinen, Quarziten und Konglomeraten auf. Die Konglomerate bestehen vorwiegend aus Quarz, nur örtlich ist die Geröllführung mannigfaltiger (exotische Konglomerate). Wie man bei exotischen Konglomeraten öfters beobachten kann, treten sie auch hier nicht überall an der Basis der karbonischen Schichtfolge auf, sondern inmitten der Serie. Neben den erwähnten Einlagerungen finden sich in der karbonischen Serie schwarze Radiolarite (vergl. Abb. 65), die lebhaft an die Lydite der Gelnica-Serie erinnern (vgl. A n d r u s o v, 1937 b).

Eine wesentliche Eigenart des Gemeridenkarbons ist die Ausbildung karbonatischer Glieder. Oft sind diese hydrometasomatisch in Magnesite, Dolomite, Siderite und Ankerite umgewandelt. Das häufige Vorkommen riffbildender Korallen, die besonders an der Peripherie der karbonatischen Linsen, z. B. auch der Magnesitkörper, erhalten geblieben sind, zeugt für die Ansicht, dass es sich um Bioherme handelt (Onkoiden, N. A n d r u s o v 1915), d. h. um organogene, nicht geschichtete Bildungen, die im wesentlichen den Charakter rezenter Korallenriffe tragen. Einige Kalke sind trochitisch (vgl. Abb. 66). Die Reinheit der Korallenkalke begünstigte ihre metasomatische Umwandlung in Magnesit bzw. in Siderit.

Das K a r b o n d e r G e m e r i d e n ist hauptsächlich in zwei Zügen entwickelt (vgl. F u s a n 1956). Der nördliche erstreckt sich von Košice (Kaschau) gegen Košická Belá und Margecany, erscheint bei Poráč, Rudňany (Kotrbach) und Bindt, bei Mlynky und in der Gegend von Dobšiná, wo er sich gegen den Radzim-Berg und Ochtiná wendet, um sich, stets mehr oder weniger den Rand der Gemeriden verfolgend, in der Richtung gegen Jelšava, Ľubenik, Turčok, Sirk und

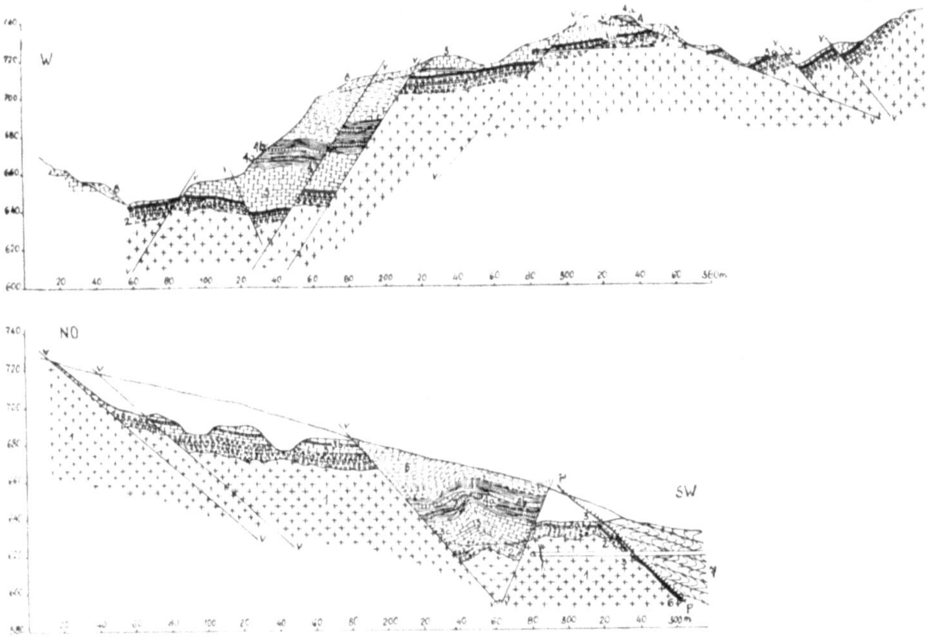


*Abb. 64* Profile durch das Karbon von Dobšiná. 1. Liegender Diorit. 2. Basales Konglomerat. 3. Karbonat-Lage des basalen Konglomerats. 3a. Lage eines dunkeln Dolomits und Schiefer im Liegenden des Siderits. 3b. Verquarzte Lagen mit Versteinerungen im Siderit. 3. Siderit und Ankerit. 4. Dunkle hangende Schiefer. 4a. Dolomit- und Kalk-Einlagen mit Resten von Crinoiden und Korallen in den hangenden Schiefern. 5. Sandstein. 6. Ankerit-Gang. 7. Phyllit. 8. Hangschutt. v—v. Verwerfungen. P—P Aufschiebung. (Nach Rozlozsnik 1935.)

Bradno fortzusetzen. Er erscheint dann, nach einer Unterbrechung bei Selce und in der nördlichen Umgebung von Lučenec bei Tuhár und Podrečany. Unabhängig von diesem Zuge tritt Karbon als Element der weitvorgeschobenen Deckscholle des Muráň-Karstes auf. Weiter westlich tritt Karbon in einer in den Gemeriden bekannten Fazies nicht auf. Im mittleren Teil der Volovec-Zone wurden als Karbon bezeichnete Schichten bei Švedlár, auf der Súľová und westlich der Čertova hoľa festgestellt.[1] Ein breiter zusammenhängender Zug von Karbon tritt an der Südgrenze der Volovec-Zone auf. Man kann ihn von Jasov nach Hačava, Drnava, Rožňava, Štitník, Jelšava, Železník und Ploské verfolgen, wo er an den nördlichen

[1] Es könnte sich aber hier um Glieder der Gelnizer Serie handeln (F u s a n, unveröff. Mitteilung).

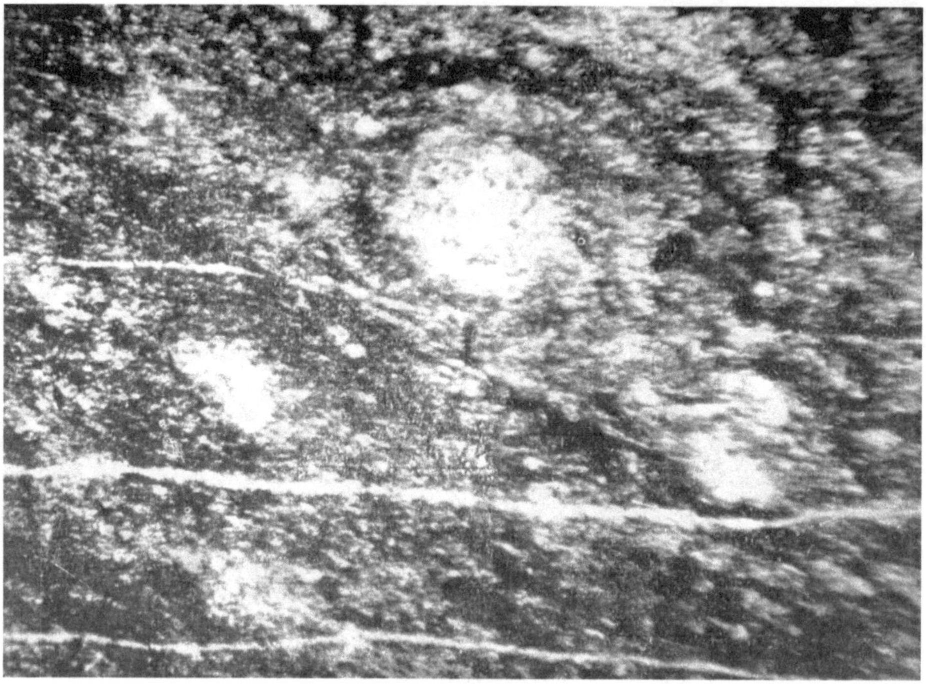

*Abb. 65.* Mikrophotographie eines dunklen Lydits aus der unteren Abteilung des Karbons (Dünnschliff). Gemerská Kováčová östlich von Drnava. Photo Andrusov.

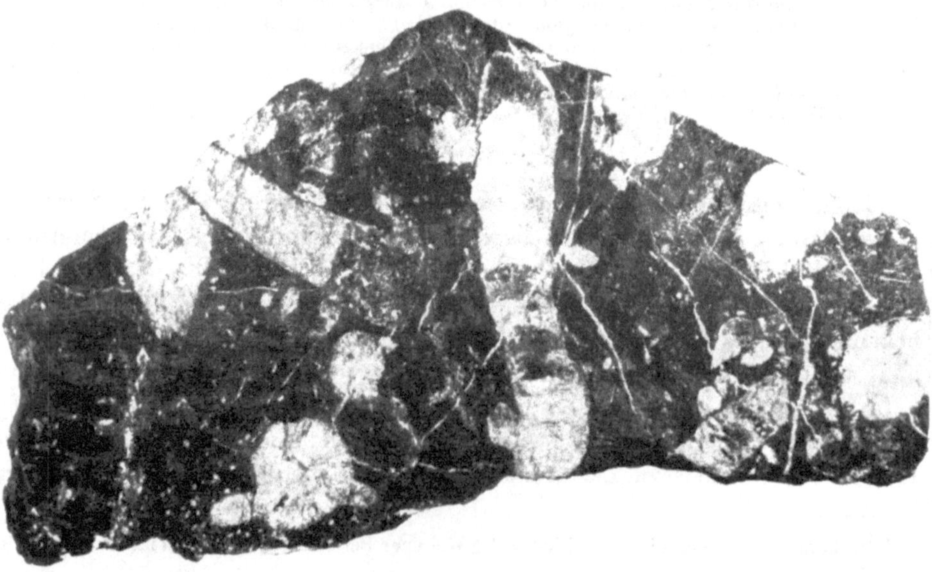

*Abb. 66.* Dunkler Kalk mit Crinoiden des Karbons. Mníšek nad Hnilcom. Photo Andrusov.

Zug angrenzt. Bei Štitník zweigt vom südlichen Zug eine eigene Zone ab, die gegen Nižná Slaná streicht (vgl. F u s á n 1956).

Die Zusammensetzung des Karbons ist im Detail sehr mannigfaltig, wenn es sich auch oft um Gesteine vom gleichen Typus handelt. Unterschiede bestehen hauptsächlich zwischen der Entwicklung des Karbons in der äusseren und inneren Zone.

Das Alter der Schichten, die man heute zum Karbon rechnet, war lange unsicher. Obwohl Widersprüche in den Ansichten über die Zugehörigkeit der Fauna und Flora des gemeriden Karbons (hauptsächlich aus der Umgebung von Dobšina) bestehen, ist es heute sicher, dass höheres Mittelkarbon (Moskau-Stufe, Westfal) — vgl. die stratigraphische Tabelle II — vorliegt. Unterkarbon (Dinant) und der untere Teil des Mittelkarbons (Namur) sind stratigraphisch nicht belegt. Eine ähnliche Entwicklung des Karbons wie in den Gemeriden ist auch in Nordungarn und in den Ostalpen bekannt. In den Ostalpen wurde neben faunistisch erwiesenem höherem Karbon auch Unterkarbon (Dinant) festgestellt. Das bewog viele Geologen (M a h e ľ 1954, F u s á n 1956) auch in den Gemeriden neben Mittel-Karbon „Unterkarbon" auszuscheiden. Es sei in diesem Zusammenhange bemerkt, dass viele Autoren (z. B. B ö c k h 1907) Serien, die wir oben als vorkarbonisch beschrieben haben, unterkarbonisches Alter zuschrieben (Gelnica- und Rakovec-Serie). F u s á n, K a m e n i c k ý und K u t h a n (1953) betrachteten die Gelnica-Serie als Alpaläozoikum und die Rakovec-Serie (Phyllit-Diabas-Serie) grösstenteils als unterkarbonisch. Wenn auch die Möglichkeit einer solchen Zuordnung nicht ausgeschlossen ist, muss doch betont werden, dass die in neurer Zeit hauptsächlich von F u s á n (1956) zum Unterkarbon gerechneten Schichtfolgen mit der letztgenannten Serie nicht identisch sind. Sie treten im Liegenden des paläontologisch erwiesenen Mittelkarbons auf und sind im Hangenden (nach F u s á n durch allmähliche Übergänge mit der Moskau-Stufe verbunden.

Ebenso ist auch die fossilführende Serie des höheren Karbons nach neueren Forschungen einheitlich, d. h. es ist hier nicht möglich, einige, durch Diskordanzen voneinander getrennte Schichtfolgen zu unterscheiden. Der einheitliche Charakter der karbonischen Serie bei Dobšina — wo man früher Diskordanzen annahm — wurde durch die Arbeiten von R a k u s z (1930) und R o z l o z s n i k (1935) erwiesen. Trotzdem wurden in späterer Zeit Versuche gemacht das Karbon der nördlichen Zone in mehrere Komplexe oder fazielle Entwicklungen aufzuteilen. Z e l e n k a (1927 a, S. 178) unterschied „Konglomeratkarbon" und „Magnesitkarbon". Ähnlich unterschied V a c h t l (1938) im Karbon eine Riffentwicklung von Dobšina und die konglomeratische Entwicklung von Bindt-Rudňany. Die Untersuchung des Karbons hat jedoch gezeigt, dass die karbonatischen Glieder des Karbons — sowohl diejenigen, welche in der ursprünglichen Form als Kalke erhalten geblieben sind, als auch die metasomatisch in Magnesite, Ankerite und manchmal auch in Siderite umgewandelten Glieder — nur lokal entwickelte

Körper darstellen, die nicht an einen gewissen stratigraphischen Horizont gebunden sind. Ebenso kommen auch die Konglomerate, die lokal entwickelte Lagen in der vorherrschend schieferig-psammitischen Serie bilden, in verschiedenen Horizonten vor.

Das Alter der Schichtfolge der südlichen Zone ist bisher paläontologisch nicht belegt.

Im Karbon der nördlichen Zone ist das Profil bei Dobšina (vgl. hauptsächlich R a k u s z 1930, S. 14 und 127, B i e l y 1956) sehr gut bekannt und paläontologisch belegt. Es lassen sich unterscheiden (vgl. Abb. 67, 68, 69 und 70):

1. Basales Konglomerat. Es liegt den älteren Formationen, besonders den dioritischen Gesteinen der Rakovec-Serie diskordant auf. Das Konglomerat ist 4 bis 8 m mächtig und enthält Schieferzwischenlagen. Es ist grobbankig und führt hauptsächlich Dioritgerölle. Da der Quarz der im Liegenden befindlichen Diorite im Anstehenden und im Geröll die gleiche Kataklase zeigt, muss man annehmen, dass die Kataklase vorkarbonisch anzusetzen ist. Neben Diorit treten auch Quarz und Quarzit als Geröll auf. Das Bindemittel ist kalkig, rekristallisiert und mit blastischem Serizit, Erz und Quarz durchsetzt. Stellenweise wird das Bindemittel durch Quarz und Siderit (R o z l o z s n i k 1935, S. 55) metasomatisch verdrängt. Im basalen Konglomerat wurde folgende Fauna (Horizont $\alpha$ vom R a k u s z) gefunden: Zaphrentis sp., Crinoidea, Schizophoria resupinata, Productus grünewaldi, Productus (Linoproductus) aff. cora, Pustula punctata, Chonetes carbonifera, Spirifer cameratus, Griffithides (?) sp. u. a. Brachiopoden sind vorherrschend. Die Fauna hat litoralen Charakter.

2. Dunkler Dolomit ohne Fauna oder dunkelgrauer Crionoidenkalk (2 m).

3. Dunkler Schiefer (Horizont $\beta$ von R a k u s z) mit Fenestella sp., Edmondia unioniformis, Modiola sp., Bellerophon (Euphemus) urei, Hyolithes u. a. Der Mangel an festzitzenden Formen—Brachiopoden, Korallen, Bryozoen, verrät (R a k u s z 1930), dass es sich um ein in grösserer Tiefe (über 200 m) entstandenes Sediment handelt.

4. Ein Komplex karbonatischer Gesteine (Horizont $\gamma$ von R a k u s z) der ursprünglich vielleicht grösstenteils aus Kalken bestand, die später metasomatisch in

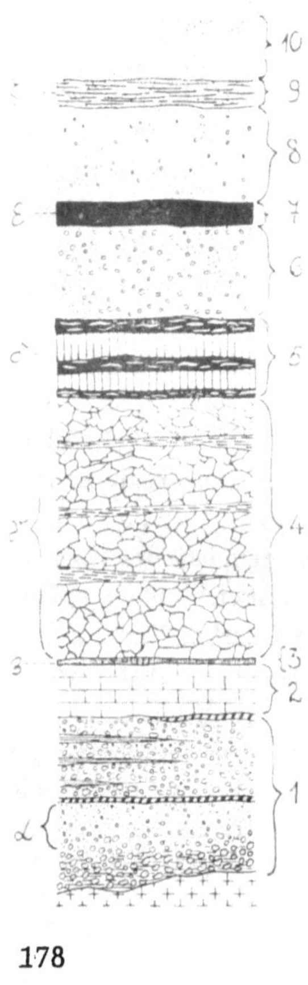


*Abb. 67.* Schematisches Profil durch das Karbon von Dobšiná. Faunistische Horizonte nach R a k u s z. 1—10. Die Bezeichnungen der Horizonte sind im Text angeführt. (Nach R a k u s z 1930.)

Siderit und Ankerit umgewandelt wurden. Dieser Siderit wurde bei Dobšina (Massörter, Biengarten, Michaeli-Schacht) intensiv abgebaut. Die vererzten Partien waren maximal 20 m und minimal 3 m mächtig. Die Sideritmasse führt örtlich verquarzte Schieferlagen. Diesen Schichten entsprechen die dunklen Kalke des Hügels Jerusalem, die mit mergeligen Schiefern wechsellagern. In dieser Schichtenserie wurden die ersten (K i s s 1858) karbonischen Versteinerungen gefunden

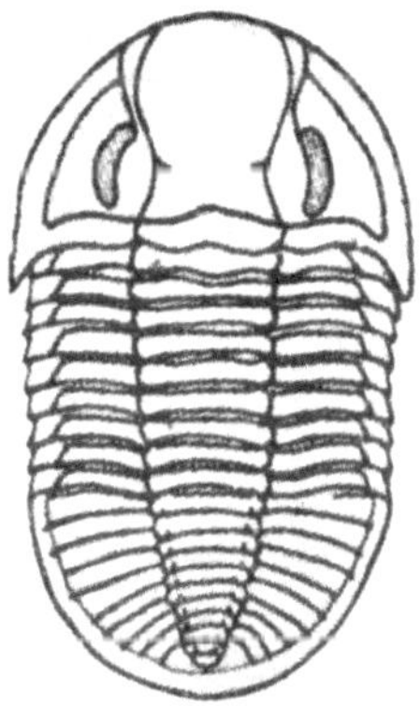

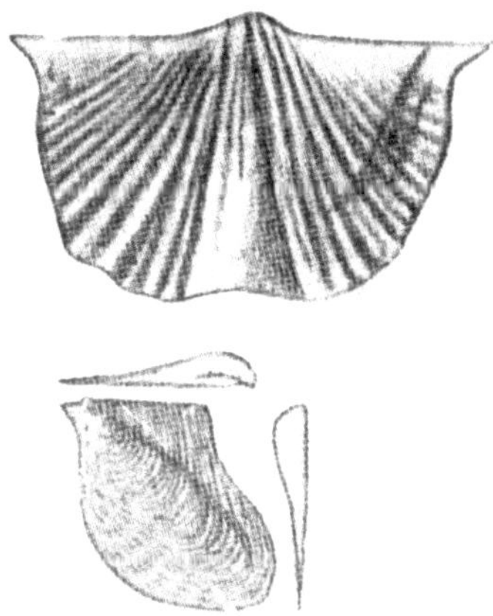

*Abb. 68, 69.* Versteinerungen aus dem Karbon von Dobšiná. (Nach Rakusz 1930.) 68. Griffithides rozlozsniki (Rekonstruktion). 69. Oben Spririfer zitelli dobsinensis, dorsale Schale. Unten Myalina quinque fagina.

u. zw. in der Umgebung von Dobšina. Es handelt sich um: Zaphrentis sp., Crinoidea, Orbiculoidea nitida, Productus pusillus, Chonetes carbonifera, Squamularia rostrata perplexa, Camarophoria kissi, Spirifer cameratus, Nucula gibbosa, Parallelodon semicostatus, Bellerophon urei, Pleurotomaria (Ptychomphalus) excavata, Orthoceras asciculare, Gastrioceras nopcsai, Anthracoceras cf. discus, Griffithides rozlozsniki, Calamites sp., Neuropteris gigantea (R a k u s z 1930) u. a. Die Fauna zeigt, dass sich die Sedimentation in der mittleren Zone der neritischen Region, und zwar in freier See abspielte.

In den vererzten Lagen dieses Horizontes finden sich lediglich Reste von Crinoiden. Die Kalklagen enthalten Foraminiferen (Endothyra sp., Nodosaria sp., Tetrataxis), Crinoiden, Brachiopoden (Productus aff. cora, Brachythiris schaferziki, Squamularia rostrata perplexa), Schnecken (Pleurotomaria naticoides dobsinensis, Euomphalus sp.) und Trilobiten (Griffithides dobsinensis). Die Assoziation der Formen ist nicht ausdrücklich „riffbildend". Es könnte sich um Formen handeln, die in der Nähe von Biohermen lebten. Man kann die vererzten, fossilarmen, karbonatischen Ablagerungen als Bioherme betrachten. Bei Dobšina (Dobschau) sind jedoch die metasomatischen Umwandlungen so weitreichend, dass es oft nicht

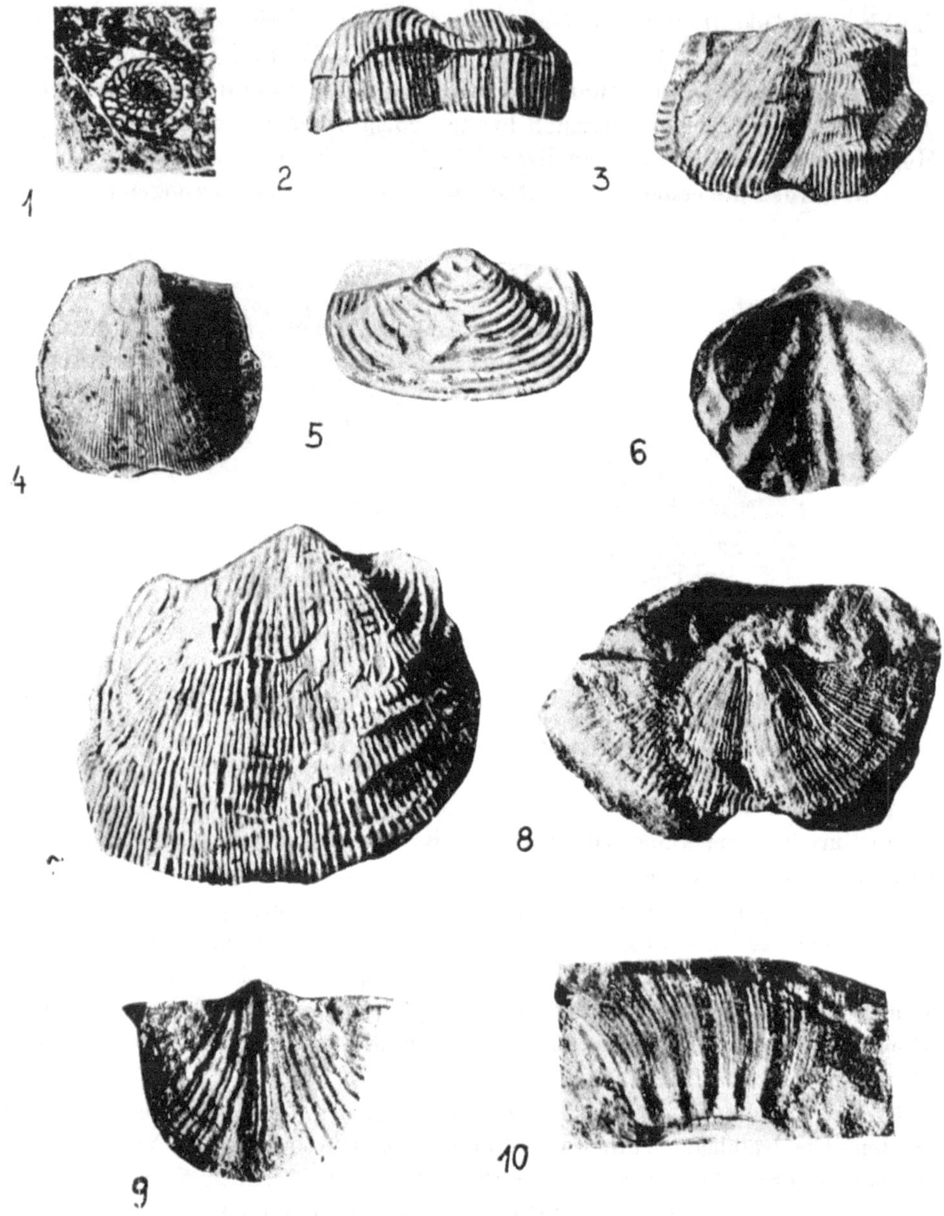


*Abb. 70.* Karbonische Versteinerungen von Dobšiná (nach R a k u s z 1930). 1. Fusulina (Schellweinia) sp. 2.—3. Products grünewaldi. 4. Orthotetes cantrilli lapidea. 5. Pustula (Echinoconchus) dobsinensis. 6. Brachythyris schafarziki. 7. Productus pinguiformis. 8. Spirifer (Neospirifer) fasciger. 9. Anelesma perdonea. 10. Gastrioceras nopcsai. Photo Mastihuba.

möglich ist, die erwähnten karbonatischen Formationen durch Fossilien als Riffbildungen zu beweisen. Bei Ochtiná ist diese Ableitung möglich.

5. Eine aus dunklen Schiefern bestehende Schichtfolge (Horizont δ nach R a k u s z) mit Bänken dolomitischer Kalke (chemische Zusammensetzung $CaCO_3$ 44,62—50,20 %, $MgCO_3$ 34,98—17,41 %, $FeCO_3$ 10,11—28,54 %) mit Crinoiden, Foraminiferen, Korallen (Caninia pannonica, C. cf. schrencki), Auloporiden (Cladochonus sp.), Bryozoen (Fenestella) und Mergelkalken mit Cladochonus, Crinoiden, Foraminiferen [Fusulina (Schellwienia sp.), Endothyra bowmanni, Bigenerina u. a.] und Pflanzenresten (Neuropteris gigantea). Es handelt sich um seichtneritische Bildungen von wahrscheinlich max. 3 m Gesamtmächtigkeit.

6. Lichter grobglimmeriger Konglomeratsandstein (3,5 m mächtig), hauptsächlich im Michaeli-Schacht festgestellt, ohne Versteinerungen.

7. Dunkelgraue bis schwarze, schwach kohleführende schieferige Letten (Horizont ε nach R a k u s z) — 1 m mächtig mit Pflanzenresten, die nach N e m e j c (1946, S. 15) — hauptsächlich zu Neuropteris gehören (N. gigantea bzw. N. gigantea abbreviata und Lepidodendron). Über die Fazies dieser Schichten, ebenso auch über den Bildungsraum der liegenden Konglomerate kann nichts sicheres gesagt werden. Es könnten limnische oder marine Folgen sein, in die die Pflanzenreste vom nahen Festland eingeschwemmt wurden.

8. Limonitischer lichter Glimmersandstein, 4 m mächtig, fossilfrei.

9. Sandige Schiefer (Horizont ξ nach R a k u s z) dunkel bis lichtgrau (1 m mächtig), fossilführend: Zaphrentis sp., Fenestella michaeli, F. aff. plebeja, F. tenax, F. aff. triserialis, Polypora kolvae, P. cf. elegantissima, Ptilopora sp., Dendricopora sp., Coscinium sp., Rhabdomeson sp., Productus grünewaldi, Pr. pusillus, Pr. aff. cora, Avonia echidniformis, Pustula punctata, P. elegans, Chonetes latesinuata, Camarophoria crumena, Spirifer cameratus, Sp. fasciger, Edmondia sulcata, Bellerophon sp., Griffithides dobsinensis, Calamites suckowi, C. cf. cisti, Rhacopteris sp., Neuropteris cf. gigantea u. a. (R a k u s z 1930, S. 138) (Bryozoen nach P r a n t l 1934). Die Fazies ist seichtneritisch. Die Pflanzenreste stammen offensichtlich vom benachbarten Festland.

Der grössere Teil der von F r e c h (1906) als unterkarbonisch beschriebenen Fauna stammt aus dieser Lage.

10. Der fossilfreie hangende Glimmersandstein (bis 20 m Mächtigkeit) dürfte in der litoralen Zone des Meeres entstanden sein.

Ausser den oben erwähnten Fossilien sind aus dem Karbon von Dobšina (Dobschau) noch andere Organismenreste bekannt. Ihre genaue Zugehörigkeit zu den einzelnen (von R a k u s z festgestellten) Horizonten ist unbekannt (T r a p l 1930, Š u f 1930, Š u s t a 1931, B o u č e k und P ř i b y l 1953). Es handelt sich hauptsächlich um folgende Formen: Syringopora cf. ramulosa, Campophyllum sp., Spirifer cf. condor, Neospirifer pavlovi, Chonetes papilionaceus, Ch. variolata, Schuchertella cf. portlockiana, Pecten ellipticus, Aviculopecten papiraceus. Orthoceras cf., acre, Glyphioceras sp., Annularia stellata, Calamites carinatus, C. sachsei, C. undulatus, Cyclopteris trichomanoides, Neuropteris gigantea, Alethopteris lonchitica, Cordaites principalis.

Die Gesamtmächtigkeit des Karbons von Dobšina beträgt 70 m (Rozlozsnik 1935, S. 60). Die ganze Schichtenfolge kann man nach Rozlozsnik in drei Abteilungen gliedern:

1. basales Konglomerat,
2. mittlere Abteilung der Kalke und Mergelschiefer und
3. die hangende Abteilung der Sandsteine und Konglomeratsandsteine, untergeordnet auch sandige und tonige Schiefer mit Kalklagen an der Basis.

Obwohl die Schichtfolge aus lithologisch und faunistisch unterschiedlich zusammengesetzten Gliedern besteht, handelt es sich hier doch um eine einheitliche Serie. Die Unterschiede in der Zusammensetzung der Fauna verschiedener Lagen sind faziesbedingt. Es ist unwahrscheinlich, dass es sich hier um zwei durch eine Diskordanz voneinander getrennte Serien verschiedenen Alters handelt, wie Ahlburg (1912) und Woldřich (1928) annahmen; es ist aber nicht ausgeschlossen, dass eine zeitweilige Regression an der Basis der Konglomeratsandsteine im Hangenden der karbonatischen Schichtfolge stattfand.

Das Karbon von Dobšina (Dobschau) ist nur schwach metamorph. Dieser Umstand lässt sich dadurch erklären (Rozlozsnik 1935), dass sich im Liegenden des Karbons Massengesteine befinden, die einen gewissen Basalschutz gewährten.

Die Schichtenfolge bei Dobšina (Dobschau), die durch stärkeres Auftreten von Karbonaten gekennzeichnet ist, soll als Dobšinaer Entwicklung (Dobšinaer Karbon bei Fusán, 1956) bezeichnet werden. Hinsichtlich des Alters der Schichtenfolge bei Dobšina bzw. einzelner ihrer Glieder bestehen auch heute noch Widersprüche. Kiss (1858, S. 6) — der Entdecker der Fauna bei Dobšina — nimmt an, dass es sich um Silur handelt, doch erkannte Suess, der die Fauna bestimmte, richtig das karbonische Alter; Andrian (1859) rechnete die fossilführenden Schichten bei Dobšina zum Unterkarbon, ebenso wie später Frech (1906): Papp (1919) stellt als erster diese Serie in das „Oberkarbon“. Inzwischen stellte Ahlburg (1913) die karbonatische Schichtfolge von Dobšina (Dobschau) zum Devon und die hangenden Schiefer und Sandsteine an die Grenze zwischen unterem und oberem (-produktivem) Karbon. Woldřich (1927, 1928) unterschied im Dobšinaer Karbon (Gugl) zwei Abteilungen: eine unterkarbonische (marine) und eine oberkarbonische (mit terrestrischer Flora). Es ist das Verdienst von Rakusz (vgl. hauptsächlich 1930) die Zugehörigkeit der karbonischen Schichtfolge zur Moskau — (bzw. westfälischen) Stufe gesichert zu haben. Diese Einstufung ist bis heute gültig, wenn auch über die Stellung der einzelnen faunistischen und floristischen Horizonte gewisse Meinungsverschiedenheiten bestehen. Rakusz machte auf die grossen faunistischen Analogien zwischen dem Dobšinaer

Karbon und dem Karbon der Russischen Tafel aufmerksam und stellte das Dobšinaer Karbon auf Grund dieser Analogie in die höchste Abteilung der Moskau-Stufe, und zwar in den höheren Teil des Miatschkover Horizontes, den Frederiks (1926) als Samara-Horizont abgrenzte. Dabei setzte Rakusz voraus, dass der Samara-Horizont dem Westfal-C in Westeuropa entspricht. Dieser Horizont wird jedoch in den neuen Gliederungen des Karbons der Russischen Tafel nicht abgegrenzt, und als höchste Abteilung der Moskau-Stufe wird der Miatschkover Horizont (vgl. strat. Tabelle II, Stratigrafičeskij slovar SSSR, 1956, S. 626; Rauser — Tschernousova 1953, strat. Tab.) angesprochen, den man allgemein als Äquivalent des Westfal-D betrachtet. G. Rakusz (S. 154) machte gleichzeitig auf die bedeutende Übereinstimmung der Fauna des Dobšinaer Karbons mit der Fauna der Schichten $C_2$, die im Donecbecken abgeschieden wurden (vergl. Ejnor 1960), aufmerksam, und diese Schichten werden heute auf Grund ihrer Flora allgemein als Äquivalent des Westfals B angesprochen. Rakuszs vergleichende Betrachtungen weisen also grundsätzliche Widersprüche auf. Bei Erwägungen über das Alter der Dobšinauer Fauna gelangten Ulrich und Bouček (1931) zu einer anderen Ansicht als Rakusz; sie nehmen an, dass die Dobšinaer Schichten mit mariner Fauna vorwiegend dem marinen Oberkarbon angehören.

In der westeuropäischen und russischen Literatur wurde es als „Uralien" (Lapparent 1900) bezeichnet. In neuerer Zeit wird diese Bezeichnung von den sowjetischen Geologen nicht empfohlen (vgl. „Stratigraf. Slovar SSSR", 1956, S. 984).

Dagegen betrachtete Šusta (1931) das Dobšinaer Karbon auf Grund seiner Flora als Westfal A—B, Bouček und Přibyl (1953) stellten es zum Westfal B. Auf Grund der Bryozoen rechnet Prantl (1934, 1938) die höheren Schichtfolgen des Dobšinaer Karbons von Rakusz (Schichtfolge 9, siehe S. 181) zum Miačkovo-Horizont der Moskau-Stufe. Zur Zeit muss man wohl die Dobšinaer Schichtenfolge auf Grund ihrer Fauna zum Mittelkarbon (Westfal, Moskovien) rechnen, da es nicht möglich ist, die an anderer Stelle abgegrenzten einzelnen Horizonte zu unterscheiden. Man muss jedoch bedenken, dass das stratigraphische Hangende der karbonischen Schichtfolge bei Dobšina nicht bekannt ist und man annehmen kann, dass die Serie des Moskoviens ursprünglich normal und allmählich in eine höhere Schichtfolge überging, die während der vorpermischen Erosionsphase abgetragen wurde.

Es war nötig, eine ausführliche Analyse des Karbons von Dobšina zu bringen, da die Serie gerade hier lithologisch und biostratigraphisch am besten bekannt ist. Das Karbon ist jedoch überall in dem mehr oder weniger zusammenhängenden Zuge an der Nordgrenze der Volovec-Zone entwickelt. Das Karbon der Dobšinaer-Entwicklung ist auch östlich von Dobšina aus der Umgebung von Mlýnky (Susanna Grube) bekannt geworden. An der Basis des Karbons liegen nach Fusán (1956) grobkörnige Glimmersandsteine transgressiv der Rakovec-Serie auf.

Basale Konglomerate fehlen. Bei Mlýnky wurde über dem basalen Sandstein folgende Schichtserie festgestellt (V a c h t l, 1938, N e m e j c, 1946):

1. Dunkelgraue bis schwarze Sandsteine und sandige Schiefer mit Geröllagen (30 m Mächtigkeit).

2. Ein linsenförmiger grosser Körper von mikrokristallinem bis pelitomorphem, dolomitischem Kalk. Die Kalke enthalten Grinoiden und Korallen und sind z. T. ankeritisiert. Neben Ankerit erscheint auch Siderit (Grube Susanne) — vgl. Abb. 66. Die karbonatischen Körper sind nur einige Zehner von Metern lang und von Schiefern und schieferigen Sandsteinen umgeben. Die schwarzen glimmerigen Schiefer im südlichen Teil der Lagerstätte enthalten Reste von Crinoiden und Brachiopoden. Die Schiefer bestehen aus Quarzbruchstücken (mit tonig-glimmerigem Bindenmittel und Graphit-Pigment), Rutilnadeln und Erzkörnern.

3. Dunkle, glimmerhaltige Schiefer und Sandsteine (bis 50 m mächtig).

Im östlichen Gebiet zwischen Závadka und Košice werden in der karbonischen Schichtfolge zwei Abteilungen unterschieden.

Die untere Abteilung wurde vor kurzem von F u s á n (1956) abgegrenzt. Sie besteht aus grauen oder grüngrauen Schiefern und Phylliten, die mit grauen bis dunkelgrauen, sandigen Schiefern wechsellagern. In dieser Schichtenfolge sind dünne Lyditlagen und kleinere Linsen lichter und bläulicher kristalliner Kalke entwickelt. Die Abgrenzung dieser Abteilung von der höheren Schichtenfolge des Karbons ist schwer, da ein bedeutender Teil der Gesteine faziell ähnlichen Charakter hat. F u s á n nimmt an, dass diese Schichtfolge im Hangenden allmählich in die mittelkarbonische Serie übergeht. Die erwähnte Schichtfolge ist im Gebiet zwischen Bankov bei Košice und Košické Hámry bekannt. F u s á n rechnet zu dieser Abteilung auch die weiter westlich in der Umgebung von Závadka auftretende Schichtfolge von Schiefern, Phylliten und Sandsteinen.

Die Obere Abteilung hat an der nördlichen Grenze des Volovec-Massivs grosse Verbreitung. Hier herrscht mit Ausnahme der Umgebung von Dobšiná, Mlynky und Košice die Rudňaner Entwicklung vor. Die Rudňaner Entwicklung („Konglomeratkarbon" nach Z e l e n k a, „konglomeratisch-schieferiges Karbon" nach F u s á n, 1956) ist eine Fazies der oberen Abteilung, die neben der Dobšinaer Entwicklung („Magnesitkarbon" Z e l e n k a s) in Erscheinung tritt. Bei Raztoky wurde ein Aufschluss beschrieben (V a c h t l 1938), aus dem sich schliessen lässt, dass ein Teil der Schichtfolge folgende Zusammensetzung hat: 1. graue Phyllite, 2. glimmerhaltige Grauwacken und Schiefer, 3. grüne Konglomerate mit Quarzgeröllen und grüne Schiefer, die im Hangenden in feinkörnige Schiefer mit Grauwackencharakter übergehen, Konglomerate mit grossen Blöcken und Einlagerungen dunkelgrüner mit hellen Flecken bedeckter oder glimmerhaltiger Schiefer mit Pflanzenresten (bis 30 m Mächtigkeit), 4. hangende, grüne Glimmer-Grauwacken.

Weiter östlich besteht die höhere Abteilung des Karbons — was ihre Konglomerat-Schiefer-Entwicklung betrifft — aus blaugrauen Grauwacken-Sandsteinen mit Limonit-Körnern, aus grüngrauen, glimmerhaltigen Arkosen, aus grünlichen Quarz-Sandsteinen, Graphit-Sandsteinen, Sandsteinen mit Graphitbeimengungen und Muskovitblättchen, feinkörnigen Glimmer-Arkosen, Serizit-Graphit Schiefern mit dünnen Linsen von kristallinem und amorphem Graphit, feinglimmerigen Tonschiefern mit Pflanzenresten und untergeordnet Phylliten. Die charakteristischen Gesteine dieser Entwicklung sind Konglomerate in zweierlei Ausbildung: A. Monomikte Konglomerate, die fast ausschliesslich aus kleineren Quarzgeröllen bestehen; B. Polymikte Konglomerate, die als „Grünsteinkonglomerate" (A h l b u r g 1913), Bindt-Konglomerate (R o z l o z s n i k 1935), bzw. Bindt-Koterbach-Konglomerate (K a m e n i c k ý und K u t h a n 1953) oder Bindt-Rudňaner Konglomerate (K r i s t 1954) bezeichnet werden. Die Geröllgrösse beträgt oft mehr als 20 cm, im Durchschnitt 5—10 cm. Aus den Geröllen wurden folgende Gesteinstypen beschrieben (vgl. K r i s t 1954 a, 1954 b):

I. Unveränderte oder wenig veränderte saure Magmatite:

Grobkörnige Muskovitgranite von weisser oder blassrosenroter Farbe; grobkörnige Biotit-Muskovit-Granite von weisser oder weissgrauer Farbe; hybride Biotit-Muskovit-Granite, Aplite und Pegmatite, holokristalline Quarzporphyre von grünlicher Farbe.

II. Unveränderte oder schwach metamorphe Sedimente:

Nicht metamorphe Quarzsandsteine; graue Biotit-Chlorit- und grüne, schwach umgewandelte Quarz-Sandsteine; Eisenerze, die in Sandsteine übergehen; Chlorit-Hornblende-Quarzite; Chlorit-Hornblende-Tuffe.

III. Metamorphite:

Aus tonigen und mergeligen Edukten: Muskovit-Biotit-Granat Paragneise, Itabirite (-Glimmerschiefer), Amphibol-Pyroxen-Erlane.

IV. Saure Effusiva:

Porphyroide.

V. Magmatite der Rakovec-Serie:

Diabase.

VI. Basische Intrusiva:

Epigabbros, Epihornblendite, Gabbroamphibolite, Amphibolite, Granatamphibolite u. a.

VII. Quarz-Gerölle, offensichtlich aus Gängen stammend.

Die Geröllkomponenten entstammen zum Teil den Gemeriden. Besonders zahlreich sind die Gerölle von Gesteinen der Rakovec-Serie vetreten. Interessant ist das Vorkommen der sedimentären Roteisenerze, die mit Sicherheit der Rakovec-Serie entstammen. Das weist darauf hin, dass die Erze altpaläozoisch sind. Ausserdem gehört ein beträchtlicher Teil der Gerölle dem katakristallin und den spättektonischen granitoiden Gesteinen wahrscheinlich der Tatroveporiden an. Sie weisen gewisse Analogien mit den kristallinen Gesteinen des Branisko und der Čierna hora auf und dürften aus diesem Gebiet oder aus der durch die gemeridische Aufschiebung bedeckten Zone der Tatriden stammen. Wie bereits erwähnt wurde, finden sich in den karbonischen Konglomeraten bei Veľ. Folkmár Gerölle granitoider Gesteine, die von den gemeriden und tatroveporiden Granittypen verschieden sind. Kamenický (1956) betrachtet si als kaledonische Granite, die vielleicht heute unter dem Paläogen verborgen sind.

Das Bindemittel der Konglomerate hat Sandstein- und Grauwackencharakter mit ausgiebiger Chloritbeimengung, die den Konglomeraten die grüne Farbe verleiht. Manchmal fehlt das Chloritpigment, dann ist die Farbe der Konglomerate schmutzigbraunweiss. Das sandige Bindemittel hat folgende Gemengteile: Quarz, Feldspat, Biotit, Muskovit, Magnetit, Apatit, Zirkon, Limonit, Serizit, Kalzit und Chlorit.

Nach Mahel' (1954) kommen in der Umgebung von Košická Belá die Bindt-Rudňaner-Konglomerate im unteren Teil der karbonischen Schichtfolge, die Sandsteine im mittleren und die Schiefer im höchsten Teil vor.

Die Konglomerate treten jedoch nicht überall im basalen Teil der karbonischen Schichtfolge auf. Nach Fusán (1956) bilden sie in den nördlichen Zonen des Karbons wenigstens drei Horizonte, die keineswegs konstant sind. Bei Rudňany nehmen die Konglomerate fast die gesamte, hier entwickelte Serie des Mittelkarbons ein. Bei Jaklovec bilden die Konglomerate das Hangende einer Schichtfolge dunkler Schiefer mit Sandsteinlagen. Zwischen Margecany und Košické Hámre treten die Konglomerate inmitten einer vorwiegend schieferigen Serie auf. Zusammenfassend kann man feststellen, dass die Konglomerate im Karbon der Rudňaner Entwicklung nur ausnahmsweise, z. B. bei Dobšina, den Charakter basaler Konglomerate haben. Gewöhnlich treten sie inmitten pelitischer und psammitischer Serien auf.

In der unteren Abteilung des Karbons der nördlichen Zone erscheinen stellenweise kleine Diabaskörper. Diese Diabase kommen auch in der oberen Abteilung des Karbons vor.

Man nimmt an, dass die untere Abteilung des Karbons des nördlichen Zuges und die obere Abteilung in Rudňaner Entwicklung marine Ablagerungen sind, die sich in geringer Tiefe, teilweise in der Nähe emporragender Gebirgskämme bildeten. Sie lieferten den Konglomeraten das Geröllmaterial. Leider kann diese Anschauung nicht durch das Vorkommen mariner Versteinerungen bestätigt werden; bisher wurden nur Reste terrestrischer Pflanzen gefunden. Solche sind in erster Linie aus der Umgebung von Rudňany (Kotrbach) bekannt (Vachtl 1938), wo sie in feinkörnigen Glimmergrauwacken und in feinen glimmerhaltigen Tonschiefern im Hangenden des überwiegend konglomeratischen Komplexes vorkommen. Die hier gefundene Flora besteht aus folgenden Formen (Němejc, 1946): Cordaites palmaeformis, Calamites sp., Asterophyllites cf. grandis, Sphenophyllum cuneifolium, Asterotheca miltoni, Actylotheca plumosa, Linopteris squarrosa, Alethopteris decurrens, Al. lonchitica, Neuropteris schützei, N.

gigantea abbreviata u. a. Die Flora weist nach N ě m e j c auf den unteren Teil des Westfal B oder den oberen Teil des Westfal A hin. Eine Flora wurde auch in feinkörnigen Sandsteinen und Phyllitzwischenlagen des Karbonstreifens an der Aufschiebung der Gemeriden auf die Tatriden-Einheit der Čierna hora (S ľ u b i c a, M a h e ľ 1953, S. 231) gefunden. Die Sandsteine und Phyllitlagen bilden hier den mittleren Teil der karbonischen Schichtfolge. Nach N ě m e j c (in M a h e ľ 1953, S. 232) besteht die Flora aus folgenden Formen: Calamites sp., Sphenophyllum cuneifolium, Lepidostrobophyllum majus, Stigmaria ficoides, Asterotheca miltoni, Palmopteris furcata. Die angeführten Formen treten vom Westfal A bis Westfal C auf. Die genaue Horizontierung der Funde ist nicht möglich. Die Rudňaner Karbonentwicklung gehört demnach dem unteren bis mittleren Teil des Westfal an und ist annähernd der Schichtenfolge des Dobšinaer Karbons äquivalent.

In der Umgebung von Košice, am Bankov, d. i. am östlichen Ende der nördlichen Karbon-Zone, ist die Dobšinaer Karbonentwicklung verbreitet. Auf den Phylliten der unteren Abteilung des Karbons (vgl. B y s t r i c k ý, F u s á n und M a h e ľ 1956) liegen nach Zelenka im westlichen Teil des Vorkommens folgende Schichten: Glimmerführende mittelkörnige Arkosen, grünliche und schwarze Graphitschiefer; nach dem Hangenden zu sind schieferige gelbliche, grünliche und rosenrote dichte Kalke und darüber eine mächtige Magnesit-Masse (offensichtlich durch Metasomatose reiner Kalke entstanden) entwickelt; weiter östlich liegen zuunterst grünliche Schiefer, darüber Magnesit mit einer Konglomeratlage, eine dünne Kalklage, Konglomerate sowie grüne und schwarze Schiefer mit einer dünnen Kalklage. Obwohl die angeführte Aufeinanderfolge der Schichten nicht immer normalen Charakter hat, ist es doch offensichtlich, dass bei Bankov die karbonatischen Gesteine — vielleicht bioherme reine Kalke, die in Magnesit umgewandelt wurden — beträchtliche Bedeutung haben.

Karbon wurde in einer der Dobšinaer Entwicklung nahestehenden Ausbildung (weit nordwärts vom Aufschiebungsrand der Gemeriden) in der Region der Veporiden, und zwar im Liegenden des Trias des Muráň-Karstes festgestellt. Auf den Quarziten der Unteren Trias der Veporiden ruht hier eine karbonische Schichtfolge, die zwar keine zusammenhängende Serie bildet, aber lithologische Übereinstimmung mit der Dobšinaer Entwicklung aufweist. Als unterstes Schichtglied treten dunkle, schwach metamorphe Konglomerate auf, die aus abgerundeten grossen Quarzgeröllen bestehen. Im Hangenden gehen die Konglomerate in lichte bis dunkle Graphitschiefer über. Die höhere Schichtfolge lässt sich folgendermassen gliedern: Dichte, blaugraue Dolomite; lichte, kristalline Kalke; gelbe, dichte Dolomite; dunkle Kalke; schwarze Schiefer; lichte, graugestreifte kristalline Kalke. Im nördlichen Teil des Muráň-Plateaus wurden schwarze Phyllitschiefer mit Crinoidenbruchstücken gefunden.

Gegen Südwesten und Süden von Dobšina erscheinen beide im Osten unterschiedenen Karbon-Abteilungen. Der unteren Abteilung gehören (vgl. Z o u b e k und S n o p k o 1955, F u s á n 1956) die feinsandigen Schiefer, die unreinen aleuritischen Sandsteine und die grauen Phyllitschiefer mit Lydit-Einlagerungen an, die an den Hängen des Radzim-Berges im Liegenden einer Schichtfolge dunkelgrauer Graphit-Phyllit-Schiefer vorkommen und vielleicht zu einer höheren

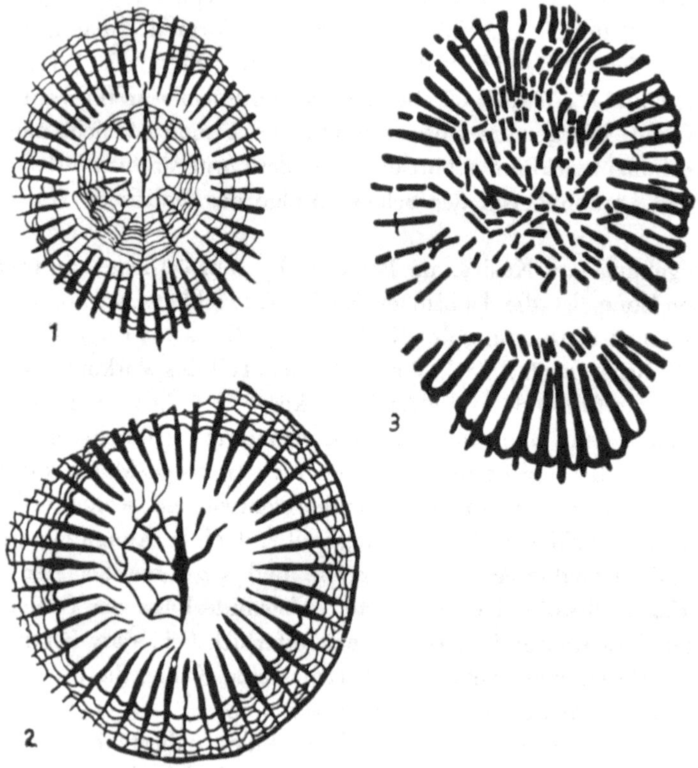

*Abb. 71.* Schnitte durch Tetrakorallen aus dem Karbon der Gemeriden. Nach Heritsch (1934). 1. Dibunophyllum yüi. 2. Koninkophyllum grabaui. 3. Bothrophyllum conicum.

Stufe des Karbons zu stellen sind. Zur unteren Abteilung des Karbons wurden auch (F u s á n 1956) die Phyllite und Schiefer mit Sandsteinlagen und lokalen Konglomeratbänken im Gebiet zwischen Ochtina und Hradek und in der Umgebung von Gecelovce gestellt.

Im westlichen Teil des nördlichen (äusseren) Karbonzuges — ab Ochtiná — ist die höhere Abteilung des Karbons durch das Fehlen oder die rudimentäre Entwicklung der Konglomerat-Einlagerungen gekennzeichnet. Konglomerate treten im unteren Teil des Karbons im Gebiet zwischen Ochtiná und Jelšava (vgl. M i š í k 1953) auf. Sie haben hier lichtrosenrote Farbe und bestehen hauptsächlich aus Gangquarzgeröllen deren Durchmesser 1 cm erreicht. An anderer Stelle erscheinen Konglomerate, die ausser Quarz auch aplitische Granite und Sandsteine führen. In der oberen Abteilung des Karbons, die stets karbonatische Glieder aufweist, können zwei Entwicklungen unterschieden werden (F u s á n, K a m e n i c k ý und K u t h a n 1953, F u s á n 1956), denen z. T. eine stratigraphi-

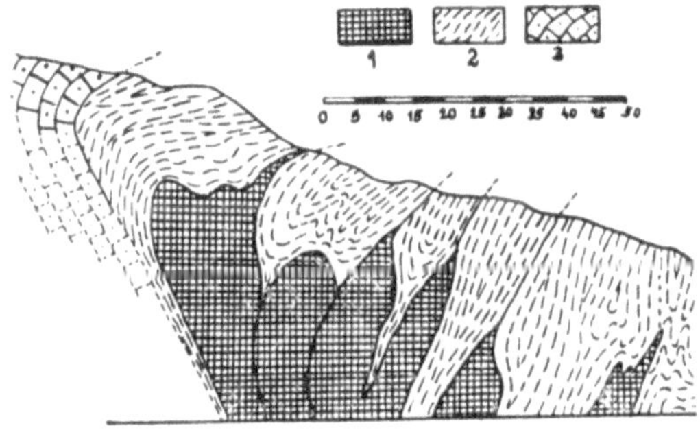


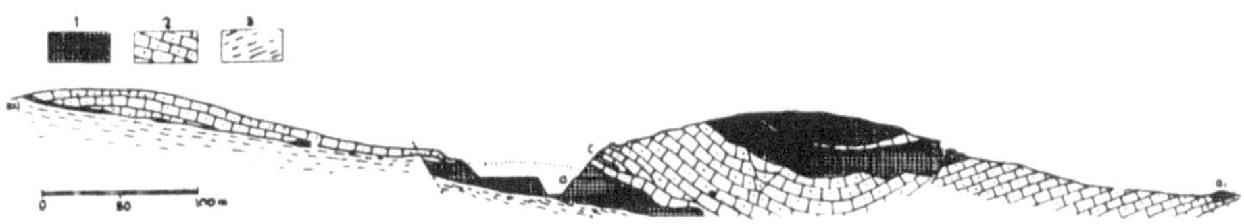


*Abb. 73.* Profil durch die Magnesitlagerstätte auf der Molhavka bei Ochtiná. 1. Magnesit. 2. Dolomit und Kalk des Karbons. 3. Karbonische Tonschiefer. Nach Redlich (1934).

sche Bedeutung zukommt. In der ersteren überwiegen Schiefer und sandige, chloritische, Graphit- und stellenweise Serizit-Phyllite. Sie enthalten Lagen von Sandsteinen, Grauwacken, Arkosesandsteinen und chlorithaltigen Schiefern. In dieser Schichtfolge sind ausserdem Linsen reiner kristalliner Kalke entwickelt, die zumeist auf metasomatischem Wege in Magnesit bzw. auch in Dolomit mit Magnesit-Partien (Abb. 72) umgewandelt sind. In der Magnesitlagerstätte von Ochtiná (vgl. Abb. 73) sind an der Grenze zwischen Magnesitkörpern und Schiefern in grauen Schiefern mit Kalk- oder Dolomitknollen und -bänken folgende Versteinerungen (vgl. U l r i c h und B o u č e k 1931, H e r i t s c h 1934, M i š i k 1953) gefunden worden: Lithostrontion carpathicum, L. cf. irregulare, L. cf. junceum, Konikophyllum grabaui, Hapsiphyllum moukouense, Dibunophyllum güi, D. cf. turbinatum, Clisiophyllum cf. keyserlincki, Crinoiden, Pustula punctata, Spirifer sp., Productus sp., Aviculopecten sp. (vgl. Abb. 70, 71). Aus dem magnesitführenden Karbon bei Ochtiná stammt auch eine von F u s á n gefundene Trilobitenfauna (Phillipsia margaritifera, Paladin cf. eichwaldi). B o u č e k und P ř i b y l (1958) betrachten die Karbonfauna von Ochtiná als unterwestfalisch (Westfal A) oder als aus den Grenzenschichten zwischen Namur und Westfal stammend. Im Liegenden der grossen Magnesit-Dolomit Linse von Dúbrava bei Jelšava treten Graphitschiefer mit Korallenresten, bankige Dolomite mit Phyllit-einlagerungen und örtlich eine Lage eines dunklen Korallenkalkes mit folgender Fauna auf: Lithostrontion sp., Konikophyllum grabaui, Dibunophyllum sp. und Brachiopodenbruchstücke (M i š i k 1935).

Im nördlichen Zuge der Gemeriden erscheinen im Karbon basische Eruptiva, die z. T. intrusiven Charakter zeigen wie Gabbroamphibolite (Chemische Zusammensetzung — B ö c k h, 1905: $SiO_2$ 50,875 %, $TiO_2$ 2,148 %, $Al_2O_3$ 15,09 %, $Fe_2O_3$ 11,21 %, FeO 0,625 %, CaO 0,375 %, MgO 5,882 %, $K_2O$ 0,359 %, $Na_2O$ 4,031 %, $PO_4$ 0,226 %, $H_2O$ 0,465 %, Glühverlust 2,226 % — Summe 99,582 %), z. T. aber auch auf Ergussgesteine zurückgeben.

Eine ähnliche karbonatische Karbonentwicklung ist in südwestlicher Richtung gegen Turčok, Sirk, Poproč und Bradno entwickelt. Die Serie besteht hier wiederum überwiegend aus Graphit-Phylliten, Serizit-Phylliten, Konglomeraten (die Gerölle bestehen hauptsächlich aus Gangquarz und haben graphitisch-kieseliges oder graphitisch-serizitisches Bindemittel) und aus Sandsteinen. In den Graphit-Phylliten treten Linsen von reinem Graphit auf. In dieser Schichtfolge erscheinen Linsen fein- bis grobkristalliner, lichter, graublauer bis schwarzer Kalke mit Bruchstücken von Korallen und Crinoiden. An die Lagen der reinen Kalke sind Magnesit- und Dolomit-Lagerstätten metasomatischen Ursprungs gebunden. (Die chemische Zusammensetzung der Magnesite ist auf S. 194 angeführt.)

Neben den sedimentären Gliedern kommen auch basische Eruptiva vor und zwar Gabbroamphibolite und Serpentinite. An der Magnesitlagerstätte bei der Seilbahnstation Sušany (die Lokalität wird in der Literatur als Ratkovská Suchá geführt) treten in schwarzen Graphit-Schiefern und grauen kalkigen Schiefern mit Einlagerungen dolomitischer Kalke im Liegenden der Magnesit-Linse folgende Versteinerungen (vgl. hauptsächlich U l r i c h und B o u č e k 1931, H e r i t s c h 1954) auf: Syringopora cf. permiana, Lithostrontion carpaticum, Dibunophyllum mülleri, Bothrophyllum conicum, Poteriocrinus sp., Productus cora, Avonia sp., Spirifer rectangulatus, Dielasma plica, Conocardium sp. und Gastropodenreste.

Die Fauna dieses Karbon-Typus wurde in der Literatur mehrfach besprochen. U l r i c h und B o u č e k (1931) machen auf das starke Vorwiegen von Korallen aufmerksam. Dadurch unterscheidet sie sich von der Fauna des Karbons bei Dobšiná, in der stellenweise Brachiopoden vorherrschen. Es ist jedoch klar, dass es sich nur um einen faziellen Unterschied handelt. Bei den Magnesitkörpern finden sich überwiegend Assoziationen von Korallenbiohermen, die im Milieu einer sehr seichten, aber offenen See entstanden sind. Die fazielle Verschiedenheit kann je-

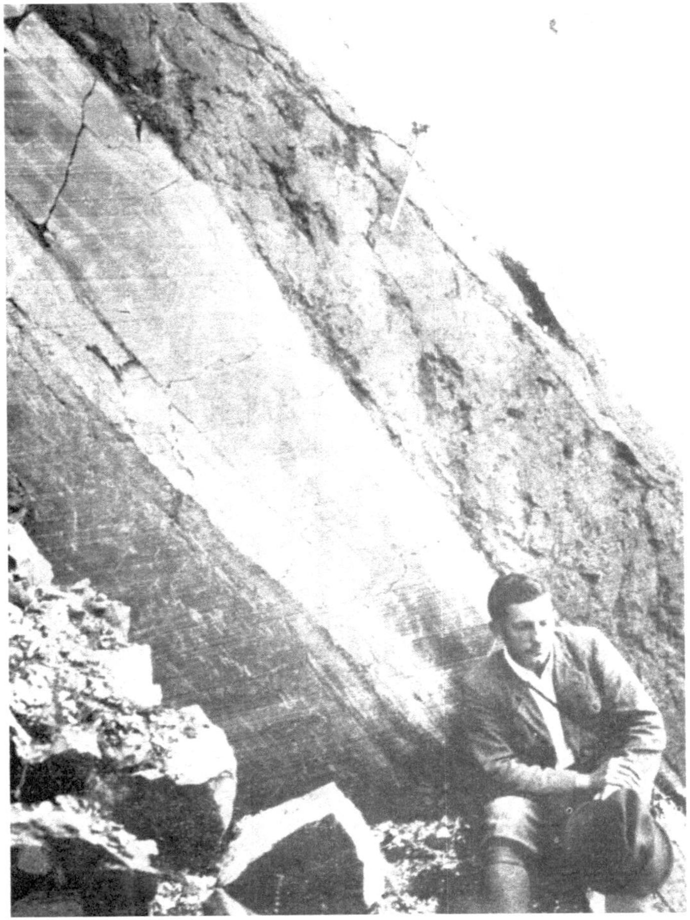

*Abb. 74.* Einlagerungen von Diabastuffiten in den gestreiften karbonischen Kalken, Ochtiná. Photo Andrusov.

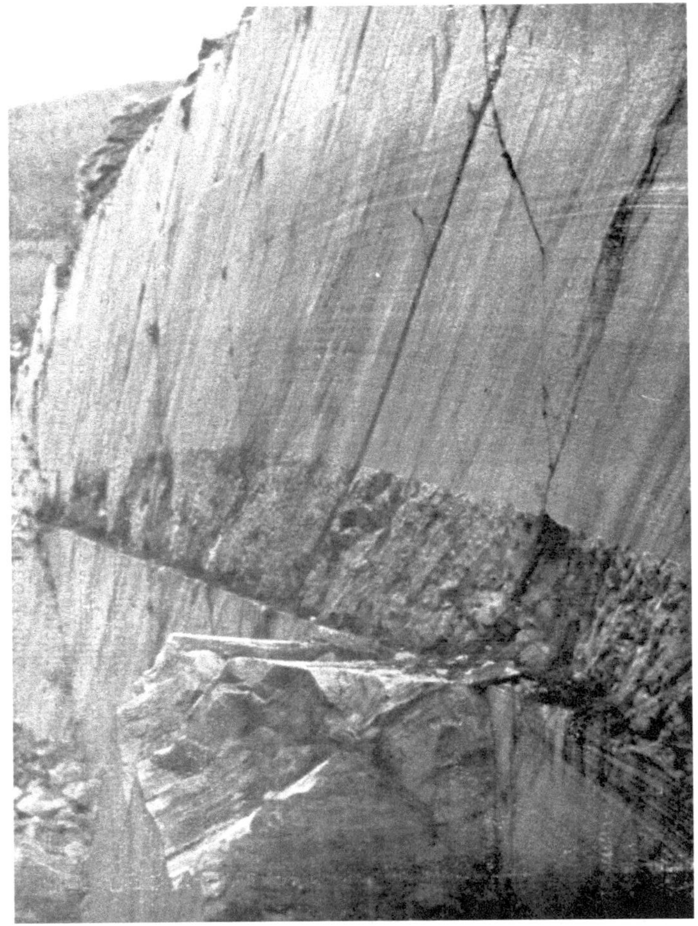

*Abb. 75.* Steinbruch in dem gestreiften Kalk der oberen Abteilung des Karbons. Ochtiná. Photo Andrusov.

doch nicht als Beweis eines anderen Alters betrachtet werden. Das annähernd gleiche Alter (Moskau-Stufe) der Schichten mit Magnesitkörpern wurde durch die Untersuchung der dort gefundenen Korallen erwiesen (H e r i t s c h). Es handelt sich um den Horizont von Miačkovo. U l r i c h und B o u č e k stellten die fossilführenden Schichten von Ratkovská Suchá auf Grund der Brachiopoden zum „Uralien", und zwar in die höchsten Schichten der Uralstufe. Da jedoch die Anschauung vom uralischen Alter dieser Schichten lediglich durch wenige Brachipodenfunde gestützt ist (einige dieser Formen sind auch im Unterkarbon bekannt), sollte die Schichtenfolge mit Magnesiten besser zur Moskaustufe gerechnet und als annäherndes Äquivalent des dobšináer Karbons (vgl. F u s á n, K a m e n i c k ý und K u t h a n 1953) betrachtet werden.

Die im zweiten Typus vorkommenden Kalke sind im allgemeinen rein, doch zeigen sie oft Schichtung ja sogar Bankung. Die massigen Kalke (vgl. Abb. 75) sind durch weissbläulich-bräunliche Bänderung gekennzeichnet; es ist offensichtlich, dass sie nicht aus Korallen oder anderen biohermen Gebilden entstanden sind. Bei Ochtiná wurden diese Kalke als Marmor abgebaut. Ähnliche Marmore treten bei Tuhár auf. In den Kalken treten oft Einlagerungen von Diabas-Tuffen (vgl. Abb. 74) auf. Die Mächtigkeit der Tufflagen schwankt von einigen mm bis zu mehreren Zehnern von Metern. Eine solche Entwicklung des Karbons ist besonders in der Umgebung von Kobeliarov, Ochtiná und Ľubeník bekannt. Nach F u s á n (1956) bildet der zweite Karbontypus (zwischen Ochtiná und Markuška) das Hangende der Schichtfolge des ersten Typus. Bisher wurden im zweiten Karbontypus nur Crinoiden gefunden.

Das kalkführende Karbon hat in der nördlichen Umgebung von Lučenec bei Ružina, Lovinobana und Cinobana beträchtliche Verbreitung. Ähnlich wie im Gebiet Ochtiná-Poproč sind auch hier Magnesitkörper recht häufig. Die tektonische Stellung des Karbons ist an diesen Stellen nicht ganz geklärt. Teilweise bildet es die Fortsetzung eines mehr oder weiniger zusammenhängenden Zuges, der an der Nordgrenze der Gemeriden entwickelt ist, teilweise sind es vielleicht tektonische Schollen, die bei Ružiná und Tuhár dem Kristallin und dem Mesozoikum der südlichen Züge der Veporiden aufliegen. Nach G r e g o r (1951) ist in der Umgebung von Ružiná das älteste Glied des Karbons durch grüne Schiefer repräsentiert, die U l r i c h (in U l r i c h und B o u č e k 1931) für Gesteine „eruptiven Ursprungs" hielt. Weiterhin treten pyritführende Graphit-Schiefer auf. Dunkle Mergelschiefer, schwarze Graphitschiefer und Serizitschiefer, sowie Grauwacken kommen auch in den höheren, hauptsächlich aus karbonatischen Gesteinen bestehenden Horizonten des Karbons vor. Unter den Karbonaten haben die Kalke die grösste Bedeutung. Einige Kalke sind mehr oder weniger massig, dabei aber fein gebändert. Die Bänder sind licht- und dunkelgrau. Diese Kalke ähneln den Kalken des oberen Horizontes des Karbons in Dobšinaer Entwicklung (z. B. bei Ochtiná). Die Kalke der lichteren Streifen weisen gröbere Kristallinität auf,

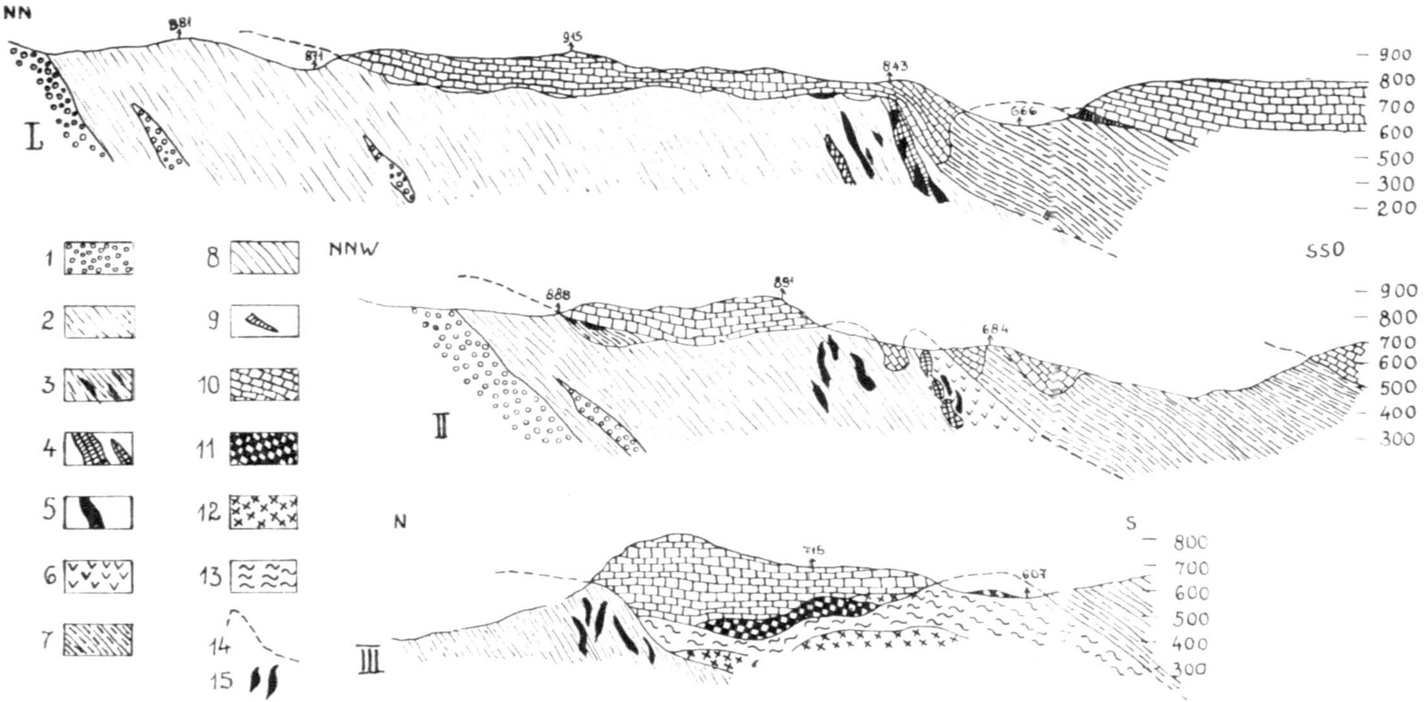


*Abb. 76.* Geologische Profile durch das Karbon und die hangende Trias in der Region zwischen Drnava und Zádielská dolina (nach Andrusov 1953). Karbon: 1. Konglomerate. 2. Schiefer. 3. Quarzit- und Sandstein-Einlagerungen in den Schiefern. 4. Kalke. 5. Basische Eruptiva im Karbon. Perm. 6. Porphyroid. Trias: 7. Seiss-Schichten. 8. Kampil-Schichten. 9. Gutenstein-Kalk. 10. Wettersteinkalk. 11. Lias. Bankige Kalke und Schiefer. 12. Lias: Crinoidenkalke und Breccien, Knollenkalke. 13. Radiolarite und bunte Schiefer unbekannten Alters (Trias Jura). 14. Überschiebungsstörungen. 15. Erzvorkommen.

die dunkleren, feinkörnigeren Kalke haben einen gewissen Graphitgehalt. Andere Varietäten der massigen Kalke sind rosenrot. Beide Varietäten werden bei Tuhár als Marmor abgebaut und zur inneren Ausschmückung von Gebäuden und Ähnlichem verwendet (vgl. Abb. 77). Der Marmor von Tuhár liefert einen der schönsten Dekorationssteine der Slowakei. In den massigen Kalken erscheint stellenweise eine gröbere Bankung. Örtlich erscheint inmitten des Tuhár-Marmors Hornsteinkalk. Die Hornsteine pflegen grau oder rötlich zu sein. Neben den massigen Kalken treten auch Streifen dünnbankiger Kalke mit schieferigen oder schieferig-mergeligen Einlagerungen auf. Sie haben weisse, graublaue, rosenrote oder graubraune Farbe und sind feinkörnig. Die Kalkvorkommen bei Tuhár und Ružiná werden von drei aus Dolomit und dolomitischem Kalk bestehenden Bändern begleitet. Südlich von Mýtná sind bankige Dolomite von grauer, bis dunkelgrauer Farbe entwickelt. Inmitten dieser Kalke und Dolomite erscheinen Magnesitkörper. Nach neuen Forschungen von Fusan (unveröff. Mitt.) würde ein Teil der erwähnten Schichten mit den Lagen von Tuhármarmor und Dolomiten zum Vepormesozoikum der tektonischen Unterlage des Gemeridenkarbons gehören.

Die Fortsetzung der aus Karbon bestehenden gemeriden Schollen finden wir weiter östlich in der Umgebung von Cinobaňa. Die karbonische Schichtfolge hat hier (vgl. Biely 1955 a, b) folgende Zusammensetzung: feinkörnige Konglomerate, dunkelgraue Quarz-Serizit-Mergel-Sandsteine mit Graphit und Graphitschiefer. In den letzteren ist eine Magnesit-Ankerit-Linse entwickelt.

*Chemische Analysen der slowakischen Magnesite*

| | 1 | 2 | 3 | 4 | 5 | 6 | 7 | 8 | 9 |
|---|---|---|---|---|---|---|---|---|---|
| $H_2O$ (—105°, | | | | | —,— | —,— | 0,05 | 0,27 % | 1,96 |
| Ner. zvyšok | —,— | —,— | 3,00 | —,— | —,— | —,— | 1,84 | —,— | —,— |
| $SiO_2$ | —,— | —,— | 2,32 | 1,31 | 1,30 | 0,74 | —,— | 0,22 | —,— |
| $TiO_2$ | —,— | —,— | 0,07 | 0,08 | —,— | —,— | —,— | —,— | —,— |
| MgO | 45,6 | 44,82 | 44,42 | 44,50 | 43,80 | 44,80 | 43,41 | | 45,01 |
| CaO | 1,25 | 1,01 | | 0,50 | 1,10 | 0,20 | 0,77 | —,— | 0,18 |
| MnO | | | | | | —,— | 0,25 | —,— | —,— |
| $Al_2O_3$ | | | | 0,51 | 0,50 | 0,39 | 0,87 | —,— | —,— |
| $Fe_2O_3$ | | | | | | | | | |
| FeO | 2,62 | 2,76 | 3,77 | 4.62 | 3,60 | 3,27 | 2,73 | 0,30 | 3,28 |
| $CO_2$ | 46,60 | 46,80 | 48,51 | 48,56 | 49,70 | 50,10 | 49,98 | 51,44 | 49,42 |
| $SO_3$ | | | 0,27 | | | | | | |
| Summe | 95,52 | —,— | 103,36 | 100,22 | 100,00 | 99,50 | 99,90 | 99,58 | 99,85 |

1. Feinkörniger Magnesit von Sučany. 2. Grobkörniger Magnesit von der selben Lokalität (1,2 nach Németh aus Ulrich und Bouček 1931). 3. und 4. Magnesit von Ružiná (nach Matějka aus Stejskal 1933). 5. Magnesit von Ružiná (nach Barlai aus Gregor 1951). 6. Magnesit von Mníšany (nach Barlai aus Stejskal 1933). 7. Ochtiná (nach Janota aus Ulrich u. Bouček 1931). 8. Magnesit von Dubrava (nach Keleczinsky). 9. Bankov bei Košice (nach Rozlosznik aus Ulrich 1933).

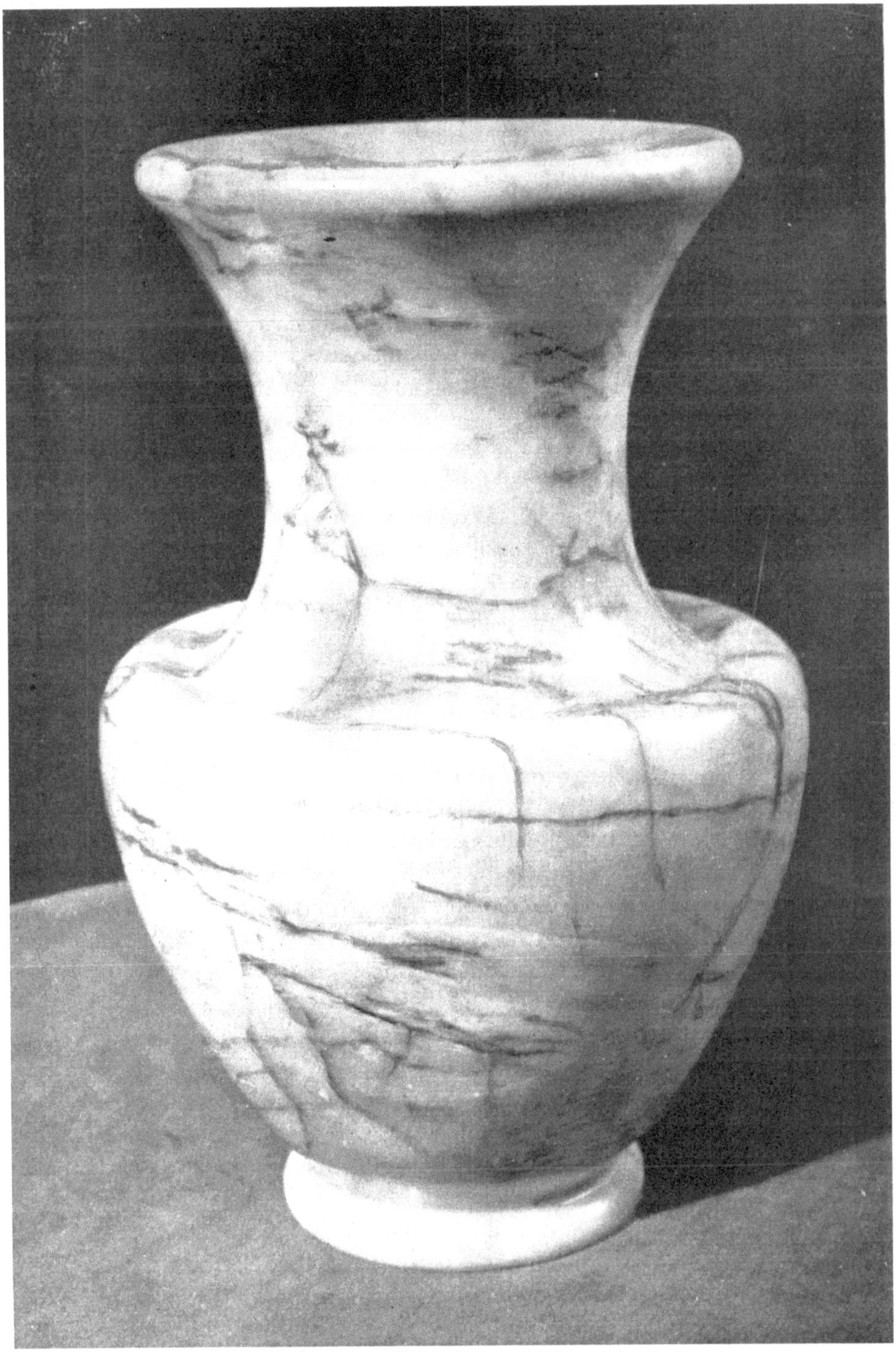

*Abb. 77.* Vase aus Tuhár-Marmor. Photo Mastihuba.

In der südlichen Zone bei Podrečany besteht in dem Gebiet südlich der Linie Ľubeník-Margecany das Karbon aus Graphitschiefern (vgl. G r e g o r 1951), denen ein grösserer Magnesitkörper eingelagert ist. Während der tertiären Verwitterung entstanden im Liegenden des Pliozäns auf der Oberfläche des Magnesitkörpers mächtige Lagen von Ocker (vgl. K o l b e n h a y e r 1954, S. 158).

In der Umgebung von Lovinobaňa wurden die Magnesite früher intensiv, hauptsächlich bei Ružiná (chem. Zusammensetzung siehe auf S. 194) abgebaut. Bei Podrečany geht der Betrieb heute noch um. Die Magnesite bilden unregelmässige Körper. Der Magnesit enthält oft fein verteilten Pyrit. Einen Teil der Dolomite müssen wir, ebenso wie an vielen anderen Vorkommen, für diagenetisch betrachten, der zweite Teil, der oft die Magnesite umhüllt, ist mit diesen gemeinsam metasomatischen Ursprungs. In den Dolomiten bei Ružiná treten oft grössere Individuen eines jüngeren Dolomites auf, die als „Pferdezähne" bezeichnet werden. Ihre Entstehung erfolgt nach der Bildung der Dolomite der übrigen Gruppen und steht nach P e t r a s c h e k (1932) mit dem Volumenschwund bei der Umwandlung der Kalke in Magnesit in Verbindung. Die Magnesitkörper sind von jüngeren Quarzgängen durchsetzt, beziehungsweise werden von Sulfiden (Chalkopyrit, Tetraedrit, Pyrit) begleitet.

Das karbonische Alter der Karbonatgesteine bei Ružiná ist lediglich durch vereinzelte Fossilfunde (Poteriocrinus) (vgl. U l r i c h und B o u č e k 1931) belegt, die für eine genauere stratigraphische Gliederung dieser Schichtfolge unzureichend sind. Man kann jedoch auf die Analogie dieser Gesteine mit der erwähnten, Magnesitlinsen enthaltenden Schichtfolge hinweisen, beziehungsweise auf ihre Ähnlichkeit mit den hangenden Kalken zwischen Ochtiná und Poproč, die der Moskau-Stufe angehören. Z o u b e k (1950, S. 213) stellt die Schichtfolge der Marmore, Magnesite und Phyllite bei Lovinobana zum „Unterkarbon", doch sind keine Tatsachen vorhanden, die zu Gunsten dieser Ansicht sprechen würden.

Westlich von Ružiná ist der gemeride Karbonstreifen von jungtertiären Vulkaniten bedeckt. Die Serien, welche man hier zum Gemeriden-Karbon rechnet (Pliešovce, Hodruša, Vyhne) wurden, da ihre Zugehörigkeit zu den Tatroveporiden wahrscheinlicher erscheint, bereits oben erwähnt.

Im mittleren Teil der Gemeriden (vgl. F u s á n 1956, K u t h a n 1950) tritt Karbon in kleineren Vorkommen auf und zwar in einem Streifen, der sich von Švedlár gegen Súľová und weiter nach Westen gegen Nižná Slaná erstreckt.

In Súľová ist eine zum Karbon gestellte Schichtfolge entwickelt, die mit feinkörnigen Grauwacken-Konglomeraten (die Gerölle bestehen aus Quarz, Lydit, Sandsteinen und Phylliten, die offensichtlich der Gelnica-Serie entstammen) beginnt; höher liegen Sandsteine und Quarzite in Wechsellagerung mit Phylliten. Es könnte sich hier aber auch um ein Glied der Gelnica-Serie handeln. Eine ähnliche aus Konglomeraten (Gerölle aus Quarz, Quarzporphyren, Lyditen und Sandsteinen) mit phyllitischem Bindemittel und dunklen Phylliten bestehende

Serie ist auch bei Švedlár entwickelt. Es ist sicher, dass an der Basis dieser Schichtfolge eine Diskordanz vorhanden ist, da das Material der Konglomerate der liegenden Gelnica-Serie entstammt. Fusán (l. c.) meint, dass diese Schichtfolge der unteren Abteilung des Karbons, die er im nördlichen Zuge der Gemeriden abgrenzt, angehören könnte.

Das Karbon hat auch in der südlichen Zone der Gemeriden beträchtliche Verbreitung. Seine Entwicklung unterscheidet sich hier in vielerlei Hinsicht von derjenigen des Karbons im nördlichen Zuge. Die stratigraphische Stellung der vermutlich karbonischen Schichtfolge ist im südlichen Zuge paläontologisch nicht belegt. Die Zugehörigkeit bestimmter Schichtfolgen zu bestimmten Abteilungen des Karbons ist zur Zeit unmöglich anzugeben. Die Serie liegt jedoch zwischen der Gelnica-Serie, der sie diskordant aufliegt, und der Trias des südslowakischen Karstes. Das Karbon der südlichen Gemeridenzone ist mächtiger als jenes der nördlichen und kann mehrere Hundert Meter erreichen. Den südlichen Karbonstreifen beschrieb Šuf (1936), der die heute allgemeine für karbonisch betrachtete Schichtfolge als „Rožňava-Železník-Serie“ bezeichnete. Einige Glieder dieser Serie grenzte schon früher Böckh (1905) ab und rechnete sie zum Perm; auch Šuf (1936) stellte den grössten Teil der Rožňava-Železnik-Serie ins Perm, während er den kleineren als Karbon betrachtete. Dagegen vermutete in früherer Zeit Štúr (1869) und gegenwärtig sind mehrere Autoren (Andrusov 1953, Mišík 1953) derselben Ansicht, dass diese Schichtfolge nur karbonisches Alter hat. Kuthan (1950a) gliederte den Teil der Rožňava-Železnik-Serie bei Drnava gemeinsam mit den unteren sedimentären Gliedern der Gelnica-Serie in die „Drnava-Serie“ ein und rechnete sie zum Altpaläozoikum.

In dem vermutlich karbonischen Streifen, im Gebiete zwischen Jasov und Rožňava unterschieden Fusán, Máška und Zoubek (1955) zwei Abteilungen von verschiedenem lithologischem Charakter.

Der Charakter der unteren Abteilungen wurde von Fusán (1956, S. 15) kurz beschrieben. In der Umgebung von Jasov und N. Medzev wurde eine Schichtfolge sandiger serizitischer Phyllite mit lichten und dunklen Lydit-Lagen abgegrenzt, die einzelne Konglomeratlagen führt. Nördlich von Drnava gehört zu dieser Abteilung eine Schichtfolge dunkler Phyllite und Schiefer mit zahlreichen Sandstein- und Quarzit-Einlagerungerungen und Lagen feinkörniger Konglomerate, deren Material aus der Gelnica-Serie stammt. In der Richtung gegen Rožňava gewinnen in dieser Schichtfolge psammitische Gesteine gegenüber pelitischen das Übergewicht. Das typische Gestein der unteren Abteilung sind aber Radiolarien-Lydite (vgl. Abb. 65). Sie bestehen aus feinkristallinem Quarz mit Schlieren und Streifen aus einer graphitischen oder tonig-graphitischen Masse. Die Radiolarien vom Typus Spumellaria sind schlecht erhalten (Andrusov 1937). Das Vorkommen der Radiolarien kann man als Beweis für eine marine Fazies der unteren karbonischen Schichtfolge betrachten. Es wäre jedoch unrichtig, dieser Serie Tiefseecharakter beizulegen, da die Lydite von detritischen Gesteinen begleitet sind. Nördlich von Drnava trennte in letzter Zeit Máška (1957) eine Schichtfolge ab, die er als „Pipitka-Serie" bezeichnete und ins Unterkarbon stellt. Wir finden jedoch bei ihm weder eine nähere Bestimmung dieser Schichtfolge, noch eine Begründung ihrer stratigraphischen Eingliederung.

Die obere Abteilung des Karbons des südlichen Zuges besteht aus Konglomeraten, Breccien, Quarziten, Sandsteinen, Schiefern und sowohl dunklen, als auch lichten Kalken.

Fusán (1956) unterscheidet in der oberen Abteilung des Karbons des ganzen südlichen Zuges eine Konglomerat-Schiefer-Entwicklung und eine Schiefer-Karbonat-Entwicklung. Die erste zeichnet sich durch das Vorkommen von kieseligen Konglomeraten und Breccien aus, die hauptsächlich aus — oft unvolkommen abgerundeten — Quarzgeröllen bestehen. Sonst finden sich Sandsteine, Quarzite, schwarze Quarzphyllite, Lydite und selten auch Gerölle von Porphyroiden oder Granitporphyren und Epimikrodioriten (Mišik 1953, S. 573, Bystrický — Fusán 1954, S. 572a). Das Mengenverhältnis der Gerölle ist nach Šuf folgendes: Quarz 60 %, Quarzite und Sandsteine 25 %, Chlorit- und Serizit-Schiefer 15 %. Die Konglomerate gehen sowohl lateral als auch vertikal in Sandsteine und Quarzite über, die örtlich in wiederholter Wechsellagerung mit Konglomeraten auftreten. In dieser Schichtfolge erscheinen weiterhin Lagen von Schiefern, oft sind es Chlorit-Serizit- oder Graphit-Phyllite, die im Hangenden zahlreicher werden und endlich vorherrschen. In der Umgebung von Bôrka und Lúčka und im Zádiel-Tal (vgl. Andrusov 1953) ist diese Schichtfolge mächtig entwickelt und lässt sich in zwei Teile gliedern (vgl. Abb. 76): Der untere Teil besteht aus stark dynamisch beanspruchten Konglomeraten. Sie sind grau und bestehen vorwiegend aus Quarzgeröllen; selten kommen Bruchstücke von Phyllit vor. Das Bindemittel besteht aus feinkörnigem Quarz und Serizit. Zwischen den Konglomeratlagen, die manchmal bis 200 m Mächtigkeit erreichen, treten schieferige Serien, hauptsächlich Phyllite, auf. Die hangende Schichtfolge besteht aus grauen Phylliten und wenig metamorphen, grauen und grünen Schiefern, die mit Bänken feinkörniger Quarzite und Sandsteine, manchmal von 5—15 cm Mächtigkeit, wechsellagern. Zumeist spalten sie krummschalig und uneben. Die Sandsteine bestehen aus feinkörnigem Quarz und Serizit. Auch in dieser Schichtfolge treten hin und wieder dünnere Lagen von Konglomeraten auf. Es liegt also eine flyschartige Ausbildung vor. Die Konglomerat-Schiefer-Entwicklung ist im südlichen Zug des Karbons von Jasov nach Osten bis nach Rožňavské Bystré im Westen, wo der Streifen unterbrochen wird, bekannt. Bei Roštár, N. Slaná und westlich Hrádek beginnt er von neuem und streckt sich gegen Jelšava, Železnik und Ploské aus. Hier steht der südliche Karbonstreifen in tektonischem Kontakt mit dem Karbonkomplex des nördlichen Zuges.

Die schieferig-kalkige Entwicklung liegt der konglomeratisch-schieferigen auf. Sie besteht aus verschiedenartigen lichten und dunklen (Graphit) Schiefern. In den Schiefern treten dünnere Kalklagen und grössere Kalklinsen auf. Diese Schichtfolge ist z. B. bei Hačava und zwischen dem Zádiel-Tal und Lúčka entwickelt. Im letzteren Gebiet besteht die schieferig-kalkige Entwicklung der oberen Karbonabteilung vorwiegend aus grauen Phylliten und grünlichen Tonschiefern, ausserdem aber auch aus Graphit-Schiefern und grünlichen, dunkelgrauen bis schwarzen Mergelschiefern mit Einlagerungen fein- bis grobkörniger Kalksandsteine und dunkelgrauer bis schwarzer Crinoidenkalke. In dieser Schichtfolge treten kleinere und grössere linsenartige Körper von lichtgrauen bis weissen oder rosenroten kristallinen Kalken auf. Diese Kalke sind oft und regelmässig gestreift, ähnlich dem Marmor von Tuhár. In dieser Schichtfolge erscheinen selten dünne Lagen von Diabas-Tuffen, die teilweise in Chlorit-Schiefer umgewandelt sind. Nördlich von Bôrka tritt ein linsenförmiger Amphibolitkörper auf.

In der karbonischen Schichtfolge des südlichen Streifens, hauptsächlich in der Schiefer-Kalk-Fazies, treten an vielen Stellen kleinere Diabas-Körper, intrusive Serpentin-Körper und Metabasite mit Glaukophan auf. Die Serpentinite von Bôrka (vgl. Kantor 1955a) haben lichtbraune Farbe und führen bastitisierten Pyroxen und Magnetit. Diese Serpentinite ähneln stark den triadischen. Diabase (Kantor 1955a) sind nördlich von Bôrka bekannt. Sie treten in den grobkristallinen, wahrscheinlich karbonischen Kalken auf. Der Diabas ist spilitisch und hat wahrscheinlich ebenfalls karbonisches Alter. Die Glaukophan-Gesteine (vgl. Šalát in Andrusov 1953b, Kantor 1951) sind in petrographischer Hinsicht ungleichartig. Kamenický (1956a) betrachtet sie als Produkt der Alkali-Metasomatose an Diabasen. Da sie an vielen Stellen inmitten der karbonischen Gesteine des südlichen Streifens auftreten, dürften sie doch jünger sein und mit den basischen Gesteinen triadischen Alters im Zusammenhang stehen Jünger, und zwar permisch sind auch die z. T. vitrophyrischen Quarzporphyre, die am Hrádok das Karbon durchbrechen. Sie treten in der, wahrscheinlich der oberen Abteilung des Karbons angehörenden, Konglomerat-Schiefer-Serie auf.

Die karbonischen Kalke der südlichen Zone sind stellenweise metasomatisch umgewandelt, doch kommen niemals Magnesitkörper vor. In der Umgebung von Bôrka treten in den karbonischen Kalken sideritische und ankeritische Nester auf. Vereinzelt sind es auch kleinere Nester von feinkörnigem Hämatit, die ebenfalls hydrometasomatischen Ursprungs sein dürften. Das Roteisenerz (vgl. Andrusov 1953) hat folgende chemische Zusammensetzung; $H_2O$ 0,48 %, Fe 55,60 %, Mn 0,24 %, $SiO_2$ 2,75 %, $Al_2O_3$ 0,50 %, CaO 8,38 %, Glühverlust 6,80 %.

Nach Fusán (1956) liegt die obere Abteilung des Karbons gewöhnlich der unteren auf und ist mit dieser, wie bereits erwähnt wurde, durch allmähliche Übergänge verbunden. In anderen Fällen liegt die obere Abteilung transgressiv auf älteren, hauptsächlich der Gelnica-Serie angehörenden Schichten. Diese ganze Schichtfolge bezeichnet M á š k a (1927) als „Železník-Jasov-Serie" mit den folgenden Abteilungen; 1. Schichten von Hrádok, 2. Schichten von Zádel, 3. Schichten von Jelšava. Er rechnet sie zum Perm, doch ist diese Einstufung wenig wahrscheinlich.

In der vermutlich karbonischen Schichtfolge des südlichen Streifens wurden bisher keine bestimmbaren Versteinerungen gefunden. Das Vorkommen von Radiolarien in den Lyditen der unteren Abteilung und von Crinoidenbruchstücken in den Kalken der oberen Abteilung bestätigt zweifellos die Ansicht, dass es sich um eine marine Serie handelt. Es wurden jedoch bisher keine Anzeichen für Bioherme gefunden, wie sie aus einigen Abschnitten des nördlichen Streifens bekannt sind.

Bisher wurden die Abteilungen des Karbons des nördlichen und südlichen Streifens als „untere Abteilung" und „obere Abteilung" bezeichnet. Dabei wurde das Alter der „oberen" Abteilung" im nördlichen Streifen auf Grund der Versteinerungen als Mittelkarbon (Moskau-Westfal-Stufe) bestimmt, während das Alter der „unteren Abteilung" bisher nicht mit Sicherheit festgestellt werden konnte. F u s á n, M á š k a und Z o u b e k (1955) und F u s á n (1956) halten diese Abteilungen für U n t e r k a r b o n, hauptsächlich für V i s é. Dafür liegen jedoch keine Beweise vor. Nach den Angaben Fusáns, denen zufolge die untere Abteilung im Hangenden allmählich in die obere übergeht, sollte die untere Abteilung dem untersten Moskovien und Namur angehören. Aus diesen Angaben kann gefolgert werden, dass die Transgression in der Gemeriden-Region schrittweise erfolgte. Stellenweise fand sie schon in der unteren Abteilung, stellenweise erst in der Moskau-Stufe statt. Bei Dobšiná liegt letztere mit Sicherheit unmittelbar auf älteren Formationen.

Am tektonischen Kontakt karbonischer Gesteine des nördlichen Streifens mit Gesteinen der Gelnica-Serie finden sich örtlich granitoide Intrusiv-Gesteine. Sie bilden kleine Körper manchmal von gestreckter Form. Bei Železník (vgl. M a h e ľ 1954b, O n č á k o v á 1954) stiess man bei den Grubenarbeiten auf Granit, der in kleinen Vorkommen auch an die Oberfläche tritt. Es handelt sich um einen stark mylonitisierten, mittelkörnigen Biotit-Granit, der aus Oligoklas (34,3 %), Albit (35,3 %), Quarz (18,5 %), Biotit (10,5 %) und Muskovit besteht. Die chemischen Analysen sind auf S. 225 angeführt.

Bei Turčok tritt ein kataklastischer Zweiglimmergranit auf. Er bildet einen gestreckten Körper von ungefähr 4 km Länge und maximal 300 m Breite. Der Granit ist z. T. mittelkörnig, z. T. grobkörnig mit orientierter Textur; der Mineralbestand ist der normale; der Kalifeldspat ist albitisiert. Örtlich erscheint der Granit als Mikrogranit mit Albiteinsprenglingen in einer granophyrischen Grundmasse. Nach F u s á n (mündliche Mitteilung) liegen die Granitkörper zwischen den vorkarbonischen Formationen und dem Karbon. M a h e ľ (1954b) hält die granitoiden Gesteine für nachkarbonisch. Ihr Verhältnis zu den Nebengesteinen ist jedoch unsicher (F u s á n, mündl. Mitteilung).

Z u s a m m e n f a s s e n d kann man feststellen, dass das Karbon zwar im gesamten Gebiet der Tatroveporiden und Gemeriden entwickelt ist, aber anscheinend z. T. sporadisch auftritt. Die karbonische Schichtfolge lagerte sich im Bereich eines vorher entstandenen Faltensystems ab. Das Alter dieses Faltensystems ist unsicher, da das Alter der unteren Glieder der karbonischen, in den Gemeriden entwickelten Schichtfolge unbekannt ist. Am wahrscheinlichsten erscheint es, dass die Faltung, die die vorkarbonischen Komplexe verformte, v a r i s t i s c h ist — es könnte sich um die bretonische oder sudetische Faltungsphase handeln. Während dieser Faltung kam es zu einer Regionalmetamorphose, die hauptsächlich die Region der Tatroveporiden betraf und anschliessend zur Intrusion granitoider Gesteine führte. Die Gesteine des Katakristallins, die granitoiden Gesteine der Tatroveporiden und die Gesteine der vorkarbonischen Serien der Gemeriden treten im Karbon als Gerölle auf. Dabei steht die Verteilung der Gerölle im allgemeinen in engem Zusammenhang mit den Gesteinen, die das Liegende des Karbons bilden. Eine Ausnahme bilden die Bindt-Rudňaner Konglomerate, die auf der Rakovecer Serie liegen, doch entstammt ein gewisser Teil der Gerölle der nördlicheren Zone, d. h. den Tatriden. Offensichtlich lag zur Zeit der Sedimentation des Karbons eine Becken-Schwellen-Gliederung vor. Entweder handelte es sich um Erosionsdepressionen im varistischen Gebirgssystem oder es bildeten sich Mulden unter dem Einfluss fortgesetzter Bewegungen der Erdrinde.[1] Die bedeutendste von diesen Schwellen, die hier als H o r n á d — S c h w e l l e bezeichnet werden soll, lag in der Nähe der Grenze zwischen Tatriden und Gemeriden, in der Region zwischen Markušovce und Košice. Die Sedimentation der untersten Glieder des Karbons fand vielleicht zunächst nur in einigen Teilen der Gemeriden statt; erst in der Moskau-Stufe verbreitete sich die marine Sedimentation auf einen beträchtlichen Teil der Gemeriden-Region. Es ist möglich, dass einige Gebiete trocken blieben. Doch wäre es nicht richtig, wenn wir die heutige Verbreitung des Karbons mit der Ausdehnung der ursprünglichen Sedimentationsbecken gleichstellen wollten.

Im südlichen Teil der Gemeriden war die marine Sedimentation intensiver und wurde von einer stärkeren Absenkung begleitet als im nördlichen Teil. Die Sedimentation des Mittelkarbons setzte sich in den Gemeriden vielleicht bis ins Oberkarbon fort. Es ist wenig wahrscheinlich, dass in den Gemeriden gleich nach der Moskauer Stufe eine Faltung (asturisch) einsetzte. Im Gebiet der Tatroveporiden hat das Karbon wahrscheinlich eine überwiegend marine Entwicklung, limnische Fazies ist nur lokal bekannt (Zemplín). Die Sedimentation setzte sich bis in das Stefan (Uralien) fort.

---

[1] Subsidenzbecken um neue Schwellen.

Der basische Vulkanismus, der das Karbon teilweise auch in den Tatroveporiden, hauptsächlich jedoch in den Gemeriden charakterisiert, kann als initialer Vulkanismus betrachtet werden. Er war nicht sehr intensiv, was vielleicht mit der geringen geosynklinalen Absenkung im Karbon im Zusammenhang steht. Die Absenkung war im Süden stärker und die Menge der basischen Gesteine nimmt auch in dieser Richtung zu.

Die granitoiden Gesteine der Tatroveporiden granitisieren und metamorphosieren die älteren, sicher vorkarbonischen Formationen. Diese Serien umfassen auch Äquivalente der oberen Abteilung der Gelnica- und der Rakovec-Serie. Da die Rakovec-Serie wahrscheinlich devonischen Alters ist, sind die Granite der Tatroveporiden nachdevonisch, vielleicht varistisch. Auch die Metamorphose der Gemeriden und Tatroveporiden kann als varistisch betrachtet werden. Der initiale Vulkanismus der Rakovec-Serie — und zwar hauptsächlich im Gebiet der Tatroveporiden — wäre dann vom initialen Vulkanismus des Karbons durch einen mächtigen syntektonischen granitoiden Magmatismus getrennt.

Der Sedimentationszyklus des Karbons beginnt detritisch bis grobklastisch, z. T. mit Flyschcharakter. Eine kalkige Fazies entwickelte sich nur in den südlichen Zonen der Westkarpaten und zwar mehr lokal und zusammenhanglos.

Das Karbon-Meer begann den südlichen Teil der West-Karpaten wahrscheinlich erst in jener Zeit zu überfluten, als sich das Meer aus der varistischen Vortiefe, vor allem aus dem oberschlesischen Becken allmählich zurückzog. Dieses Becken war in der Moskau-Stufe trocken. Ein Vergleich zwischen Oberschlesien und dem westkarpatischen Gebiet ist deshalb für diesen Zeitraum nicht möglich. Der varistische Faltenverlauf war in den Westkarpaten im allgemeinen der gleiche wie der spätere alpidische, im Osten SO—NW, im Westen NO—SW. Annähernd paralel zu dieser Richtung liegt auch die Masse der granitoiden Gesteine in den Tatroveporiden. Daraus kann man schliessen, dass die varistischen Faltenzüge der zentralen Westkarpaten nicht die Fortsetzung der Falten und Einheiten des Varistikums Böhmens darstellen. Das Karbon der Tatroveporiden und Gemeriden hat nur wenig Gemeinsames mit dem Karbon der äusseren Zonen der Karpaten und Schlesiens. Umgekehrt ist es verständlich, dass das Karbon der zentralen Westkarpaten einige Analogien mit dem Karbon bestimmter Zonen der Ostalpen und Nordungarns aufweist.

Das Meer der Moskau-Stufe der Westkarpaten war auch mit dem marinen Becken der russischen Tafel verbunden, mit deren Fauna es beträchtliche Übereinstimmung aufweist.

Nach dem Abschluss der Sedimentation des Karbons kam es zu einer neuerlichen Faltung.

Das Bild, das sich z. Z. über das Karbon der Westkarpaten entwerfen lässt, ist im allgemeinen noch sehr unsicher, so dass die vorliegenden Entwicklungsgedanken z. T. nur als heuristische Hypothesen aufgefasst werden können. Wir haben auf S. 166 angeführt, dass in letzter Zeit hauptsächlich M a š k a und Z o u b e k (1961) eine wesentlich andere Deutung der vortriadischen Verhältnisse gaben.

## E. Perm

### 1. Einleitung

Das häufige Vorkommen von Quarzporphyren in den Geröllen der Kreidekonglomerate der Klippenzone führt (vgl. S. 84) zur Annahme, dass das Perm in dieser Zone beträchtliche Verbreitung hatte. Die ausgedehnte Entwicklung des Perms in der Tatroveporiden- und Gemeriden-Region ist demnach keineswegs überraschend. Ähnlich wie das Karbon tritt auch das Perm in den Tatroveporiden nur sporadisch auf. Oft fehlt es ganz oder ist nur als dünne Schichtfolge entwickelt; oft erreicht es jedoch beträchtliche Verbreitung und eine grosse Mächtigkeit. Seine Verbreitung ist von der des Karbons unabhängig. Es ist augenscheinlich, dass sich zwischen Karbon und Perm eine Faltung abspielte und das Perm diskordant liegt. Eine Diskordanz trennt auch das Perm von der Untertrias.

Ähnlich wie beim Karbon kann auch für die permischen Sedimente nicht entschieden werden, ob sie ursprünglich ein mehr oder weniger zusammenhängendes Deckgebirge bildeten, oder ob es sich schon primär um Ablagerungen selbstständiger, grösserer oder kleinerer Sedimentationsbecken handelt. Das Perm ist mit einer einzigen Ausnahme k o n t i n e n t a l entwickelt; es besteht aus Zersetzungsprodukten älterer Gesteine der Westkarpaten. Daraus kann geschlossen werden, dass es sich vielleicht eher um einzelne, selbständige, varistische Innenbecken handelt, als um ein geschlossenes Sedimentationsbecken. Doch wäre es unrichtig, die heutigen Permvorkommen mit den ursprünglichen Becken zu identifizieren.

Das Perm hat, wie bereits erwähnt wurde, im grösseren Teil der Tatroveporiden und Gemeriden eine kontinentale Fazies, die der aus den Alpen bekannten „V e r r u c a n o"-Entwicklung analog ist. Es soll jedoch hier der Ausdruck „Verrucano" nicht gebraucht werden (vergl. S. 219). In einem kleinen Teil der Gemeriden wurden zum Perm Schichtfolgen vermutlich m a r i n e n Ursprungs gestellt. Ihre stratigraphische Zugehörigkeit und Fazies wurden zwar nicht durch Fossilien bestätigt, doch erscheint die Zuordnung wahrscheinlich.

Die Permformation im Gebiet der Tatroveporiden und Gemeriden war bereits den Geologen der Wiener Geologischen Reichsanstalt bekannt. Sie bezeichneten es als „Verrucano" (A n d r i a n 1859) oder als „Rotliegendes" (Š t ú r 1860) oder als „Dyasformation" (B a u e r 1869), und doch wurden einige Schichtfolgen, die wir zum Perm rechnen, noch vor kurzem anderen Formationen zugeteilt, z. B.

dem Devon [W o l d ř i c h (1912, 1913) bezeichnete die permische Schichtfolge der Gemeriden als „Konglomeratzone" ebenso wie R o z l o z s n i k (1935)]. Die Hauptschwierigkeiten entstanden jedoch bei der Frage der Trennung Perm/Untertrias, da diese oft ähnliche Entwicklung aufweist. Von vielen Autoren wird die unterste Abteilung der Untertrias (basale Triasquarzite und Konglomerate) als „Permo-Trias" bezeichnet.

Das Problem der Grenze zwischen Perm und Trias lösten gleichzeitig K o u t e k (1930) im Staré Hory-Gebirge und Z o u b e k (1930) in der Ľubietová-Zone. An der Basis der Quarzite, die durch allmähliche Übergänge mit den Werfener Schichten verknüpft sind und nach den angeführten Autoren der Trias angehören, wurde eine Diskordanz festgestellt. Die unter dieser liegenden Schichten wurden zum Perm gestellt.

Es wurde bereits erwähnt, dass man im Perm der Westkarpaten, in der Slowakei und in Ungarn zwei faziell verschiedene Entwicklungen unterscheiden kann;

1. die kontinentale Fazies in den Tatroveporiden und grossen Teilen der Gemeriden;

2. die marine Fazies im Bükk-Gebirge in Ungarn und vielleicht im südlichen Teil der Gemeriden.

## 2. Perm in kontinentaler Entwicklung

Die kontinentale Fazies des Perms ist nur in einem Teil der Kerngebirge entwickelt.

Im Massiv V e ľ k á L ú k a (westlicher Teil der Malá Fatra) ist in der Hülle des kristallinen Kernes, zwischen Kristallin und Untertrias, kontinentales Perm nur rudimentär vorhanden. Beträchtliche Verbreitung hat es dagegen (vgl. A n d r u s o v 1955) in einer selbständigen Antiklinale (Antiklinalzone des Kozel), die an der Nordwestseite den Rand des kristallinen Massivs der Malá Fatra (Massiv Veľká Lúka) bildet. Das Perm bildet hier den Kern der Antiklinale. Das Liegende streicht oberflächlich nicht aus. Dem Perm liegen zu beiden Seiten der Antiklinale unterwerfener Quarzite in diskordanter Lagerung auf. Das Perm besteht hier aus einer Wechsellagerung (vgl. A n d r u s o v in A n d r u s o v und K u t h a n 1944, S. 12) roter, grüner, örtlich grauer, feinserizitischer Schiefer, arkoseartiger Schiefersandsteine und weissgrauer, sowie rötlicher, grobkörniger Arkosesandsteine, die in Konglomerate übergehen. Die mächtigeren Arkosesandsteine lassen eine Wechsellagerung grob- und feinkörniger Bänke erkennen, die örtlich zu grösseren Komplexen verschmelzen. Die Bänke bestehen aus wenig abgerundeten Quarz- oder Feldspatbruchstücken, Turmalin und Serizit-Schnüppchen. Das Bindemittel ist kieselig. Im Gestein kommen auch pelitische, rote und rotviolette Einlagerungen vor. Letztere bestehen aus kleinen Bruchstücken von Quarz, Glimmerschüppchen und einem chloritischen Mineral. Die rote Färbung wird durch fein verteiltes Eisenoxyd verursacht.

Das permische Alter der beschriebenen Schichten ist aber paläontologisch nicht belegt und kann nur aus der diskordanten Überlagerung sicherer Untertrias erschlossen werden.

Š t ú r (1860) gibt aus der vermutlich permischen Schichtenfolge bei Kunerad die Schachtelhalmart Anarthrocanna deliquescens Göpp. (Unger) an — eine Form,

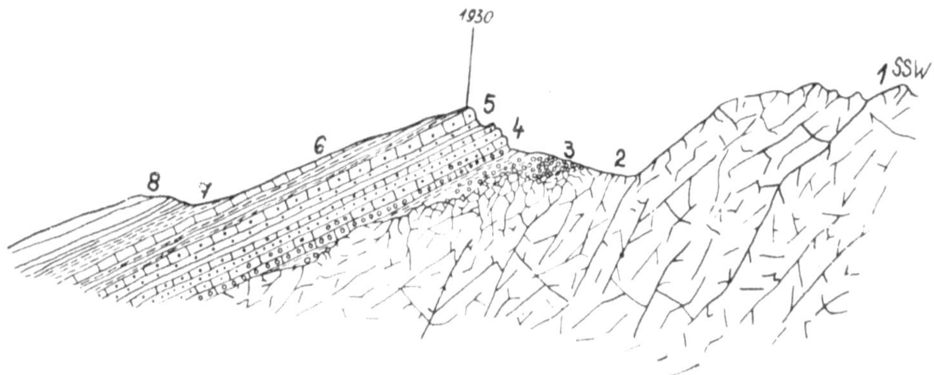


*Abb. 78.* Profil durch die Ostkante des Jahnačí štít über dem Kopa-Sattel in der Hohen Tatra (nach S o k o ł o w s k i 1948. Erläuterungen angepasst). 1. Grauer Granit, unverändert. 2. Granit, an den Spalten rotgefärbt. 3. „Meďodolykonglomerat" (Perm). 3. Quarz-Sandsteine und Konglomerate der Untertrias. 6. Schiefer mit dünnen Sandsteineinlagen der Untertrias. 7. Bunte Schiefer der Untertrias. 8. Dolomit-Kalke der Mittleren Trias. Die Trias gehört zur Tomanova-Serie.

deren Reste wahrscheinlich nicht aus der fraglichen Schichtenfolge (vgl. U h l i g 1902), sondern aus den in der Nähe anstehenden Lunzer Schichten stammen.

Im Massiv der Veľká Lúka bildet das Perm eine Zone, die im NE im Turská-Tal beginnt und bei Ďurčiná endet. Die Mächtigkeit ist hier grösser als in den anderen Vorkommen und erreicht einige hundert Meter.

Ein weiteres, paläontologisch nicht belegtes Permvorkommen ist aus dem Kerngebirge des Považský Inovec bekannt. Hier ist nach J. K a m e n i c k ý (1956, b, c) das Perm an der Westseite des Gebirges mächtig entwickelt und bildet einen Streifen zwischen dem Hradecká-Tal im SW und dem nördlichen Ende des vortriadischen Kernes des Inovec bei Mníchová Lehota. Ausserdem tritt Perm — allerdings nicht sicher belegt — auch in einigen Synklinalzonen im mittleren Teil des Gebirges auf. Auf der südöstlichen Seite kommt es bei Trenčianske Jastrabie vor. Hier treten vorwiegend bunte, feinglimmerige Schiefer auf, die mit Grauwackenkonglomeraten und Grauwacken bis Quarziten wechsellagern. Es kommen auch Lagen lichter Arkosen vor. Die Zugehörigkeit zum Perm ist nicht mit Sicherheit nachgewiesen.

In den kleinen Karpaten ist Perm bei Devín in kontinentaler Fazies bekannt (vgl. Koutek und Zoubek 1936, S. 30). Die sedimentären Glieder des Perms werden hier durch dunkelgraue Schieferkonglomerate dargestellt. Das Bindelmittel besteht aus feinen Serizitschüppchen und Quarz. Höher im Profil sind lichte graugrüne Arkosekonglomerate und Arkosen entwickelt. Die Gerölle der Konglomerate bestehen aus Quarz, quarzitischen Gesteinen und aplitischem Granit neben

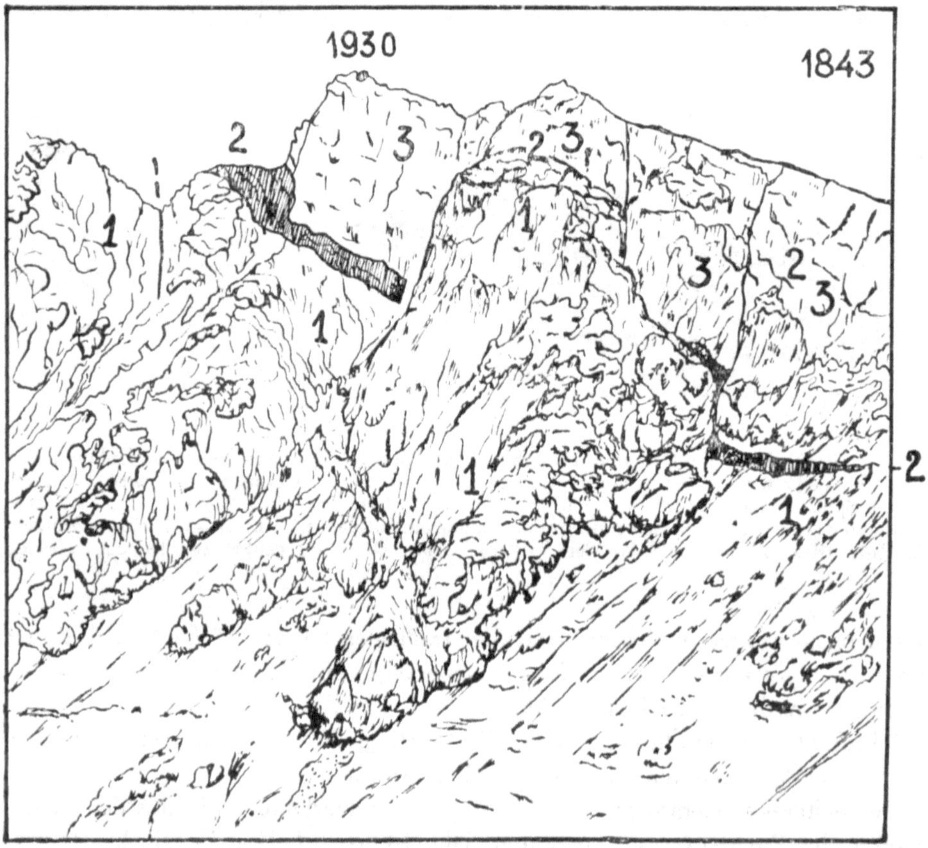


*Abb. 79.* Blick von Süden auf die nordwestliche Kante des Jahňačí-štít in der Hohen Tatra und auf den Kamm über dem Kopa-Sattel. Nach Sokolowski (1948). 1. Granit. 2. „Meďodoly-Konglomerat". 3. Quarzite und Konglomerate des Unteren Werfens der Tomanová-Serie.

Bruchstücken von Kalifeldspat, Plagioklas und Muskovit. Diesem Schichtglied ist ein heller, graugrüner Porphyroid eingelagert.

In der Hülle der übrigen Kerngebirge der Westslowakei wurde kontinentales Perm nicht mit Sicherkeit nachgewiesen.

Im Tribeč-Gebirge treten nach Krist (1956) im Liegenden der Trias lokal

Arkosen und Konglomerate auf, die stark tektonisch beansprucht sind und dem Perm angehören dürften. Diese Serie liegt schwach metamorphen Sandsteinen wahrscheinlich vorkarbonischen Alters auf.

Perm fehlt mit unbedeutenden Ausnahmen auch in der normalen Hülle der Kerngebirge der Mittelslowakei — im Žiar-Gebirge, im Ľubochňa-Massiv, am Ďumbier und in der West-Tatra.

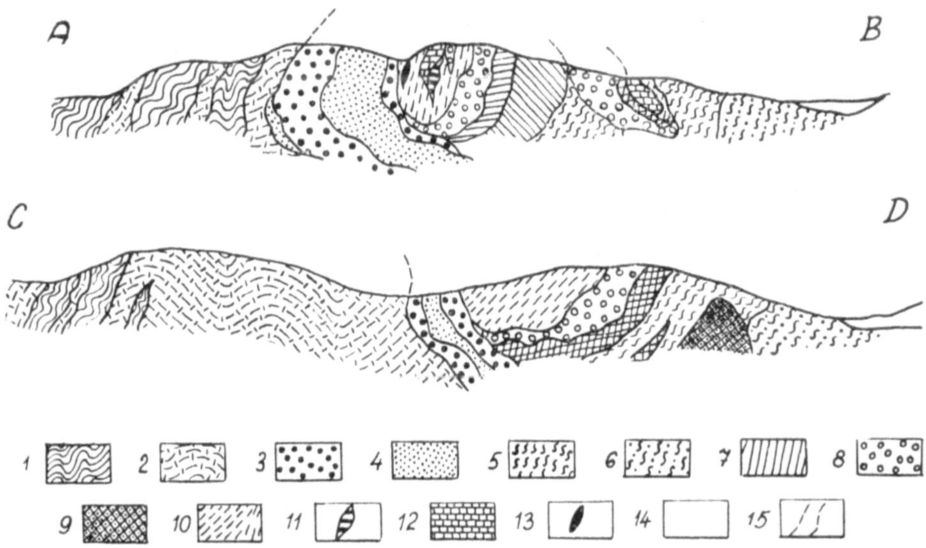


*Abb. 80.* Geologische Profile des Nordrandes der Gemeriden südlich des Hornád zwischen Kluknava und Žakarovce (nach M. I v a n o v 1953). (Erläuterungen angepasst). Vorkarbonische Formationen: 1. Phyllite der Rakovec-Serie. 2. Umgewandelte Diabase der Rakovec-Serie. Perm: 3. Basale Konglomerate. 4. Quarzporphyre. 5. Quarzporphyroide. 6. Porphyroid-Tuffe und Tuffite. 7. Schiefer. 8. Obere Konglomerate. Trias: 9. Porphyrite der Untertrias. 10. Werfener Schichten. 11. Triasquarzite. 12. Mitteltriadische Kalke. 13. Mitteltriadische Dolomite. Quartär. 14. Flussablagerungen des Hornád. 15. Überschiebungsflächen.

Ein Permvorkommen ist aus dem Ost-Teil der H o h e n T a t r a bekannt. Am Kopa-Sattel, hauptsächlich an der Nordost-Kante der Jahňačí-Spitze ruht auf Granit und im Liegenden der transgressiv aufgelagerten Untertrias eine wenige Meter mächtige Schichtenfolge, die als „M e d' o d o l y (Koperšady) — K o n g l o m e r a t“ bezeichnet wird. Es handelt sich um einen schlecht sortierten, aus bis kopfgrossen, wenig abgerundeten Blöcken bestehenden Komplex. Das Material der Blöcke entspricht den in der Hohen Tatra verbreiteten Granittypen. Das Bindemittel besteht im wesentlichen aus zerbröckeltem Granit und Eisenhydroxyden. Der Konglomeratkomplex lässt eine undeutliche Schichtung erkennen, die mit jener der Hangenden Triasquarzite mehr oder weniger parallel verläuft. Die untere Grenze des „Med'odoly-Konglomerates“ gegen den Liegendgranit ist scharf.

Die Geröllgrösse nimmt nach dem Hangenden ab. Die Form der Blöcke ist verschieden; manche haben eine stark abgerundete Form, andere sind dagegen scharfkantig. Auffallend ist das bankartige Auftreten aplitischer Gerölltypen (vergl. Abb. 78 und 79).

Über Ursprung und Stellung des „Meďodoly-Konglomerates“ wurden zwei grundverschiedene Ansichten ausgesprochen. Der ersten Ansicht zufolge (U h l i g 1897) würde es sich um eine sedimentäre Abfolge permischen Alters handeln.

L i m a n o w s k i (1907) war grundsätzlich derselben Ansicht. Für die Schichtenfolge des Perms gebrauchte er die ursprüngliche Bezeichung „Koperšady-Konglomerat“. Er nahm an, dass es sich um das Produkt einer lateritischen Verwitterung bzw. um eine alte Landoberfläche handelt. Er betonte das Fehlen einer scharfen Grenze gegen den Granit. S o k o ł o w s k i (1948) machte darauf aufmerksam, dass das „Koperšady-Konglomerat“ keine zusammenhängende Fläche bildet (vgl. Fig. 67, 68), sondern in einer Reihe von Linsen auftritt und schloss daraus, dass es sich um einen Fanglomerat handelt. Es würde sich also nach ihm um ein Äquivalent des Perm in Verrucano-Entwicklung der übrigen Teile der Slowakei handeln. Für einen sedimentären Ursprung sprachen sich in letzter Zeit auch P a s s e n d o r f e r (1950 1957) und T u r n a u - M o r a w s k a (1957) aus.

Eine ganz andere Ansicht vertritt M i c h á l i k (1956). Er hält die „Meďodoly-Konglomerate“ für eine tektonische Breccie, die durch Zermalmung des Granits dicht unter der Aufschiebungsfläche der mit der Untertrias beginnenden Serie entstanden ist. Die abgerundete Form der im Gestein enthaltenen Blöcke erklärt er durch kugelförmige Verwitterung. Er macht darauf aufmerksam, dass auch die Struktur der Grundmasse der Breccie holokristallin ist und granitartigen Charakter trägt, wobei der Granit unter dem Einfluss hydrothermaler Vorgänge chloritisiert und hämatitisiert worden ist. Die Beobachtungen sprechen aber für eine konglomeratische Bildung, bzw. Verwitterungsschutt einer Landoberfläche.

In der Ostslowakei ist Perm im Rahmen der Kerne des B r a n i s k o und der Čierna Hora entwickelt. Im Branisko-Massiv liegt in der Hülle des Kristallins geringmächtiges (70 m) Perm nach R ö s i n g (1947) transgressiv auf Kristallin bzw. auf Karbon. Es besteht aus einer Serie stark geschieferter Arkosen, graugrüner, sandig-glimmeriger Schiefer und bunter Tonschiefer. Es liegt unter den untertriadischen Quarziten. In der Synklinalzone, die das Branisko-Massiv vom Kristallin der Sľubica trennt, erscheint Perm in der gleichen Fazies und ist von jenem des Branisko-Massivs nur durch das Auftreten von Einlagerungen lichtgrüner Schiefer und grünlicher Konglomerate unterschieden.

In der benachbarten nördlichen Zone [R ö s i n g (1947) „Paraautochton“] ist Perm in Gestalt grünlicher Arkosen, die mit roten und grünen Schiefern wechsellagern, entwickelt.

Zur allgemeinen Charakteristik des terrestrischen Perms in diesem Gebiet lässt sich sagen, dass sich rote Konglomerate, Breccien und Arkosen mit Einlagerungen

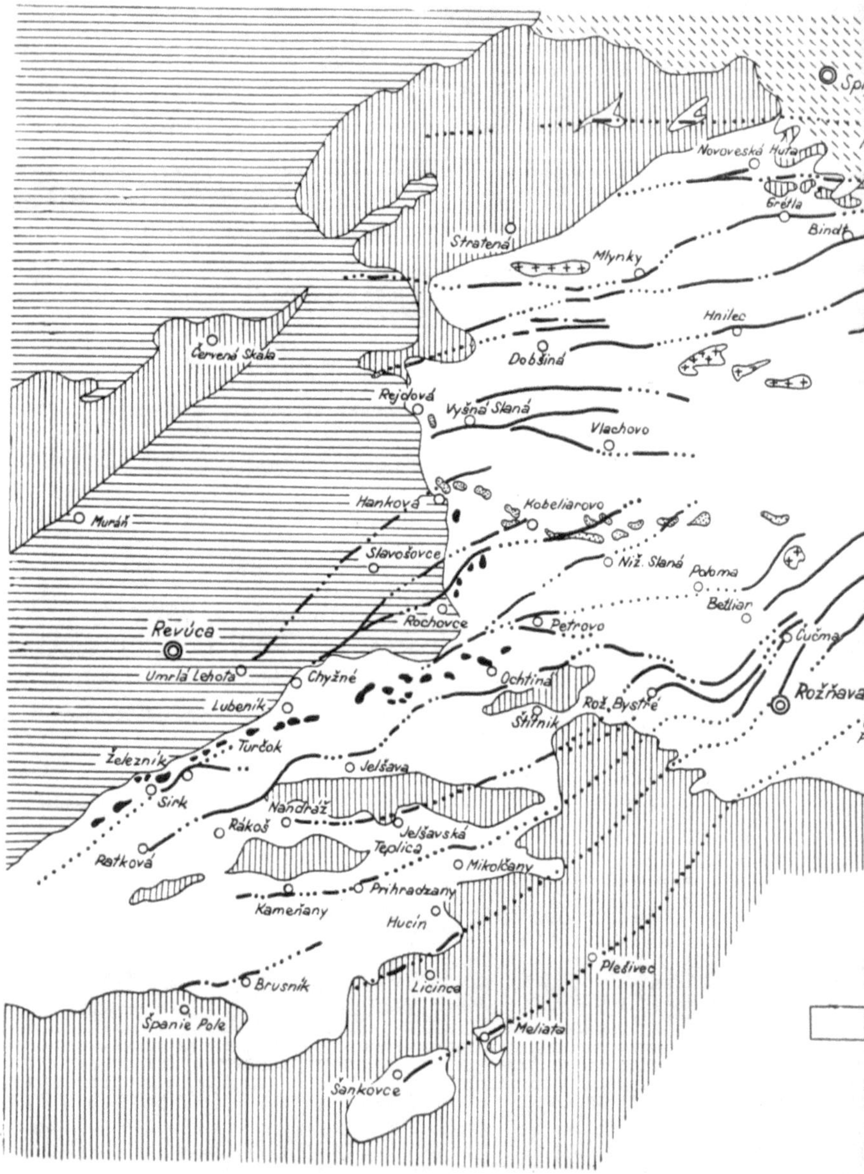


Abb. 81. Übersichtskarte der Erzvrkommen im Zips-Gömörer Erzgebirge. Nach J. Il
Granite. 4. Mittlere Trias und Jura der Gemeriden. 5. Metasomatische Magnesite, Dolomi
7. Metasomatische Ankerite und Siderite. 8. Bekannte und vern

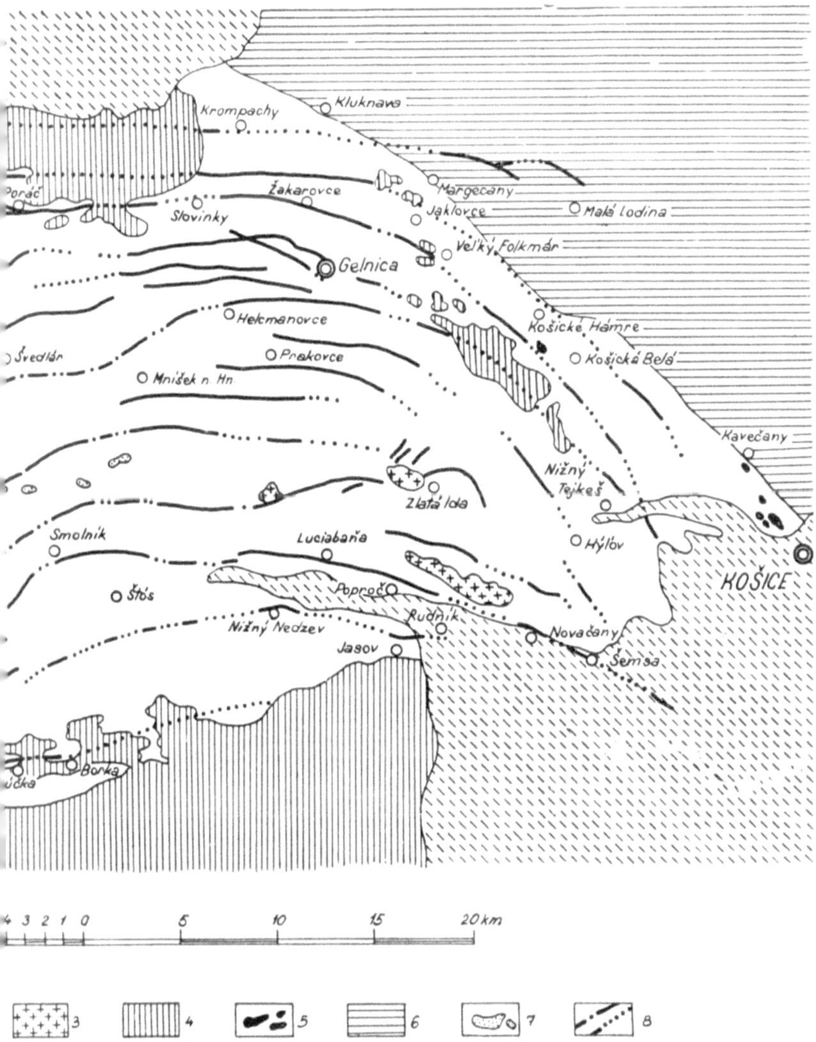


1. Paläozoikum und Untertrias der Gemeriden. 2. Paläogen und Neogen. 3. Gemeride
rite. 6. Vorkarbonische Formationen und Mesozoikum der Veporiden und Tatriden.
mit hydrothermaler Vererzung. (Erläterungen angepasst.)

roter Tonschiefer oft auffallend bemerkbar machen. Diese Konglomerate und Breccien bestehen vorwiegend aus Porphyrmaterial oder sind Zerfallprodukte von Graniten (R ö s i n g 1947). Stellenweise treten als Geröllkomponente auch Gneis und Granit auf. Ein weiteres Kennzeichen der permischen Ablagerungen ist das Auftreten von Porphyren und deren Tuffen, die örtlich eine starke Verwitterung erkennen lassen. Die jetzige Gesamtmächtigkeit beträgt 250 m, doch ist der Abtragungseffekt an der Grenze zur Trias in seiner Grösse nicht zu schätzen.

Weiter östlich im Massiv der Č i e r n a H o r a sind permische Ablagerungen zwischen Margecany und Košice, besonders im Hornád-Tal (vgl. Š a l á t 1953, 1954; F u s á n, Z á r u b a und H r o m a d a 1954) stark verbreitet (Abb. 80). Das Perm liegt hier den spättektonischen Graniten der Čierna-hora unmittelbar auf und wird von der Untertrias diskordant überlagert. Es besteht hier aus Konglomeraten mit wenig gerundeten Quarzgeröllen, Quarziten, Sandsteinen, Phylliten und Gesteinen des Perms selbst und zwar hauptsächlich Quarzporphyren. Das stellenweise verquarzte Bindemittel ist feinkörnig. Neben Konglomeraten treten auch Arkosen, arkoseartige Sandsteine und Grauwacken auf. Die Arkosen haben zumeist lichte Farbe und sind mittelkörnig bis grobkörnig. Sie enthalten scharfkantige Körner von Quarz, Mikroklin und Orthoklas, die eine Grösse von 2 mm bis 2 cm erreichen und wenig Biotit sowie Bruchstücke braunen Glases. Das Bindemittel ist serizitisch-kieselig. Die z. T. geschieferten Grauwacken sind im allgemeinen grau mit rötlichen Gesteinsbrocken. Ihre Körner sind Plagioklas, Oligoklas, Oligoklas-Andesin, Quarz, Muskovit und Bruchstücke von Quarzporphyren und Tuffen. Weiterhin erscheinen in dieser Serie bunte, sandige und tonige Schiefer. Nordwestlich von Obišovce erscheinen effusive Quarzporphyre von dunkelvioletter Farbe.

Die chemischen Analysen (vgl. Š a l á t 1953) zeigen folgende Zusammensetzung der Porphyre;

| | |
|---|---|
| $SiO_2$ | 64,51 % |
| $TiO_2$ | 0,75 % |
| $Al_2O_3$ | 14,65 % |
| $Fe_2O_3$ | 6,41 % |
| FeO | 0,48 % |
| MnO | 0,06 % |
| MgO | 0,80 % |
| CaO | 1,75 % |
| $K_2O$ | 5,54 % |
| $Na_2O$ | 2,64 % |
| $P_2O_5$ | 0,22 % |
| $H_2O$ | 0,05 % |
| $+H_2O$ | 1,93 % |
| | 99,79 % |

Aus der chemischen Zusammensetzung geht hervor, dass es sich um ein aus granitischem (tasnagranitischem) Magma entstandenes Gestein handelt.

Im Gebiete der Zemplin-Insel liegt das Perm diskordant auf den sogenannten Kašover Schichten (Přibyl und Bouček 1953) des höheren Karbons (s. S. 169). Die bunte Schichtfolge des Perms („Cejkover Schichten" Přibyl und Bouček l. c.) besteht aus glimmerhaltigen, dunkelgrauen Sandsteinen und Konglomeraten in Wechsellagerung mit violetten, roten und dunkelgrauen Schiefern, die vereinzelt dünne Lagen und Linsen dunkelgrauer Kalke und Tuffe enthalten. Die Konglomerate (vgl. Seneš „Cejkov beds" in Lexique stratigraphique intern. I. 6a Tchécoslovaquie, 1957) bestehen vorwiegend aus Geröllen von Gangquarzen und treten besonders im liegenden Teil des Komplexes auf.

Im Gebiet der Veporiden ist das Perm oft sehr mächtig und zwar hauptsächlich in einigen Teilen der Križná-Decke und in der nördlichsten Zone des Vepor-Komplexes, in der Ľubietová-Zone. Die Entwicklung des Perms ist in den beiden Regionen verschieden. Im Gebiet der Križná-Decke fehlen vor allem die Porphyre und Tuffe, die dem Perm der Ľubietová-Zone ihr Gepräge geben.

In der Križná-Decke ist kontinentales Perm aus der Umgebung von Staré Hory und Uľanka bekannt. Es liegt hier transgressiv auf dem vorkarbonischen Kristallin (vgl. Koutek 1931, S. 254). Ihm liegt wiederum transgressiv die Untere Trias auf. Es beginnt mit geringmächtigen und nur örtlich entwickelten basalen Konglomeraten von zumeist roter Farbe. Die Geröllkomponenten sind kristalline Schiefer (Orthogneise) aus dem Liegenden und saure Granite. In höheren Teilen des Profiles treten grob- bis mittelkörnige, graugrüne, rote oder graue Arkosen auf; sie enthalten unregelmässige Lagen von Konglomeraten und Breccien. Letztere bestehen vorwiegend aus sauren Graniten mit Porphyrosteren von Kalifeldspat, aus serizitisierten Gneisen und Quarz. Sie gehen in oft feinkörnige Sandsteine und serizitreiche Arkosen über. Weiter im Hangenden der Schichtenfolge enthalten die Arkosen Einlagerungen grünlicher und rötlicher, glimmerhaltiger Schiefer und roter Sandsteine. Darüber liegen Quarzite und später Arkosen sowie Sandsteine mit schlechtgerundeten Komponenten. Im unteren Teil der Schichtenfolge kann man oft Kreuzschichtung beobachten. Die gesamte Schichtmächtigkeit beträgt 350—400 m.

In der Ľubietová-Zone beginnt das Perm mit lichten Arkosen, welchen Porphyrtuffe aufliegen; diese gehen über Tuffite in polymikte Konglomerate über. Die Gerölle der Konglomerate bestehen vorwiegend aus Porphyroiden, Orthogneisen und Apliten sowie aus schwarzen Schiefern wahrscheinlich karbonischen Alters. Die Gesamtmächtigkeit des Perms wurde hier ungefähr auf 1000 m (Zoubek l. c.) geschätzt.

In den südlicheren Teilen der Veporzone ist Perm nur sporadisch, z. B. bei

Heľpa (Z o u b e k — G o r e k 1953) in der Kráľova hola-Zone als Arkosekomplex entwickelt.

Hier liegt am westlichen Ende des M u r á ň - K a r s t e s (Z o u b e k 1955 b) in der Hülle des Kristallins der Kráľova hoľa-Zone auf dunklen, offensichtlich karbonischen Phylliten eine Schichtfolge lichter Quarzite — stellenweise mit Konglomeratcharakter — die oft Feldspäte und Einlagerungen von Arkosen enthalten. In höheren Teilen des Profils erscheinen 100 m mächtige lichtgrüne Arkosen, die bereits als permisch angesehen werden können. In ihrem Hangenden sind untertriadische Quarzite entwickelt. Ein weiteres Vorkommen liegt bei Cinobaňa. Hier (B i e l y 1955) liegen den Glimmerschiefern der Veporiden permische arkoseartige Sedimente auf, die ihrerseits das Liegende der untertriadischen Quarzite bilden.

Weiterhin tritt eine langgestreckte und stellenweise bis 1600 m breite Zone vermutlich permischer Gesteine am Südostrand der Veporiden, unmittelbar an deren Kontakt mit den aufgeschobenen Gemeriden (Ľubeník—Margecany-Linie) im Gebiete zwischen Veľká Suchá und Sirk (vgl. N e m č o k 1953) auf. Der Komplex ruht hier auf Glimmerschiefern und Phylliten des südlichsten Teiles der Tisovec-Zone. Das normale Hangende der Serie ist nicht bekannt, doch treten in der Nähe, direkt auf den vorkarbonischen Gliedern der Tisovec-Zone, untertriadische Quarzite auf. Ihre Verbreitung ist von der des Perms unabhängig, woraus die Existenz einer Diskordanz zwischen Perm und Trias klar hervorgeht. Die vermutlich permische Schichtfolge besteht vorwiegend aus lichten, oft lichtgrünen und manchmal bankigen Arkosen mit Quarz, Feldspäten, Chlorit, Serizit und Muskovit, seltener Turmalin und Rutil. Die Korngrösse wechselt von grob bis schluffig. Die Schichtfolge ist stark durch Dislokationsmetamorphose beansprucht. Ein weiteres Vorkommen liegt im Gebiete von Hodruša-Vyhne. Hier erscheinen im Hangenden des wahrscheinlich veporiden Kristallins und Karbons (vgl. S. 171) Konglomerate und Schiefer in „Verrucano"-Entwicklung (vgl. F u s á n 1953).

„P e r m m i t M e l a p h y r e n". Diese Entwicklung des Perms ist teilweise der vorhergehenden ähnlich. Es handelt sich um eine Schichtfolge buntfarbiger, glimmerreicher, z. T. sandiger Tonschiefer, bunter Sandsteine, Arkosen und Konglomerate. Diese Gesteine enthalten stellenweise detritisches, aus Melaphyren stammendes Material. Die Sandsteine und Arkosen bilden oft mächtigere Lagen (10—20 m), die mit vorwiegend schieferigen Lagen wechsellagern. Es handelt sich also um eine Schichtfolge mit rhythmischer Sedimentation und sehr grosser Mächtigkeit (1000—1500 m). Sie weist die Merkmale einer Molasse auf. Von der Schichtfolge des Flysches unterscheidet sie sich durch den Mangel oder das seltene Vorkommen von Hieroglyphen und ähnlichen Erscheinungen, sowie durch den Mangel an Kalksandsteinen und Glaukonit, durch die bunte Färbung usw. An anderen Orten treten an Stelle dieser Schichten rote und grüne glimmerführende Schiefer mit Einlagerungen dünntafeliger Quarzite und rötlicher und gelblicher, fein- bis grobkörniger Sandsteine auf. Für diese Gesteine ist das Vorkommen basischer vulkanischer Körper charakteristisch. Diese sind oft sehr mächtig und werden allgemein als „M e l a p h y r e" bezeichnet. Vorwiegend sind es effusive Typen. Diese Permserie ist für die Chočdecke charakteristisch.

Im Hangenden dieser Folge findet man untertriadische Quarzite. Die Perm-Folge mit basischen Erstarrungsgesteinen tritt am Nordhang der Niederen Tatra, am Südhang dieses Gebirges bei Švermovo, ferner nördlich von Podbrezová in der Umgebung von Bystrá westlich von dort und in der Umgebung von Banská Bystrica auf. Die basischen Eruptiva sind in ihnen stellenweise in zahlreichen, übereinander vorkommenden Körpern entwickelt, an anderen Stellen sind sie selten oder fehlen überhaupt. Diese Folge gewinnt auch im oberen Nitra-Tal, bei Zemianske Kostoľany, Gábelová und am Nordende der Kleinen Karpaten an Bedeutung. Überall liegt sie unter der triadischen Schichtfolge (Malé Karpaty) der Choč-Decke. Am Velký Bok in der Niederen Tatra und vielleicht in den Malé Karpaty (Kleinen Karpaten) liegt im Liegenden des Perms mit Melaphyren eine Schichtfolge schwarzer Schiefer und Arkosen karbonischen Alters. Am östlichen Ende der Niederen Tatra findet man im Liegenden des „Perms mit Melophyren" Karbon in ähnlicher Entwicklung (vgl. A n d r u s o v 1936. S. 9). Das „Perm mit Melaphyren" fehlt oft an der Basis der Choč-Decke; ebenso ist es auch im Gebiet des Vepor-Kristallins in dem mesozoischen, in letzteres eingefalteten Streifen nicht bekannt. Die Folge des „Perms mit Melaphyren" der Choč-Decke enthält bei Sološnica in den Kleinen Karpaten (Č o r n á und I l a v s k á 1962) eine Sporomorphenflora, und zwar hauptsächlich: Pityosporites schaubergeri, P. zapfei, P. delasaucei, Lueckisporites virkkiae, L. richteri, Platysaccus papilonis, Taeniosporites antiquus, Tavisporites lucidus, T. tenuis. Es könnte sich um O b e r p e r m handeln.

Die obenerwähnten basischen Erstarrungsgesteine (vgl. T s c h e r m a k 1869, H ö f e r 1871, Š ť a s t n ý 1827, Č e c h o v i č und U l r i c h 1937, Z o r k o v s k ý 1949, K a n t o r 1951) gehören nach den von Z o r k o v s k ý durchgeführten chemischen Analysen zu den gabbroiden (Niedere Tatra) oder gabbrodioritischen Typen (Malé Karpaty). Am häufigsten kommen die als Melaphyr-Porphyrite bezeichneten Varietäten vor. Es sind Gesteine mit grossen (bis 1,5 cm langen) Einsprenglingen von Andesin in leistenförmiger Entwicklung, seltener liegt serpentinisierter Augit und Olivin vor. Die Einsprenglinge sind stark sekundär verändert; Die Feldspäte sind entkalkt, der Olivin ist serpentinisiert. Die Grundmasse ist feinkörnig. Sie besteht aus kleinen Körnchen von Augit, saurem Plagioklas und Magnetit. Man kann folgende Varietäten unterscheiden: Porphyrische, amygdaloide, trachytische, intersertale, vitrophyrische und ophitische. Sehr häufig sind porphyrische Varietäten ohne Mandelsteine, mit grossen Plagioklas-Einsprenglingen. Es sind dunkle Gesteine mit grünlich-rotem Anflug, mit Phenokristallen von Feldspat. Sehr häufig kommen auch Mandelsteine mit weisser oder grünnlich weisser Hohlraumfüllung vor. Die Füllung besteht aus Kalzit, Quarz, Chalzedon,

Opal, Achat, Delessit und Pennin. Die Mandelsteintypen sind feinkörnig oder dicht, selten finden sich in ihnen grössere Feldspateinsprenglinge. Die Feldspäte gehören vorwiegend der zweiten Generation an. Häufig ist eine kryptokristalline bis hyaline Entwicklung. Die die Mandeln umgebende Gesteinsmasse pflegt rotbraun oder grünblau zu sein.

In der Niederen Tatra (Š ť a s t n ý 1927) sind saure Typen entwickelt, die Augit, Amphibol und Quarz führen. Sie wurden als Augit-Porphyrite bezeichnet. Gesteine von verhältnismässig grösserer Azidität treten manchmal auch in den Kleinen Karpaten (in der Gegend von Smolenice) auf. Sie enthalten Einsprenglinge basischer Plagioklasse, Olivin und Augit. Die Grundmasse besteht aus Plagioklas, Erz, Augit und akzessorischen Apatit. Aus der Gegend der oberen Nitra wurde auch ein Melaphyrtuff oder Tuffit (Z o r k o v s k ý) beschrieben. Es sind Gesteine, bei denen Quarz und seltener Feldspat in einer limonitisch-chloritischen Masse eingebettet sind. Im Perm der Choč-Decke wurde bei Poniky ein konkordant eingelagerter Quarzporphyr-Körper (vgl. G r e n a r und K o t á s e k 1956) gefunden. Diese Schichtfolge wurde ehemals (vgl. A n d r u s o v 1959) zur Untertrias gestellt und als „Werfen mit Melaphyren" bezeichnet. Ihre Lage im Liegenden der untertriadischen Quarzite und höher Schiefer mit untertriadischer Fauna, sowie der Fund einer oberpermischen Sporomorphenflora, sind genügende Beweise des permischen Alters dieser Serie. Es handelt sich offensichtlich wieder um eine kontinentale Schichtfolge vom Molassetypus.

*Chemische Analyse der permischen Erstarrungsgesteine der höheren subtatrischen Decken*

| | I | II | III | IV | V | VI |
|---|---|---|---|---|---|---|
| $SiO_2$ | 53,80 % | 51,21 % | 50,60 % | 52,46 % | 49,32 % | 45,50 % |
| $Al_2O_3$ | 17,23 | 18,71 | 19,55 | 19,65 | 15,53 | 17,47 |
| $Fe_2O_3$ | 6,33 | 11,52 | 9,37 | 10,86 | 10,22 | 8,02 |
| Fe O | 1,82 | 1,79 | 1,63 | 1,92 | 5,21 | 3,30 |
| Ca O | 6,12 | 5,31 | 4,10 | 5,30 | 7,21 | 9,21 |
| Mg O | 2,05 | 4,25 | 4,39 | 0,65 | 2,22 | 2,05 |
| $K_2O$ | 2,12 | 2,14 | 3,33 | 1,57 | 0,91 | 1,28 |
| $Na_2O$ | 3,83 | 3,21 | 2,06 | — | 1,26 | 3,71 |
| $+H_2O$ | 2,6 | 0,55 | 1,81 | 4,81 | 3,50 | 0,72 |
| $-H_2O$ | 1,35 | 0,32 | 0,32 | — | 1,32 | 1,71 |
| $P_2O_5$ | 0,19 | 0,23 | 0,27 | — | 0,11 | 0,17 |
| C $O_2$ | 2,13 | 0,53 | 2,78 | — | 3,43 | 5,62 |
| Summe | 99,57 % | 99,77 % | 100,21 % | 97,22 | 100,24 % | 98,76 |

I — Mandelstein-Porphyrit, Klokoč (Malé Karpaty), II — Melaphyr-Porphyrit, Gábelová (Obere Nitra), III — Melaphyr-Mandelstein, Nitrica (Obere Nitra), IV — Melaphyr-Porphyrit, Lučivná (Nízke Tatry), V — Melaphyr-Mandelstein, Šťavík (Nízke Tatry), VI — Melaphyr-Porphyrit, Svidovo (Nízke Tatry). (Übernommen aus Z o r k o v s k ý 1949.)

Im „Perm mit Melaphyren“ treten Baryt-Lager*) auf, und zwar in der Niederen Tatra bei Malužiná und in den Kleinen Karpaten bei Smolenice (vgl. Čechovič 1948). Die Barytgänge konzentrieren sich hauptsächlich auf die porösen Melaphyrgesteine. Die Gänge bei Smolenice haben geringe Mächtigkeit (bis 80 cm), bei Malužiná ist ihre Mächtigkeit gewöhnlich ebenfalls gering und sehr schwankend. Nur selten erreicht sie 1 m. Die Gänge erweitern sich hier nur stellenweise, an anderen Stellen verzweigen sie sich, verengen sich auf kurze Entfernungen oder klingen ganz aus. Die Qualität des Baryts von Smolenica ist zumeist gut.

In der Niederen Tatra (Malužiná) kommt auf den Gängen neben Baryt auch Chalkopyrit vor. Der Baryt hat nur teilweise erstklassigen Charakter und ist grobkristallin. Stellenweise ist er mit eisen- und manganhaltigen Verbindungen durchdrungen und verquarzt. Die Barytvorkommen sind mit den Melaphyreruptionen genetisch verknüpft. Da der Verlauf der Gänge sehr unregelmässig ist und diese nur an Melaphyrgesteine gebunden sind nimmt Čechovič an, dass es sich um Kontraktionsgänge handelt, die bei der Erstarrung des Magmas entstanden sind. Die Spalten wurden hydrothermal ausgefüllt. Die hydrothermalen Lösungen stiegen teilweise gleichzeitig mit der Erstarrung des Magmas, teilweise später auf. In letzterem Falle wirkten sie auf das Nebengestein ein, da dieses in ihrer Nachbarschaft hydrothermale Umwandlungen aufweist. Bei Smolenice sind die Barytvorkommen in den porösen Gesteinen (hauptsächlich Mandelsteine) des NE-Teiles der Zone der Melaphyrgesteine konzentriert. Daraus geht klar hervor, dass sich die Gänge an den Rändern, d. i. an der Peripherie des eruptiven Komplexes (Čechovič, l. c.) bildeten. Der Baryt der Gänge wurde bei niedrigerer Temperatur ausgeschieden. In den Strömen und Intrusivkörpern der Melaphyrporphyrite bei Kvetnica südlich von Poprad wurden stellenweise Imprägnationen von Pyrit und Chalkopyrit, anderswo von Kupfer-Erzen zweier paragenetischer Reihen festgestellt. Zur ersten Reihe gehören: Pyrit, Bornit, Chalkopyrit, Tetraedrit, Chalkosin, Kovelin, Malachit, Azurit und Limonit. Zur zweiten Reihe gehören: rhombischer Chalkosin, Bornit, Chalkopyrit, blauer Chalkosin, Covelin. Die meisten Minerale entstanden epigenetisch aszendent oder deszendent. Die Erze entstanden bei einer Temperatur von 105°. Das Kupfer entstammt den Melaphyrgesteinen, wo es in unbedeutender Menge verteilt ist (vgl. Kantor 1951).

Perm in terrestrischer Fazies ist auch in den Gemeriden bekannt, besonders in der am Gemeriden-Nordrand verlaufenden Galmus-Zone. Die Sedimente des Perms in der nördlich von Dobšiná verlaufenden Zone waren schon den älteren Autoren (Woldřich 1912, 1913 und Rozlozsnik 1935) bekannt. Das Perm der Galmuszone in der Umgebung von Krompachy bezeichnete Zelenka (1927) als „Serie der roten Schiefer“. Es ist gemeinsam mit dem Mesozoikum in

---

* Die chemische Zusammensetzung des Barytes (nach Čechovič l. c.) ist folgende: $BaSO_4$ 95,87 %, $SrSO_4$ 0,61 %, $CaSO_4$ 0,27 %, $MgSO_4$ 0,26 %, $Al_2O_3 + Fe_2O_3$ 1,08 %, $SiO_2$ 1,00 %, unlösl. Rest 0,30 %.

einem in seiner Breite wechselnden Streifen entwickelt, der den Kern einer von beiden Seiten von älteren Formationen umgebenen Synklinale bildet. Die permische Serie ist, wenigstens in einigen Profilen, durch beträchtliche Mächtigkeit ausgezeichnet. Die sedimentären Glieder entsprechen im allgemeinen denen der Tatroveporiden, d. h. es erscheinen Konglomerate, Grauwacken, Arkosen, Sandsteine, Quarzite und Schiefer. Die Gesteine sind bunt, d. h. rot, violett, bräunlich oder grüngefärbt. Bisher ist es nicht gelungen die Serie stratigraphisch so zu gliedern, dass diese Unterteilung für den ganzen Zug des Perms am Nordrand der Gemeriden — oder wenigstens für einen grösseren Abschnitt dieser Zone — gültig wäre. In der östlich von Krompachy liegenden Region (vgl. Abb. 80) ruht Perm direkt auf der Rakovec-Serie (vgl. I v a n o v, 1953). Wir können hier im Perm drei Glieder unterscheiden: An der Basis liegt ein polymiktes Basal-Konglomerat, von roter, teilweise grauer Farbe, dessen wenig gerundete Gerölle bis 10 cm im Durchmesser erreichen. Die Gerölle gehören im allgemeinen der Rakovec-Serie an, doch treten auch Quarzite, Graphit-Phyllite (Karbon) und an der Basis auch kristalline Schiefer auf. In den höheren Teilen der Konglomerate bestehen die Gerölle aus Quarzporphyren vermutlich permischen Alters. Das Bindenmittel der Konglomerate ist serizitisch-eisenhydroxydisch und enthält Chlorit und Quarz. Eine Anzahl von Geröllen weisen Anzeichen einer metamorphen Umwandlung unterschiedlichen Grades auf. Daraus ist ersichtlich, dass mit einer vorpermischen Metamorphose gerechnet werden muss (vgl. I v a n o v l. c.). Von den karbonischen (Bindt-Rudnianer) Konglomeraten unterscheiden sich die permischen dadurch, dass in letzteren Amphibolite und leukokrate Granite fehlen, aber Porphyre häufig erscheinen. 2. Im Hangenden treten bunte, hauptsächlich rotviolette, seidig-glänzende Schiefer auf. Die pelitischen Teilchen bestehen hauptsächlich aus Quarz mit eisenhydroxydhaltigen, serizitischem Bindemittel. Im unteren Teil dieser Schichtfolge erscheinen sehr unbeständig entwickelte Konglomeratlagen, die lateral in Grauwacken übergehen. 3. Der höchste Horizont besteht wiederum aus polymikten, meist rosenroten Konglomeraten. Die Gerölle bestehen hauptsächlich aus Quarz und rotvioletten, offensichtlich permischen Schiefern aus dem Liegenden der Konglomerate. Gesteine der Rakovec-Serie sowie Graphit-Schiefer und Quarzporphyre treten in kleinerer Menge auf. Granite und Porphyroide fehlen.

In der permischen Serie des erwähnten Gebietes erscheinen effusive Quarzporphyre samt deren Tuffen. Im basalen Konglomerat (1) tritt ein effusiver Quarzporphyr von grauvioletter Farbe mit porphyrischen Einsprenglingen von Quarz, Kalifeldspat und Biotit (in kleiner Menge) auf. Die Grundmasse ist felsitisch. Sie besteht aus Quarz, saurem Plagioklas (Oligoklas), in geringerem Masse aus Kalifeldspat und Biotit. Diese Quarzporphyre erlitten nur unbedeutende dynamometamorphe Veränderungen, während die sauren Effusivgesteine und deren Tuffe in den höheren Horizonten (2, 3) durch Dynamometamorphose intensiv umgewandelt wurden. Sie haben gewöhnlich lichtgraue Farbe. Vom ursprünglichen

Gestein blieben nur die Quarzeinsprenglinge erhalten; das übrige Gestein wurde in ein Gemenge sekundärer Minerale — Serizit, Chlorit, Magnetit — umgewandelt. Bei einer weniger starken Druckbeanspruchung entstanden Porphyroide mit Paralleltextur, bei stärkerer Beanspruchung kam es zur Entstehung von Porphyroiden mit scharfer Foliation; in extremen Fällen geht die Metamorphose bis zur Serizitschieferbildung.

Tuffe und Tuffite finden sich nur in der zweiten Schichtfolge der Permformation. Sie sind zu Serizitschiefern umgewandelt.

Einen interessanten Typus von Tuffit-Gesteinen stellen die Lapilli-Tuffe bei Richnava dar. Sie bestehen aus Bruchstücken von maximal 2 cm Durchmesser, die infolge ihrer unterschiedlichen Färbung sichtbar werden. In den Bruchstücken sind die porphyrischen Einsprenglinge und manchmal auch die wenig umgewandelte Grundmasse erhalten. In einigen Typen pyroklastischer Gesteine gesellt sich sedimentäres Material zu dem vulkanischen.

Im Gebiet des Galmus-Gebirges, hauptsächlich in der Umgebung von Krompachy und in dem östlich von Košická Belá liegenden Abschnitt, schied M a h e ľ (1953) im Perm drei Fazies aus (vergl. Abb. 80):

1. die Fazies basaler Konglomerate mit Quarzporphyren,
2. die Fazies, die durch Auftreten von Porphyroiden gekenzeichnet ist,
3. die tonschieferige Fazies.

Die erstgenannte Entwicklung ist mit dem von I v a n o v (l. c.) abgegrenzten basalen Konglomerat (1) identisch. Die beiden übrigen den entsprechenden zwei höheren Schichtfolgen (2, 3). Diese im Perm der Galmus-Zone festgestellte Aufeinanderfolge der Schichten hat keine allgemeine Gültigkeit. Sehr oft fehlen die Konglomerate an der Basis der permischen Schichtfolge. An ihrer Stelle erscheinen an der Basis vorwiegend Schiefer mit Lagen grober detritischer Schichten; manchmal ist die gesamte Schichtfolge als bunter Schiefer mit Sandstein- und Konglomeratlagen ausgebildet. Letztere bilden keine durchgehenden Horizonte, sondern erscheinen sporadisch in Form einzelner Linsen (vgl. A n d r u s o v 1950, F u s á n 1956), bzw. gehen lateral in Sandsteine, Grauwacken oder Quarzite über. Die Gerölle der Konglomerate sind im allgemeinen kleiner als die Gerölle in den karbonischen Bindt-Rudnianer Konglomeraten und weniger abgerundet. Das Material ist verschiedener Art: Gangquarz, Sandsteine, Quarzite und Porphyroide. Ausserdem treten Gerölle von Gesteinen aus der Rakovec-Serie auf. Desgleichen finden sich hier Gerölle dunkler Schiefer, die dem Karbon angehören dürften. Porphyr-Gerölle müssen teilweise als Elemente der Gelnica-Serie betrachtet werden. In manchen Fällen handelt es sich jedoch sicher um Porphyre aus dem Perm selbst, denn das Perm erscheint in vielen Fällen selbst als Liefergebiet. Bisher wurden keine Gerölle granitoider Gesteine gefunden, obwohl das Material der Arkosen wahrscheinlich hauptsächlich den Graniten und katakristallinen Schiefern der Tatroveporidenregion entstammt.

Besonders interessant ist das Auftreten von Quarz und Quarzporphyr in Form von Windkantern, vor allem nördlich von Dobšiná (R o z l o z s n i k 1935).

Quarzporphyre, begleitet von Tuffen und Tuffiten, kommen hauptsächlich im östlichen Teil der Galmus-Zone zwischen Krompachy und Košice vor und erreichen oft beträchtliche Mächtigkeit. Die Effusivtypen und deren Tuffe der vorwiegend schieferigen Serien sind stark dynamometamorph überprägt, während die Porphyre in den basalen Konglomeraten, wie bereits erwähnt wurde, davon fast unberührt sind. Diesen Umstand erklärt I v a n o v (1953) durch das verschiedene Verhalten der Nebengesteine bei der Faltung (die Konglomerate leisteten der Deformation besseren Widerstand). V a c h t l (1938) beobachtete das Vorkommen von Geröllen aus der Gruppe der Quarzporphyre in den Permkonglomeraten und stellte gleichzeitig fest, dass diese in den karbonischen Bindt-Rundianer Konglomeraten fehlen. Daraus zog er den Schluss, dass die Quarzporphyre der Gelnica-Serie (gemeinsam mit dem grösseren Teil der Gelnica-Serie) oberkarbonischen Alters seien. Es wurden jedoch Gerölle von Quarzporphyren und Porphyroiden auch an einigen Stellen (z. B. bei Košická Belá) in den karbonischen Bindt-Rudnianer Konglomeraten gefunden (vgl. K r i s t 1954), was für die Existenz sowohl eines altpaläozoischen als auch eines permischen Porphyrvulkanismus spricht.

Bei Veľ. Folkmár treten im Liegenden der Triaskalke und im Hangenden der Rakovec-Serie R o t e i s e n e r z l a g e r s t ä t t e n auf. K a m e n i c k ý (1953) betrachtet diese Lagerstätten als untertriadische sedimentäre Hämatiterze. Nach Z o r k o v s k ý und K u b i š t a (1955) sind jedoch die Hämatite mit Quarzbreccien des Perms verknüpft und wurden in Form von Fumarolen zugeführt. Es kann sich bei diesen Lagerstätten jedoch auch um eine Ansammlung von kontinentalen Verwitterungsprodukten handeln. Hämatitlagen sedimentären Ursprungs wurden auch im Perm von Rudňany (vgl. O g u r č á k 1956) gefunden. Ihre Genese ist gleichfalls unsicher.

Das Perm begleitet die Galmus-Zone zwischen Košice und der nördlichen Umgebung von Dobšiná. In der südlichen Umgebung von Dobšiná am Berge Radzim, ist Verrucano in Form von Arkosen, Arkosekonglomeraten und violetten Schiefern oder bunten Konglomeraten (Z o u b e k und S n o p k o 1955) entwickelt, im westlichen Teil der Gemeriden wurde es bei Brusnik festgestellt.

Auch westlich von Plešivec, bei Licince, kommen Gesteine vor, die dem Perm zugesprochen wurden und zwar polymikte Konglomerate (vgl. K u t h a n 1949), deren Material teilweise aus Porphyren besteht. In diesem Konglomerat erscheinen vererzte Partien unregelmässiger Form, die reich an Hämatit sind. Die Lagerstätte hat die Form einer in NE—SW-Richtung (vgl. Abb. 92) gestreckten Kuppel, in deren Kern vorwiegend Konglomerate angeblich (vgl. K a n t o r 1955) permischen Alters und Werfener Schichten auftreten. Das Hämatiterz umsäumt diesen Kern. Die Kuppel ist von allen Seiten von Trias-Kalken umgeben, die mit dem Kerne in tektonischem Kontakt stehen. Das Erz ist das hämatitisches Bindemittel des Konglomerates. Ausserdem treten in den Konglomeraten auch Imprägnationen von Pyrit und Baryt, ganz selten auch Ankerit und Siderit auf.

Das Erz von guter Qualität hat folgende chemische Zusammensetzung (H o u b e r l o v á in K a n t o r l. c.):

| | |
|---|---|
| $SiO_2$ | 5,76 % |
| $TiO_2$ | 0,09 % |
| $Al_2O_3$ | 2,19 % |
| $Fe_2O_3$ | 89,45 % |
| FeO | 0,65 % |
| MnO | 0,25 % |
| $P_2O_5$ | 0,01 % |
| CaO | 0,44 % |
| MgO | 0,39 % |
| $H_2O/110°$ | 0,03 % |
| $H_2O/900°$ | 0,23 % |
| $CO_2$ | 0,30 % |
| S | 0,37 % |
| | 100,16 % |

Der $SiO_2$-Gehalt steigt oft stark an (20—59 %).

Nach K u t h a n (l. c.) ist die Lagerstätte vortriadischen Alters und im wesentlichen hydrothermalen Ursprungs, während B y s t r i c k ý, F u s á n und K a n t o r (1952) im Gegensatz dazu sedimentäre Bildung annehmen.

Die M ä c h t i g k e i t der Permschichten ist in den Gemeriden oft recht bedeutend und erreicht stellenweise 700—900 m (vgl. M a h eľ 1953). In den Gemeriden, ebenso wie in den Tatroveporiden ist die Permverbreitung von derjenigen der älteren Formationen unabhängig. Es liegt stellenweise dem Karbon, an anderen Stellen aber der Rakovec-Serie auf. Dieser Umstand, ebenso wie das Vorkommen karbonischer Gesteine und vorkarbonischer gemeridischer Serien in Form von Geröllen im Perm, lässt den Schluss zu, dass zwischen Karbon und Perm eine S e d i m e n t a t i o n s u n t e r b r e c h u n g liegt, bzw. an der Basis des Perms eine Diskordanz vorhanden ist. Im Gebiet der Tatroveporiden lag eine deutliche Diskordanz zwischen Perm und der hangenden Trias. Diese Verhältnisse muss man im allgemeinen auch im Bereich des Perms der Gemeriden voraussetzen, wo die Trias oft unmittelbar auf Formationen ruht, die älter als Perm sind. Der Kontakt der Trias mit dem Liegenden ist jedoch zumeist tektonisch. In der Galmus-Zone liegt die untere Trias gewöhnlich dem Perm auf, ohne dass eine deutliche Diskordanz zu erkennen ist, abgesehen davon, dass hier früher gewisse Schichtfolgen zum Perm gerechnet wurden (Z e l e n k a 1927), deren Zugehörigkeit zur Untertrias später paläontologisch erwiesen wurde. Trotzdem ist es aber wahrscheinlich, dass auch in der Galmuss-Zone eine Sedimentationsunterbrechung zwischen Perm und dem Beginn der Trias eintrat. Diese Ansicht bestätigt neuerdings auch Máška (1957, S. 114).

Schon seit älteren Zeiten wurde die kontinentale Fazies des Perms der Alpen und der Karpaten als Äquivalent der entsprechenden kontinentalen Folgen des übrigen Mitteleuropas betrachtet. Fusán, Kamenický und Kuthan (1953, S. 180) sind der Meinung, dass es sich im Alpen-Karpatenraum um aride Sedimente terrestrischen Ursprungs handelt, die Innensenken ausfüllten bzw. Seefüllungen darstellen. Wenn diese Ansicht auch im allgemeinen wahrscheinlich erscheint, lassen sich einige Behauptungen doch schwer beweisen. Das terrestrische Perm der Karpaten führt keine Fauna und es ist schwer zu beweisen, dass ein Teil der Sedimente in Seen entstanden sein soll. Als lakustrische Sedimente könnte man — mit gewisser Wahrscheinlichkeit — die Kalkeinlagerungen im Perm der Zemplín-Insel betrachten; andererseits aber zeugen die Grobkörnigkeit des zumeist wenig sortierten Materials der detritischen Glieder, die scharfkantigen oder unvollkommen abgerundeten Elemente der Brekzien und Konglomerate und die ungleichmässige Entwicklung vieler Konglomerat-Lagen nicht nur für eine kontinentale, sondern für eine direkt subaerische Entstehung der Sedimente des Perms. Für diese Ansicht spricht besonders das Vorkommen von Geröllen und Bruchstücken permischer, Porphyre sedimentärer Gesteine und das Vorkommen von Windkantern in den Konglomeraten des Perms. Das sedimentäre Material des Perms ist als Produkt terrestrischer Verwitterung, als Zerfalls- und Zersetzungsprodukt der Gesteine älterer Formationen zu betrachten. Es handelt sich hauptsächlich um Verwitterungsschutt des Katakristallins und der granitoiden Gesteine der Tatroveporiden, deren Quarz und Feldspäte das vorherrschende Gemengteil der Arkosen bilden und die in vielen Gebieten in der Serie des Perms in grosser Menge vorkommen. Offensichtlich war das Relief zur Zeit der Sedimentation des kontinentalen Perms, ebenso wie im Karbon, sehr stark. Im ariden Klima bildete sich gröberes oder feineres Material, das durch Niederschlagswässer in benachbarte Becken geschwemmt wurde. Diese Becken könnten, wie sich aus der oft bedeutenden Mächtigkeit, ergibt, subsidenten Charakter gehabt haben. In Anbetracht der transgressiven und in vielen Fällen auch deutlich diskordanten Überlagerung des Perms durch die Trias kann man die angeführten Unterschiede in der Mächtigkeit nicht für primär halten. Die Zonen mit mächtiger Verrucano-Entwicklung können nicht mit den mittleren Teilen eines Beckens in Beziehung gebracht werden, ebenso wie die Zonen geringer Mächtigkeit nicht als Gebiete ursprünglicher Schwellen betrachtet werden können. Die faziellen Verhältnisse des terrestrischen Perms sind im allgemeinen sehr eintönig. Sie dürften den Bedingungen in interkontinentalen abflusslosen Wüsten- oder Halbwüstenbecken vom Typus der amerikanischen und australischen Bolsone (vgl. Kettn e r, 1955, S. 151) entsprechen. Die sauren Eruptiva und deren Tuffe repräsentieren zweifellos einen varistischen subsequenten Vulkanismus. Die Verhältnisse erinnern damit an die Verhältnisse des Oberkarbons und Perms des mitteleuropäischen Varistikums. Es stellt eine Molasse dar.

Die erwähnten Sedimentserien der Westkarpaten wurden schon seit jeher mit dem „Verrucano" der Alpen und Italiens verglichen und mit dem gleichen Namen belegt. Besonders in der letzten Zeit zeigten sich jedoch beträchtliche Widersprüche in den Ansichten über die stratigraphische Stellung des Verrucano an der ursprünglichen Lokalität Monte Verruca bei Pisa in Italien. Den Ausdruck führte im Jahre 1832 Savi (vgl. C a d i s h 1953, S. 131) ein, der dem Verrucano ein liassisches, triassisches oder paläozoisches Alter zuschrieb. Später wurde dieselbe Bezeichnung auf kontinentale Permablagerungen der Alpen bezogen. Der Verrucano Italiens bei Verruca gehört nach neuen Forschungen aber der Obertrias an (vgl. G. d a l P i a z und L. T r e v i s a n 1956). Wir möchten daher den Ausdruck „Verrucano" als Bezeichnung für die kontinentalen Perm-Ablagerungen der Karpaten vermeiden. In den Westalpen (teilweise Helvetiden, teilweise Penniden) ist der Verrucano permischen Alters. Er wird durch eine mächtige (500 m und mehr) Serie von Konglomeraten, Psammiten und Schiefern gebildet. Die unvollständige Abreibung der Komponenten zeugt von einem subaerischen Ursprung; die beträchtliche Mächtigkeit dagegen weist auf Wassertransport und Sedimentation (nach C a d i s h) in wassergefüllten Becken hin. Der Alpen-Verrucano liegt oft ganz deutlich diskordant der Unterlage auf. In seinem Hangenden erscheint Untertrias, die vom Verrucano durch eine unbedeutende Diskordanz getrennt ist. C a d i s h (1953) vermutet hier, dass der dem helvetischen Karbon wahrscheinlich konkordant aufliegende Teil des Verrucano unterpermisches Alter hat. Der zweite (grössere) Teil ist jüngeren Alters und zwischen ihm und der Entstehung des unterpermischen Verrucano wäre dann eine Faltung (saalische Ph.) anzunehmen. Zwischen dem Verrucano der Westalpen und der gleichen Formation der Westkarpaten bestehen also in vieler Hinsicht Übereinstimmungen, sowohl in fazieller Hinsicht, als auch in einiger Annäherung in bezug auf das Alter. Das kontinentale Perm der Westkarpaten führt jedoch nur lokal Versteinerungen und seine genaue stratigraphische Stellung bleibt unsicher. Die Sporomorphenflora in der Melaphyrserie der Chočdecke gehört dem Oberperm an. Das Perm der Zemplín-Insel ist, wie gesagt wurde, jünger als das paläontologisch erwiesene Stefan und älter als das ebenfalls paläontologisch erwiesene Unterwerfen.

### 3. Die als marines Perm betrachtete Schichtenfolge

Im südlichen Teil der Gemeriden, zwischen Štítnik und Jelšava, ist eine mächtige Schichtenfolge von Sandsteinen und Schiefern entwickelt (vgl. B y s t r i c k ý und F u s á n 1955), die zwischen Karbon in südlicher Entwicklung und Untertrias liegt. Die Sandsteine sind grau, stellenweise grünlich gefärbt und enthalten Einlagerungen dunkler Schiefer, die manchmal auch mächtigere Lagen bilden. Stellenweise kommen in dieser Schichtenfolge dunkle, grünliche Phyllite vor. Westlich von Štítnik treten in dieser Schichtenfolge Lagen lichter, grauer oder weisser Kalke auf. Stellenweise erscheinen auch dunkle, grobkristalline Kalke; diese enthalten hier und da kleine, nur 2—10 cm dicke, weisse oder braune Bänkchen oder unregelmässige Nester von Hornsteinen. Zwischen den Kalkbänken erscheinen dünne Lagen von phyllitischen Schiefern. Das Liegende dieser Schichtenfolge bildet eine Serie von Sandsteinen und Schiefern, die stellenweise Lagen grauer, sandiger, detritischer Kalke, von 1 m Mächtigkeit führen. Die erwähnte Schichtenfolge der Kalke liegt dem Karbon auf, doch gelang es bisher nicht, die Beziehung zwischen beiden festzustellen. Der Kontakt mit der hangenden Trias ist tektonisch. Früher wurden die beschriebenen Schichten teilweise zum Karbon, teilweise zur Trias (B ö c k h 1905, Š u f 1936) oder nur zum Karbon (H o m o l a 1951), bzw. nur zur Untertrias (M i š í k 1955) gerechnet. Die Schichtenfolge ist fossilleer, doch kann man nach dem lithologischen Charakter schliessen, dass es sich um eine marine Fazies litoralen Charakters handelt. B y s t r i c k ý und F u s á n (1955) rechnen sie auf Grund ihrer Lage zwischen Karbon und Trias zum Perm. Sie setzen voraus, dass eine Bucht des permischen Meeres vom Süden her aus dem Gebiete des Bükk-Gebirges in Ungarn in das Gebiet der Slowakei eingriff. Auch bei Bôrka und Hačava treten Sandsteine und Kalke ähnlichen Charakters auf, die dem Perm angehören dürften. Es wurde bereits erwähnt, dass die Železník—Jasov-Serie nach M á š k a (1957) dem Perm angehören soll. Perm in kontinentaler Entwicklung scheint im Süden ganz zu fehlen. Eine Ausnahme dürfte der Komplex der erzführenden Konglomerate bilden, die bei Licince (vgl. S. 217) auftreten. Es drängt sich jedoch die Frage auf, ob die vermutlich permischen und wahrscheinlich marinen Sedimente der Gemeriden die marine Entwicklung der gleichen Abteilungen des kontinentalen Perms sind, oder ob es sich hier um andere Abteilungen handelt. An manchen Stellen sind die marinen Schichtfolgen deutlich durch Übergänge mit dem liegenden Karbon verbunden; dagegen ruht das kontinentale Perm immer transgressiv und diskordant auf den verschiedenen älteren Formationen. In einigen Abschnitten kann man eine mehr oder weniger deutlich konkordante Lagerung (Galmus-Zone) der Trias auf dem Perm beobachten.

Aus dem Gesagten geht hervor, dass den heutigen Kenntnissen über die stratigraphische Zugehörigkeit der einzelnen als Perm betrachteten Glieder nur sehr lückenhafte Tatsachen zu grunde liegen. Es soll jedoch versucht werden, aus Vergleichen mit den benachbarten Gebieten, wo Perm, Karbon und Untere Trias entwickelt sind, die stratigraphische Stellung dieser Glieder abzuleiten. Als Vergleiche kommen vor allem das Bükk-Gebirge in Ungarn sowie die Ost- und Westalpen in Betracht.

Im Bükk-Gebirge und im Upony—Szendrö-Gebirge wird die Serie Karbon—Perm-Untertrias auf verschiedene Weise interpretiert (vgl. S c h r é t e r 1953 und 1955, B a l o g h & P a n t ó 1953 und M a j z o n 1955). Im Hangenden der vermutlich unterkarbonischen dunklen und lichten Kalke (? Visé) mit tonigen Einlagerungen von ca. 200 m Mächtigkeit und dunklen tonigen Schiefern und Sandsteinen von 300 m Mächtigkeit sind nach S c h r é t e r organogene graue kristalline Kalke und dunkle Schiefer mit Caninia cf. pannonica, Pleurphyllum longiseptatum, Productus cora, Pr. grünwaldi, Pr. uralicus, Phillipsia eichwaldi, angeblich der Ural-Stufe angehörend, entwickelt. Sie gehen allmählich in dunkle, dem Unteren Perm zugesprochene Kalke mit Waagenophyllum indica mongolica, Siphonophyllum sophiae u. a. über. Höher liegen permische Schichten in einer dem „Verrucano" ähnlichen Entwicklung — rote und grüne Schiefer, kieselige Konglomerate von geringer Mächtigkeit — und noch höher folgen dunkle Kalke in Bänken von mehr als 60 cm Mächtigkeit mit Gymnocodium bellerophontis, Mizzia velebitana, Lyttonia nobilis. Tschernyschevia humboldti, T. af. abichi und Temnochellus. S c h r é t e r stellt sie ins Oberperm. Diese Schichten gehen nach S c h r é t e r allmählich in lichte, oolithische Kalke mit der untertriadischen Form Anodontophora fassaensis über. In diesem Profil muss an der Basis der „Verrucano-Entwicklung" eine Unterbrechung angenommen werden. Algenführende Schichten (mit Mizzia velebitana), die S c h r é t e r, B a l o g h und P a n t ó (1953) zum Oberperm rechnen, betrachtete vorher R a k u s z (1930) für unterpermisch. Desgleichen unterscheidet M a j z o n (1955) dunkle Kalke mit Triticites, Schwagerina, Nummulostegina velebitana und höher Kalke mit Mizzia velebitana, die er dem Unterperm zuspricht, dann kalkige Schiefer mit Algen und Ostracoden und darüber Kalke mit Lyttonia nobilis und Waagenophyllum indicum, die er zum Unterschied von S c h r é t e r zum Oberperm rechnet. Verrucano wurde von dem genannten Autor nicht abgegrenzt. B a l o g h und P a n t ó nehmen im Bükk-Gebirge keinen allmählichen Übergang von Oberperm zur Trias an.

Im südlichen Teil der Ostalpen [vgl. H e r i t s c h und K ü h n in S c h a f f e r (1951)] beginnt das Oberkarbon mit einer Transgression der obersten Moskau-Stufe. Es handelt sich um die sogenannten Auernig-Schichten (— oberste Moskau- und Ural-Stufe, vgl. Tabelle II). Die Sedimentation zwischen Ural-Stufe und Unterperm dürfte nur stellenweise unterbrochen worden sein. Das Unterperm ist in den bekannten Rattendorfer Schichten (unterer und oberer Schwangerinenkalk und Trogkofel-Kalk) entwickelt, die der Sakmara- und Artinks-Stufe entsprechen und massenhaft die Gattungen Pseudoschwagerina und Parafusulina führen. Im mittleren Teil des Perms ist Grödener Sandstein und Grödener Konglomerat entwickelt. An deren Basis liegt manchmal der bekannte Bozener Porphyr und an dessen Basis diskordant auf Unterperm ein Konglomerat. Darüber folgt die sogenannte Tarviser Breccie; letztere wurde früher zusammen mit den liegenden Konglomeraten als „Verrucano" bezeichnet. Mit dem Grödener Sandstein sind rote Schiefer mit Diabasporphyrit-Ergüssen verknüpft. Dem Grödener Sandstein liegt der oberpermische Bellerophonkalk mit Gymnocodium bellerophontis, Mizzia velebitana, Tschernyschevia humboldti u. a. auf; diese Schichten gehen allmählich in die Untertrias über. Hier besteht eine auffällige Übereinstimmung mit dem Bükk-Gebirge (obwohl Meinungsverschiedenheiten in Bezug auf die Stratigraphie des hier auftretenden Perms bestehen), und man erkennt eine deutliche Sedimentationsunterbrechung an der Basis des Mittleren Perms. Ähnliche Verhältnisse herrschen vermutlich auch in der kontinentalen Serie der Schweizer Alpen, wo wahrscheinlich die unterpermische Schichtenfolge in „Verrucano"-Entwicklung, mit dem Stefan durch Übergänge verbunden, von der höheren Schichtenfolge des Verrucano und auch von der Trias durch eine Lücke getrennt ist.

Auf Grund der angeführten Gegenüberstellungen kann man annehmen, dass die für marines Perm gehaltene Schichtfolge des südlichen Gemeriden-Zugs das marine Perm der Südalpen und des Bükk-Gebirges vertritt. Mit Beginn des mittleren Perms machte sich die saaliche Phase bemerkbar, nach der in den Karpaten die kontinentale Sedimentation einsetzte. Dieses könnte jedoch — wie in den meisten Fällen in den Westalpen — nur mittel- und oberpermisches Alter haben.

Der Molassefazies würde unter diesen Umständen nur der höhere Teil des Perms entsprechen. Der untere Teil des Perms entspricht der Fortsetzung der geosynklinalen, marinen, detritischen Entwicklung mit rudimentär entwickelter karbonatischer Fazies, die schon im höheren Teil des Karbons einsetzt.

Abschliessend sei gesagt, dass einige schon im Karbon angedeutete paläogeographische Züge sich mit gewissen Veränderungen auch im Perm wiederholen. Sicheres marines Karbon ist vom nördlichen Teil der Gemeriden an in der Richtung gegen Süden entwickelt. Die nördliche Begrenzung des marinen Perms reicht nur bis ins Bükk-Gebirge, lokal vielleicht auch in den südlichen Teil der Gemeriden der Südslowakei.

6. TEIL

## DIE GRANITOIDEN GESTEINE DES ZIPS-GÖMÖRER ERZGEBIRGES „GEMERIDEN GRANITE"

Im Bereich der vorkarbonischen Serien der Volovec-Zone der Gemeriden bilden granitoide Gesteine kleinere Körper. Die Gesamtfläche ihres Vorkommens ist im Vergleich mit der Fläche, auf welcher die wenig metamorphen vorkarbonischen Serien vorkommen, unbedeutend. Die granitoiden Körper haben die Form kleiner Stöcke, oder E—W gestreckter Körper und erinnern an mächtige Gänge. Die bekanntesten Vorkommen finden sich in der Umgebung von Hnilec, Súľová, Betliar, Zlatá Idka, nördlich von Vyšný Medzev, südlich von Dobšiná, bei Čučma, bei Bindt. Einige Körper sind nur untertägig bekannt. Die in den vorkarbonischen Serien des Zips-Gömörer Erzgebirges auftretenden granitoiden Gesteine wurden von vielen Geologen, zuletzt von J. und L. Kamenický (1955) untersucht. Die Gesteine sind zwar texturell etwas verschieden, doch ist ihr petrographischer Charakter im allgemeinen wenig veränderlich. Den Haupt-Typus bildet ein Zweiglimmergranit, der manchmal porphyrartige Entwicklung aufweist. Die chemische Analyse ist auf S. 225 sub. V. angeführt. Er hat eine hypidiomorph körnige Struktur und führt Quarz (25—34 %), Kalifeldspäte (33—45 %), Oligoklas-Albit (18—25 %), Biotit (2—5 %) als Hauptgemengteil und Ťurmalin, Apatit, Zirkon, Rutil, Almandin, Magnetit als Akzessorien. Dieser Granit ist besonders bei V. Hnilec (Suľova), Poproč und Zlatá Idka verbreitet.

Die granitporphyrische Varietät führt ausserdem Muskovit und tritt hauptsächlich bei Betliar auf. Es ist ein graues, massiges Gestein mit grossen, bläulichen Einsprenglingen von Quarz, Feldspat (Grösse bis 5 cm) und Biotit. Die chemische Analyse ist auf S. 225 sub. III. angeführt.

Die Grundmasse ist holokristallin hypidiomorph körnig und führt Quarz, Orthoklas, selten Mikroklin, Albit-Oligoklas, Biotit, Muskovit und reichlich Turmalin.

Die Turmalinisierung ist in diesem Gestein eine auffällige Erscheinung. Der Turmalin bildet bis 8 cm grosse Sonnen von elliptischer oder kugelförmiger Gestalt.

Ein seltenerer weiterer Typus hat Rapakivi-Charakter. Er ist grau, massig mit deutlich porphyrischer Textur.

Er ist durch 8 cm grosse, einförmige Feldspateinsprenglinge gekennzeichnet, die in einer feinkörnigen, zumeist panidiomorph körnigen Masse eingebettet sind.

Leukokrater Muskovit-Granit erscheint als Randfazies dieser Granitkörper. Er ist licht, manchmal bläulich, gleichmässig körnig und feinkörnig (Korngrösse 0,5—2 mm). Das Gefüge ist panallotriomorph. Quarz (36—50 %) und Albit-Oligoklas (32—47 %) sind vorherrschend. Kalifeldspat ist nur in geringer Menge (10—14 %) vertreten. Reichlich erscheinen Muskovit, Turmalin und Topas. Mit dem Rapakivi-Typus ist dieser Typus durch allmähliche Übergänge verbunden.

Plagioklasgranit mit rosenrotem Mikroklin tritt ausserordentlich selten auf. Er ist massig, porphyrartig mit grossen (bis 1,6 cm) Einsprenglingen von rosenrotem Mikroklin.

Er führt 31,32 % Quarz, 29,49 % Albit-Oligoklas, 10,19 % Mikroklin, 19,65 % Orthoklas, 5,69 % Biotit; Almandin ist Nebengemengteil. Als sekundäres Mineral erscheint Siderit.

Die chemischen Analysen der gemeriden Granite

| | I | II | III | IV | V | VI | VII | VIII |
|---|---|---|---|---|---|---|---|---|
| $SiO_2$ | 72,43 | 72,53 | 75,46 | 73,58 | 73,92 | 73,12 | 70,53 | 73,55 |
| $TiO_2$ | 0,50 | 0,58 | 0,30 | 0,30 | 0,19 | 0,30 | | 0,14 |
| $P_2O_5$ | 0,05 | 0,083 | 0,15 | 0,16 | 0,13 | 0,15 | 0,00 | |
| $Al_2O_3$ | 13,53 | 12,57 | 12,77 | 13,06 | 12,89 | 12,44 | 15,79 | 15,16 |
| $Fe_2O_3$ | 0,98 | 2,73 | 1,74 | 2,18 | 2,21 | 3,35 | 2,08 | |
| FeO | 2,58 | 0,70 | 1,65 | 0,84 | 0,83 | 0,49 | 2,15 | 0,94 |
| MnO | 0,02 | 0,038 | 0,05 | 0,04 | 0,04 | 0,04 | 0,00 | 0,09 |
| MgO | 0,67 | 1,59 | 0,65 | 1,46 | 0,25 | 1,27 | 2,47 | 0,95 |
| CaO | 0,79 | 1,11 | 1,08 | 1,70 | 1,08 | 1,35 | 1,81 | 0,41 |
| $Na_2O$ | 5,78 | 2,34 | 1,79 | 2,30 | 2,47 | 2,52 | 3,47 | 4,81 |
| $K_2O$ | 0,99 | 4,49 | 2,19 | 3,59 | 4,47 | 4,37 | 3,67 | 3,96 |
| $H_2O$ | | 1,77 | 0,22 | 0,86 | 1,54 | 0,82 | 0,29 | 0,53 |
| Summe | 98,32 | 100,53 | | 100,07 | 100,02 | 100,22 | 100,26 | 100,54 |

I. Biotit-Granit aus Železník (Ončáková 1955). II. Biotit-Granit Michael-Stollen (Zlatá Idka) (Jarkovský). III. Granit-Porphyr, Betliar (Jarkovský). IV. Porphyrischer Biotit-Granit, Poproč (Jarkovský). V. Zweiglimmergranit, Strasse Súľová—Hnilec (Jarkovský). VI. Biotit-Granit, nördlich von Vyš. Medzev (Jarkovský). VII. Granit, Zlatá Idka (Rozlozsnik 1912). VIII. Granit, Hnilec (Nytko—Bocheńska 1951). Die Analysen II—VI sind aus der Arbeit von J. und L. Kamenický (1955) übernommen.

Die Analysen lassen erkennen, dass es sich um Differentiationsprodukte eines Magmentypus handelt.

Die Gangdifferentiate der Gemeriden Granite sind wenig verbreitet. Zu den Erzgängen des Zips-Gömörer Erzgebirges scheinen Beziehungen zu bestehen.

Die Gemeriden Granite sind schwach autometamorph (Chloritisation, Baueritisation des Biotits, Serzitisierung der Feldspäte, Albitisierung, Verdrängung der Feldspäte durch Quarz usw.), turmalinisiert und vergreist. Die Turmalinisierung betrifft sowohl die eigentlichen Granite (Hnilec) und Granitporphyre (Betliar) als auch die Gesteine des Mantels. Der Turmalin bildet in den granitoiden Gesteinen kleine Gängchen oft gemeinsam mit Quarz. Manchmal wurde auf solchen Gängchen (Zlatá Idka) eine Beimengung von gold- und silberführenden Antimonerzen festgestellt. Die sauren granitoiden Gesteine sind verhältnismässig reich an Turmalin. Vergreisung wurde nur selten beobachtet. Sie macht sich besonders in dem leukokraten Muskovit- und Muskovit-Turmalin-Granit am Rande des Granit-Porphyrs von Betliar geltend. Bei Hnilec führte die Vergreisung zu Muskovit-Greisen und Turmalin-Muskovit-Greisen mit Quarz (65 %), Muskovit (ca 25 %) und Turmalin (8—20 %). Im Endstadium macht sich eine starke Verquarzung bemerkbar, wobei Quarzgreisen mit 95 % Quarz entsteht. Akzessorisch treten im Greisen von Hnilec Topas, Magnetit und Kassiterit auf.

Kordjuk (1941) nahm an, dass der wesentliche Unterschied zwischen den Gemeridgraniten und den vorkarbonischen Graniten der Tatroveporiden in der tektonischen Unberührtheit der ersteren gegenüber der starken tektonischen Beanspruchung der letzteren besteht. Jedoch machte bereits Vachtl (1937) auf das Vorkommen von Myloniten in den granitoiden Gesteinen bei Hnilec aufmerksam, wo die mylonitischen Randzonen und Gänge auftreten. Die mylonitisierten Partien sind entweder geschiefert, oder kakeritisiert. In den weniger betroffenen Zonen sind die Feldspäte serizitisiert und der Quarz undulös.

Die granitischen Körper vor allem der Gelnica-Serie und teilweise auch der Rakovec-Serie haben die Nebengesteine kontaktmetamorphosiert. Die Kontaktmetamorphose erfasste die Porphyroide nur schwach, eine stärkere Wirkung lässt sich bei den sedimentären Gliedern der altpaläozoischen Serien erkennen.

Altersmässig ist die Kontaktmetamorphose jünger als die regionale Metamorphose der Gelnica-Serie. J. und L. Kamenický (l. c.) unterscheiden folgende Typen von Kontaktgesteinen (aus sedimentären Gliedern entstanden):

1. Serizitische Kontaktphyllite. (Es kam zu einer Anreicherung von Serizit und Chlorit).

2. Fruchtschiefer. (In den schieferigen Gesteinen erscheinen Flecken, die durch die Konzentration von Klinochlor, Quarz, Graphit und Hämatit hervorgerufen werden. Die Schieferung blieb erhalten, doch haben die Flecken verschiedene Orientierung.)

3. Knotenschiefer-Phyllite mit Muskovit und Andalusit.

4. Fruchtschiefer mit Muskovit- und Biotit-Gehalt.

5. Kontakthornfelse mit Quarz, Biotit und Feldspat, (Sie sind grobkörniger als die vorhergehenden Typen, aber ohne Flecken. Turmalin ist angereichert; die Menge des Magnetits nimmt in der Richtung zum Granit zu).

6. Granitisierte Biotit-Hornfelse entwickeln sich dicht am Kontakt. Sie zeichnen sich durch Vergrösserung der Quarz- und Feldspatindividuen und die Entstehung von Orthoklas-Perthit aus. Das Gestein erfährt eine Anreicherung an Turmalin, Topas und es entstehen Typen die Muskovit-Turmalin-Graniten nahe stehen.

7. Vergreiste Kontaktschiefer und Hornfelse sind durch die Anreicherung von Muskovit, die Umwandlung des Biotits in Chlorit, Epidot-Zoisit und Neubildung von Apatit gekennzeichnet.

Die Kontaktwirkungen der pyroklastischen Glieder der Gelnica-Serie entsprechen den geschilderten Typen wenn man die andere petrographische Zusammensetzung des Eduktes in Betracht zieht. Die Breite des Kontakthofes wechselt stark, gewöhnlich beträgt sie einige hundert Meter (bis 600 m).

Ein Vergleich der gemeriden Granite mit den granitoiden Gesteinen der Tatroveporiden lässt folgende Unterschiede erkennen. Die Granitoide der Tatroveporiden treten gewöhnlich in grossen Massen, teilweise von zungenförmiger Form, auf. Mit Ausnahme der Kleinen Karpaten und des südlichen Teils der Tisovec-Zone erscheinen sie immer inmitten kristalliner Schiefer, zumeist katazonalen Charakters. Die Körper sind z. T. gneisartig und von einer Migmatit-Aureole umgeben. Die Granitkörper wurden hier während der vortriadischen, voreozänen und rezenten Denudation erodiert, so dass auch die tieferen Teile der granitoiden Massen sichtbar werden. In den Gemeriden ist der heutige Anschnitt flacher. Es erscheinen also nur die Kopfflächen der Granitkörper und es ist wahrscheinlich, dass sich unter den Gemeriden weiter ausgedehnte Granite vom Gemeridentypus befinden (vgl. Ilavský 1956). Granitisierungsprozesse, wie auch Migmatit-Aureolen fehlen hier oder haben nur unbedeutende Reichweite. Die Gemeridgranite unterscheiden sich aber von den granitoiden Gesteinen der Tatroveporiden nicht nur durch die Art ihres Vorkommens, sondern auch durch ihren petrochemischen Charakter. Als Unterscheidungskriterium wird von einigen Autoren die grössere Azidität der granitoiden Gesteine der Gemeriden im Vergleich mit den Tatroveporiden (vgl. J. u. L. Kamenický 1955, S. 51—52) angeführt; doch ist der Gesamtgehalt an $SiO_2$ in den Gemeridgraniten annäherd derselbe wie in den Graniten der Tatroveporiden. Es ist offensichtlich, dass der $SiO_2$ Gehalt in den basischeren Typen der tatroveporiden Granite kleiner ist, in den saureren, besonders in den aplitischen Graniten dagegen in vielen Fällen verhältnismässig grösser, und dabei auch manchmal grösser als in den Gemeridgraniten. Ferner wird als wesentlicher Unterschied die Zugehörigkeit der Gemeridgranite zur Alkalischen Reihe, jener der Tatroveporiden zur Alkali-Kalk-Reihe angeführt. Die chemischen Analysen bringen jedoch wieder (vgl. S. 100 und S. 225 keine eindeutige Bestätigung dieser Behauptung, da die verschiedenen Typen tatrider Granite sehr unterschiedliche Gehalte an Alkalien zeigen. Besonders hoch ist der Alkaligehalt in den sauren Differntiaten der tatriden Granite. Die vorherrschende Menge $Na_2O$ gegenüber $K_2O$ in den tatriden Graniten ist bezeichnend für gewisse basischere Typen, z. B. für den Ďumbier-Granodiorit (vgl. S. 100); dagegen enthalten andere Typen, z. B. der Granit der Prašivá, mehr $K_2O$ (vgl. S. 100). Ein deutlicher Unterschied in der chemischen Zusammensetzung zeigt sich in dem erhöhten Gehalt an FeO und MgO in den granitoiden Gesteinen der Tatroveporiden. Auch durch viele petrographische Merkmale unterscheiden sich die gemeriden Granite von den spättektonischen und nachtektonischen granitoiden Gesteinen der Tatroveporiden, z. B. durch den Mangel an basischen Typen (vom Charakter der Granodiorite) neben saueren; ferner ist der hohe Gehalt an Turmalin und Topas typisch. Diese Minerale fehlen gewöhnlich in den meisten granitoiden Gesteinen der Tatroveporiden und auch in den sauren Gesteinen, die durch Differentiation des Granitmagmas (z. B. Pegmatite, vgl. C a m b e l — V a l a c h 1956, S. 194) entstanden sind, oder sind in beiden wenigstens sehr selten.

Es wurde wiederholt darauf hingewiesen, dass der Unterschied zwischen den inmitten der vorkarbonischen Serien der Gemeriden auftretenden Gemeridengraniten und den granitoiden Gesteinen der Tatroveporiden in der grösseren Beanspruchung der letzteren durch tektonometamorphe Vorgänge, vielleicht schon während der varistischen und mehr noch während der alpinen Tektonogenese, besteht. Dieser Unterschied ist tatsächlich vorhanden. Die Gemeridengranite unterlagen ebenfalls, wie wir bereits gesehen haben, den Wirkungen der Dislokation, doch viel weniger als die tatroveporiden granitoiden Gesteine.

Aus dem Gesagten geht hervor, dass die Beziehung zwischen gemeriden und tatroveporiden Gesteinen auf zweierlei Weise interpretiert werden kann:

1. Die gemeriden Granite gehören einer selbständigen, vom Eindringen der tatroveporiden Gesteine ganz unabhängigen Intrusionsphase an und haben ein jüngeres Alter.

2. Beide Gesteingruppen sind komagmatisch (vgl. Nytko-Bochenská 1951). Die gemeriden Granite, die sich von den übrigen karpatischen Graniten scharf unterscheiden, würden nach dieser Erklärung eine Art Restmagma der tatroveporiden Granite darstellen, in welchem die leichtflüchtigen Elemente angereichert sind (vgl. O n č á k o v á 1955, S. 36).

Die unmittelbaren Beobachtungen des Charakters der Gesteine und der geologischen Verhältnisse um die Körper der granitoiden Gesteine beider Regionen geben auf die aufgeworfene Frage keine eindeutige Antwort. Die spättektonischen und nachtektonischen granitoiden Gesteine der Tatroveporiden treten inmitten einer vorkarbonischen Serie unbekannten Alters auf (es dürfte sich hauptsächlich um Altpaläozoikum handeln), die sie granitisieren, bzw, am Kontakt metamorphosieren. Die gemeriden Granite treten inmitten wenig metamorpher Serien auf, deren Alter nicht erwiesen wurde, die jedoch fast sicher dem Altpaläozoikum angehören. Die von Graniten umhüllten kristallinen Schiefer wurden, hauptsächlich während der alpinen Faltung, stark dynamometamorph beansprucht; die Gemeridengranite dagegen wurden nur lokal davon betroffen. Die tatroveporiden Granite intrudierten in Komplexe, die schon vor der Intrusion mehr oder weniger regional metamorphosiert waren; die gemeriden Granite drangen in die wenig metamorphen und geschieferten Serien ein. Die Unterschiede im petrochemischen Charakter könnte man dadurch erklären, dass von den gemeriden Graniten nur die apikalen Partien, in denen sich die leichtflüchtigen Stoffe konzentrieren konnten, an die Erdoberfläche aufstiegen. In den Tatroveporiden könnten, wie wir bereits erwähnten, tiefere Anschnitte vorliegen.

Auf Grund der angeführten Erkenntnisse kann das Alter der gemeriden granitoiden Massen nicht mit Bestimmtheit festgestellt werden. Es besteht nur ein einziges Kriterium für ihre Alterseinstufung und zwar die Tatsache, dass sie jünger sind, als die vorkarbonischen (wahrscheinlich altpaläozoischen) Serien, welche sie am Kontakt umwandeln. In der letzten Zeit suchte man einen indirekten Beweis für das jüngere Alter der gemeriden Granite (dass sie jünger wären als die Aufschiebungen und die intensive Faltung der älteren Phasen der alpinen Tektogenese [ungefähr im Turon] im Bereich der zentralen Westkarpaten).

Das Zips-Gömörer Erzgebirge und einige Gebiete der Tatroveporiden sind von zahlreichen Erzgängen durchsetzt. Es erscheinen hier auch einige Lagerstätten (Siderit, Ankerit, Magnesit, Talk), die metasomatischen Charakter haben und in Verbindung mit Kalken stehen. Der grösste Teil der Lagerstätten findet sich in den vorkarbonischen Formationen, aber auch im Jungpaläozoikum kommen sie zahlreich vor und sind in Form von Erzgängen auch im Mesozoikum reichlich verbreitet. Man hatte festgestellt, dass ein Teil, oder (anderen Anschauungen zufolge) die überwiegende Mehrzahl der Erzvorkommen des Zips-Gömörer Erzgebirges zu den Massen der gemeriden Granite in Beziehung steht (S c h ö n e n b e r g 1947, J. u. L. K a m e n i c k ý 1955) oder mit diesen Graniten in der Tiefe einen gemeinsamen Ursprung hat (M á š k a 1956, S. 114).

Nach M á š k a (1956, S. 16 und 39—40) sind die Erzgänge jünger als die Hauptphase der Deckenüberschiebung und der intensiven Faltung in der Mittelkreide. Nach dieser Anschauung wäre ihre Entstehung mit der Abschwächung der tektonischen Druckwirkungen nach dieser Faltungsphase verknüpft. M á š k a vertritt die Meinung, dass im Gebiet des Zips-Gömörer Erzgebirges und in den Tatroveporiden alle Lagerstätten, mit Ausnahme einiger weniger, die metamorphen oder sedimentären Ursprungs sind, eine einzige westkarpatische, vortertiäre Provinz hydrothermaler Metallogenese bilden (vgl. M á š k a 1956, S. 13), die in gewisser Beziehung zur kretazischen Faltung steht. Es würde sich nicht um eine ununterbrochene Lagerstättenbildung handeln, die vom Paläozoikum bis in die Kreide reichen sollte.

Da Schönenberg, J., L. Kamenický (1955) und Máška der Meinung sind, dass die Erzgänge wenigstens teilweise zu den gemeriden Graniten in Beziehung stehen und zugleich auch unmittelbar nach der kretazischen Faltung entstanden sind, müssen die genannten Autoren folgerichtig die gemeriden Granite als intrusive, an die alpine Faltung gebundene Gesteine bezeichnen. Diese Anschauung wurde durch die physikalische Zeitbestimmung des Granits von Betliar bestätigt. Kantor (1957) stellt fest, dass der Granit von Betliar vor 98 Mill. Jahren, in der Oberkreide entstanden sei. Durch diese Bestimmung wurde das Problem des Alters der Gemeridengranite eindeutig gelöst. Ähnliche Intrusivkörper gibt es in grosser Menge sowohl in den Karpaten (Banat) als auch in den Alpen (Bergell).

7. TEIL

# DIE HYDROTHERMALEN LAGERSTÄTTEN IN DEN VORTRIADISCHEN FORMATIONEN DER TATROVEPORIDEN UND GEMERIDEN

In den vortriadischen Formationen der Tatroveporiden und Gemeriden treten sowohl Erzlagerstätten als auch Lagerstätten der Nichterze (vgl. Macek 1938, Slavík 1951) auf.

Für einen Teil derselben ist das vortriadische Alter bewiesen.

Besondere Bedeutung haben die Vorkommen von Eisen-(Hämatite) und Manganerzen in den vorkarbonischen Serien der Gemeriden und Skarnerze im Kristallin der Veporiden. Alle diese vortriadischen Lagerstätten weisen mehr oder weniger deutlich Spuren von Regionalmetamorphose auf. Die Pyrit- und Pyrrhotin-Lagerstätten der Kleinen Karpaten sind durch benachbarte Granite kontaktmetamorph beeinflusst. Einige der aus den Gemeriden angeführten Erze (Hämatite) treten im Karbon als Gerölle in Konglomeraten auf. Bei vielen Erzen bestehen primäre Beziehungen zu gewissen Eruptivgesteinen. So sind die Pyrit- und Pyrrhotin-Lagerstätten der Kleinen Karpaten und der Kraklová-Zone der Veporiden (Heľpa) teilweise mit basischen Eruptiven, die ein syngenetisches Glied der vorkarbonischen sedimentären Serien darstellen, verknüpft. Mit den vorkarbonischen sauren Eruptivgesteinen (Quarzporphyren) stehen z. T. die Eisenerze der Gemeriden in Zusammenhang; an die basischen Eruptiva (Metadiabase der Gelnica-Serie) sind die Manganerze bei Čučma gebunden. Dies alles weist darauf hin, dass schon zu vorkarbonischer Zeit Erze verschiedenen Ursprungs entstanden.

Neben diesen Lagerstätten kommen in den vortriadischen Einheiten der Tatroveporiden und hauptsächlich der Gemeriden hydrothermale Gang — und metasomatische Erzlagerstätten sowie Lagerstätten der Nichterze verschiedener Art vor. Vorwiegend handelt es sich um Siderit, in Begleitung von Sulfiden und Sulfoantimoniden (vergl. Abb. 85, 87, 89 und 90). Von den Nichterzen sind hauptsächlich Magnesite zu nennen. Die ganze Einheit wird im Hinblick auf das vorwiegende Erz als Sideritformation bezeichnet. Es handelt sich insgesamt um hydrothermale Lagerstätten, die örtlich auftretende pneumatolytische Minerale führen. Es sind in den Silikatgesteinen hydrothermale Gänge (Abb. 72 u. 73), in den Karbonatgesteinen metasomatische Körper (Linsen, Lagerkörper, Nester) (vgl. Abb. 72, 73, 81 u. 84). Topomineralische Einflüsse sind in beiden Fällen nachweisbar.

Zoubek führt einen beträchtlichen Teil des Mineralgehalts der Sideritformation auf Migrations- und Kristallisationsvorgänge, die vielleicht mit der älteren Phase der Karpatenfaltung in Zusammenhang stehen, zurück. Man kann jedoch diese Anschauung nicht auf die ganze Sideritformation übertragen.

Form und Charakter der hydrothermalen Gänge wechseln. Ihre Mächtigkeit reicht von einigen cm bis zu 35 m. Durchschnittlich beträgt sie etwa 1—3 m. (vgl. Abb. 83). In den weichen und kataklastischen Gesteinen verzweigen sich die Gänge oft zu Stockwerken (vgl. O g u r č á k 1956, S. 57). In den Tatroveporiden tritt häufig (Vysoké Tatry und Nizke Tatry) eine Vererzung von Mylonitzonen (vgl. Abb. 59) auf.

Das Streichen der hydrothermalen Gänge stimmt sehr oft mit der Streichrichtung der varistischen und alpidischen tektonischen Elemente der Westkarpaten überein. Im mittleren Teil des Karpatenbogens ist dies zumeist E—W, in den östlicheren Teilen NW—SE (vgl. Abb. 81). Das Fallen ist steil, 60—80° S resp. SW oder SE.

In den Granitgebieten der Tatroveporiden streichen die Vererzungszonen oft genau parallel zu den mylonitisierten Störungszonen oder entsprechen diesen (Abb. 39). Da in den Gemeriden hauptsächlich ältere, stark gefaltete und oft steil aufgerichtete Schichtfolgen von den Gängen durchschlagen werden, könnte man diese manchmal auf den ersten Blick für Lagergänge halten, weshalb sie auch tatsächlich von B a r t e l s (1910) als solche bezeichnet wurden. Die genauere Untersuchung solcher Gänge zeigt jedoch, dass sie bereits vorher gefaltete und dabei steilgestellte Schichtfolgen durchdringen (vgl. A n d r u s o v 1950 b und 1951).

Trotz der individuellen Züge der einzelnen Lagerstätten und metasomatischen Körper lassen sich bei den meisten Lagerstätten gewisse gemeinsame paragenetische und genetische Züge bestimmter Mineralkomplexe feststellen. Dies deutet darauf hin, dass diese Mineralisationen einen einheitlichen Ursprung haben, d. h. einer metallogenetischen Epoche angehören. Dabei lassen sich Subepochen sowie kleinere Pulsationsphasen, die in den Gängen einer grösseren Region fast gleichzeitig einsetzen, erkennen.

Bezüglich der voroberkretazischen hydrothermalen Lagerstätten lassen sich folgende charakteristische paragenetische Eigenschaften erkennen. Die vorherrschenden Erzminerale der Gänge sind Siderit, Ankerit, Spekularit, Pyrit, Antimonit, Chalkopyrit, Tetraedrit, Arsenopyrit und viele andere Sulfide und Sulfosalze. Als Gangart erscheinen Quarz und seltener Baryt, untergeordnet treten Albit, Turmalin und Rutil auf. In den metasomatischen Lagerstätten gewinnen Siderit, Ankerit und Magnesit an Bedeutung, doch treten Magnesit und Siderit nie gleichzeitig auf. Örtlich erscheint Talk.

Wegen ihres Erzreichtums bezeichnete Uhlig (1903) diese Gemerideneinheiten als „erzführende" Serie. Da viele Lagerstätten in der Moskaustufe (besonders metasomatische Lagerstätten) und auch im Perm auftreten, stellt B a r t e l s (1910, S. 12) die Vererzung der Gemeriden in das Nachkarbon. Das führte zur Vorstellung, dass die Lagerstätten der Sideritformation im wesentlichen paläozoischen Alters sind (A h l b u r g 1913, K e t t n e r 1919 und 1920, H y n i e 1921—1922).

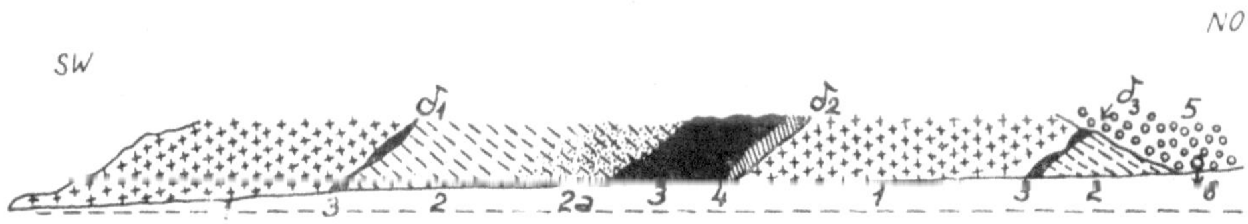


*Abb. 82.* Aufschluss im Strasseneinschnitt im Tale Bystrá oberhalb der Trangoška-Hütte. Nach V. Z o u b e k (1937). 1. Pegmatitgänge, teilweise mylonitisiert. 2. Sandsteine der basalen Trias, bei 2a mit Pyrit imprägniert. 3. Baryt-Galenit-Gangmasse. 4. Limonitische Dislokationszone. 5. Quartäre Schotter. 6. Quelle. $\delta_1$, $\delta_2$, $\delta_3$ — Verwerfungen.

Gleichzeitig erkannte man jedoch immer mehr, dass paragenetisch ähnliche Vorkommen auch im Mesozoikum aufsitzen. So erscheinen in der Unteren Trias südlich des Slowakischen Erzgebirges zahlreiche, hauptsächlich aus Quarz und Spekularit bestehende Gänge. Zoubek (1937, S. 213) fand in der Niederen Tatra, in der sogenannten Trangoška-Synklinale, in der Dislokationszone am Kontakt von unterer Trias mit vorkarbonischem Kristallin und teilweise auch in der Unteren Trias selbst eine Vererzung, die dem Charakter nach der Sideritformation entspricht (siehe Abb. 82). Es erscheinen Baryt mit Galenit und Pyrit und zurücktretend Tetraedrit in zermalmten mitteltriadischen Dolomiten. Die im Mesozoikum, an der Trangoška vorkommenden Erze haben im allgemeinen den Charakter der Erze, aus der Umgebung des Ďumbierkristallins. Fe-, Cu-, Pb- und Zn-Erze, dem Charakter nach denjenigen der Gemeriden ziemlich nahestehend, wurden an mehreren Stellen auch in den mitteltriadischen Kalken des oberen Hron-Tales (vgl. P o u b a 1953) gefunden.

Das Auftreten dieser Erze in der Trias der Trangoška und die Untersuchung der tektonischen Verhältnisse führten Z o u b e k (1937) zur Ansicht, dass die angeführte Vererzung jüngeren Datums ist, als die kretazische Phase der alpinen Faltung in den Westkarpaten. Diese Tatsachen veranlassten eine radikale Änderung in den Ansichten einiger Autoren (K o r d j u k 1941 a, S c h ö n e n b e r g 1949, M á š k a 1956 a, b) über das Alter der ganzen Sideritformation der Westkarpaten; es setzte sich die Meinung durch, dass sie nach der Beendigung der Kreidefaltung, jedoch noch vor das Neogen zu setzen ist. Der Charakter der Paragenese der an den jüngeren neogenen Oberflächenvulkanismus gebundenen Lagerstätten ist von demjenigen der Sideritformation grundverschieden (vgl. Slavík 1951.) Auch im Gebiet des Slowakischen Erzgebirges kann man nirgends einen Zusammenhang zwischen der Sideritformation und dem Vorkommen der jungtertiären Vulkanite beobachten, obwohl letztere hier ziemlich zahlreich sind. Für das tertiäre Alter der hydrothermalen Vererzung in den Gemeriden sprachen sich von den älteren Autoren Voit (1900) und Böckh (1905) und neuerdings auch Kordjuk (1941) aus. Letzterer äusserte die Meinung, dass das seltene Vorkommen der Erze im Mesozoikum durch die Wirkung einer undurchlässigen, aus den Werfener Schichten bestehenden „Schürze" im Hangenden des Paläozoikums zu erklären wäre. Nach Máška (1956) stellt die Sideritformation einen Komplex dar, der während einer 15—20 Millionen Jahre andauernden metallogenetischen Epoche entstanden ist und der Mittelkreide entspricht. Die gesamten Lagerstätten der angeführten Epoche der Westkarpaten als geographische Einheit zusammengefasst bezeichnet Máška als westkarpatische vortertiäre hydrothermale Provinz. Als Beweis für diese Anschauungen führt Máška (l. c.) Beispiele an, wo vollkommen unveränderte Erze der Sideritformation permische, epimetamorph durchbewegte und phyllitisierte Gesteine durchdringen, wobei er voraussetzt, dass die Metamorphose der permischen Gesteine sich während der älteren, mittelkretazischen Phase der alpinen Faltung abgespielt hat. Ebenso durchdringen auch, wie bereits angeführt wurde, vorwiegend aus Siderit bestehende Erze die Granit-Mylonite der Kerngebirge (vgl. Abb. 59). Die nachtriadische Entstehung letzterer ist offensichtlich. Man kann annehmen, dass die echten, im Streichen der Falten verlaufenden Erzgänge, soweit diese vor der tektonischen Zertrümmerung des Kristallinh entstanden sind, als tektonogenetische Flächen dienten (vgl. Zoubek 1937). Das Alter der Magnesite dürfte nachtriadisch, vielleicht senonisch sein, wie aus ihrem Vorkommen am Nordrand der Gemeriden, wo sie in einigen Abschnitten die Linie Lubeník-Margecany verfolgen, zu schliessen ist. Bei einigen Erzgängen der Sideritformation ist es eigentlich unnötig ihr nachpaläozoisches Alter beweisen zu wollen, da sie die mittlere Trias durchsetzen. Das gewährt jedoch keine Sicherheit, dass alle hydrothermalen, lediglich in den vortriadischen Formationen vorkommenden Lagerstätten gleiches Alter haben. Es besteht also die Möglichkeit den Gängen der Sideritformation (vgl. Zoubek 1937) sowohl paläozoisches als auch mesozoisches Alter zu geben. Gegen diese Anschauung spricht jedoch die Einheitlichkeit des Charakters der Sideritformation. Man kann sich schwer vorstellen, dass Lagerstätten vom gleichen Typus nacheinander in verschiedenen Zeitabschnitten, d. i. sowohl im Paläozoikum, als auch im Mesozoikum entstanden wären, da sich ja die tektonischen Bedingungen und auch die Beziehung zum Magmatismus vom Jungpaläozoikum bis zum Ende des Mesozoikums vollkommen verändert haben.

Im allgemeinen wird den hydrothermalen Lagerstätten epithermaler bis mesothermaler Charakter zugeschrieben (vgl. Varček 1956, S. 88). Es wird mit zwei

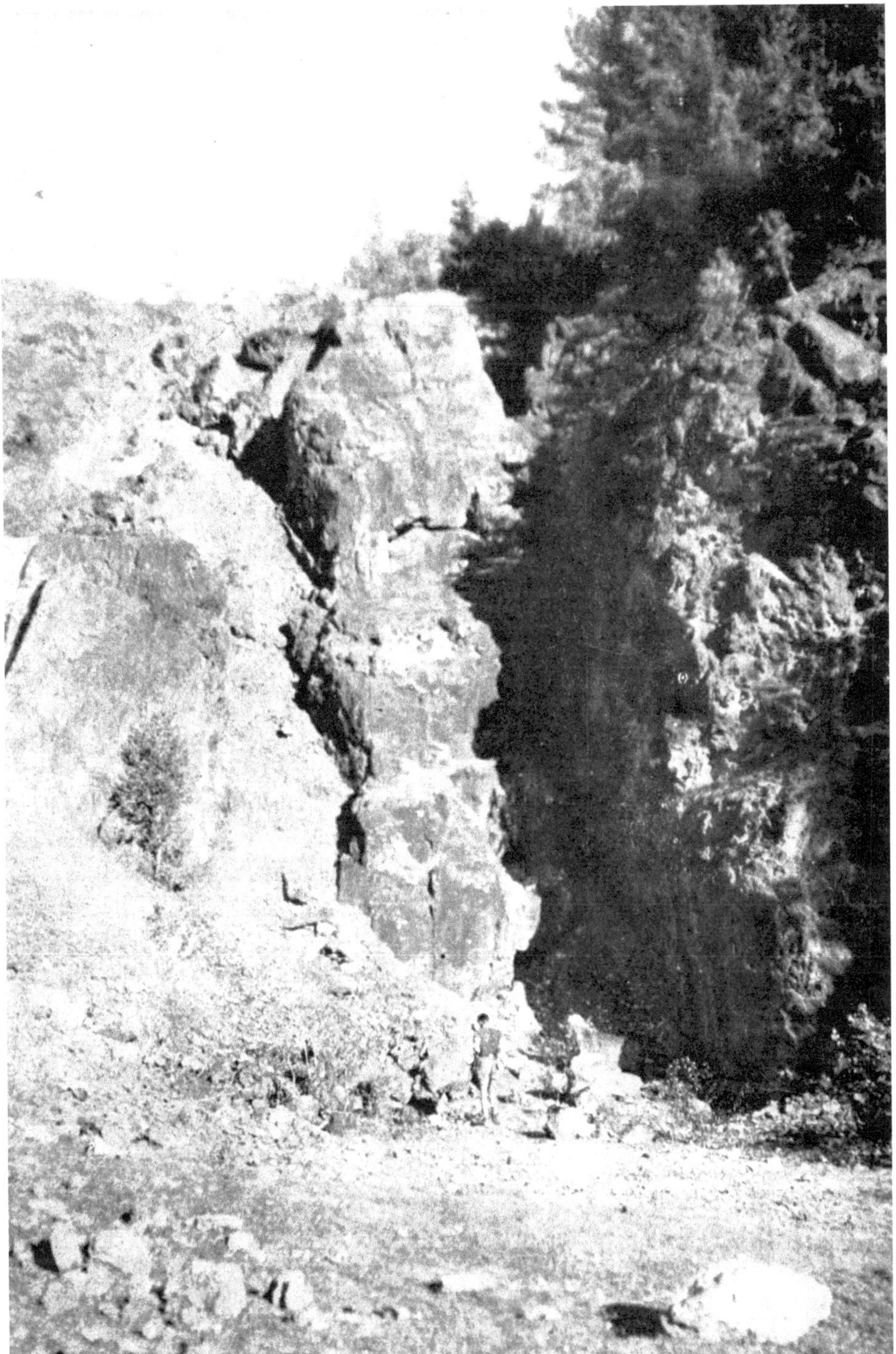

*Abb. 83.* Ausbiss des hydrothermalen Erz-Ganges Droždiak bei Rudňany im Zips-Gömörer Erzgebirge. Photo Andrusov.

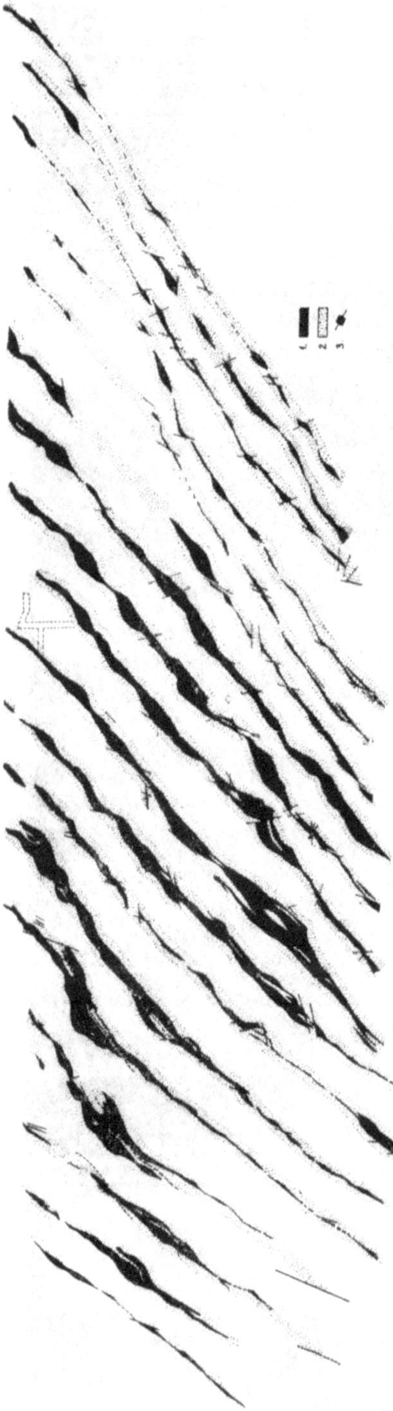

*Abb. 84.* Parallele Profile durch den Erzgang „Sádlovská“. Nach V. Cekalová (1953). 1. Erzgang. 2. Porphyroid. 3. Verwerfungen.

metallogenetischen Phasen gerechnet. Eine ältere niedrig-thermale Siderit-, oder Siderit-Baryt-Phase und eine jüngere, höher-thermale sulfidische, mit Quarz als Begleitmineral. Die zweite Phase wird als Rejuvenation (B e r g 1927, vgl. auch Varček 1956) aufgefasst. Verschiedentlich wurde festgestellt, dass trotz vorherrschender Einförmigkeit der Sideritformation gewisse zeitliche Veränderungen in der Paragenese auftreten. M á š k a (1956, S. 24), der die Einheitlichkeit der Sideritformation und die verhältnismässig kurze Dauer der ihr entsprechenden metallogenen Epoche betont, unterscheidet trotzdem drei „Subepochen“, deren Charakter aus der jeweiligen tektonomagmatischen Situation hervorgeht:

1. In die e r s t e  S u b e p o c h e entfällt die Lagerstättenbildung: Magnesit, Kalk, Ankerit, Siderit und Baryt.

2. Der z w e i t e n  S u b e p o c h e gehören die Lagerstätten von Pyrit und As-, Co-, Ni-, Cu-, Pb-, Zn- und Hg-Erzen an. Hier entstanden pneumatolytische Turmalin-Quarz-Gänge sowie Turmalin- und goldführende Quarzgänge, die Assoziation Chalkopyrit-Tetraedrit u. a. Sie entstanden bei höheren Temperaturen rejuvenativ.

3. Die d r i t t e  S u b e p o c h e ist am Anfang ebenfalls durch teilweise Rejuvenation gekennzeichnet. In diesen Zeitabschnitt fallen die Antimonitlagerstätten.

In ein und demselben Gang kommen oft paragenetische Gruppierungen der 1. und 2. Subepoche vor, wodurch zusammengesetzte Gänge entstehen. In jeder Subepoche zerfällt der Mineralisationsprozess in zeitlich und teilweise auch räumlich selbständige Vererzungsakte, die im Gebiet des Slowakischen Erzgebirges im allgemeinen übereinstimmend und gleichaltrig sind. Der Beginn eines jeden weiteren Vererzungsaktes bedeutet nach Máška (l. c.) eine schwache Rejuvenation in bezug auf den Stand am Ende des vorhergehenden. Die Metallogenese hatte also rhythmischen Charakter und bestand aus einzelnen Pulsationen (vgl. P o u b a und V e j n á r 1956, S. 523, M á š k a 1956, S. 26) die mit den tektonischen Vorgängen in den Westkarpaten verknüpft sind.

Es liegen für den Vererzungsvorgang 3 Erklärungsversuche vor; 1. Alle hydrothermalen Lagerstätten sind an die alpine Faltung gebunden und sollen an die gleiche metallogene Epoche (Mittelkreide) gebunden sein. 2. Die meisten hydrothermalen Lagerstätten sind an die varistische Faltung gebunden. Die Metallogenese dauerte ohne grosse Unterbrechungen auch nach dem Paläozoikum an und machte sich in der Trias noch bemerkbar. 3. Die Metallogenese spielte sich in zwei Epochen ab, und zwar in der varistischen und in der alpinen.

Für die erstgenannte Ansicht würde die häufige Vererzung im Mesozoikum und zwar in der Trias (Untere und Mittlere), ferner Vererzungen an den Mylonitzonen und grossen Überschiebungen (Magnesite), die offensichtlich etwa während der älteren (kretazischen) Phasen der alpinen Faltung entstanden sind, sprechen. Die Seltenheit (vgl. Abb. 88) des Vorkommens diaphthoritischer Erz- und Nichterzkörper weist, ebenso wie die Unwahrscheinlichkeit der Wiederholung gleicher Zustände in zeitlich getrennten Orogenesen, darauf hin.

Die zweite Anschauung findet eine Stütze in der Tatsache, dass alle industriell-wichtigen hydrothermalen Lagerstätten vor der unteren Trias abgelagerten stratigraphischen Einheiten angehören. Man muss ferner bedenken, dass mit der varistischen Orogenese gar keine Vererzung verknüpft wäre, wenn alle angeführten Lagerstätten nachpaläozoischen Alters wären. Dagegen ist aber in der ganzen Welt, z. B. in der nahen Böhmischen Masse, gerade die varistische Etappe in erhöhtem Masse erzführend.

Ähnliche Schwierigkeiten bei der Zeitbestimmung der Vererzung bestehen auch in einigen anderen Gebieten. Deshalb deuten einige Autoren in der letzten Zeit Charakter und Vorkommen der hydrothermalen Lagerstätten auf andere Weise. Bereits O u l i a n o f f (1943) gelangte bei der Untersuchung der Frage nach der Ursache der Seltenheit bauwürdiger Erze in den Schweizer Alpen zur Ansicht, dass die während der varistischen Orogenese entstandenen Erzgänge während der alpinen Zeit zerstört, tektonisch zerquetscht und durch Thermalwässer ausgelaugt wurden, wobei es zur Veränderung und Zerstreuung der Erze kam. Die Theorie der Abtragung während der varistischen Zeit entstandener Lagerstätten und ihre Regeneration in neuen Lagerstätten während der alpinen Orogenese arbeitete später H. S c h n e i d e r h ö h n (1952) für die Ostalpen aus. Auf den ersten Blick scheint diese Regenerationstheorie eine Lösung aller oben erwähnten Probleme zu geben.

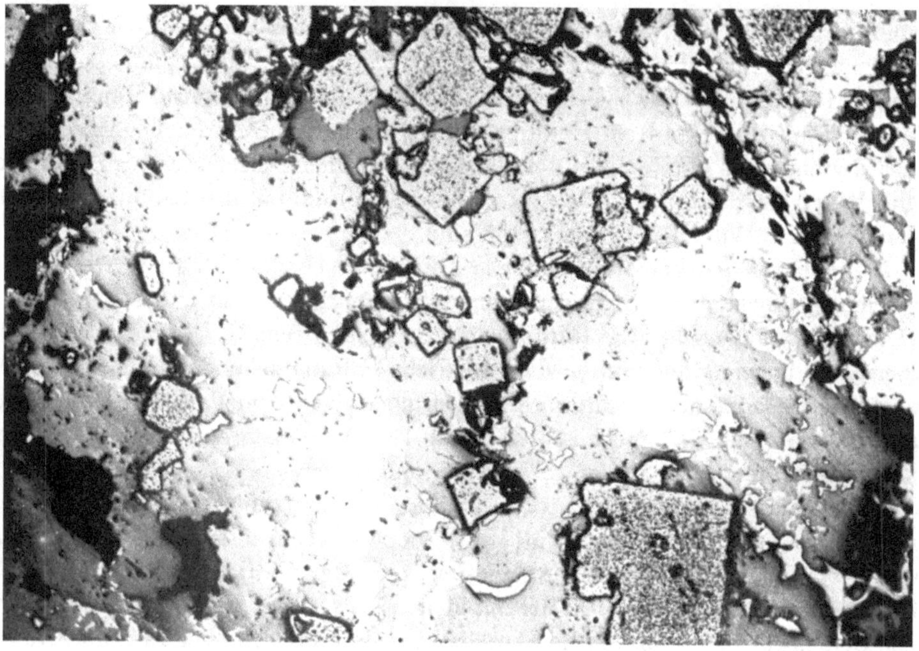

*Abb. 85.* Polymetallische Vererzung: Pyrit, Chalkopyrit, Sphalerit und Galenit. Bystrý potok bei Švedlár. Anschliff. Vergr. ca 28×. Photo Kantor.

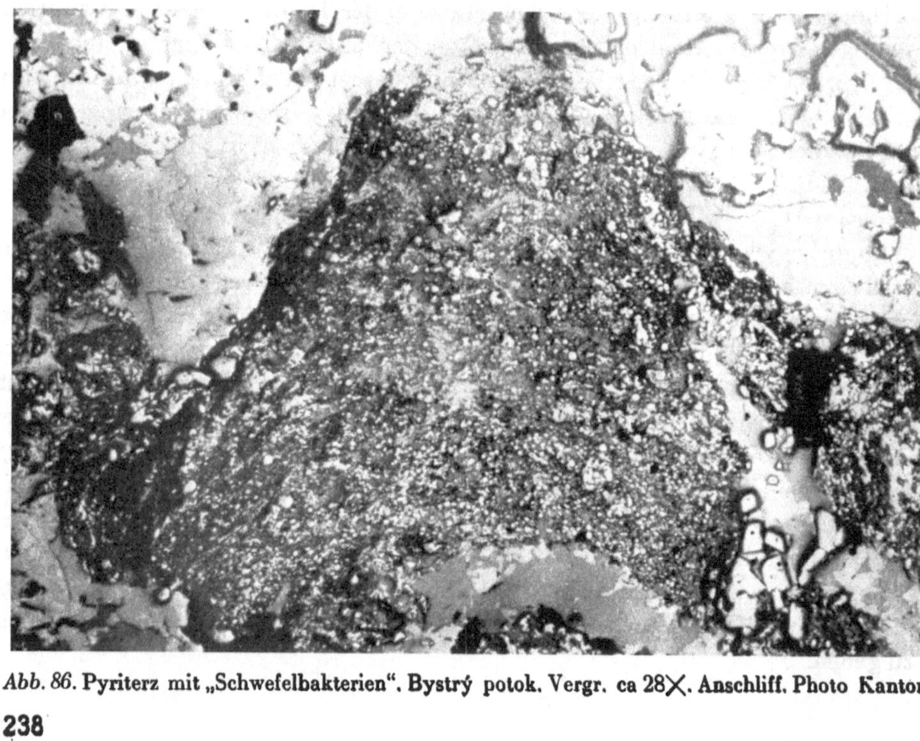

*Abb. 86.* Pyriterz mit „Schwefelbakterien". Bystrý potok. Vergr. ca 28×. Anschliff. Photo Kantor.

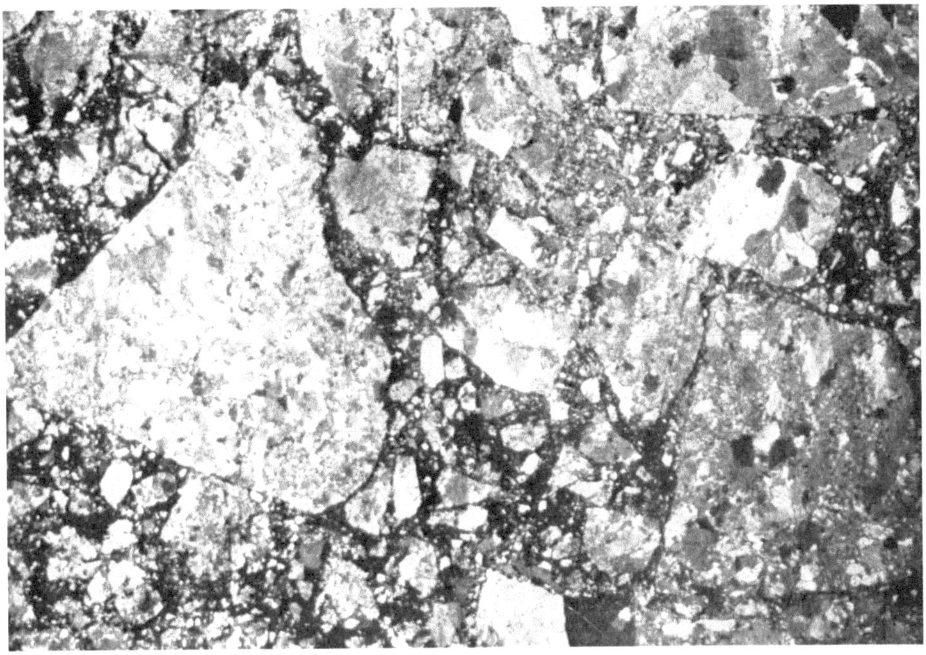

Abb. 87. Breccienartiges Antimonerz ($Sb_2S_3$ und $SiO_2$). Poproč. Dünnschliff. Vergr. ca 11×. Photo Kantor.

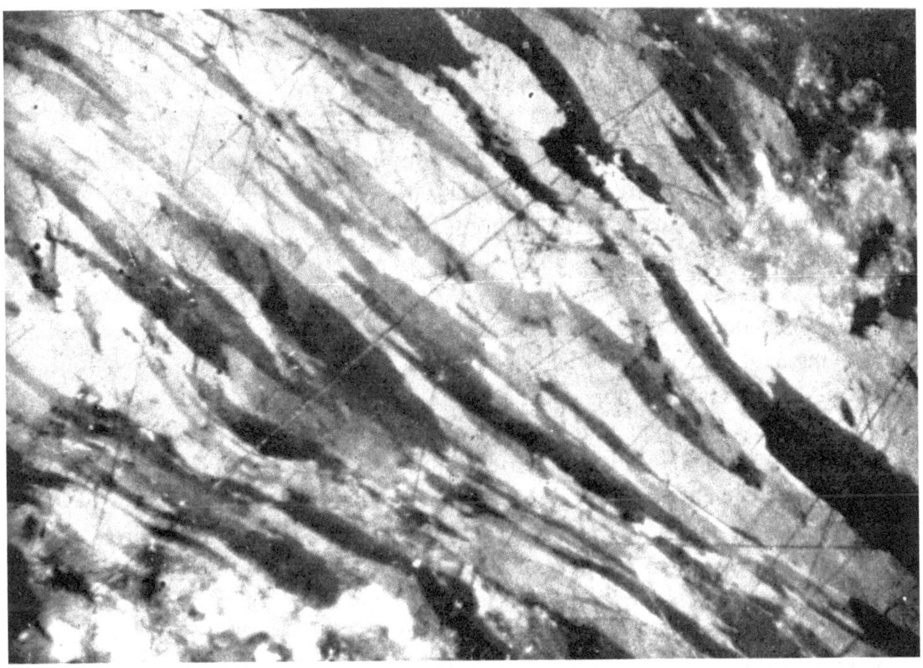

*Abb. 88.* Ausgewalztes Antimonerz. Rosabella-Stollen in Spišská baňa. Anschliff. Gekr. Nikols. **Photo Kantor.**

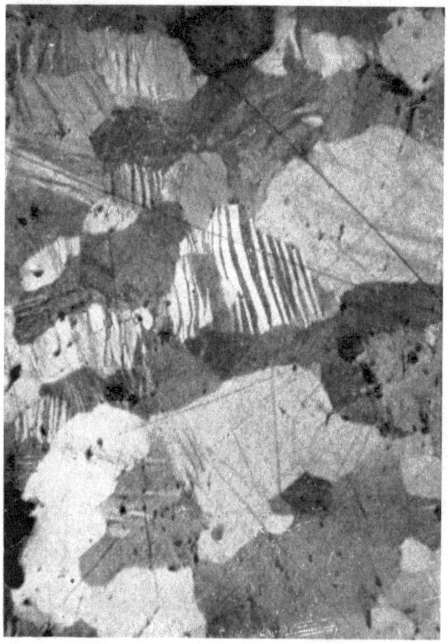

*Abb. 89.* Antimonit. Zlatá Idka. Anschliff. Nikols gekr. Photo Kantor.

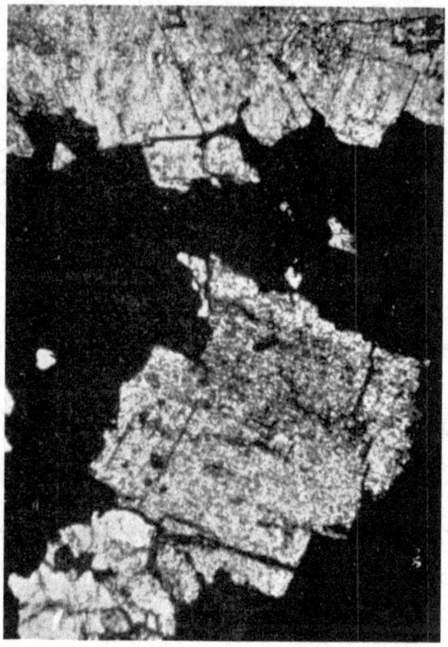

*Abb. 90.* Siderit mit jüngerem Sphalerit (schwarz). Medzev, Hummel-Tal. Anschliff. Photo Kantor.

Es stellten sich dieser Erklärung jedoch zwei Einwände entgegen;

1. Sie gibt keine Antwort auf die Frage, warum die hydrothermalen Lagerstätten der älteren Gruppe nicht dynamometamorph umgewandelt wurden.

2. Die Übertragung des Mineralgehaltes durch Thermalwässer beliebiger Art könnte nicht zur Entstehung einer Erzlagerstätte des gleichen Charakters, wie ihn die ursprüngliche Lagerstätte hatte, führen. Dazu wäre es nötig, dass während der Rejuvenation die selben physikalisch-chemischen Verhältnisse geherrscht hätten, wie zur Entstehungszeit der ursprünglichen Lagerstätte.

Wichtig erscheint die Frage eines Zusammenhanges zwischen den hydrothermalen Ganglagerstätten der Tatroveporiden und Gemeriden mit bestimmten Eruptivgesteinen. Diese Frage wurde schon früher von vielen Autoren erörtert. B a r t e l s (1913) gelangte beim Studium der Erzlagerstätten der Spiš (Zips) zur Überzeugung, dass sie mit basischen Eruptiva (Rakovec-Serie) verknüpft sind. Eine ähnliche Ansicht äusserte U l r i c h (1928). Z o u b e k (1937) widerlegte diese Ansichten durch den Hinweis auf die ausgedehnte regionale Verbreitung der Sideritformation in einem bedeutenden Teil der Gemeriden und Tatroveporiden; gleichzeitig betont er die starke Verbreitung der basischen, stratigraphisch an die Rakovec-Serie gebundenen Eruptiva in den Gemeriden. Andere Autoren suchten Beziehungen zwischen den hydrothermalen Lagerstätten der angeführten Ein-

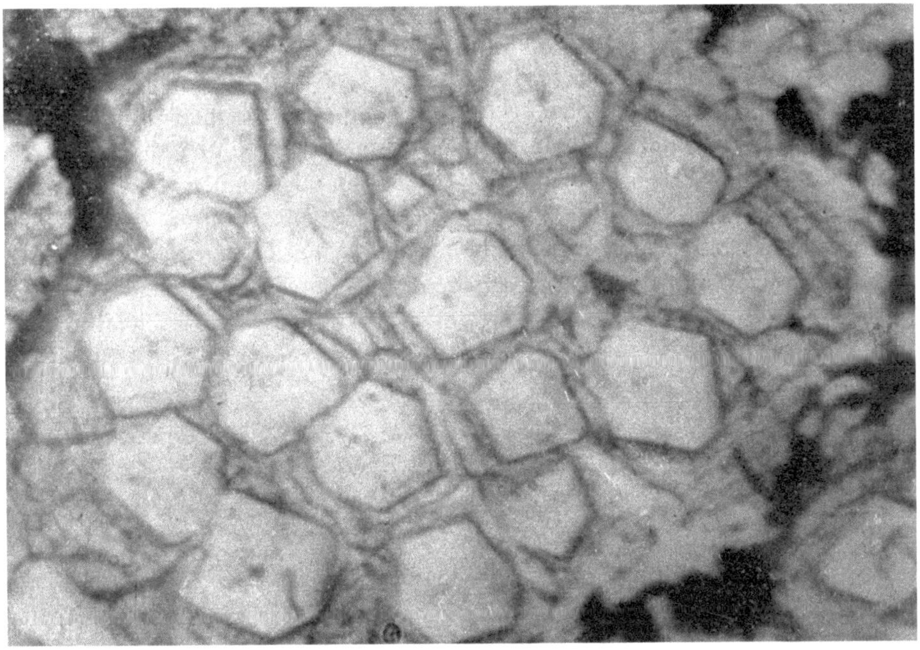

*Abb. 91.* Pyrit — „Bakterien". Bystrý potok bei Švedlár. Vergr. ca 2600 x. Photo Kantor.

heiten und den Graniten (B ö c k h 1906, A h l b u r g 1913, R o z l o z s n i k 1912, S l a v í k 1951), wobei man in den älteren Zeiten keinen Unterschied zwischen den Graniten der Tatroveporiden, deren vorkarbonisches Alter erwiesen ist, und den gemeriden Graniten, deren Alter als nachkarbonisch festgestellt wurde, machte (vgl. S. 252). Z o u b e k (1937) wies darauf hin, dass keine oder sehr lockere Beziehungen zwischen den Gängen der Sideritformation und den herzynischen spät- und nachtektonischen Graniten vorliegen, wobei er hauptsächlich die vorkarbonischen Granite der Tatroveporiden im Sinne hatte. C a m b e l und B ö h m e r (1955, S. 6) neigen dazu, dass die jüngere metallogenetische Phase der Kleinen Karpaten auf die Intrusion der (vorkarbonischen) Granite folgte und dass einige Erze (z. B. Antimonerze) an den granitischen Plutonismus gebunden sind; doch lassen diese Autoren auch die Möglichkeit der Bildung in einer späteren nachvaristischen Phase offen. In letzter Zeit wurde von verschiedener Seite das Vorhandensein einer Beziehung der gemeriden Lagerstätten zu Graniten und, zwar zu den oben beschriebenen gemeriden Graniten (kretazischen Alters), erörtert. Über die Gültigkeit dieser Beziehungen sind die Meinungen verschieden. Folgt man B e t e c h t i n (1955, S. 517) so kann man die hydrothermalen Lagerstätten im Gebiete der Tatroveporiden seiner dritten Gruppe zuordnen. Die Sideritlagerstätten der Gemeriden dürften ebenfalls dieser Gruppe angehören oder sind zwischen die zweite und dritte zu stellen (vgl. M á š k a 1956). Andere Autoren sind der Ansicht, dass zwischen den hydrothermalen Lagerstätten der Gemeriden und den gemeriden Graniten ähnliche Beziehungen bestehen, wie in B e t e c h t i n s zweiter Gruppe; S c h ö n e n b e r g (1949) betont, dass in einigen Massiven der gemeriden Granite (Betliar, Zlatá Ida) höherthermale Lagerstätten in der Nähe von Granit vorkommen, doch könnten diese Granite im allgemeinen nicht als Erzlieferanten, sondern nur als Produkte eines tiefer gelegenen Mutterkörpers angesehen werden. Nach I l a v s k ý (1956) bestehen gewisse Beziehungen zwischen den Erzen, die er ins Perm stellt, und den gemeriden Graniten. Die sulfidischen „Pulsa-

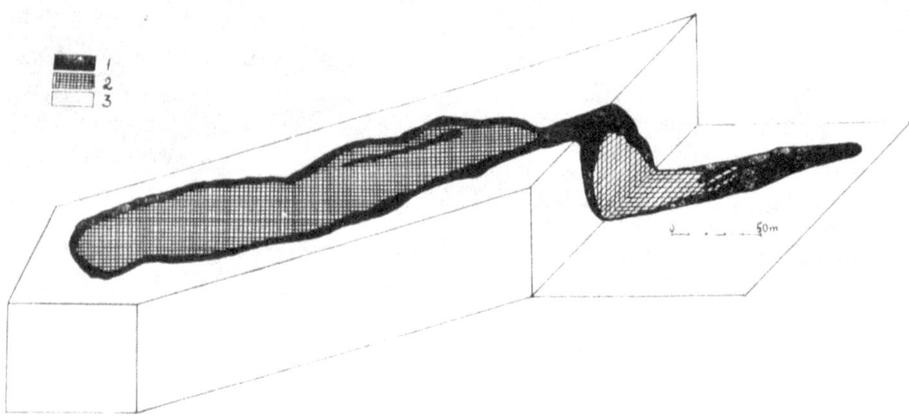


*Abb. 92.* Schema der Hämatitlagerstätten bei Licince. 1. Erz. 2. Detritisches Perm. 3. Triaskalksteine. (Nach Kantor 1955 a).

tionsphasen" der Vererzung zeigen eine zonare Anordnung in der Nähe der gemeriden Granitmassive, die an die E m m o n s's c h e (1927) Auffassung erinnern. Bei den älteren Pulsationsphasen, d. i. bei den meisten Sideritgängen, macht sich jedoch eine zonare Anordnung nicht geltend. Nach M á š k a (1956) sind die Lagerstätten der ersten Subepoche (siehe oben) vorgranitisch. Die Lagerstätten der zweiten Subepoche sind geologisch und chronologisch indirekt eng mit den Gemeriden Graniten verbunden. Eine klare Zonenbildung um die einzelnen Granitmassive ist nicht vorhanden. Die Zonalität, die in den Gemeriden auftritt, hängt nach M á š k a weder mit den oberflächennahen Gemeriden Granitmassiven, noch mit den vermutlichen grösseren Granitkörpern in der Tiefe (I l a v s k ý 1956) zusammen, sondern einerseits mit der im Mesozoikum entstandenen Megastruktur der Gemeriden, andererseits mit stratigraphischen Faktoren. Darüber hinaus muss bemerkt werden, dass in vielen Fällen (Niedere Tatra, Kleine Karpaten), wo zahlreiche Erzgänge entwickelt sind, gemeride Granite fehlen.

Aus dem Gesagten ist ersichtlich, dass die Ansichten über Alter und Ursprung der Lagerstätten in den älteren Formationen der Tatroveporiden bisher sehr mannigfaltig und teilweise einander widersprechend sind.

Da einige Lagerstätten der Sideritformation zu den gemeriden Graniten, die nach neuen Forschungen von K a n t o r (1957 a) oberkratazischen Alters sind, in genetischer Beziehung stehen, kann man schliessen, dass ein Teil der Vererzung nach der austrischen Phase, im oberen Turon stattfand. Die Frage nach einer älteren Vererzung bleibt dabei offen.

# SCHRIFTTUM

A b e l O., 1935: Vorzeitliche Lebensspuren, Jena.

A g r i c o l a (Bauer) G., 1546: De natura fossilium, Basel.

A h l b u r g J., 1913: Über die Natur und das Ater der Erzlagerstätten des oberungarischen Erzgebietes. Mitt. aus dem Jahr. ung. geol. Reichsanst. XX (1912), Budapest.

A n d r é e K., 1920: Geologie des Meerbodens II, Leipzig.

A n d r i a n F., 1859: Bericht über die Übersichts-Aufnahmen im Zipser und Gömörer Comitate während des Sommers 1858. Jahrb. geol. Reichsanst. X, Wien.

A n d r i a n F. u. P a u l C. M., 1864: Die geologischen Verhältnisse der Kleinen Karpathen und angrenzender Landgebiete im nordwest. Ungarn. Jahrb. geol. Reichsanst. XIV, Wien.

A n d r u s o v D., 1931 a: Notes sur la géologie des Carpathes du Nord-Ouest. V. Considérations sur la tectonique et la paléogéographie des Carpathes du Nord-Ouest. Sborník St. geol. úst. IX, Praha.

A n d r u s o v D., 1931 b: Étude géologique de la zone des klippes internes des Carpathes Occidentales. I-ère partie: Introduction, II-ème partie: Stratigraphie. Rozpr. St. geol. úst. VI, Praha.

A n d r u s o v D., 1933: Communications sommaires sur la géologie des Carpathes Moravo-silésiennes. Věst. St. geol. úst. IX, Praha.

A n d r u s o v D., 1936 a: Les nappes subtatriques des Carpathes occidentales, Carpatica I, Praha.

A n d r u s o v D., 1936 b: Recherches géologiques en Russie subcarpathique en 1932—1934. Carpatica I, Praha.

A n d r u s o v D., 1937 a: La structure teconique des Monts Métallifères du Spiš et du Gemer en Slovaquie. Compte rend. Soc. géol. France No 11, Paris.

A n d r u s o v D., 1937 b: Sur la position stratigraphique des radiolarites du Krušnohoří (Montagnes métallifères du Spiš et du Gemer en Slovaquie). Compte rend. Soc. géol. France, Paris.

A n d r u s o v D., 1938 a: Géologie de la Slovaquie, Praha.

A n d r u s o v D., 1938 b: Étude géologique de la zone des klippes internes des Carpathes Occidentales. III-ème partie: Tectonique. Rozpr. St. geol. úst. IX, Praha.

A n d r u s o v D., 1943a: [Geologie und Mineralrohstoffe der Slowakei.] (Slowakisch). Slov. Vlastiveda I, Bratislava.

A n d r u s o v D., 1948: Mouvements orogéniques, sédimentation et évolution de la vie dans

les Carpathes Occidentales. Report of the Eighteenth Session of the Intern. Geol. Congr. Great Britain, Part XII, London.
Andrusov D., 1950 a: Dionýz Štúr, ein berühmter slowakischer Geologe. Geol. sborník I. 2—4, Bratislava.
Andrusov D., 1950 b: Structure tectonique du massif de la Široká (Hautes Tatras). Geol. sborník I, 1, Bratislava.
Andrusov D., 1951: Répartition des filons métallifères dans les monts du Spiš et du Gemer. Geol. sborník II, Bratislava.
Andrusov D., 1953 a: Les calcaires et les roches éruptives basiques dans le Paléozoïque des Carpathes Occidentales. Geol. sborník IV, Bratislava.
Andrusov D., 1953 b: Structure géologique de la régien située entre le village Drnava et la vallée Zádielská et son rapport avec la métallisation. Geol. sborník IV, Bratislava.
Andrusov D., 1953 c: Étude géologique de la zone des klippes internes des Carpathes Occidentales. Part. IV.—V. Geol. práce 34, Bratislava.
Andrusov D., 1956 a: Les formations récifales des Carpathes Occidentales. XX. Congresso geol. internat. Resumenes de los trabajós presentados, Mexico.
Andrusov D., Kováčik J., 1954: [Bericht über die geologische Erforschung des östlichen Teiles des Massivs der Hohen Tatra im Jahre 1953 und in den vorhergehenden Jahren.] (Slow.) Geol. práce. Zprávy 1, Bratislava.
Andrusov D., Kuthan M., 1944: Erläuterungen zur geol. Karte der Slowakei. Blatt Žilina (Sillein) (4361/2). Práce Štát. geol. úst. 10, Bratislava.
Andrusov D., Kuthan M., 1947: Ausführliche geologische Karte der Tschechoslowakischen Republik. Blatt Rajec. Voröffentlicht vom Št. geol. úst. in Bratislava, Praha.
Andrusov D., Prantl F., 1957: Lexique stratigraphique intern. 1, Europe, 6b, Tchécoslovaquie, Paris.
Andrusov D., Zoubek V., 1953: Compte rendu des explorations géologiques faites dans la partie occidentale du Gemer. Geol. sborník IV, Bratislava.
Andrusov N., 1915: Onkoide und Stratide. [Russ.] Geolog. vestnik I, Petrograd.
Argand E., 1916: Sur l'arc des Alpes occidentales. Ecl. geol. Helv. 14, Basel.
Argand E., 1920: Plissements précurseurs et plissements tardifs des chaines de montagnes. Actes soc. helv. Sc. nat. XXXI.
Argand E., 1924: La tectonique de l'Asie. C. R. Congr. géol. intern. XIII. Sess. Belgique 1922, I, Brussel.
Asbóth, J., 1802: Topographisch-mineralogische Beschreibung des Felsenkessels, in welchem der Grüne See auf den Karpathen eingeschlossen ist. Topogr. Taschenbuch für Ungarn, Ődenburg.
Augusta J., 1947: The Lower Permian Fauna and Flora of a New Locality behind the Saw - Mill of the „Antonín" - Mine at Zbýšov in Moravia. Věst. St. geol. úst. XXII, Praha.
Atlas (1887—1903) geologiczny Galicyi. Akad. umiejetn, Kraków.
Balogh K., Pantó G., 1953: Das ungarische und das angrenzende südslowakische Mesozoikum. Sborn. Ústř. úst. geol. XX, odd. geol., Praha.
Bartels W., 1910: Die Spateisenstein-Lagerstätten des Zipser Komitates in Oberungarn. Archiv f. Lagerstättenforschung, 10, Berlin.
Beck H., 1911: Die tektonischen Verhältnisse der Beskidischen Oberkreideablagerungen in nordöstlichem Mähren. Jahrb. geol. Reichsanst. LXX, Wien.
Beck H., Götzinger G., 1932: Erläuterungen zur geologischen Karte des Ostrau-Karwiner Steinkohlenbeckens, der West-Beskiden und des sudetischen Randgebietes. Geologische Bundesanstalt, Wien.

B e c k H., V e t t e r s H., 1904: Zur Geol. der Kleinen Karpathen. Beitr. Geol., Pal. Österr.-Ung. u. d. Orients XVI, Wien—Leipzig.
B e d e r k e E., 1925: Bau und Alter der Ostsudeten. Neues Jahrb. f. Min. Geol. Abt. B., Stuttgart.
B e d e r k e E., 1944: Die Geologie Oberschlesiens. In „Das Deutschtum im polnischen Schlesien".
B ě h o u n e k B., 1957: Magnetismus und gravimetrische Untersuchung in Mähren. Sborník Ústř. úst. geol. XXIII (1956), odd. geol. 2. díl, Praha.
B e l o u s o v V., 1948: [Allgemeine Geotektonik.] (Russ.), Moskva—Leningrad.
B e l o u s o v V., 1954: [Grundprobleme der Geotektonik.] (Russ.), Moskva.
B e n k ö F., 1784: Über die äusseren Erkennungsmerkmale der Gesteine und Erze, Kolozsvár.
B e r g G., 1928: Über den Begriff Rejuvenation und seine Bedeutung für die Beurteilung von Mineralparagenesen. Zeitschr. prakt. Geol. 46, Berlin.
B e r t r a n d M., 1884: Rapports de structure des Alpes de Glaris et du bassin houiller du Nord. Bull. Soc. geol. France 3-me sér. XII, Paris.
B e r t r a n d M., 1897: Structure des Alpes françaises et recurrence de certains faciès sédimentaires. Compte rendu Congr. géol. intern. X-ème ses. (Zürich). Ex Oeuvres géol. de M. Bertrand II, Paris.
B e r t r a n d M., 1898: La nappe de recouvrement des environs de Marseille. Lame de charriage et rapprochement avec le bassin houiller de Silésie. Bull. Soc. géol. France 3-me sér. XXVI, Paris.
B e t e c h t i n A., D o m a r e v V., Z v e r e v V. etc., 1946: [Lagerstättenlehre.] (Russ.), Moskva—Leningrad.
B e u d a n t F. S., 1822: Voyage minéralogique et géologique en Hongrie pendant l'année 1818 I, Paris. (Atlas 1828).
B e y r i c h E., 1844: Über die Entwicklung des Flötzgebirges in Schlesien. Karsten's Archiv XVIII, Berlin.
B i e l y A., 1955: [Geologie der Umgeb. von Lovinobaňa.] (Slow.) Geol. práce. Zprávy 2 za rok 1954, Bratislava.
B i e l y A., 1956: Beitrag zur Geologie der Umgebung von Dobšiná. Geol. práce. Zprávy 5, Bratislava.
B i r k e n m a j e r K., 1957: Neue Forschungen über die Stratigraphie der pieninischen Klippenzone in Polen. Geol. sborník VIII, 1, Bratislava.
B ö c k h H., 1905: Die geologischen Verhältnisse des Vashegy, des Hradek und der Umgebung dieser (Com. Gömör). Mitt. Jahrb. Ung. geol. Anst. XIV, Budapest.
B ö c k h H., 1907: Beiträge zur Gliederung der Ablagerungen des Szepes-Gömörer Erzgebirges. Jahresber. Ung. geol. Reichsanst. f. 1905, Budapest.
B o r n J., 1772: Index fossilium que collegit in classis ac ordines disposuit, Praha.
B o r n J., 1774: Des Herrn Ignatz Edl. von Born Briefe über mineralogische Gegenstände auf seiner Reise durch das Temeswarer Bannat, Siebenbürgen, Ober- und Nieder-Ungarn, an den Herausgeber derselben J. J. Ferber geschrieben, Frankfurt—Leipzig.
B o u č e k B., 1935: [Über die Silurfauna von Stínava (westlich von Plumlov) auf dem Drahany—Hochand in Mähren.] (Tschech.) Čas. vlast. spol. musej. v Olomouci XLVIII, Olomouc.
B o u č e k B., 1937: [Bericht über den Fund einer Unterdevonfauna bei Stínava auf dem Drahany—Hochland in Mähren.] (Tschech.). Čas. vlast. spol. musej. v Olomouci. L. Olomouc.
B o u č e k B., K o d y m O., 1954: [Geologie I. Teil. Allgemeine Geologie.] (Tschech.), Praha.
B o u č e k B., P ř i b y l A., 1953: [Stratigraphische und paläontologische Erforschung des Karbons in der Umgebung von Dobšiná.] (Tschech.). Geol. sborník IV, Bratislava.
B o u č e k B., P ř i b y l A., 1955: Über das subschlesische Alttertiär aus der Umgebung von

Bystřice n. O. und seine exotischen Blöcke, insbesonders des fossilführenden Kohlenkalkes Viséen). Přír. Sborn. ostrav. kraje XV, (1954), Opava.

Bouček B., Přibyl A., 1958: Vorläufiger Bericht über die Ergebnisse der paläontologischen Forschungen im marinen Karbon im Gebiete des Zips-Gömörer Erzgebirges. Geologické práce. Zprávy 14, Bratislava.

Boué A., 1829: Geognostisches Gemälde von Deutschland mit Rücksicht auf die Gebirgsbeschaffenheit nachbariger Länder, Frankfurt a. M.

Boué A., 1830: Resumé des observations de A. Boué sur l'âge relatif des dépots sécondaires dans les Alpes et les Carpathes. Journal de géologie I, Paris.

Boué A., 1834: Coup d'oeil d'ensemble sur les Carpathes, le Marmorosch, la Transylvanie et certaines parties de l'Hongrie. Mém. Soc. géol. de France I, 2. mém. No. 12, Paris.

Boué A., 1879: Autobiographie du docteur médecin Ami Boué membre de l'Ac. Imp. d. Sc. de Vienne etc. né à Hambourg le 16. mars 1794 et mort comme Autrichien à Vienne, Wien.

Branca W., 1912: Viktor Uhlig. Zeitschr. der Deutsch. geol. Ges. 63 (1911), Berlin.

Brinkmann R., 1954: Abriss der Geologie II. Historische Geologie. Achte Auflage, Stuttgart.

Bubnoff S., 1930: Geologie von Europa II, 1. Berlin.

Bubnoff S., 1954: Grundprobleme der Geologie. 3. Auflage, Berlin.

Bubnoff S., 1956: Einführung in die Erdgeschichte. 3. Auflage, Berlin.

Buday T., 1937: La géologie des environs de Šahy en Slovaquie. Bull. Intern. Acad. Tchèque des Sciences XXXVIII, Praha.

Bystrický J., 1956: Beitrag zur Geologie der Grossen und Kleinen Fatra. Geol. práce. Zprávy 6, Bratislava.

Bystrický J., 1957: Bemerkungen über die „Šiprúner Serie". Čas. pro min. a geol. II, 2, Praha.

Bystrický J., Fusán O., 1954: Die geologischen Verhältnisse des Hrádok bei Štítnik. Geol. sbor. V, Bratislava.

Bystrický J., Fusán O., 1955: On the Age of the Sandstone Complexes in the Vicinity of Štítnik. Věst. ústř. úst. geol. XXX, Praha.

Bystrický J., Fusán O., Kantor J., 1952: Bemerkungen über sedimentäre Eisenerzvorkommen in den werfener Schichten des Zips-Gömörer Erzgebirges. Geol. sbor. III, Bratislava.

Bystrický J., Fusán O., Mahel' M., 1956: [Geologische Übersichtskarte des Zips-Gömörer Erzgebirges.] X. Jubilaumskongress der Tschechoslovakischen Gesellschaft für Mineralogie. Geol. práce 46, Bratislava.

Cadisch J., 1953: Geologie der Schweizer Alpen, Basel.

Cambel B., 1950 a: Gîtes métallifères de la région de Pezinok—Pernek (Petites Carpathes). Geol. sborník I, 1, Bratislava.

Cambel B., 1950 b: Le metamorphisme des schistes cristallines des Petites Carpathes. Geol. sborník I, 2—4, Bratislava.

Cambel B., 1952: Amphibolgesteine der Kleinen Karpathen. Geol. práce 29, Bratislava.

Cambel B., 1954 a: [Bemerkungen zur Frage der Quarzite in den Kleinen Karpaten.] (Slow.). Geol. práce. Zprávy 1, Bratislava.

Cambel B., 1954 b: Geologisch-petrographische Probleme im nördlichen Teile des Kristallinikums der Kleinen Karpaten. Geol. práce 36, Bratislava.

Cambel B., 1956 a: Die Tektonite der kleinkarpatischen granitoiden Gesteine. Geol. sborník VII, Bratislava.

Cambel B., 1956 b: Genetische Probleme der Vererzung in den Kleinen Karpaten. Geol. práce. Zprávy 9, Bratislava.

Cambel B., Böhmer M., 1955: Die Antimonit- und Pyritlager von Cajla. Geol. práce. Geotechnika 8, Bratislava.

Cambel B., Kupčo G., 1953: Die geochemischen, genetischen und geologischen Verhältnisse der kleinkarpatischen Erzlager. Geol. sborník III, Bratislava.

Cambel B., Valach J., 1956: Die granitoiden Gesteine in den Kleinen Karpaten und ihre Geologie. Geol. práce 42, Bratislava.

Cayeux L., 1929: Les roches sédimentaires de la France: Roches siliceuses. Mém. pour servir à l'expl. de la carte géol. détailée de la France, Paris.

Cornelius H., 1925: Zur Vorgeschichte der Alpenfaltung. Geol. Rundsch. 16, Stuttgart.

Cumings F., 1932: Reefs or bioherms? Bull. Geol. Soc. of Amer. 43, New York.

Cumings E., Shrock R., 1928: Niagarian coral reefs of Indiana and adjacent states and their stratigraphic relations. Bull. Geol. Soc. of Amer. 25, New York.

Cuvillier J., 1951: Correlations stratigraphiques par microfaciès en Aquitaine occidentale, Leiden.

Czarnocki J., 1934: Sur les roches exotiques dans les conglomérats de Sloboda et dans les couches de Polanica aux environs de Stará Sol. Pos. Naukowe, No. 39, Warszawa.

Čechovič V., Ulrich F., 1937: Les gisements de roches mélaphyriques dans le bassin de la Nitra supérieure. Sborník Št. ban. múzea D. Štúra v Banskej Štiavnici I, Banská Štiavnica.

Čekalová V., 1953: Geologie und Paragenesis der Lagerstätte Sadlovská bei Rožňava. Geol. sborník IV, Bratislava.

Čekalová V., 1954: [Die geologischen Verhältnisse des westlichen Teiles des Südslowakischen Karstes.] (Slow.). Geol. práce. Zprávy 1, Bratislava.

Čorná O., Ilavská Ž., [Der Fund von permischen Sporomorphen in den Kleinen Karpaten.] (Slow.) Geol. sborn. 13, 2, Bratislava.

Dana J., 1873: On some results of the Earths Contraction from cooling, including a discussion of the origin of Mountains and the nature of the Earths Interior. Amer. Journ. of Science, 3d ser., IV.

Der Kohlenbergbau des Ostrau-Karviner Steinkohlenreviers I. Band, 1928: Patteisky K. Folprecht J.: Die Geologie des Ostrau-Karviner Steinkohlenreviers. Patteisky K.: Das Liegende des flözführenden Oberkarbons. Das Deckgebirge, Šusta V.: Stratigraphie des Ostrau-Karviner Steinkohlenreviers im Lichte der Paläontologie, Moravská Ostrava.

Dlabač M., 1946: Geological Results of Drilling Work in the Vyškov-bassin, between Vyškov and Slavkov during the year 1943. Sbor. Stát. geol. úst. XIII, Praha.

Dornyay B., 1917: Zur Altersfrage des „Chocsdolomites". Zentralbl. Min. Geol. usw., Stuttgart.

Dornyay B., 1918: Geologische Bemerkungen zur Umgebung von Rózsahegy. Jahresb. Ung. geol. Reichsanst. f. 1916, Budapest.

Emmons W. H., 1927: Relation of metalliferous lode systems to igneous intrusives. Trans. Am. Inst. Min. Cng. 74.

Ferenczi J., 1943: Geologische Verhältnisse des zempliner Inselgebirges. Jahresber. Ung. geol. Anst. f. 1939—1940, Budapest.

Frech F., 1906: Das marine Karbon in Ungarn. Földt. Közl. XXXVI, Budapest.

Frederiks G., 1926: Sur les Choristites et les Spirifères semblables de Mjačkovo. Bull. Acad. Sc. XX, Leningrad.

Fusán O., 1956: Das Paläozoikum der Gemeriden. X. Jubiläumskongress der Tschechoslowakischen Gesellschaft für Mineralogie und Geologie in den Tagen 8.—11. IX. 1956 in Košice. Kompletný sjazdový sprievodca, Bratislava.

Fusán O., Kamenický J., Kuthan M., 1953: Geologische Übersicht des Zips-Gömörer Erzgebirges. Geol. sborník IV, Bratislava.

Fusán O., Kantor J., 1953: Chalkographische Beobachtungen an der sulfidischen Lagerstätte „Alžběta" in Bystrý Potok. Geol. sborník IV, Bratislava.

Fusán O., Máška M., Zoubek V., 1955: Einige heutige Probleme der Stratigraphie des Zips-Gömörer Paläozoikums. Geol. práce. Zprávy 2, Bratislava.

Fusán O. — Šalát J., 1953: Vorkommen jüngeren Paläozoikums im Gebiete Hodruša—Vyhne. Geol. sborník III, Bratislava.

Fusán O., Záruba Qu., Hromada K., 1954: Die geologische Forschung des Hornádtales für Talsperren zwischen Margecany und Kysak. Geol. práce. Geotechnika 7, Bratislava.

Gawel A., Książkiewicz M., 1936: Die Porphyritgesteine aus den Westkarpaten. Roczn. Pol. Tow. geol. XII, Kraków.

Gesell A., 1886: Geologische Verhältnisse des Steinsalzbergbaugebietes von Sovár mit Rücksicht auf die Wiedereröffnung der Steinsalzgrube. Mitt. Jahrb. Ung. geol. Anst. VII, Budapest.

Gignoux M., 1950: Géologie stratigraphique. 4me éd., Paris.

Gignoux M., Passendorfer E., 1956: [Stratigraphische Geologie.] (Poln.), Warszawa.

Glaessner M., 1931: Geologische Studien in der äusseren Klippenzone. Jahrb. geol. Bundesanst. LXXXI, Wien.

Glaessner M., 1937: Die alpine Randzone nördlich der Donau und ihre erdölgeologische Bedeutung. Petroleum 43, Berlin.

Gorek A., 1954: [II. Bericht über die geologische Erforschung des Kristallinikums des westlichen Teiles der Hohen Tatra.] (Slov.) Geol. práce. Zprávy 1, Bratislava.

Gorek A., 1956: Der geologische Bau der westlichen Tatra. Geol. sborník VII, Bratislava.

Gorek A., 1958: Die geologischen Verhältnisse der Gebirgsgruppe der Červené Vrchy, der Täler Tichá und Tomanova Dolina. Geol. sborn. IX, 2, Bratislava.

Götzinger G., 1928: Die Neukonstruktion des Reliefs des Ostrau-Karwiner Steinkohlengebirges und des subkarpathischen Hoffnungsgebietes. Intern. Zeitschr. f. Bohrtechnik, Erdölbergbau und Geologie, N. 6, Wien.

Gregor F., 1951: [Geologische Erforschung des Gebietes zwischen dem Krivánsky und Tuhársky potok und Untersuchungen der Magnesitlagerstätte in Ružiná.] (Slowakisch.) Unveröffentlichtes Manuskript.

Grenar A., Kotásek J., 1956: Vorkommen der Quarzporphyre im Werfen der Choč-decke NNÜ von der Gemeinde Poniky. Geol. práce. Zprávy 8, Bratislava.

Grill R., 1953: Der Flysch, die Waschbergzone und das Jungtertiär in Ernstbrunn (Niederösterreich). Jahrb. Geol. Bundesanst. XCVI, Wien.

Grubenmann H., Niggli P., 1924: Die Gesteinsmetamorphose I, Berlin.

Guide des excursions. Assoc. pour l'avanc. de la géol. de Carpathes 1927, 2-me réun. en Roumanie. Bucureşti.

Guide des excursions dans les Carpathes occidentales de la troisième réun. de l'Ass. p. l'avenc. de la géol. des Carpathes en Tchécoslovaquie 1931. Knihovna Stát. geol. úst. 13 A, Praha.

Haquet, 1790—1794: Haquet's neueste physikalisch- politische Reisen in den Jahren 1788 und 1789 durch die Dacischen und Sarmatischen oder Nördlichen Karpathen. Erster Teil 1790. Zweiter Teil 1791. Dritter Teil 1794, Nürnberg.

Hauer F., 1869: Geologische Übersichtskarte der Österr.-Ung. Monarchic, Blatt III, Westkarpathen. Jahrb. geol. Reichsanst. XIX, Wien.

Hauer F., 1875: Die Geologie und ihre Anwendung auf die Kenntnis der Bodenbeschaffenheit der Österreich-Ung. Monarchie, Wien.

Hauer F., 1887: Geologische Übersicht von Österreich-Ungarn. In: „Die österreich-ungarische Monarchie in Wort und Bild" I. Abt. Naturgeschichtlicher Teil, Wien.
Haug E., 1921: Traité de géologie I, Paris.
Haug E., 1920: Traité de géologie II, Paris.
Havlena V., 1956: Plant spores of the Carboniferous Cannel Coal Pebbles from the Carpathian Cretaceous. Čas. min. geol. I, 4, Praha.
Havlena V., Pouba Z., 1953: [Über den gegenwärtigen Stand des Problems des Ursprungs der Granite.] (Tschech.) Věst. Ústř. úst. geol. XXVIII, Praha.
Heim A., 1878: Der Mechanismus der Gebirgsbildung, Basel.
Heim A., 1919: Geologie der Schweiz I, Leipzig.
Heim A., 1922: Geologie der Schweiz II, 2, Leipzig.
Heritsch F., 1934: Rugose Korallen aus dem Karbon der tschechoslowakischen Karpathen. Věst. Stát. geol. úst. X, Praha.
Hohenegger L., 1961: Die geognostischen Verhältnisse der Nordkarpaten in Schlesien und den angrenzenden Teilen von Mähren und Galizien, als Erläuterung der geognostischen Karte der Nordkarpaten, Gotha.
Homola V., 1950: The Devonian of Hranice (Moravia) and its relation to the Sudetic and Carpathian Systems. Sbor. stát. geol. úst. ČSR XVII, Praha.
Homola V., 1951: The Devonian of Přerov in Central Moravia. Věst. Ústř. geol. úst. XXVI, Praha,
Hromada K., 1951: The Geology of the Territory between Rousinov, Vyškov and Rozstáni on the Drahany Plateau. Věst. Král. čes. spol. nauk, Tř. mat. př., Praha.
Hromádka J., 1943: Allgemeine Geographie der Slowakei. Slovenská vlastiveda I, Bratislava.
Hromádka J., 1956: The Orographical Division of the Czechoslovac Republic. Sbor. Čs. spol. zeměpisné. LXI, Praha.
Ilavský J., 1953: Zur Frage der Uhorňaner Serie des Zips-Gömörer Erzgebirges. Geol. sborník III, Bratislava.
Ilavský J., 1956: Geologie und Genese der Pyritlagerstätte Smolník. Geol. práce. Zprávy 8, Bratislava.
Ilavský J., 1957: Geologie der Erzlagerstätten des Zips-Gömörer Erzgebirges. Geol. práce 46, Bratislava.
Ivan Ľ., 1955: Zum 185. Jubiläum der Academie von Štiavnica. Naša veda II, 3, Bratislava.
Ivan Ľ., 1957: Die Academie von Štiavnica und ihre Professoren der geologischen Wissenschaften. Geol. sborník VIII, Bratislava.
Ivanov M., 1953: Geologie, Petrographie und Erzlagerstäte des nördlichen Teiles des Zips-Gömörer Erzgebirges zwischen Kluknava und Žakarovce. Geol. sborník IV, Bratislava.
Ivanov M., Kamenický L., 1956: [Das Kristallinikum der Kleinen Fatra.] (Slow.) Blatt B. Bystrica. Unveröffentl. Manuskript.
Ivanov M., Klinec A., Lehotský J., 1956: Unveröffentlichte Mitteilung.
Jaroš Zd., 1926: Niveau supérieur du Devonien de Brno. Věst. stát. geol. úst. II, Praha.
Jung J., Roques M., 1938: Les schistes cristallins du Massif Central. Bull. carte géol. France XXXIX, No. 197, Paris.
Jung J., Roques M., 1952: Introduction à l'étude zonéographique des formations crystallophylliennes. Bull. Serv. Carte Géol. France L, No. 235, Paris-Liège.
Kamenický J., 1953: Beitrag zur Kenntnis der Haematitlagerstätten in der Umgebung von Veľký Folkmár. Geol. sborník IV, Bratislava.
Kamenický J., 1956 a: Über den Vulkanismus des Zips-Gömörer Erzgebirges. Geol. sborník VII, Bratislava.

Kamenický J., 1956 b: [Bemerkungen zum Paläozoikum des Inovec.] (Slow.) Unveröffentlichtes Manuskript.
Kamenický J., 1956 c: Bericht über die geologische Forschung und Kartierung im nördlichen Teil des Kristallinikums des Geb. Považ. Inovec. Geol. práce. Zprávy 8, Bratislava.
Kamenický J., Kamenický L., 1955: Gemeride Granite und ihr Verhältnis zu der Vererzung im Zips-Gömörer Erzgebirge. Geol. práce 41, Bratislava.
Kamenický L., Marková M., 1955: [Bericht über die Forschung in der Phyllit-Diabasserie.] (Slow.) Unveröffentlichtes Manuskript.
Kamenický L., Marková M., 1956: Vorläufiger Bericht über die petrographische Erforschung der Phyllit-Diabasserie in den Gemeriden. Geol. práce. Zprávy 5, Bratislava.
Kamieński M., 1949: Building rocks in Poland. Biul. Pań. Inst. Geol. 57, Warszawa.
Kantor J., 1951: Die Kupfererzimprägnation in der Umgebung von Kvetnica. Geol. sborník II, Bratislava.
Kantor J., 1954: Über die Genese der Manganerze im Zips-Gömörer Erzgebirge. Geol. práce. Zprávy 1, Bratislava.
Kantor J., 1957: Geochronologische Studien der Monazite aus den Ablagerungen des Otava-Flusses in SW-Böhmen durch die Anwendung der Methoden He/U Th He/$\alpha$, Pb/U Th und Pb/$\alpha$. Geol. práce. Zprávy 11, Bratislava.
Kantor J., 1959: Beitrag zur Geochronologie der Granite der Nízke Tatry. Geol. práce 55, Bratislava.
Kantor J., Kupčo G., 1956: Über das absolute Alter der Lepidolithe von Rožná auf Grund der Strontiummethode. Geol. práce. Zprávy 7, Bratislava.
Katyk M., Ševčík R., 1951: [Bericht über die Erzlagerstätte am Železník.] (Slow.) Unveröffentlichtes Manuskript.
Kay M., 1951: North American geosynclines. The Geol. Soc. of America. Mem 48, Baltimore.
Kettner R., 1919: [Paläontologische Studien des Čelechovicer Devons.] (Tschech.) Čas. mor. zem. musea XVI, Brno.
Kettner R., 1929: [Geologie der Tschechoslowakischen Republik.] (Tschech.) In: Československá vlastivěda, Praha.
Kettner R., 1931: Géologie du versant nord de la Basse Tatra dans sa partie moyenne. Knih. St. geol. úst. XIII. A, Praha.
Kettner R., 1932: a: On the discovery of Radiolarites in the highest Devonian of Moravia. Věst. stát. geol. úst. VIII, Praha.
Kettner R., 1932 b: Stratigraphy of Devonian of Čelechovice (Moravia). Věst. stát. geol. úst. VIII, Praha.
Kettner R., 1933: Bericht über den Grygover Devon bei Olomouc. Časopis vlast. spol. musej. v Olomouci. XLVI, Olomouc.
Kettner R., 1934: [Paläontologische Studien des Čelechovicer Devons. (Tschech.) Čas. vlast. spol. musej. v Olomouci, XLVII, Olomouc. Paleontol. Studies of the Devonian of Čelechovice (Moravia). Public. de la Fac. des Sc. d'Univ. Charles, Praha, 1937.
Kettner R., 1937 a: Structure géologique de la pente nord de la Králová Hola aux environs de Liptovská Teplička (Basse Tatra). Bull. intern. Acad. des Sciences de Bohême, Praha.
Kettner R., 1937 b: Deux faciès du Dévonien et du Culm dans la partie sept. du Karst Morave. Věst. Král. Čes. společn. nauk, č. 11, (1936), Praha.
Kettner R., 1939: Remarques sur la géologie de la région s'étendant entre Pliešovce et Modrý Kameň en Slovaquie. Bull. intern. Ac. d. Sc. de Bohême, Praha.
Kettner R., 1942: [Tektonisches Problem des Mährischen Karstes und des Drahany-Plateaus.] (Tschech.) Sborn. čs. spol. zeměpisné, XXXXVI, Praha.

K e t t n e r R., 1956: Einige Ergebnisse der geologischen Studien über den Bau der Ostsudeten. Geotekton. Symposium zu Ehren Hans Stille. Deutsche Geol. Ges., Stuttgart.

K e t t n e r R., 1959: Allgemeine Geologie II, Berlin.

K e t t n e r R., 1960: Allgemeine Geologie IV, Berlin.

K e t t n e r R., P r a n t l F., 1942: [Über einen neuen Fundort von Versteinerungen in den Schiefern des mährischen Devons bei Vratikov nordöstlich von Boskovice.] (Tschech.) Věst. Král. čes. spol. nauk. Tř. mat.-přír., Praha.

K e t t n e r R., P r a n t l F., 1948: A new Division of the Ordovician Strata in Central Bohemia and Proposal of a Uniform Terminology. Věst. stát. geol. úst. XXIII, Praha.

K e t t n e r R., S v o b o d a J., 1935: [Die geologischen Verhältnisse der nördlichen Umgebung von Drahany.] (Tschech.) Věstník Klubu přírod. v Prostějově XXIV, Prostějov.

K e t t n e r R., Š ť a s t n ý V., 1931: Coup d'oeil sur la géologie de versant sud de la Basse Tatra. Knihovna St. geol. úst. 13 A, Praha.

K i r c h e r A., 1664: Mundus subterraneus (fide Zittel 1899) .

K i s s A., 1858: Dobschau in geologischer und mineralogischer Hinsicht. Der Naturfreund Ungarns II, Nitra.

K l e i n R., 1943: Die Eisenspatgänge am Südhang des Ďumbier-Gebirges der Niederen Tatra. Berg- und Hüttenmännische Monatshefte H. 3, Wien.

K l i n e c A., 1955: [Die Geologie des westlichen Teiles der Hohen Tatra zwischen den Tälern Kôprová und Tichá.] (Slow.) Unveröffentlichtes Manuskript.

K l i n e c A., 1956: Unveröffentlichte Mitteilung.

K o b e r L., 1912: Der Deckenbau der östlichen Nordalpen. Denkschr. Ak. Wiss., 88, Wien.

K o b e r L., 1921: Der Bau der Erde, Berlin.

K o b e r L., 1942: Tektonische Geologie, Berlin-Zehlendorf.

K o c h A., 1895: Josef Szabó (1822—1894). Földtani közlöny XXV (9—10), Budapest.

K o d y m O., 1949: [Vorträge über die Geologie des Tschechischen Massivs.] (Tschechisch) II. Teil, Praha.

K o d y m O., 1953: [Die Geologie des Tschechischen Massivs. I. Teil. Hochschullehrtexte.] (Tschechisch), Praha.

K o d y m O., 1954: Die Geologie des Tschechischen Massivs. III. Teil. Hochschullehrtexte. (Tschechisch), Praha.

K a l á š e k J., W e i s s J., D v o ř á k J., 1955: Notes sur les levés geol. dét. exécutés sur la feuille de Brno. (Tschech.) Zprávy o geol. výskume v r. 1954. Ústř. úst. geol., Praha.

K o l b e n h e y e r T., 1954: Geoelektrische Erforschung der Ocker- und Magnesitlagerstätte bei Podrečany. (Slow.) Geologické práce. Zprávy 1, Bratislava.

K o r d j u k B., 1941 a: Junge Granite und Vererzung des Slowakischen Erzgebirges. Zentralbl. Min. Geol. Abt. B, Stuttgart.

K o r d j u k B., 1941 b: Über das Alter der slowakischen Serpentine. Zentralbl. f. Min. Geol. Pal. B, Stuttgart.

K o r o ľ u k U., 1952: [Les Toltras de la Podolie et les conditions de leur formation.] (Russisch.) Trudy Inst. Geol. nauk No. 110. Geol. ser. 56. Akad. Sc. SSSR, Moskva.

K o s y g i n J., 1955: [Tektonik des Territoriums der SSSR.] (Russ.) Priroda XLIV, Moskva.

K o u t e k J., 1931 a: Géologie du versant nord-ouest de la Basse Tatra. Knih. St. geol. úst. XIII. A, Praha.

K o u t e k J., 1931 b: La fenêtre de Staré Hory. Knih. St. geol. úst. XIII. A, Praha.

K o u t e k J., 1931 c: Etudes géologiques dans la partie Nord-Ouest de la Basse Tatra. Sbor. stát. geol. úst. IX (1930), Praha.

K o u t e k J., 1936: [Bericht über die Manganerzlagerstätten nordöstlich von Stupava in den Kleinen Karpaten.] (Tschech.) Unveröffentlichtes Manuskript.

Koutek J., Zoubek V., 1936: Feuille Bratislava 4758 de la carte géologique de la République Tchécoslovaque. Notice explicative. Knih. St. geol. úst. 18, Praha.

Kováčik J., 1956: [Bericht über Erzvorkommen und Vererzung im Gebiete der Hohen Tatra.] (Slow.) Unveröffentlichtes Manuskript.

Kovařík J., Kužvart M., Pouba Z., 1955: Note sur les levés géologiques éxecutés dans les environs de Tisovec et de Muráň. Zprávy o geol. výzkume v r. 1954. (Tschech.), Praha.

Krajewski St., 1955: Maurice Lugeon. Rocz. Pol. Tow. geol. XXIII (1953), Kraków.

Kreutz St., 1927: Der Granit der Präkarpathen Südwestpolens und seine Beziehung zu den benachbarten Granitmassiven. Bull. Ac. Pol. ser. A, Kraków.

Kreutz St., 1930: [Über das Granitmassiv der Tatra.] (Pol.) Wiechy 8, Kraków.

Krist E., 1954 a: Karbonische Konglomerate der Bindt-Rudňaner Entwicklung im Nordteile des Zips-Gömörer Erzgebirges. Geol. práce 36, Bratislava.

Krist E., 1954 b: [Vorläufiger Bericht über die Untersuchung karbonischer Konglomerate im Gebiete von Košická Belá und Gelnica.] (Slow.) Geol. práce. Zprávy 1, Bratislava.

Krist E., 1956: Unveröffentlichter Bericht.

Książkiewicz M., 1931: Beobachtungen über das Auftreten der Gerölle der urkarpatischen Gesteine in den Wadowicer Karpaten. Rocz. Pol. tow. geol. VII. (1930), Kraków.

Książkiewicz M., 1935: Die äussere karpatische Klippenzone bei Andrychów. Bull. Ac. Pol. Sc. et Lettr. Ser. A, Kraków.

Książkiewicz M., 1938: Stratigraphy of the Jurassic and Cretaceous of Bachowice. Bull. Acad. Pol. Sc. Cl. III, Warszawa.

Książkiewicz M., 1956: Geology of the Northern Carpathians. Geol. Rundsch. 45, Stuttgart.

Książkiewicz M., Samsonovicz J., 1953: [Grundriss der Geologie von Polen.] (Poln.), Warszawa.

Kubiny D., 1954: Einige Bemerkungen zur Geologie der Wurzelzonen der subtatrischen Decken südlich von Brezno.] (Slow.) Geol. práce. Zprávy 1, Bratislava.

Kubiny D., 1956 a: Bericht über die Untersuchung des Zentralteiles des Ďumbier-Gebirges. Geol. práce. Zprávy 9, Bratislava.

Kubiny D., 1956 b: [Geologischer Bau des Granitmassivs des Ďumbier in der weiteren Umgebung des Štiavnicaer Tales.] (Slow.) Unveröffentlichtes Manuskript.

Kubiny D., 1956 c: Unveröffentlichter Bericht.

Kunský J., Andrusov D., 1934: Beitrag zur Frage der Gipfelflur in den Westkarpaten. Zeitschr. f. Geomorphologie VIII, Berlin—Leipzig.

Kuthan M., 1949: [Bericht über die Eisenerzlagerstätte in Licince.] (Slow.) Unveröffentlichtes Manuskript.

Kuthan M., 1950 a: Le Paléozoïque inférieur des Gemérides. Geol. sborník I, Bratislava.

Kuthan M., 1950 b: Le massif cristallin du Suchý et de la Malá Magura et le gîte métallifère de Čavoj. Geol. sborník I, Bratislava.

Kuźniar V., 1910: Versuch einer Tektonik des Flysches nördlich der Tatra. Bull. Ac. Sc. Cracovie, Kraków.

Kužvart M., 1952: [Die geologischen und petrographischen Verhältnisse der Talke in der Umgebung von Hnúšťa in der Slovakei.] (Tschech.) Unveröffentlichtes Manuskript.

Kunžvart M., 1954: Bericht über die Orientierungsforschung der Magnesitlagerstätten in der Slovakei (Tschech.). Věst. ústř. úst. geol. XXIX, Praha.

Kunžvart M., 1956: The geological and petrological conditions of the talc deposits and their neighbourhood at Hnúšťa in Slovakia. Sbor. ústr. úst. geol. XXII. odd. geol., Praha.

Lambrecht K., Quenstedt W. et A., 1938: Poleontologi. Catologus bio-biblographicus. Fos. Cat. 1. Animalia. Pars 72, Neubrandenburg.

Lexique stratigraphique international 1958: Vol. II. U. R. S. S. Paris.

Lehotský I., 1955 :[Die geologisch-petrographischen Verhältnisse des mittleren Teiles der Hohen Tatra.] (Slow.) Unveröffentlichtes Manuskript.

Lexique stratigraphique international 1956 a: Vol. I. Europe, fasc. 6a, Pologne.

Lexique stratigraphique international 1956 b: Vol. I. Europe, fasc. 9, Hongrie.

Lexique stratigraphique -international 1956 c: Vol. I. Europe, fasc. 13a, Roumanie.

Lexique stratigraphique international 1957: Vol. I. Europe, fasc. 6b, Tchécoslovaquie, Paris.

Lexique stratigraphique international 1958. Vol. II. U. R. S. S. Paris.

Lill v. Lilienbach K., Boué A., 1834: Journal d'un voyage géologique fait à travers toute la chaine des Carpathes en Bukowine, en Transylvanie et dans le Marmarosch par feu M. Lill de Lilienbach. Observations mises en ordre et acompagnée de notes par M. A. Boué. Mém. Soc. géol. de France Tome I, 2, mém. No. 3, Paris.

Limanowski M., 1903: [Der kontinentale Perm und die kont. Trias in der Tatra.] (Poln.) Pam. Tow. Tatrz. XXIV, Kraków.

Limanowski M., 1904: [Exkursion in die Tatra und die Pieninen.] (Poln.) Pam. Tow. Tatrz. XXV. Kraków.

Limanowski M., 1905: Coup d'oeil sur l'architekture des Carpathes. Kosmos XXX, Lwów.

Limanowski M., 1906: Sur la genèse des Klippes des Carpathes. Bull. Soc. géol. France 4-me sér. VI, Paris.

Limanowski M., 1911: Coupes géologiques par le grand pli couché des Montagnes Rouges (Czerwone Wierchy) entre la vallée Sucha Woda et la vallée Chochołowska (Tatra). Bull. Acad. Sc. de Cracovie. Cl. Mat. Nat. Ser. A: Sc. Mat., Kraków.

Limanowski M., 1913: Eine Deckscholle in Palota am Popradufer und die Entstehung der Klippendecke. Bull. int. Acad. Pol. A, Kraków.

Limanowski M., 1920—1922: Sur le croisement successif des chaînes de l'Europe central en Pologne et sur les lignes anagogiques de ces chaînes. Spraw. Pań. Inst. Geol. 3, Warszawa.

Lugeon M., 1922 a: Les grandes nappes de recouvrement des Alpes du Chablais et de la Suisse. Bull. Soc. géol. France 4-me sér. I, Paris.

Lugeon M., 1902 b: Analogie entre les Carpathes et les Alpes. C. R. Acad. Sc., Paris.

Lugeon M., 1903: Les nappes de recouvrement de la Tatra et l'origine des Klippes des Carpathes. Bull. lab. de géol., géogr., phys. etc. Univ. de Lausanne 4, Lausanne.

Lydka K., 1955: Petrographic studies concerning the Permo-Carboniferous' of the Cracow Region. Biul. Int. geolog. 97, Warszawa.

Macek L., 1938: Gisement des Monts Métallifères du Spiš-Gemer. In: Sborník spoj. ban. rev. pre Slov. a Podkarp. Rus I, Bratislava.

Mahel' M., 1952: Zur Stratigraphie der Kernhülle der Kleinen Karpaten. Geol. sborník III, 1—2, Bratislava.

Mahel' M., 1953: Einige Probleme der nordgemeriden Synklinale. Geol. sborník IV, Bratislava.

Mahel' M., 1954 a: Stratigraphie und tektonische Verhältnisse des Paläozoikums der westlichen Gemeriden. Geol. sborník V, Bratislava.

Mahel' M., 1954 b: Beitrag zur Stratigraphie des östlichen Teiles der Gemeriden. Geol. sborník V, Bratislava.

Mahel' M., 1955: Die Beziehungen des nordgemeriden Mesozoikums zu den Veporiden. Geol. práce. Zprávy 2 (za r. 1954), Bratislava.

Máška M., 1956 a: [Bericht über die Lösung der Metallogenese und die Methodik zur Auffindung verborgener Erzlagerstäten im Zips-Gömörer Erzgebirge im Jahre 1955.] (Tschech.) Unveröffentlichtes Manuskript.

Máška M., 1956 b: Über die vortertiäre Metallogenese der Westkarpaten, besonders des Zips-Gömörer Erzgebirges. Geol. práce 46, Bratislava.

Máška M., 1956 c: Einige Probleme der Metallogenese und der Prospektion nach Erzlagerstätten im Zips-Gömörer Erzgebirge. Geol. práce. Zprávy 8, Bratislava.

Máška M., 1957: Note sur les recherches dans l'aire des Monts Métallifères de Spiš et de Gemer (I. Permien). Zprávy o geol. výzkumech v r. 1956, Praha.

Máška M., 1959: Note sur l'étude du Paléozoïque des Monts Métallifères de Spiš et de Gemer (III. Carbonifère) (Tschech.) Zprávy o geol. výzkumech v r. 1957, Praha.

Matějka A., Andrusov D., 1931: Aperçu de la géologie des Carpathes occid. de la Slovaquie central et des reg. avoisinantes. Knihovna stát. egol. úst. 13 A, Praha.

Michalik A., 1951 a: [Die Randzone des kristallinenen Kerns der Tatra im Gebiete der Kosista.] (Poln.) Biul. Pań. Instit. Geolog. 6, Warszawa.

Michalik A., 1952: Relation of the granite to the cristalline schistes cover in the Tatra Montains. Acta geol. Polon. II, Warszawa.

Michalik A., 1956: Sur la genèse du „conglomerat du Koperszady" dans la Tatra. Biul. Inst. geol. 102, Warszawa.

Mišík M., 1953: Die geologischen Verhältnisse des Gebietes zwischen Jelšava und Štítnik. Geol. sborník IV, Bratislava.

Morozewicz J., 1914: Über die Tatragranite. Neues Jahrb. Min. Geol. u. Pal., Beil.-Bd. XXXIX, Stuttgart.

Nemčok A., 1953: Der geologische Aufbau des Gebietes zwischen Rimavská Baňa und Sirk. Geol. sborník IV, Bratislava.

Nemčok A., 1957: Ingenieurgeologische Untersuchung für die Talsperre Meliata. Geol. práce. Zprávy 10, Bratislava.

Němejc F., 1946: Beitrag zur Kenntnis der Pflanzenfunde und der stratigraphischen Verhältnisse im Perm-Karbon in der Slowakei. Rozpr. II. tř. čs. akad. věd a um., roč. LVI, Praha.

Němejc F., 1953: Einleitung in die floristische Stratigraphie der Steinkohlengebiete in der ČSR, Praha.

Němejc F., Šetlík J., 1950: Recherches paléontologiques dans les districts carbonifères de la Slovaquie. Věst. stát. geol. úst. XXV, Praha.

Neumayr M., 1871: Jurastudien 5. Der pieninische Klippenzug. Jahrb. geol. Reichsanst. XXI, Wien.

Nitko-Bocheńska J., 1951: Contribution à la petrographie des montagnes de Hnilec. Rocz. Pol. Tow. geol. XX (1950), Kraków.

Nowak J., 1927: Esquisse de la tectonique de la Pologne. (Poln.) II. Zjazd slow. geogr., Kraków.

Nowak J., 1928: La nature et le rôle des plissements Hercyniens en Pologne. C. R. XIV, Congr. geol. intern. 1925, Madrid.

Odehnal L., 1949: [Eisenerzlagerstätten in der Umgebung von Nižná Slaná in der Slowakei.] (Tschech.) Unveröffentlichtes Manuskript.

Ogurčák Št., 1956: Siderit-Barytlagerstätte von Rudňany. In: Sjazdový sprievodca X. jub. sjazdu čs. spol. pre min. a geol. v Košiciach. Hektographiert, Bratislava.

Ončáková P., 1954: Petrographie und Petrochemie der Gemeridengranite. Geol. práce 39, Bratislava.

Oulianoff N., 1943: Pourquoi les Alpes suisses sont pauvres en gîtes metallifères exploitables? Bull. lab. geol. min. etc. de l'Univ. de Lausanne, Lausanne.

Pacák O., 1926: Les roches éruptives de la région attenante au versant nord des Beskides moraves. Bull. inter. Ac. Sc. de Bohême, Praha.

Pacál Z., 1956: Kurzer geschichtlicher Abriss des Abbaues von Zink- und Bleierz bei Ardovo. Geol. práce. Zprávy 7, Bratislava.

Papp K., 1919: Die Eisenerz- und Kohlenvorräte des Ungarischen Reiches, Budapest.

Partsch P., 1843: Geognostische Karte des Beckens von Wien und der Gebirge, die dasselbe umgeben, Wien.

Partsch P., 1844: Erläuternde Bemerkungen für die geognostische Karte des Beckens von Wien und der Gebirge, die dasselbe umgeben, Wien.

Passendorfer E., 1954: [Wie ist die Tatra entstanden?] (Poln.), Warszawa.

Passendorfer E., 1957: Le conglomérat de Koperszady (Tatra orientale), sa formation et son âge. Acta geol. Polonica Kwartln. VII, 2, Warszawa.

Patteisky K., 1929: Die Geologie des variskischen Gebirges der Ostsudeten. Sbor. stát. geol. ústavu VIII. (1928—1929), Praha.

Pawlica W., 1914: Die nördliche kristallinische Insel in der Tatra. Rozpr. Ak. Um. Ser. A. Bd. 14, Kraków.

Perrin R., Roubault M., 1939: Le granite et les reactions à l'état solide. Bull. serv. carte géol. Algérie 5e ser. Petrographie no. 4. Alger.

Petránek J., 1954: [Über die Entstehung von Rinnen im Ostrau-Karwiner Revier.] (Tschech.) Věst. ústř. úst. geol. XXIX, Praha.

Petraschek W., 1906: Die Überlagerung im mährisch-schlesisch-westgalizischen Steinkohlenrevier. Verh. Geol. Reichsanst., Wien.

Petraschek W., 1908: Das Vorkommen von Erdgasen in der Umgebung des Ostrau-Karwiner Steinkohlenreviers. Ibid., Wien.

Petraschek W., 1910: Ergebnisse neuer Aufschlüsse im Randgebiete des galizischen Karbons. Verh. Geol. Reichsanst. (1909), Wien.

Petraschek W., 1914: Zur Frage des Waschberges und der alpin-karpathischen Klippen. Verh. Geol. Reichsanst., Wien.

Petraschek W., 1921: Tektonische Untersuchungen am Alpen- und Karpathenrand. Jahrb. geol. Staatsanst. 70 (1920), Wien.

Petraschek W., 1921—1924: Kohlengeologie der Österreichischen Teilstaaten. Hüttenmännisches Jahrb. Montanlehranst. zu Leoben.

Petraschek W., 1928: Die Kohlenreviere von Ostrau—Karwin—Krakau. Zeitschr. oberschl. Berg. Hüttenvereins, Katovice.

Petraschek W., 1932: Die Magnesite und Siderite der Alpen. Sitzungsber. Akad. Wiss. Mat. Nat. Kl. 141, Wien.

Petraschek W., Petraschek W. E., 1950: Lagerstättenlehre, Wien.

Petraschek W. E., 1942: Gebirgsbildung, Vulkanismus und Metallogenese in den Balkaniden und Südkarpathen. Fortschr. Geol. u Pal. XIV, 4, 47. Berlin.

Pettko J., 1853: Geologische Karte der Umgebung von Schemnitz. Abh. geol. Reichsanst. II, Wien.

Pettko J., 1856: Bericht über die im Auftrage der geologischen Gesellschaft für Ungarn im Herbste 1852 ausgeführte geologische Untersuchung des an die March grenzenden Teiles von Ungarn. I. Heft, Budapest.

Pokorný M., 1948: Note préliminaire sur la géologie de la partie sud du Karst Morave dans la région Hády—Mokrá. (Tschech.) Věst. stát. geol. úst. XXIII, Praha.

Polák St., 1951: Ignaz Anton Born (1742—1791) und die slowakische Geologie. Geol. sborník II, Bratislava.

Polák St., 1956 a: Einige Bemerkungen zum Problem der Wechselbeziehung zwischen Pyrit und Pyrrhotin in den kleinkarpatischen Kiesvererzungen. Geol. práce. Zprávy 6, Bratislava.

Polák St., 1956 b: Relikte intrastratifikationeller Korrugationen in den metamorphierten Pyritvererzungen bei Pezinok. Geol. práce. Zprávy 8, Bratislava.

Polák St., 1957 a: Sulfidische Lagerstätten des Pezinok-Perneker Kristallinikums im Lichte der neuesten geologisch-genetischen Erkenntnisse. Čas. pro min. a geol. II.—1. S. 109, Praha.

Polák St., 1957 b: Manganerze der Kleinen Karpathen. Geol. práce 47, Bratislava.

Pouba Z., 1952: Geological Study of the Muráň Plateau. Sbor. ústř. úst. geol. XVIII, Praha.

Pouba Z., 1953 a: Blei- Zinkerze aus der Nordsohle des Muráňer Plateaus. Rozpr. II. tř. Čes. akad. LXI, 195, Praha.

Pouba Zd., 1953 b: Some new Finds of Ores in the Mesozoic Series at Šumiac and Švermovo at Slovakia. Sbor. ústř. úst. geol. XX, odd. geol., Praha.

Pouba Z., Vejnár Z., 1956: The Polymetalic Ore Veins at Jasenie in the Nízke Tatry. Sbor. ústř. úst. geol. XXII, odd. geol., Praha.

Poubiš V., 1955: [Der geologische Aufbau des Kohút Massivs.] (Slow.) Unveröffentlichtes Manuskript.

Prantl F., 1935: Carboniferous from Dobšina (Slovakia). Bull. internat. Acad. Sc. de Bohême, Praha.

Prantl F., 1938 a: Further notes on the carboniferous Bryozoa from Dobšina. (Slovakia.) Věst. Král. čes. spol. nauk. Tř. mat.-př., Praha.

Prantl F., 1938 b: Erster Fund von Bryozoen in dem karpathischen Rhät. Zentralbl. Min. Geol. etc. Abt. B., Stuttgart.

Prantl F., 1948: Recherches stratigraphiques et paléontologiques sur le Dévonien de la colline Hády près de Brno (Moravie). (Tschech.) Věst. stát. geol. úst. XXIII, Praha.

Prantl F., Svoboda J., 1951: Contribution to Stratigraphy of the Inner Phyllites in the Tišnov District. Sbor. ústř. úst. geol. XVIII, Praha.

Přibyl P., Bouček B., 1953: [Bericht über die geologische Kartierung der Zemplíner Karboninsel in der Ostslowakei.] (Tschech.) Zprávy o geol. výzkumech v r. 1952. Ústř. úst. geol., Praha.

Přibyl A., Růžička B., Vašíček M., 1956: On nonevident disconformities and carboniferous weathering in the Poruba and saddle zone (Ostrava-Karviná Region). Práce ústavu pro výzkum uhelných ložisek č. 7, Praha.

Pták J., 1956 a: Vorläufiger Bericht über die Petrographie des Kristallinikums der Čierna Hora zwischen Margecany und Kluknava. Geol. práce. Zprávy 5, Bratislava.

Pták J., 1956 b: Einige Bemerkungen zu den Verrucano-Arkosen zwischen Kluknava und Margecany (Čierna Hora — Kamm) im Zusammenhang mit der Turmalinisierungsfrage. Geol. práce. Zprávy 5, Bratislava.

Ptolemaios Cl. 135 in Šimek Em., 1930: Grossgermanien von Claudius Ptolemaios. Bd. 1. Fak. phil. univ. Carolinae Pragensis. Sbírka pojed. a rozpr. XVI, Praha.

Pusch G. G., 1824: Geognostisch-bergmännische Reise durch einen Theil der Karpathen, Ober- und Nieder-Ungarn, angestellt im Jahre 1821. Erster Theil 1824, Leipzig.

Pusch G. G., 1829: Über die geologische Konstitution der Karpathen und der Nordkarpathenländer. Karstens Archiv 1, Berlin.

Pusch G. G., 1831—1836 u. 1837: Geognostische Beschreibung von Polen sowie der übrigen Nordkarpathen-Länder. I. Theil — 1831, II. Theil — 1836, Atlas — 1837, Stuttgart u. Tübingen.

Pusch G. G., 1837: Polens Palaeontologie.

Rabowski F., 1921: Sur le Trias Hauttatrique de la Tatra. Spraw. Pań. Inst. Geol. I, Warszawa.

Rabowski F., 1925: Les nappes de recouvrement de la Tatra. La structure de la zone hauttatrique. Spraw. Pań. Instit. Geol. III, Warszawa.

Rabowski F., 1931: Quatre coupes géologiques entre les vallées de Kościeliska et de Kondratowa dans la Tatra. Spraw. Pań. Inst. geol. VI, Warszawa.

Rabowski F., Goetel V., 1925: Les nappes de recouvrement de la Tatra. La structure de la zone subtatrique. Spraw. Pol. inst. geol. III, Warszawa.

Radziszewski P., 1924: Sur le granites des Carpathes. Práce Pol. inst. geol. I, Warszawa.

Rakusz G., 1926: Zur Kenntnis der Brachiopoden des Dobschauer Carbons. Centralbl. Min. Geol. u. Pal., Abt. B, Stuttgart.

Rakusz G., 1927: Die stratigraphische Stellung des karpatischen marinen Oberkarbons. Congr. de strat. Carbon. Herlen 1927, Liège.

Rakusz G., 1930: Die oberkarbonischen Fossilien von Dobsina (Dobšina) und Nagyvisnyó. Geol. Hung., Ser. pal. 8, Budapest.

[Regionalgeologie Polens I, Karpaten.] (Poln.), Kraków 1951.

Redlich K., 1908: Die Erzlagerstätten von Dobschau und ihre Beziehung zu den gleichaltrigen Vorkommen der Ostalpen. Zeitschr. f. prakt. Geol., Halle a. d. Saale.

Redlich K., 1934: Magnesitvorkommen der Tschechoslowakischen Republik. Věst. stát. geol. úst. X, Praha.

Richarz P., 1908: Der südliche Teil der Kleinen Karpathen und die Hainburger Berge. Mitt. geol. Ges. I, Wien.

Rösing F., 1947: Die geologischen Verhältnisse des Branisko-Gebirges und der Čierna Hora (Karpathen). Zeitschr. Deutsch. Geol. Ges. 99, Stuttgart.

Rozlozsnik P., 1912: Die montangeologischen Verhältnisse von Aranyida. Mitt. Jahrb. Ung. geol. Reichsanst., Budapest.

Rozlozsnik P., 1935: Die geologischen Verhältnisse der Gegend von Dobsina (Dobšiná). Geologica Hungarica. Ser. geol. 5, Budapest.

Rzehák A., 1915: Geologische Ergebnisse einiger in Mähren ausgeführter Bohrungen. 4. Folge, Verh. naturf. Ver. in Brünn, Brno.

Salomon W., 1925: Grundzüge der Geologie. (Wedekind R.: Devon), Stuttgart.

Schafarzik F., 1902: Vorläufige Mitteilung über das Auftreten von Quarzporphyren und Porphyroiden i. d. Komitate Gömör und Szepes (Zips) in Nordungarn. Földt. Közl. XXXII, Budapest.

Schafarzik F., 1912: Uhlig Viktor (1857—1911). Földtani Közlöny XLII. (3.), Budapest.

Schaffer F., 1936: Stellung und Gliederung der Schichten des Monte Pisano, Toskana. Zentralbl. Min. Geol. etc. Abt. 8, Stuttgart.

Schaffer F. X., 1951: Geologie von Österreich. 2. Aufl., Wien.

Schand J. S., 1943: Eruptive Rocks. London.

Schardt H., 1903: Sur l'origine des Alpes Romandes. Ecl. Geol. Helv. IV, Lausanne.

Scherlock R., 1947: The Permotriasic formation, New York—London.

Schneiderhöhn H., 1941: Lehrbuch der Erzlagerstättenkunde I, Jena.

Schneiderhöhn H., 1952: Genetische Lagerstättengliederung auf geotektonischer Grundlage. Neues Jahrb. f. Min. Monatshefte 2, Stuttgart.

Schönenberg R., 1948: Geologische Unternehmungen am Nordwestrand des Zips-Gömörer Erzgebirges (Karpathen). Zeitschr. Deutsch. geol. Ges. 98, Stuttgart.

Schönenberg R., 1949: Plutonismus und Metallisation in der Zipser Zone (Karpathen). Zeitschr. Deutsch. geol. Ges. 99 (1947), Stuttgart.

Schmidt H., 1924: Die karbonischen Goniatien Deutschlands. Jahrb. d. geol. Landesanst., Berlin.

Schréter Z., 1945: Geologische Aufnahmen im Gebiete von Uppony, Dédes und Nakézseny etc. Jahresber. Ung. geol. Anst. 1941—1942, Budapest.

Schréter Z., 1953: Recherches géologiques aux environs de Nagyvisnyó. A Magyar Állami Földt. Intézet Évi Jelentése (1951), Budapest.

Schréter Z., 1955: Mündliche Erläuterungen bei einer Exkursion in das Bück-Gebirge.

Schway E., 1793: Topographie vom Markgrafthum Mähren.

Sederholm J., 1907: On granit and gneiss. Bull. Com. geol. de Finlande, No. 23, Helsinki.

Siedlecki S., 1951: Le Stephanien et le Permien dans la partie orientale du bassin houillier Polonais. Acta geol. Polon II, Warszawa.

Siedlecki S., 1954: Paleozoic formations of the Cracow region. Biuletyn Instit. geol. 73, Warszawa.

Slavík F., 1951: [Mineralogie und Lagerstätten der Nutzmineralien der Slowakei.] (Slow.), Martin.

Snopko L., 1957: [Kurzer Bericht über die stratigraphische Gliederung der Sedimente des älteren Paläozoikums in der Umgebung von Nižná Slaná.] (Slow.) Unveröffentlichtes Manuskript.

Sobányi J., 1896: Die Entwicklungsgeschichte der Umgebung des Kanyaptatales. Földt. Közl. XXVI, Budapest.

Spengler F., 1932: Ist die „Mittlere subtatrische Decke" der Westkarpaten eine selbständige tekton. Einheit? Věst. St. geol. úst. VIII, Praha.

Stache, G., 1865: Geologische Aufnahmen im Gebiete des oberen Neutraflusses und der Bergstadt Kremnitz. Jahrb. geol. Reichsanst. XV, Wien.

Staszic S., (1815), 1955: „O ziemiorodostwie Karpatów i innych gór i rownin Polski" (Polnisch), Warszawa.

Stejskal J., 1931: Lagerstätten feuerfester Rohstoffe in der Tschechoslowakischen Republ. Zeitschr. prakt. Geol. XXXIX, Halle a. d. Saale.

Stille H., 1924: Grundfragen der vergleichenden Tektonik, Berlin.

Stille H., 1939: Zur Frage der Herkunft der Magmen. Abh. preuss. Akad. Wiss. Mat.-Phys. Kl. No. 13, Berlin.

Stille H., 1940: Einführung in den Bau Amerikas, Berlin.

Stille H., 1951: Das mitteleuropäische variscische Grundgebirge im Bilde des gesamteuropäischen. Beihefte zum Geologischen Jahrbuch, Heft 2, Hannover.

Stille H., 1953: Der geotektonische Werdegang der Karpaten. Beihefte zum Geologischen Jahrb. 8. Geol. Landesanst. Bundesrep. Deutschl., Hannover.

Strachov N., 1953: [Über die Prinzipien der Klassifikation von hypergenen Erzlagerstätten.] (Russ.) Dokl. Akad. Nauk SSSR. N. S. XC, Moskva.

Stur D., 1860: Bericht über die Übersichtsaufnahme d. Wassergebietes der Waag und Neutra. Jahrb. geol. Reichsanst. XI, Wien.

Stur D., 1868: Bericht über d. geol. Aufnahme im oberen Waag- und Gran-Thale. Jahrb. geol. Reichsanst. XVIII, Wien.

Stur D., 1869: Bericht über die geologische Aufnahme der Umgebung von Schmöllnitz und Göllnitz. Jahrb. geol. Reichsanst. XIX, Wien.

Stur D., 1891: Die Tiefbohrung von Batzdorf, nördlich bei Bielitz-Biala. Jahrb. geol. Reichsanst. XLI, Wien.

Suess E., 1875: Die Entstehung der Alpen, Wien.

Suess E., 1885—1909: Das Antlitz der Erde, Wien.

Suess F. F., 1903: Bau und Bild der böhmischen Masse. In: Bau und Bild Österreichs, Wien—Leipzig.

Suess F. E., 1911: Victor Uhlig. Ein Bild seiner wissenschaftlichen Tätigkeit. Mitt. Geol. Ges. in Wien IV, Wien.

Suess F. E., 1912: Die Moravischen Fenster und ihre Beziehung zum Grundgebirge des Hohen Gesenkes. Denkschr. m.-n. Kl. Akad. Wiss. 88, Wien.

Suess F. E., 1926: Intrusionstektonik und Wandertektonik im variscischen Grundgebirge, Berlin.

Suess F. E., 1937: Bausteine zu einem System der Tektogenese. Fortschr. Geol. Pal. XIII. H. 42.

Svoboda J., Prantl F., 1951 a: Contribution to the Stratigraphy of the Phyllites in the Tišnov District. Sborn. ústř. úst. geol. XVIII, Praha.

Svoboda J., Prantl F., 1951 b: Contribution to the Stratigraphy of the Devonian Klippen of the Drahany Upland (Moravia). Věst. ústř. úst. geol. XXVI, Praha.

Svoboda J., Zoubek V., 1950: Report on an informatory investigation of the Border region of the Moldanubian, Moravian and Lugian structures. Věst. stát. geol. úst. XXV, Praha.

Šalát J., 1953: [Petrographie der Gesteine im Gebiete von Margecany (Čierna Hora) — Košice.] (Slow.) Unveröffentlichtes Manuskript.

Šalát J., 1954 a: Petrographie und Petrochemie der eruptiven Gesteine im Gebiete Hodruša—Vyhne. Geol. práce 39, Bratislava.

Šalát J., 1954 b: Der permische Quarzporphyr aus dem Granitmassiv der Čierna Hora. Geol. sborník V, Bratislava.

Šalát J., 1954 c: [Beitag zur Petrographie der Verrucanogesteine vom Gebiete zwischen Margecany und Košice.] (Slow.) Geol. práce. Zprávy 1, Bratislava.

Šatskij N., 1946: [Grundzüge des Baues und der Entwicklung der osteuropäischen Plattform.] (Russ.) Izv. Akad. Nauk. Sec. geol. Nr. 1, Moskva.

Ševčík R., Kantor J., 1956: Die Aragonithöhle am Hrádok bei Jelšava. Geol. práce, Zprávy 7, Bratislava.

Šilar J., 1956: Vorkommen karbonischer Kohle in senonischen Konglomeraten im Tale des Váh bei Púchov. Časopis pro min. a geol. I, 4, Praha.

Špinar Z., 1953: Revision of some Moravian Discosauriscidae. Rozpr. ústř. úst. geol. XV, Praha.

Šuf J., 1930: Notes sur les nouvelles localitées carbonifères et triassiques aux environs de Dobšiná et Kobeliarov en Slovaquie. Věst. stát. geol. úst. VI, Praha.

Šuf J., 1936: Beiträge zur Kenntnis der Geologie und Petrographie des südlichen Teiles des Slowakischen Erzgebirges. Carpatica I, Praha.

Šuf J., 1937: [Bericht über Fundstätten von Nutzmineralien in der Umgebung von Hnúšťa in der Slowakei.] (Tschech.) Banský svet, Praha.

Šuf J., 1939: Note sur la géologie et les gîtes mineraux de Kokava en Slovaquie. Věst. stát. geol. úst. XIV, Praha.

Šusta V., 1928: [Einteilung des kohlenführenden Karbons des Ostrava-Karvinaer Reviers.] (Tschech.) Hornický svět und Hornické a Hutnické listy X (XXIX), Praha.

Šusta V., 1931: [Über das Karbon in der Slowakei.] (Tschechisch) Hornic. věst. XIII, Praha.

Tacitus C. C. 98: De origine et situ Germanorum. In: Halm C., 1914: Cornelii Taciti libri qui supersunt. 5. Aufl. red. G. Andersen, Leipzig.

Tietze E., 1900: Franz von Hauer. Sein Lebensgang und seine wissenschaftliche Tätigkeit. Jahrb. geol. Reichsanst. XLIX (1899), Wien.

Tokarski J., 1929: Isophèmes dans le granite tatrique. Pamiętn. II. Zjazdu slow. geogr. i etnogr. odbytego v Polsce w roku 1927. Tom. I, Kraków.

Tolwiński K., 1926: Géologie des Karpates pol. orient de Borysław jusqu'au Pruth. Mém. 1-ère réun. Assoc Karpat. en Pologne. Serv. géol. de Pol., Station géol. Borisław, Warszawa—Boryslav.

Trapl S., 1930: Les plantes carbonifères de Dobšina. Věst. stát. geol. úst. VI, Praha.

Trümpy R., 1958: Die Vorgeschichte der Kettengebirge. Verh. Schweiz. Naturf. Ges. Glarus.

Turnau-Morawska M., 1947: Permian and Triassic continental facies of Tatra and their relation to the cristallin. Ann. Univ. M. Curie-Skłodowska S. B. II, Lublin.

Turnau-Morawska M., 1948: Microgeological recherches in the central part of the crystalline Tatra. Kosmos (65), 1947, Wróclaw.

Uhlig V., 1888: Ergebnisse geologischer Aufnahmen in den westgalizischen Karpathen I. Die Sandsteinzone zwischen dem penninischen Klippenzug u. d. Nordrande. Jahrb. geol. Reichsanst. XXXVIII, Wien.

Uhlig V., 1891: Ergebnisse geologischer Aufnahmen in den westgalizischen Karpathen II. Der pieninische Klippenzug. Jahrb. geol. Reichsanst. XL (1890), Wien.

Uhlig V., 1897—1898: Die Geologie des Tatragebirges. Denkschr. Akad. Wiss. Mat.-Nat. Kl. LXIV, LXVIII, Wien.

Uhlig V., 1902: Beiträge zur Geologie des Fatra-Krivan-Gebirges. Denkschr. Ak. Wiss., Mat.-Nat. Kl. LXXII, Wien.

Uhlig V., 1903 a: Bau und Bild der Karpathen. In: Bau und Bild Österreichs, Wien—Leipzig.

Uhlig V., 1903 b: Zur Umdeutung der tatrischen Tektonik durch M. Lugeon. Verh. Geol. Reichsanst, Wien.

Uhlig V., 1907: Über die Tektonik der Karpathen. Sitzungsber. Akad. Wiss. CXVI, Wien.

Ulrich F., 1933: [Die Tschechoslowakischen Magnesitlagerstätten und der heutige Stand ihrer Ausbeutung.] (Tschech.) Baňský svět XII, Praha.

Ulrich F., 1936: Eine seltene Mineralparagenese aus Koterbachy in der Slowakei. Zeitschr. „Bratislava" X, Bratislava.

Ulrich F., Bouček B., 1931: Gisements de fossiles dans la zone à giobertite du Slovenské Rudohoří (Monts métallifères de la Slovaquie). (Tschech.) Věst. stát. geol. úst. VII, Praha.

Vachtl J., 1937: Le granite de Hnilec près de Dobšiná. Sbor. štát. ban. múzea D. Štúra v Ban. Štiavnici 1, Banská Štiavnica.

Vachtl J., 1938: Das Karbon zwischen Dobšiná und Koterbachy im nordwestlichen Teil des Slowakischen Erzgebirges. Sbor. stát. geol. úst. XII, Praha.

Valach J., 1954: Die Granitpegmatite der Kleinen Karpaten. Geol. sborník V, Bratislava.

Valach J., 1955: Die petrographischen Verhältnisse der Umgebung von Tuhár. Geol práce. Zprávy 3, Bratislava.

Varček C., 1957: Übersicht der paragenetischen Verhältnisse der Erzlagerstätten im Gömör. Geol. práce 46, Bratislava.

Vetters H., 1905: Die Fauna der Juraklippen zwischen Donau und Thaya I. Die Tithonklippen von Niederfellabrunn. Beitr. Pal., Geol., Österr.-Ung., Or. XVII, Wien—Leipzig.

Vetters H., 1909: Beiträge zur Geologie des Zjargebirges u. des angrenzenden Teiles der Mala Magura in Oberungarn. Denkschr. Ak. Wiss., Mat.-Nat. Kl. CXVI, Wien.

Vigh J., 1915: Geologische Beobachtungen in den Nordkarpaten. Földt. Közlöny XLV, Budapest.

Voit F., 1900: Geognostische Schilderung der Lagerstättenverhältnisse von Dobschau in Ungarn. Jahrb. geol. Reichsanst. I, Wien.

Waldmann L., 1951: Das ausseralpine Grundgebirge Österreichs. Geologie von Österreich. 2. Aufl. Wien.

Wieser T., 1950: Crystalline exotic blocks in the silesian cretaceous of the Wadowice Area. Rocz. Pol. tow. geol. XVIII (1948), Kraków.

Winogradow A., Tugarinow A., Zhirowa V. u. A., 1959: Über das Alter der Granite und Erzvorkommen in Sachsen. Freiberger Forschungshefte C 57, Geologie, Berlin.

Wójcik K., 1908: Exotische Blöcke im Flysch von Kruhel Wielki bei Przemysl Spraw. Kom. Fyz. Ak. umiejetn. XLII, 3, Kraków.

Woldřich J., 1913: Geologische und Montanistische Studien in den Karpathen nördlich von Dobschau. Archiv für Lagerst.-Forschung 11, Berlin.

Woldřich J., 1927: Zur Stratigraphie des Palaeozoikums des Slowakischen Erzgebirges in den Karpathen und Bemerkungen zu dem Alter einiger seiner Lagerstätten. Acta Soc. Sc. Nat. Morav. IV. 1. Brno. 1928.

Woldřich J., 1928: Notice sur la stratigraphie du Paléozoïque et les gisements der fer et de cuivre dans les montagnes métallifèros des Carpathes de la Slovaquie. Compte rendu du XIV-e Congrès géol. intern. (1925), Madrid.

Wolf H., 1869: Das Kohlenvorkommen bei Somodi und das Eisenvorkommen bei Ráko im Tornaer Comitate. Verh. Geol. Reichsanst, Wien.

Zapletal K., 1926: Stratigraphie et tectonique du Paléozoïque de la Moravie. Věst. stát. geol. úst. II, Praha.

Zapletal K., 1931: Die Stellung des oberschlesischen Steinkohlenbeckens u. seine Fortsetzung unter die mährischen Karpaten. Montan. Rundschau XXIII, Wien.

Zejszner L., 1844: Carte géologique de la chaîne du Tatra et des soulèvements parallèles. Karstens Arch. f. Min. XVIII, Berlin.

Zejszner (Zeuschner) L., 1848: Über den Bau des Tatragebirges und der parallelen Hebungen. Verh. Min. Ges. f. d. Jahr 1847, St. Petersburg.

Zelenka L., 1927 a: Aperçu de la géologie des environs de Krompachy en Slovaquie (feuille Gelnica—Prešov). Věst. stát. geol. úst. III, Praha.

Zelenka L., 1927 b: Aperçu sur la géologie de la région située au Nord-Ouest de Košice (feuille Gelnica—Košice). Věst. stát. geol. úst. III, Praha.

Zelman J., 1956: [Geologisch-petrographische Verhältnisse der Javorinská Široká.] (Slow.) Unveröffentlichtes Manuskript.

Zipser Ch., 1817: Versuch eines topographisch-mineralog. Handbuches von Ungarn., Ödenburg.

Zittel K., Geschichte der Geologie und Paläontologie bis Ende des 19. Jahrhunderts, München u. Leipzig.

Zoubek V., 1928: Études géologiques dans les montagnes de Vepor en Slovaquie. Věst. stát. geol. úst. IV, Praha.

Zoubek V., 1930: Etude géologique de la zone des racines des nappes subtatriques et des zones voisines au Sud de Podbrezová. Věst. stát. geol. úst. VI, Praha.

Zoubek V., 1931 a: Croquis tectonique des environs de Brezno sur le Hron. Věst. stát. geol. úst. VII, Praha.

Zoubek V., 1931 b: Les montagnes du Vepor dans les environs de Podbrezová. Knih. stát. geolog. úst. 13. A, Praha.

Zoubek V., 1931 c: Caractéristique de quelques roches cristallophyliennes et éruptives des galets exotiques des conglomérats sénoniens et paléogènes des Carpathes occid. Knih. geol. úst. 13. A, Praha.

Zoubek V., 1932: Compte rendu préliminaire des levers géologiques sur la feuille Veľ. Revúca (4564). Věst. stát. geol. úst. VIII, Praha.

Zoubek V., 1935: La tectonique de la vallée supérieure du Hron et sa relation avec la distribution des sources minérales. Věst. stát. geol. úst. XI, Praha.

Zoubek V., 1936 a: [Diorite in der Umgebung von Bratislava als Beispiel magmatischer Differenciation in situ.] (Tschech.) Věda přírodní 17, Praha.

Zoubek V., 1936 b; Bemerkung über das Kristallinikum der Westkarpaten. Věst. stát. geol. úst. Praha.

Zoubek V., 1937 a: Zwei Erzfunde im Mesozoikum der Ďumbier-Zone. Věst. stát. geol. úst. XIII, Praha.

Zoubek V., 1937 b: Le cristallin des Carpathes tchécoslovaques. Bull. Soc. géol. France. 5-me sér. VII, Paris.

Zoubek V., 1948: Remarks on the geology of the Crystallinicum of the Bohemian Mass. Sbor. stát. geol. úst. XV, Praha.

Zoubek V., 1950: Compte rendu des levés géologiques sommaires sur la feuille Banská Bystrica. Věst. stát. geol. úst. XXV, Praha.

Zoubek V., 1951: Compte rendu des recherches géologiques sur le versant méridional de la Basse-Tatra entre les Vallées dites Bystrá dolina et Jasenská dolina. Věst. ústř. geol. úst. XXVI, Praha.

Zoubek V., 1953 a: II. Bericht über die geologische Forschung in den östlichen Teilen des Kerngebirges der Niederen Tatra. Zprávy o geol. výzkumech v r. 1952. Ústř. úst. geol., Praha.

Zoubek V., 1953 b: Vorläufiger Bericht über die Forschung des östlichen Teiles des Kernbirges der Niederen Tatra. Věst. ústř. úst. geol. XXVIII, Praha.

Zoubek V., 1955 a: Note préliminaire sur l'étude du territoire de la terminaison occidentale de la nappe du Muráň. (Tschech.) Zprávy o geol. výzkumech v roce 1954. Ústř. úst. geol., Praha.

Zoubek V., 1955 b: Note sur l'étude de la partie orientale de la zone du Kohút. (Tschech.) Ibid.

Zoubek V., 1956 c: Grenze zwischen den Gemeriden und Veporiden. Geol. práce 46, Bratislava.

Zoubek V., 1957: [Geologische Übersichtskarte der ČSR 1:200.000 und die warschauer geologische Konferenz.] (Tschech.) Věst. ústř. úst. geol. XXXII. 4, Praha.

Zoubek V., Gorek A., 1953: Vorläufiger Bericht über den geologischen Bau der Pyritlagerstätte bei Helpa. Věst. ústř. úst. geol. XXVIII, Praha.

Zoubek V., Kubiny D., 1956: Vorläufiger Bericht über die Untersuchungen des westlichen Teiles des Kernes der Niederen Tatra. Práce geol. úst. D. Štúra. Zprávy 9. Bratislava.

Zoubek V., Nemčok A., 1951: [Bericht über die Magnetitlagerstätte bei Kokava nad Rim.] (Slow.) Unveröffentlichtes Manuskript.

Zoubek V., Snopko L., 1955: Note sur le levé géologique de la limite des Veporides et des Gémérides entre Slavošovce et Redová. (Tschech.) Zprávy o geol. výzk. v r. 1954. Ústř. úst. geol., Praha.

Zuber R., 1909: Contribution à la stratigraphie et tectonique des Karpathes. Kosmos XXXIV, Lwów.

FSC
www.fsc.org
MIX
Papier | Fördert
gute Waldnutzung
FSC® C083411

Zeitfracht Medien GmbH
Ferdinand-Jühlke-Straße 7
99095 Erfurt, Deutschland
produktsicherheit@kolibri360.de